中医护理基础概论

范东英　张金花／主　编
陈　辉　吴玲民／副主编

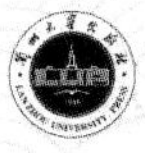

蘭州大學出版社
LANZHOU UNIVERSITY PRESS

图书在版编目（CIP）数据

中医护理基础概论 / 范东英，张金花主编. -- 兰州 ：兰州大学出版社，2025. 7. -- ISBN 978-7-311-06906-3

Ⅰ. R248

中国国家版本馆 CIP 数据核字第 20257ZK916 号

责任编辑　陈红升　李雨淇
封面设计　汪如祥

书　　名　中医护理基础概论
　　　　　ZHONGYI HULI JICHU GAILUN
作　　者　范东英　张金花　主编
出版发行　兰州大学出版社　（地址：兰州市天水南路222号　730000）
电　　话　0931-8912613(总编办公室)　0931-8617156(营销中心)
网　　址　http://press.lzu.edu.cn
电子信箱　press@lzu.edu.cn
印　　刷　甘肃发展印刷公司
开　　本　787 mm×1092 mm　1/16
成品尺寸　185 mm×260 mm
印　　张　31(插页2)
字　　数　755千
版　　次　2025年7月第1版
印　　次　2025年7月第1次印刷
书　　号　ISBN 978-7-311-06906-3
定　　价　96.00元

（图书若有破损、缺页、掉页，可随时与本社联系）

前 言

在浩瀚的中华文明宝库中，中医学以其独特的理论体系和卓越的临床疗效，历经数千年而不衰。作为中医学不可或缺的重要组成部分，中医护理根植于深厚的传统文化土壤，汲取了中医学“整体观念”与“辨证施护”的精髓，形成了一套独具特色、内涵丰富、行之有效的健康照护理念与实践方法，在预防、保健、康复及慢性病管理中展现出独特的优势。

随着健康观念的转变和医学模式的演进，人们对于健康的需求日益多元化、个性化。中医护理所倡导的“天人相应”“形神共养”“未病先防”“既病防变”等思想，以及针灸、推拿、拔罐、刮痧、情志调摄、饮食调养、养生功法等技术手段，日益受到国内外医疗卫生领域的广泛关注和认可。将中医护理的精髓融入现代护理实践，不仅是对传统智慧的传承与创新，更是提升整体护理水平、满足民众多元化健康需求的必由之路。

《中医护理基础概论》一书，正是在这样的时代背景下应运而生的。本书面向护理专业学生、临床护理工作者以及对中医护理感兴趣的人士，系统地介绍中医护理学的基础理论和核心知识。通过本书的出版，我们期望能达到以下目的。

1.夯实理论根基：本书深入浅出地阐释了阴阳五行、藏象经络、气血津液、病因病机等中医学核心理论，阐明了这些理论如何指导护理实践，能够帮助读者理解中医护理的哲学基础和思维模式。

2.掌握核心特色：本书重点突出中医护理的“整体观念”和“辨证施护”两大特色，详细介绍了如何运用中医的四诊收集资料，进行辨证分析，并据此制订个体化的护理计划与措施。

3.对接临床实践：本书结合常见病证，阐述了中医护理原则与方法的具体应用，体现了中医护理在临床各科中的实用价值，为读者架起理论与实践的桥梁。

在编写过程中，我们力求内容科学严谨、表述清晰准确、重点突出实用，既注重知识的系统性，又强调内容的可读性与可操作性。中医护理学博大精深，源远流长，本书作为一本“概论”，其目的在于为读者打开通往这座宝库的大门，提供一个坚实而清晰的起点。

参与本书编写工作的均为多年从事中医护理工作的专业人员，其中陈辉编写了绪论、第一章、第七章和第十二章的前两节，以及第二章和第七章的核心知识点提要；吴玲民编写第二章、第九章，以及第九章的核心知识点提要；范东英编写前言、参考文献、第三章、第六章、第十章和第十二章后四节，以及第一章、第三章、第六章、第十章、第十一章和第十二章的核心知识点提要；张金花编写第四章、第五章、第八章、第十一章，以及第四章、第五章、第八章的核心知识点提要。由于编者水平有限，本书中难免出现不妥之处，恳请广大读者批评指正，我们将不胜感激。

最后，衷心感谢所有为本书编写、审校和出版付出辛勤努力的专家学者、编辑和工作人员。

编　者

2025年6月

目　录

绪论 中医学理论体系

中医学是中华民族在数千年的医疗实践中逐步形成的独特医学体系，其理论根基深植于中国古代哲学思想与自然观察，融合了人文科学与自然科学的双重智慧。作为一门以整体观念为核心、以辨证论治为特色的生命医学，中医学不仅关注疾病的表象，更强调人体内外环境的动态平衡与生命活动的整体协调性。

第一节 中医学理论体系形成的基础

中医学理论体系是中华民族数千年医疗实践与哲学智慧交融的结晶。它基于中国古代自然观、社会观与生命观，以“天人合一”为核心理念。

中医学遵循中国古代哲学思想，是由劳动人民在长期实践中总结的，具有数千年历史的传统医学科学，是中国传统文化的重要组成部分。

一、中医学和中医学理论体系

中医属于自然科学范畴，是研究人体生理、病理、诊断、防治、康复、养生的传统医学，具有独特的理论体系。

中医学理论体系是以中国古代唯物论和辨证法思想为哲学基础，由中医学的基本原理和科学规律构成，以整体观念和辨证论治为主要特征的医学理论体系。

遵循中国古代哲学思想的中医学，是由我国劳动人民在长期生活实践中总结出的，具有数千年历史的传统医学科学，是中国传统文化的重要组成部分。

二、中医学理论体系形成的基础

1.哲学思想基础

中医的理论体系深受中国古代哲学思想的影响，尤其是道家、儒家和阴阳五行学说。道家哲学中的“天人合一”理念强调人与自然环境的和谐关系，成为中医学强调人与自然界相互联系的理论基石。儒家哲学则注重“仁”与“礼”，这一理念在中医学中转化为对患者的关心和尊重，以及行医者的职业操守。阴阳五行学说为中医提供了基本的理论框架，阐述了宇宙中事物的结构关系和运动形式，为中医的病因、病理、诊断、治疗等方面提供了指导。

2.医学实践基础

中医学的理论体系是在长期的医学实践中逐渐形成和完善的。中国古代的医生们在实践中积累了大量经验，通过观察病证的表象、病情变化、患者体质等，逐渐总结出疾病的发病规律、诊断方法和治疗手段。这些实践经验经过积累、传承和创新，形成了中医学的理论体系。同时，中医的医学实践也强调个体化治疗， 即根据患者的具体病情进行辨证施治。

三、医学专著问世

随着中医学理论体系的发展和完善，一系列医学专著相继问世。这些专著不仅总结了前人的医学经验和理论成果，还为后世中医的学习和实践提供了参考。其中最具代表性的医学专著包括《黄帝内经》《伤寒杂病论》《难经》等。这些专著的问世，标志着我国中医药理论体系已基本形成，为中医药事业的传承与发展打下了坚实的基础。

总之，中医学理论体系的形成是一个长期且复杂的过程，它受中国古代哲学思想的深刻影响，是在长期的医学实践中逐步形成和完善的。同时，中医病因学说和医学专著的问世也为中医学的发展提供了重要的理论支撑和实践指导。

第二节　中医学理论体系的发展

在中医学理论发展过程中，以《黄帝内经》《伤寒杂病论》等经典著作为基础，各朝代中医理论体系都有不同程度的发展。

一、春秋战国时期

春秋战国时期是中医学理论体系的萌芽期。在此期间，医家们开始从实践中总结医疗经验，形成了一些初步的医学理论。扁鹊所著的《难经》为中医学的发展奠定了坚实的基础。

二、汉代

汉代是中医学理论体系发展完善的时期。在这一时期涌现了大量的医学著作，代表作为《伤寒杂病论》，被誉为“方书之祖”。同时，汉代还出现了针灸、药物等专门的治疗手段，使中医学的诊疗方法更加丰富多样。此外，汉代还建立了较为完善的医学教育制度，为中医学的传承和发展提供了有力保障。

三、晋唐时期

晋唐是中医理论体系的深入发展时期。在这一时期，中医学在病因、病理、诊断、治疗等方面都有了新的突破。如唐代医家孙思邈所著的《千金方》就包含了丰富的医学知识和临床经验。此外，晋唐时期还出现了脉诊、舌诊等重要的诊断方法，为后世中医学的发展提供了重要的参考。

四、宋金元时期

宋金元时期是中医学理论体系变革与创新的时期。这一时期，中医学在理论和实践上都有了显著的进步。如金元四大家（刘完素、张从正、李杲、朱震亨）提出了不同的学术见解和治法，推动了中医学的多元化发展。同时，宋金元时期还出现了许多新的医学著作和流派，为中医学的传承和发展注入了新的活力。

五、明清时期

明清时期是中医学理论体系总结和完善的时期。这一时期，中医学在临床实践、药物学、针灸推拿等方面都取得了显著的成就。如明代医家李时珍所著的《本草纲目》就

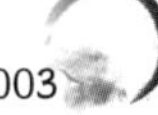

是一部具有世界影响力的药物学巨著。同时，明清时期还出现了许多著名的医学家和医学流派，如温病学派、伤寒学派等，为中医学的传承和发展作出了重要贡献。

六、现代

进入现代以来，中医学理论体系在继承传统的基础上不断创新和发展。一方面，现代医学技术为中医学提供了新的研究手段和治疗方法；另一方面，中医学也在不断探索与现代医学相结合的道路，以更好地服务于人类的健康事业。如中西医结合、中医现代化等理念就是在现代背景下中医学发展的新尝试和探索。

总之，中医学理论体系的发展历史是一个不断积累、传承和创新的过程。在今后的发展中，中医学将继续为人类健康事业作出重要贡献。

第三节　中医理论体系

中医学用阴阳五行、脏腑经络、气血津液等重要学说阐明医学问题，将哲学理论与医学理论融为一体。中医学在分析疾病的病因病机时也着眼于整体，将局部病理变化和整体病理变化相结合，从而做出正确的诊断。在疾病治疗方面，既要治疗局部症状，也要强调整体调节，如调和阴阳、扶正祛邪等，以恢复身体健康。

一、中医学理论体系的基本内容

1. 阴阳五行——宇宙与生命的诠释

阴阳五行理论是中医学的核心，它揭示了宇宙万物之间的相互关系及变化规律。阴阳代表事物相互对立的两个方面，如明与暗、热与寒等，它们之间相互依存、相互制约，构成了事物的平衡。五行是木、火、土、金、水五种物质或能量形态，它们之间存在着相生相克的关系，共同维持着宇宙间的动态平衡。

在中医学中，阴阳五行学说被广泛运用于解释人体的组织结构、生理功能、病理变化和疾病的诊治等方面。例如，通过判断患者的阴阳失衡状况，医生可以选用相应的草药方剂进行调理，以达到平衡阴阳、治疗疾病的目的。

2. 脏腑经络——生命活动的核心

脏腑经络理论是中医学认识人体内部结构和功能的基础。五脏是心、肝、脾、肺、肾，六腑是胆、胃、小肠、大肠、膀胱和三焦。它们共同维系着人体的生命活动。经络是人体内气血运行的通道，它们贯穿全身，联系着脏腑组织，是生命活动的调节系统。

脏腑经络的生理功能及病理变化是中医学诊断和治疗疾病的重要依据。例如在疾病发生，脏腑经络的功能受到影响时，可能会出现气血不畅、脏腑功能失调等病理变化。医生通过诊断患者的脉象、舌象等体征，可以了解脏腑、经络的病理变化，从而制订相应的治疗方案。

3. 气血津液——生命的物质基础

气血津液是中医学认识人体生命活动的物质基础。气是构成人体生命活动最基本的物质，有温煦、固摄、推动的作用；血是一种循行于脉中的红色液态物质，是构成人体生命活动的基础物质之一；津液则是身体一切正常水液的统称，包括各脏腑、形体、官窍的内液及其分泌物。

气血津液的生成、运行、排泄过程，与中医中的代谢、生理机能都有很大的关系。当气血津液发生异常时，就会引起各种疾病。例如，气血不足会导致机体功能衰退，出现乏力、气短等症状；气血瘀滞则会出现疼痛、肿块等症状。通过调节气血津液，使其平衡，才能达到治疗的效果。

4.辨证论治——个体化治疗的精髓

辨证论治是中医认识疾病的重要原则。它强调根据患者的个体差异和疾病的发展阶段，运用八纲辨证（即阴阳、表里、寒热、虚实）、脏腑辨证等方法进行综合分析，从而确定疾病的本质和治疗方法。

在临床实践中，医生通过望、闻、问、切四诊合参的方法明确患者症状，结合患者的体质、病因、病机等因素进行辨证分析，然后选用相应的草药方剂、针灸、推拿等治疗方法进行个体化治疗。这种方法能够更准确地把握疾病的本质和个体差异，提高治疗效果。

5.调理与养生——预防为先的健康理念

调理与养生是中医学预防疾病、保持健康体魄的重要手段。它强调通过补充气血津液、调理脏腑功能等方法来达到预防疾病、延缓衰老的目的。

在调理方面，中医学注重饮食调养、情志调摄、起居有常等方面。例如，通过合理的饮食搭配可以补益气血、调理脏腑功能；通过调节情志可以保持心情愉悦、减轻精神压力；通过保持规律的起居可以调节生物钟、增强身体免疫力。

在养生方面，中医强调“天人合一”的理念，认为人和自然环境是一个整体，人体健康与自然环境的关系密不可分。因此，人们应该顺应自然规律，采取适当的养生方式，如春季养肝、夏季养心等，以保持身体健康。

6.治疗手段与特色——中草药与针灸、推拿的奇妙结合

中草药、针灸、推拿等是中医学独具特色的治疗方法。中草药是中医治疗疾病的重要手段之一，它可以通过调理人体的阴阳平衡、补充气血津液、解毒排毒等来治疗疾病。针灸是通过刺激人体的穴位来调节气血运行、疏通经络、缓解疼痛等症状。推拿按摩是运用不同的手法作用于人体的穴位、经脉，以达到疏通经络，调和脏腑的作用。

二、中医学学科体系的基本结构

中医学理论体系，作为中国传统医学的核心，经过数千年的发展和实践，形成了独特而完整的学科体系。这一体系大致可以分为三个主要部分：中医基础理论、中医临床医学和养生康复学。

1.中医基础理论

中医基础理论是整个中医学术体系的基础，为中医的临床实践和养生康复提供了理论支撑。这一部分主要包括三个学说。

（1）阴阳五行学说

阴阳五行学说是中医理论的基础，它描述了宇宙中一切事物之间的相互关系和变化规律。阴阳代表了事物内部的对立统一关系，五行代表事物特性的不同和相互制约的关系。

（2）藏象学说

藏象学说描述了人体内部五脏六腑的生理功能、病理变化及其相互关系。中医认

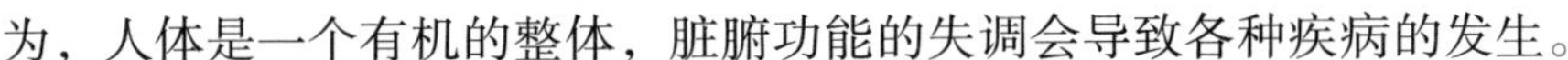

为，人体是一个有机的整体，脏腑功能的失调会导致各种疾病的发生。

(3) 气血精津液学说

气血精津液是人体生命活动的基本物质，它们在人体内不断循环、相互转化，维持着人体的正常生理功能。

2.中医临床医学

中医临床医学是中医学术体系的核心部分，主要研究疾病的诊断、治疗和预防。中医临床医学主要包括以下几个方面。

(1) 中医诊断学

中医诊断学是通过望、闻、问、切四诊合参的方法，明确患者的症状、体征等信息，结合中医学理论，进行辨证施治的学科。

(2) 中医治疗学

中医治疗学是根据辨证施治的原则，采用中药、针灸、推拿、拔罐等多种治疗手段，对疾病进行个体化治疗的学科。

(3) 中医预防学

中医预防学强调"治未病"，即在疾病尚未发生之前，通过调整生活方式、饮食起居等方法，预防疾病的发生。

3.养生康复学

养生康复学是中医学术体系中的重要组成部分，主要研究如何通过调整生活方式、饮食起居等方法，达到预防疾病、增强体质、促进康复的目的。养生康复学主要包括以下内容。

(1) 中医养生学

中医养生学是根据中医理论，研究人类生命规律，探索衰老机制以及健身防病、延年益寿的理论和方法的学科。它强调通过合理的饮食、运动、调理以及良好的生活习惯，增进健康，防病延衰。

(2) 中医康复学

中医康复学是基于中医基础理论，综合运用调摄情志、身心娱乐、传统体育、饮食、针灸推拿、药物等多种方法，对病残、伤残、老年病、慢性病等功能障碍患者进行辨证康复的综合应用学科。其目标在于使患者机体生理、心理功能上的缺陷得以改善和恢复，帮助他们最大限度地恢复生活和劳动能力，使病残患者能够充分参与社会生活。中医康复学的学科特点包括预防与康复结合、长于功能康复、注重利用自然、外治与内治结合、药疗与食疗并举、提倡形神共养、强调动静结合。

综上所述，中医学理论体系是一个庞大而复杂的系统，它包括中医基础理论、中医临床医学和养生康复学三个主要部分。这些部分相互关联、相互影响，共同构成了中医学独特的理论体系和实践经验。在实际应用中，需要综合运用这些知识和技能，整体评估后，有针对性地进行治疗和指导。

三、中医学理论体系的基本特点

1.整体观念

中医学整体观是关于人体自身的整体性和人与自然、人与社会相统一的认识。

（1）人是一个有机的整体

人体是由各个脏腑器官组成的。五脏六腑之间密切联系、相互制约，共同构成了一个整体。

中医学在分析疾病的病因病机时，不仅着眼于整体，还要将局部病理变化和整体病理变化相结合，从而做出正确的诊断。在疾病治疗方面，既要治疗局部症状，也要强调在整体层面的调节，如调和阴阳、扶正祛邪等，以恢复身体健康状态。

（2）人与自然环境的统一性

人生活在自然界中，自然界中存在着人赖以生存的阳光、空气、水等物质。人与自然环境息息相关，人的生命健康也和自然环境的运动规律相统一。

（3）人与社会环境的统一性

人既具有自然属性，又具有社会属性。个体是社会的基本单位，无法脱离社会而独立存在。人的成长、发展、价值观的形成等，在很大程度上都受到社会环境的影响。社会是由无数个个体组成的复杂系统，个体的行为、思想、情感等都在不断地与社会进行互动。个体在社会中的行为不仅受到自身因素的影响，还受到社会规范、文化、价值观等的制约。同时，个体的行为也在不断地塑造和改变着社会。个体与社会之间存在着共同的利益和责任。

2.辨证论治

（1）症、证、病的基本概念

中医认为，疾病的临床表现是以症状和体征为基本构成要素的。

病即疾病，是致病因素作用于人体引起阴阳紊乱、脏腑功能受损的一种生命过程。它反映了整个疾病过程的属性、特点以及规律。

症状则是疾病个别的表面现象，是患者主观感觉或某些病态改变的异常感觉，如瘙痒，疼痛，咳嗽，寒战，腹泻等。能被觉察到的客观表现叫做征象，如舌苔、脉象等。广义的症状包含体征。

证也叫证候，是对机体在疾病发展过程中某一阶段病理反应的概括，包括病变的部位、原因、性质以及邪正关系，是一阶段病理变化的本质。辨证是根据患者情况、环境因素等方面，分析、整理、综合疾病的致病因素、病变部位、疾病的性质和发展趋势。如"肾阳虚证"，其病位在肾，其病因为寒邪所害，其病性为寒，其病势属虚。因此，证比症状更全面、更深刻、更准确地揭示疾病的本质。

中医里的"证"与"症"有所不同。"症"指"症状"，如头晕头痛、恶心呕吐、胸闷气短等。而"证"则是对机体在疾病发生和发展过程中某一阶段出现的病理概括。例如，感冒是一种疾病，临床可见恶寒、发热、头身疼痛等症状，但由于引发疾病的原因和机体反应性有所不同，又表现为风寒感冒、风热感冒、暑湿感冒等不同的证型。

（2）辨证论治

中医辨证以矛盾的观点来看待生命、疾病和健康的发展变化。

辨证论治，又称为辨证施治，是中医认识疾病和治疗疾病的基本原则，也是中医学对疾病的一种特殊的研究和处理方法。它主要包括辨证和论治两大方面。

辨证，是站在整体观念的角度，将望、闻、问、切四诊所收集到的病史、症状和体征等数据，以中医理论为基础，对其展开全面的分析，辨清疾病的病因、病位、性质以及正邪关系等。

论治，又称施治，是确定治疗的原则、方法，以实施相应治疗的过程；是根据辨证的结果，选择和确立相应的治疗原则和治疗方法的过程。它是治疗疾病的手段和方法，治疗原则的选择是“论治”的关键，方药的组合是“论治”的具体措施。

辨证和论治之间有紧密联系，在临床治疗时，可根据辨证结果分别采取“同病异治”或“异病同治”的方法。“同病异治，异病同治”是中医临床治疗的重要原则，它源于中医对疾病本质和个体差异的深刻认识。

“同病异治”指同一种疾病，发病的时间、地域、环境、患者的体质以及病邪的性质和演变的不同，导致其病理变化不同，因此在治疗时，需要采取不同的治疗方法。例如，感冒是一种常见的疾病，但在中医看来，感冒有风寒、风热、暑湿等多种类型，治疗时需要分别采用辛温解表、辛凉解表、清暑祛湿等方法，这就是“同病异治”的体现。

“异病同治”则指不同的疾病，在其发展过程中，如果出现了相同的病理变化或证型，就可以采用相同的治疗方法。例如，久泻脱肛、子宫脱垂、崩漏等，虽然这些疾病的病名和症状各不相同，但如果它们都属于中气下陷的证型，就可以采用相同提升中气的治疗方法，如使用补中益气汤等方剂，这就是“异病同治”的应用。再比如，心律失常与闭经是两种完全不同的疾病，但均可出现血瘀的证型，治疗都可用血府逐瘀汤活血化瘀。

从中医思维出发，诊断不在于看“病”的异同，而在于看“证”的区别。辨证论治是中医诊治疾病过程中密切联系的两个部分。

（3）辨证论治的意义

辨证论治是中医理论在临床实际应用过程中的集中反映和具体实施。掌握中医辨证论治的方法及要点，是从事中医的医护人员必须掌握的技能，也是对症下药的重要依据。通过辨证论治的效果可以检验辨证论治的正确与否。

综上所述，辨证论治是中医认识和治疗疾病的核心原则和方法。它体现了中医的整体观念和个体化治疗思想，是中医临床工作的基本指导原则。

第四节　与中医基本理论相关的中医护理

中医护理是根植于中国传统医学理论体系的一门实践科学，它以“整体观”为纲、以“辨证施护”为法，将阴阳五行、脏腑经络、气血津液等核心理论转化为可操作的护理策略，通过饮食调养、情志疏导、经络推拿、节气养生等多元手段，实现“未病先防、既病防变”的立体化健康管理。

一、饮食护理

根据中医“药食同源”的理论，很多食物也是药材。例如，当感觉嗓子轻微疼痛、有上火迹象时，可以喝一些金银花茶。金银花性寒，味甘，归肺、心、胃经，有清热解毒、疏散风热的功效，可以缓解热毒血痢、痈肿疔疮、喉痹等上火症状。

冬季手脚冰凉的人，可食用当归生姜羊肉汤。当归养血活血，生姜散寒温中，羊肉温中补虚，这符合中医利用温热食物和药材补阳驱寒的理论，能够促进血液循环，改善阳虚体质。

二、生活作息护理

从中医子午流注理论来说，夜晚11点到凌晨1点是胆经当令，此时应保证进入睡眠状态，让胆经更好地发挥其贮藏和排泄胆汁、调节情志的功能。长期熬夜的人可能会出现口苦、咽干、烦躁等胆汁排泄不畅和情志失调的症状。

在季节变化方面，中医认为春季阳气上升，应早睡早起，多参加户外活动，如散步、踏青等。这是顺应春季阳气升发的特性，有助于人体阳气的生长，就像自然界的植物在春季开始茁壮成长一样。

三、情志护理

以“怒伤肝”为例，如果一个人在工作中遇到不顺心的事情，很愤怒，这时可以通过深呼吸或者到安静的地方听舒缓的音乐来调节情绪。因为愤怒的情绪会使肝气上逆，而舒缓的活动能够使肝气调达，避免因情绪过激对肝脏造成伤害。

对于容易焦虑、思虑过度的人，中医理论认为“忧思伤脾”。可以通过培养兴趣爱好，如绘画、书法等来转移注意力，让心思从焦虑的事情中解脱出来，防止脾胃功能受到影响。

四、运动保健指导

太极拳和八段锦是很好的运动保健方法。太极拳动作缓慢，讲究以意导气、以气运身。例如，在练习过程中，通过腰部的转动带动四肢运动，能够刺激人体的带脉和任督二脉，促进气血在经络中循环。长期坚持练习太极拳，可以调和气血、平衡阴阳，改善身体的整体健康状况。

八段锦的每一式都对应着身体的不同脏腑和经络。比如“调理脾胃须单举”这一式，通过左右上肢一上一下的拉伸动作，能够刺激脾胃经络，增强脾胃的运化功能，对于脾胃虚弱、消化不良等问题有一定的改善作用。

例如，运用中医基本理论缓解压力和焦虑情绪可以从以下几个方面着手。

首先是情志调节。中医认为情志之间存在相互制约的关系，如“悲胜怒、恐胜喜、怒胜思、喜胜忧、思胜恐”。当感到焦虑时，可以尝试唤起相对的情绪来平衡。比如，看喜剧片，用“喜”来缓解“忧”和焦虑。因为喜悦的情绪能够舒畅心气，改善情绪状态。

其次是通过调节气血和脏腑功能。从中医的角度看，焦虑可能与肝郁气滞、气血不足等有关。可以进行一些简单的穴位按摩，比如按摩内关穴，它位于前臂掌侧，腕横纹上2寸处。用拇指轻轻按压此穴位，能够宁心安神、理气止痛，对缓解焦虑情绪有帮助。还可以按摩太冲穴，它在足背侧，第一跖骨间隙的后方凹陷处，是肝经上的重要穴位，按摩这个穴位有疏肝理气的作用。

最后是在饮食上进行调节。根据中医理论，一些食物有助于缓解焦虑。例如，百合具有润肺止咳、清心安神的功效。可以食用百合莲子粥，莲子也有养心安神的作用，二者搭配对于缓解焦虑引起的心慌、失眠等情况有一定的辅助作用。小麦也是不错的选择，它味甘，性凉，归心、脾、肾经，有养心安神的功效，可适当食用小麦制品。

第一章　中医学哲学基础

中医学的独特性，根植于其深厚的哲学土壤。它不仅是治病救人的技艺，更是一套以中国古代自然观与生命观为根基的认知体系，将人体健康置于天地万物的宏大图景中诠释。

第一节　精气学说

精气学说是中医理论体系的核心之一。人体之精藏于肾，主生长发育；周身之气周流不息，司功能运转。这一学说以“无形驭有形，物质统摄功能”的逻辑，破解了生命活动中结构与动态的统一之谜。

一、精气学说的概念

精气学说，作为中国传统文化中的一个核心理念，涵盖了宇宙、自然、人体等多个领域。其中，“精”和“气”是精气学说的核心。

“精”指细微的物质或能量，它既指构成世间万物的本质，也指人体内的精粹。

“气”指流动的、无形的能量或者物质，它遍布于宇宙之中，是构成世界的基本元素之一。

二、精气学说的内容

1.精气是宇宙的本源

在天地未分之前，宇宙处于一种混沌状态，精气充溢其间。随着宇宙的运动变化，精气凝聚生成有形之物，弥散为无形之空间。

2.精气运动与变化

精气在其存在和运动的过程中，不断地发生着错综复杂的变化。精气运动转化的过程就是天地万物的发生、发展与消亡的过程，实质是精气的聚散过程。

3.精气化生宇宙万物

精气是天地万物产生的本源，天地万物的产生，都是由精气自身运动所导致的。精气停止运动，则天地万物也停止运动。因而精气是天地万物运动变化的动力根源。

6.精气在中医学中的应用

精气学说在中医学中有着重要的应用。中医学认为，人体的生命活动是在精气的推动下进行的。精气的盛衰变化，直接影响着人体的生理机能和病理变化。因此，中医常常通过调节精气来治疗疾病。

7.精气理论的实践意义

精气学说作为中医学的重要理论基础之一，对于指导临床实践具有重要意义。它有助于我们深入理解人体的生理机能和病理变化，指导我们根据精气的盛衰变化来制订合适的治疗方案。同时，精气学说也强调了人体与自然环境的相互关系，提醒我们在治疗疾病时要考虑环境因素对疾病的影响，从而制订出更加全面和有效的治疗方案。

总之，精气学说是一种深刻而系统的宇宙观和生命观，它为我们理解自然和人体的奥秘提供了重要的理论支持和实践指导。

三、精气学说在医学中的应用

1.精气是人体生命的动力

精气的充盈与否对人体健康十分重要。精气的充足与稳定可以保持人体的健康，促进生长发育，提高免疫力，维持身体机能的正常运转。精气不足或失衡则容易导致疲劳、虚弱、免疫力下降等问题。

2.精气的来源与分布

中医学认为，精气主要来源于两个方面。一是先天之精气，即父母遗传给子女的精气，它贮藏于人体的脏腑之中，是生命的源泉。二是后天精气，包括通过肺脏而吸入的清气，以及脾胃运化产生的水谷精微之气。精气在人体内分布广泛，通过经络系统输送至全身各个脏腑、组织和器官，发挥着重要的生理功能。

3.精气的功能

精气是构成人体和维持生命活动最基础的物质之一，同时也具有促进和调节人体生理功能的作用。精气是人体生命活动的动力。精气足则生命活动正常，人出生之前在母体中已经获得先天之精气，出生之后通过肺吸入天之清气，通过脾胃吸收水谷之精气。三气相合，经过气化化生为人体之精气，精气能推动人体脏腑、经络、形体和官窍的生理功能活动。人体气的运动必须协调而通畅，和自然界一样，人体气的运动具有升、降、出、入四种形式。

第二节　阴阳学说

阴阳学说是中国古代哲学与医学的基石，也是东方文明对宇宙规律最精炼的抽象表达。它以“一分为二，合二为一”的辩证思维，将天地万物解析为相互对立、依存、转化的动态统一体-从昼夜更替到四季轮回，从细胞代谢到生命兴衰，阴阳的消长平衡构成了一切现象的本质逻辑。

一、阴阳学说的概念

1.阴阳学说的概念

阴阳学说是中国古代文明中对蕴藏在自然规律背后的、推动自然规律发展变化的根本因素的描述，是奠定中华文明逻辑思维基础的核心要素。阴和阳是事物的两个方面，它们对立制约、转化协调，使事物保持平衡和变化。阴阳，按照中医思维理解，描述的是宇宙间的最基本要素及其作用，是伏羲易的基础概念之一。阴阳相冲化万物，世间万物，皆有阴阳之道。即可从万物万事之间领悟到一丝阴阳之理。

阴阳的最初定义是阳光的向背，向日为阳，背日为阴，后引申为气候的冷暖，或方位的左右、前后、上下等。中医学认，为阴阳的对立和消长是事物本身所固有的。

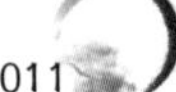

阴阳学说在中国古代的哲学、医学、占卜、历法等领域应用十分广泛。中医学用阴阳学说诠释人体的生理与病理的关系，并指导治疗。在哲学与占卜中，阴阳学说被用来探讨宇宙万物的本原和变化规律。在历法中，阴阳学说被用来安排时间和节令。

总之，阴阳学说是中国古代哲学的重要组成部分，它深刻揭示了自然界和人类社会的基本规律，对中国古代文化和思想产生了深远的影响。

2.事物的阴阳属性

阴阳属性是对自然界中某些相互联系的现象的概括。在古代，人们用其认识自然和解释自然。

在中医理论中，阴阳属性可以用来描述事物的不同特性。凡是向上、向外的，温热的，明亮的，干燥的，运动的事物属性为阳；向下、向内的，寒凉的，阴暗的，潮湿的，静止的事物属性为阴。例如，以自然而言，天为阳，地为阴；以天而言，昼为阳，夜为阴。

另外，阴阳属性也并非一成不变，阴和阳在一定条件下是可以互相转化的。例如，金秋十月的气候与六、七月份的夏日炎炎相比是凉爽的，属阴；但与严冬腊月的严寒相比又是温暖的，属阳。

在医学领域，也用阴阳属性来形容人体内的种种事物和现象。如人体内在上、在外的以及具有推动、扩散、温暖、升腾等特点的事物和现象，都属阳；而内敛、在下的以及具有凝练、安静、清润、下降等特点的事物和现象都属阴。熟悉阴阳的属性，人们可以更好地认识自然和人体，从而保持身心健康。

二、阴阳学说的内容

阴阳学说是我国古代文化中重要的哲学思想，它深入影响了中国古代的医学、哲学、天文学等众多领域。阴阳学说主张宇宙万物都包含着对立的两个方面，即阴与阳，阴与阳相互制约、依存及转化，使宇宙保持着协调与平衡。

1.阴阳对立制约

阴阳对立指宇宙中存在着两种相对立的力量或属性。阴代表消极、退守、内敛等属性，而阳则代表积极、进取、外展等属性。这两种力量相互对立，但又在一定条件下相互制约，维持着动态平衡。

2.阴阳互根互用

阴阳互根意味着阴和阳是互为存在的前提。没有阴，阳便无从定义；没有阳，阴也无法存在。同时，阴阳互用，指的是阴阳两者在相互作用中，可以相互促进、相互转化，从而共同推动着事物的发展变化。

3.阴阳交感互藏

阴阳交感是阴阳在交互作用中，产生了新的物质或现象。而阴阳互藏，是阴阳两种属性或力量在事物内部相互渗透、相互隐藏。

4.阴阳消长平衡

阴阳消长是阴阳双方在相对增减的时间或空间的变化。阳长则阴消，阴长则阳消，二者此消彼长，形成了一种动态的平衡状态。这种平衡状态是事物正常运行和发展的重要保障。

5.阴阳相互转化

所谓阴阳的相互转化，是对立统一的阴阳双方，在一定条件下可以向其各自相反的方面转化。在特定条件下，阴能转化为阳，阳也能转化为阴。例如中医理论中的寒证可以转化为热证，热证也可以转化为寒证；再如四季气候，上半年由冬至春及夏，气候由寒转热；到下半年由夏至秋及冬，气候由热转寒，属“寒极生热，热极生寒”的阴阳转化过程。

总之，阴阳学说是中国古代文化的重要组成部分，它为我们提供了一种理解宇宙万物运行规律的独特视角和方法。通过深入研究和应用阴阳学说，我们可以更好地理解世界。

三、阴阳学说在医学中的应用

1.说明人体的组织结构

人体上下、内外各部分都可以用阴阳来划分。如上部为阳，下部为阴；体表为阳，体内为阴；就脏腑而言，六腑属阳，五脏属阴。

2.阐释人体的生理功能

人体正常的生命活动，是阴阳两个方面保持对立与统一协调关系的结果。例如，在人体的生理功能中，物质属阴，功能属阳，物质与功能之间的转化及平衡，体现了阴阳既相互对立又相互依存的关系。

3.解释疾病的病理变化

疾病的发生是因为阴阳失调，若阴阳偏盛，阳盛则热，会出现实热证；阴盛则寒，会出现实寒证。若阴阳偏衰，阳虚则寒，是虚寒证；阴虚则热，是虚热证。另外，阴阳互损也会导致疾病，如阴虚到一定程度会累及阳，导致阴阳两虚。

（1）阴阳偏盛的病理

阴阳偏盛是阴阳双方中的某一方过于亢盛，导致另一方相对不足，从而打破阴阳平衡的状态。从病理上看，阴阳偏盛可以表现为实证，如阳偏盛则热，阴偏盛则寒。这种病理变化往往伴随着相应的症状和体征，如阳偏盛时出现的发热、口渴、烦躁等，阴偏盛时出现的畏寒、肢冷、蜷卧等。

（2）阴阳偏衰的病理

阴阳偏衰指阴阳双方中的某一方过于虚弱，导致另一方相对亢盛，从而打破阴阳平衡的状态。在病理上，阴阳偏衰可表现为虚证，如阳虚时的虚寒证，阴虚时的虚热证。这种病理变化常伴随着功能衰退、活力减弱等特征，如阳虚时的面色无华、精神萎靡，阴虚时的口燥咽干、五心烦热等。

（3）阴阳互损的病理

阴阳互损指阴阳双方在病理过程中相互影响、相互损害的现象。一方面，阳损及阴可导致阴虚，而阴损及阳则为阳虚；从另一方面讲，阴虚日久则阳损，阳虚日久则阴损。这样的病理变化表现为阴阳两虚之证，既有阳虚的表现，又有阴虚的症状，病情比较复杂。

4.用于疾病的诊断

中医诊断疾病，首先要分清阴阳。例如在望诊中，色泽鲜明属阳，晦暗属阴；切诊

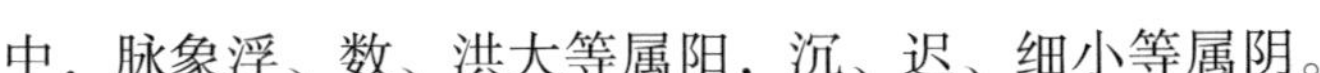

中，脉象浮、数、洪大等属阳，沉、迟、细小等属阴。

5.指导疾病的治疗

确定治疗原则，如阴阳偏盛的实证，治疗是“损其有余”，阳盛用清热，阴盛用祛寒。阴阳偏衰的虚证，治疗是“补其不足”，阴虚滋阴，阳虚补阳。同时，药物的性能也分阴阳，如药性温热属阳，寒凉属阴；药味辛甘（淡）属阳，酸苦咸属阴。

以阴阳理论确定治疗方案，主要体现在以下几个方面。

（1）调和阴阳

治病的第一要务是调和阴阳，使机体恢复平衡。当阴阳出现失衡时，各种病理表现就会出现。所以，治疗时应根据患者的具体情况采取相应的方法，通过补阴或补阳、泻阴或泻阳，使阴阳恢复平衡。

（2）阴病治阳，阳病治阴

阴阳理论认为，阴病多表现为虚寒证，阳病多表现为实热证。因此，在治疗时，治疗阴病应以温热性质的药物或方法，以补阳散寒；治疗阳病应以寒凉性质的药物或方法，以泻热养阴。也就是所谓的“寒者热之”“热者寒之”。

（3）标本同治

在调和阴阳的过程中，还需要注意标本同治的原则。既要针对疾病的根本原因进行治疗，又要缓解疾病的症状。“虚则补之”“实则泻之”是在阴阳学说的指导下，综合分析患者的病情，制订合适的治疗方案。

（4）扶正祛邪

在阴阳失衡的情况下，邪气往往容易侵入人体导致疾病。因此，治疗时还需注重扶正祛邪，通过增强机体的正气，提高抗病能力，以祛除体内的邪气。

6.归纳药物性质

（1）阴阳五行与药物性质

中医五行学说将世间万物划分为金、木、水、火、土五大类，并与阴阳联系，将中药划分为寒、热、温、凉四种性质，药物性质是对药物属性的直接反映。温、热为阳，寒、凉为阴，这样的分类方式既便于我们对药物性质的认识，也为临床应用提供了重要依据。

（2）从阴阳角度分析药物

中药的种类繁多，根据其阴阳属性，我们可以将其大致分为两类：阳药和阴药。阳药多具有温热性质，如附子、肉桂等，能够温补助阳、散寒；阴药则多具有寒凉性质，如黄连、黄柏等，能够清热解毒、凉血滋阴。此外，药物的五味也与阴阳密切联系，如辛甘发散为阳、酸苦敛泄为阴等，这些特点更多地为具体应用药物提供了参考依据。

（3）相容性与相克性

在中医理论中，药物之间的配伍同样遵循阴阳原则。相容性体现在药物之间的协同作用上，如阳药配伍阴药，可用于治疗虚阳亏损、阳虚阴盛等病证；相克性则体现在药物之间的制约关系上，通过相克来避免药物的副作用或毒性。这种配伍原则不仅能够提高疗效，还能确保用药安全。以实际案例为例，当治疗阴虚火旺的患者时，我们通常会选用具有滋阴降火功效的阴药，如生地黄、麦冬等。同时，为了平衡阴阳，我们还会辅以少量具有温阳作用的阳药，如桂枝、附子等。这样的配伍方式既能治疗病证，又能调和体内阴阳，能实现治疗的最佳效果。

第三节 五行学说

五行学说是中国古代哲学思想中一套独特的宇宙观与系统论，以“木、火、土、金、水”五种元素为符号，构建起解释万物生成、演化与关联的宏大框架。它既是古人观察自然规律的智慧结晶，也是中医、天文、历法乃至社会伦理的理论根基。

一、五行学说的基本概念

1.五行的概念

五行学说是中国古代的一种哲学思想，涵盖了自然界中的相互关系和变化规律。五行，指金、木、水、火、土，被认为是构成天地万物的五个基本要素，它们之间存在着既相生又相克的关系。

2.五行特性归类

五行各有其特性，金代表坚硬、锋利；木代表生长、柔和；水代表流动、寒冷；火代表炎热、光明；土代表稳定、生长。在中医理论中，这些特性也被用来解释人体内部的各种现象。

3.五行生克制化

五行之间存在着相生相克的关系。相生是一个元素可以促进另一个元素的发展，如土生金、金生水等。相克则是一个元素能够制约或抑制另一个元素的发展，例如水克火、火克金等。这种生克制化的关系，反映了事物之间的相互依存和制约。

4.五行与脏腑关系

在中医学的理论中，将五行与人体的五脏（心、肝、脾、肺、肾）和六腑（小肠、大肠、胃、膀胱、胆、三焦）相联系。例如，金对应于肺和大肠；水对应于肾和膀胱；木对应于肝和胆；火对应于心和小肠；土对应于脾和胃。其中，肺与大肠相表里、脾与胃相表里。通过这种联系，中医能够理解和解释人体内部各种生理和病理现象。

5.五行与自然环境

五行也被用来描述和解释自然环境中的各种现象。例如，金对应秋季和西方，水对应冬季和北方等。这种对应关系使得人们能够根据五行理论，理解并预测自然环境的变化。

综上所述，五行学说是中国古代哲学的重要组成部分，也是中医理论的基础之一。通过理解和应用五行理论，人们能够更好地理解自然和人体，实现健康和疾病的防治。

二、五行学说的内容

五行学说是中国古代的一种哲学思想，广泛应用于中医、占卜、风水等领域。五行分别指金、木、水、火、土五种基本元素或力量，它们之间相互制约、相互转化，共同维系着宇宙间的平衡与和谐。

1.五行相生

五行相生指五行之间的相生关系。这种相生关系反映了自然界中一种元素对另一种元素的滋养和促进作用。木生火可以理解为古代钻木取火，木头燃烧产生火焰，所以木能生火。在人体中，肝属木，心属火，肝藏血可以濡养心脏，体现了木生火的关系。火生土可以理解为火燃烧后会留下灰烬，灰烬可以变成泥土，即火能生土。土生金可以理解为自然界中，土里埋藏着金、石及矿物。金石水可以理解为金属可熔化为液体。水生木可以理解为草木生长需水滋养。

2. 五行相克

五行相克指五行之间的相克关系。相克关系体现了自然界中一种元素对另一种元素的克制或抑制作用。树木生长在土地上，其根系会深入土壤，起到稳固土壤、防止水土流失的作用，从这个角度理解为木对土有克制的作用，即木克土。用土筑堤来阻挡水，堤坝（土）能防止河水（水）泛滥，即土克水。用水可以灭火，即水克火。火焰可以熔化金属，即火克金。金属斧头可以砍伐树木，即金克木。

3. 五行制化

五行制化是五行相生与相克关系的结合，即五行之间既相互滋生又相互制约，以维持五行之间的协调和稳定。制化，即“制则生化”。五行的相生与相克是不可分割的，没有生，则没有事物的发生与成长；没有克，就没有在协调稳定下的变化与发展。只有生中有克，克中有生，相辅相成，协调平衡，事物才能生化不息。这包括正常的生克制化和异常的制化。正常的制化有助于维持自然界的稳定，而异常的制化则可能导致自然界的失衡和疾病的发生。

4. 五行相乘

五行相乘是五行之间的相乘关系，即一行过强会导致其所克之行过弱。例如，木过强则土受克过重而变弱。这种相乘关系可能导致自然界中某些元素的过度增长或衰退，影响生态的平衡。比如，木克土，当肝气（属木）过旺时，就会对脾胃（属土）过度克制，出现脾胃功能失常的情况，这就是木乘土。五行相乘的原因主要有两种，一是五行中某一行过于亢盛，如上述肝气过盛而乘脾土；另一种是五行中某一行过于虚弱，如本来正常的土，当遇到力量过强的木时，就容易被乘。

5. 五行相侮

五行相侮是五行之间的反向克制关系，即一行过强会反过来克制原本克制自己的行。例如，正常情况下是木克土，但是当土气过盛，超过了木的克制能力时，就会出现土侮木的情况。就像洪水泛滥时，堤坝（木）无法阻挡洪水（土），反而被洪水冲垮。在人体脏腑中，比如脾胃（属土）湿气太重、功能过强时，可能会反过来影响肝脏（属木）的疏泄功能，这就是土侮木的体现。又或者当木气过于虚弱，土原本正常，也会出现土侮木的情况。就好像一个体弱的人，无力抵抗正常的力量，反而被反克。这种相侮关系可能打破五行之间的正常制约关系，最终导致了自然界的混乱。五行之间的相侮规则为：木侮金，金侮火，火悔水，水侮土，土侮木。

相侮现象也表现在双方面，以木为例：首先，当木过分亢盛时，金原是克木的，但因木过分强盛，金不但不能去克制木，反而会受木的克制，使金受损，此谓木反侮金。再者，当木过分虚弱时，金原克木，木又克土，但因木过于衰弱，不但金来乘木，而且土也乘木衰而反侮之。

6. 五行母子相及

五行母子相及是五行之间的母子关系及其相互影响。五行相生之中，生我者为母，我生者为子。如水为木之母，木为水之子。当母亲或儿子受到侵害时，会影响到另一方。例如，如果水受到侵害，木也会受到影响。这种母子相及的关系反映了五行之间的紧密联系和相互依赖。

7.五行制化规律

五行制化平衡协调是五行制化规律的核心。相生相克的作用相互交织，形成了五行之间的动态平衡。某一元素过于强盛，会通过相克关系受到制约；某一元素的衰弱，则会通过相生关系得到滋养。这种平衡协调的状态是自然界和人体健康稳定发展的基础。

五行制化亢则害，承乃制指当某一元素过于亢盛时，会对其所克的元素造成过度的制约，从而破坏五行之间的平衡。这时，被克的元素会反过来制约亢盛的元素，以恢复平衡。这种规律体现了五行之间的自我调节和制约机制。

五行生中有克，克中有生，这是五行相生相克规律的进一步体现。相生和相克并不是孤立存在的，而是相互渗透、相互影响的。在相生的过程中，也蕴含着相克的因素；在相克的过程中，也蕴含着相生的可能。五行制化规律的最终目的是维持自然和人体的稳定发展。通过相生相克、制化平衡等协调机制，五行之间相互制约、相互促进，确保了自然界的生态平衡和人体的健康稳定。

五行制化规律同样适用于人体。人体的五脏六腑、气血津液等都与五行有着密切的联系。通过调节五行之间的关系，可以保持人体的生理平衡和健康状态。当五行之间的关系失衡时，就会导致各种疾病的发生。因此，了解和应用五行制化规律对于维护人体健康具有重要意义。

总的来说，五行学说作为中国古代的一种哲学思想，具有深厚的文化底蕴和广泛的应用价值。它在医学、建筑等多个领域都发挥着重要作用，并为人们提供了一种独特的认识和解释世界的方式。

三、五行学说在医学中的应用

1.解释生理病理

五行学说，作为中医基础理论的重要组成部分，通过金、木、水、火、土五种基本元素之间的关系，来解释人体的生理结构和病理变化。在生理状态下，五行相互制约、相互滋生，维持着人体内部环境的动态平衡。当这种平衡被打破时，就会出现病理状态。例如，金克木，当金元素（肺）过盛时，会克制木元素（肝），导致肝气郁结，出现情志不畅、胸胁胀满等症状。

2.阐述五脏的关系

五行学说将人体的五脏分别与五行元素相对应，即肝属木、心属火、脾属土、肺属金、肾属水。通过这些对应关系，可以阐述五脏之间的相互联系及影响。例如，木生火、肝藏血、心生血等，说明肝与心之间存在着生血和调血的关系。若肝功能失常，会影响到心的功能，导致心血不足或心血瘀阻。

3.指导疾病诊断

在中医临床实践中，医生通过观察和询问患者的症状及体征，结合五行学说进行分析，可以推断出病变所在的脏腑和病因。例如，患者出现口渴、多尿、消瘦等症状，根据五行学说，可以判断为“水不涵木”（肾阴不足，不能滋养肝木），从而诊断为肾阴虚

导致的糖尿病。

4.推断疾病预后

五行学说还可以用于推断疾病的预后。通过对患者病情的五行属性进行分析，可以判断病情的发展趋势和转归。例如，若患者病情属“木旺克土”（肝气过盛克制脾土），经过治疗后，若木气得平，土气得复，则病情可向愈；若木气仍盛，土气衰败，则病情可能恶化。

5.指导疾病的治疗

（1）指导脏腑用药

在中医方剂中，五行学说也起到了重要的指导作用。医生会根据患者病情的五行属性，选择相应的药物来调和脏腑之间的关系，达到治疗目的。例如，治疗“木旺克土”的病情，医生可能会选用疏肝健脾的药物，如柴胡、白芍等，来调和肝脾。

（2）确定治则治法

五行学说作为中医理论的重要组成部分，强调人体内部各脏腑之间以及人与自然之间的相互联系和制约关系。根据五行学说，当人体某一脏腑功能失调时，可通过调整与之相关的脏腑的功能来达到治疗的目的。根据五行相生的关系，各治疗法则的具体内容及运用如下。

①滋水涵木法

此法源于五行中水生木的相生关系。当肝木过亢，出现肝阳上亢、肝风内动等症状时，可通过滋养肾水，以涵养肝木，达到平肝熄风的目的。具体治疗方法包括滋补肾阴、养血柔肝等。

②金水相生法

此法运用五行中金生水的相生关系，适用于肺燥阴虚导致的金水不足之症。通过滋养肺金，可生津润燥、补充肾水。治疗方法包括润肺养阴、生津止渴等。

③培土生金法

此法基于五行中土生金的相生关系，用于脾胃功能虚弱导致的肺金不足。通过健脾和胃，增强脾胃的运化功能，以滋养肺金。治疗方法包括健脾益气、和胃降逆等。

④益火补土法

此法运用五行中火生土的相生关系，治疗心火不足引起的脾胃功能虚弱。通过温补心阳，增强心火对脾胃的温煦作用，以助脾胃运化。治疗方法包括温补心阳、健脾和胃等。

⑤抑木扶土法

此法基于五行中木克土的关系，用于肝气郁结、横逆犯脾导致的脾胃不和。通过疏肝理气，抑制肝木过亢，同时健脾和胃，扶助脾土。治疗方法包括疏肝解郁、健脾和中等。

⑥培土制水法

此法运用五行中土克水的关系，治疗脾虚不运导致的水湿内停。通过健脾燥湿，增强脾土对水湿的运化能力，以制水湿。治疗方法包括健脾渗湿、燥湿止泻等。

⑦佐金平木法

此法利用五行中金克木的关系，适用于肝木过亢导致的肺气不降。通过清肺肃降，抑制肝木之亢，达到平肝降逆的目的。治疗方法包括清肺止咳、降逆平肝等。

6. 构建整体观念

五行学说强调了人体内部各脏腑之间的相互联系和相互影响，从而构建了整体观念。在中医理论中，人体是一个有机的整体，各脏腑之间相互依存、相互制约，共同维系人体的各项生命活动。五行相生相克的理论正是这种整体观念的体现之一。

7. 说明脏腑功能

通过五行学说，可以进一步说明各脏腑的功能特点。例如，肝属木，主疏泄条达，具有生发之性；心属火，主血脉神明，具有温煦之性；脾属土，主运化升清，具有生化之性；肺属金，主气司呼吸，具有收敛之性；肾属水，主藏精纳气，具有滋润之性。这些功能特点与五行元素的属性密切相关，维持着人体的正常生理功能。

第四节　中医学思维方法的特点

中医学思维方法根植于中国传统哲学与文化沃土，以“整体观”“辨证观”为核心，在当代医学转向整合与精准的浪潮中，中医学思维以整体性、灵活性与人文性，为现代健康难题提供了独特的解决视角与哲学启示。

一、宏观观察与整体研究

中医学思维方法强调宏观观察，即从整体的角度出发，把人体看成一个有机的整体，与外界环境相互影响。在诊断疾病时，中医学不仅考虑患者自身的身体状况，还注重患者与自然环境、社会环境的联系，综合分析病因、病机、病势，以求得对疾病的全面认识。

二、哲学思维与功能联系

中医学的理论体系中融入了丰富的哲学思想，如阴阳学说、五行学说。这些哲学思想为中医提供了独特的视角，使其能够透过现象看本质，从功能联系的角度揭示生命的奥秘。在中医看来，人体的各个部分和各个系统之间都存在着密切的联系，它们相互制约、相互依存，共同维持着生命的正常运转。

三、辨证论治与平衡观念

辨证论治是中医学的核心思想之一，它强调根据患者的具体病情进行个性化治疗。通过四诊合参，再根据患者的体质、病因、病机等多种因素，制订个性化的治疗方案。这种治疗方案旨在调整人体的阴阳平衡，以达到治愈疾病的目的。

四、个性化治疗与生命活力

中医学认为，每个人都是独特的，因此治疗疾病时应考虑个性化因素。医生在治疗过程中会根据患者的年龄、性别、体质等因素进行个性化的调整，以最大程度地激发患者的生命活力，提高治疗效果。

五、综合思维与司外揣内

中医学的思维方法具有综合性，它强调从整体和全面的角度考虑问题。在诊断疾病时，医生会运用司外揣内的思维方法，即通过观察患者的外在表现来推测其内在病变。这种思维方法有助于医生全面把握患者的病情，制订出更加精准的治疗方案。

六、援物比类与心法顿悟

援物比类是中医学中一种重要的思维方法，即通过比较不同事物之间的相似性和差异性来加深对疾病的认识。此外，中医学还强调心法顿悟，即通过长期的实践和学习，医生能够在某一时刻突然领悟到疾病的本质和治疗方法。这种顿悟往往是实践经验的积累以及对中医学理论的深入理解。

七、试探反证与实践认知

中医学在诊断和治疗过程中常常采用试探反证的思维方法。医生会根据患者的病情和治疗效果不断调整治疗方案，通过实践来验证治疗的有效性。这种试探反证的过程有助于医生逐步加深对疾病的认识和理解，提高治疗效果。同时，中医学也注重实践认知，即通过临床实践来不断完善和发展理论体系，使其更加贴近临床实际。

综上所述，中医学思维方法包括宏观观察与整体研究、哲学思维与功能联系、辨证论治与平衡观念、个性化治疗与生命活力、综合思维与司外揣内、援物比类与心法顿悟以及试探反证与实践认知等特点。这些特点共同构成了中医学独特的理论体系和实践方法，为中医药学的发展奠定了坚实的基础。

第五节　与阴阳五行理论相关的中医护理

阴阳五行理论作为中医学的核心哲学框架，不仅为疾病诊疗提供思维路径，更在中医护理领域开辟了“天人相应、动态调衡”的独特实践范式。其以阴阳对立统一为总纲，以五行生克制化为法则，将人体健康与自然节律、情志活动、生活方式紧密关联，形成“防重于治”“因时因地因人制宜”的护理理念。

一、阴阳五行学说在护理中的应用

1.说明人体的生理功能

人体正常的生命活动是阴阳两方面保持对立统一协调的结果。例如，人体生理功能中，物质属阴，功能属阳。物质与功能之间的转化及平衡，体现了阴阳相互对立又相互依存的关系，护理时需要维持这种平衡。

五行相生相克，以五行配属五脏，说明人体脏腑间的生理联系。如肝属木，心属火，木生火，即肝藏血以济心，体现了人体内部各脏腑间相互促进、相互制约的关系，护理时要注意保持这种协调。

2.阐释人体的病理变化

疾病的发生是因为阴阳失调。如阴阳偏盛，阳盛则热，会出现实热证；阴盛则寒，会出现实寒证。又如阴阳偏衰，阳虚则寒，是虚寒证；阴虚则热，是虚热证。另外，阴阳互损也会导致疾病，如阴虚到一定程度会累及阳，导致阴阳两虚。护理时应根据阴阳失调的状况采取相应措施，如阳热过盛用冷敷等。

3.指导疾病的诊断

（1）阴阳辨证

通过望、闻、问、切四诊收集资料，以辨别阴阳属性。如色泽鲜明属阳，晦暗属阴；声音高亢洪亮属阳，低微无力属阴。

（2）五行归类

根据五行归类，分析四诊资料，推断病情。如面见青色，喜食酸味，脉弦，可诊为肝病，护理中应加强对肝脏的护理。

4.确定护理原则与方法

根据阴阳是否失调确定护理原则，如阳偏盛的实热证，用“热者寒之”的原则，给予清热护理；阴偏盛的实寒证，用“寒者热之”的原则，采取保暖等护理措施。根据五行相生相克规律确定护理方法。如肝虚证，可通过补肾水以生肝木来护理，即“虚则补其母”；肝实证，可通过泻心火以抑肝木来护理，即“实则泻其子”。

5.指导养生保健

依据阴阳五行与自然的联系，指导患者顺应四季变化进行养生。春季属木，应早睡早起，多参与户外活动，以养肝气；冬季属水，宜早睡晚起，避免过度劳累，以养肾气。

运用五行相克理论调节情志。如怒属木，悲属金，金克木，当患者愤怒时，可用悲伤的情绪或事件来克制，达到情志平衡，促进身心健康。

二、中医五行理论在皮肤病临床中的应用举例

1.银屑病

（1）案例

某患者银屑病反复发作，皮肤干燥、脱屑，伴有口干咽燥，五心烦热，失眠多梦，舌红少苔，脉细数。

（2）辨证分析

在五行中，心属火，主血脉，其华在面。心阴不足，虚火内生，灼伤阴血，肌肤失养，故出现皮肤干燥、脱屑等症状。口干咽燥等为阴虚火旺之象，与心阴虚相关。

（3）治疗方法

治以滋阴降火、养心安神之法，方用天王补心丹加减，通过滋养心阴、降火清热，改善皮肤症状，体现了心病及皮、从心论治的五行相关理论。

（4）护理要点

患者应注意休息，保证睡眠，避免劳累。居住环境宜温暖湿润，避免皮肤过于干燥。

饮食护理：多吃滋阴润燥、清热凉血的食物，如黑芝麻、绿豆等。忌吃辛辣、温热、香燥食物，以防伤阴动火。

情志护理：多与患者交流，了解其心理负担，给予安慰鼓励，可引导其参加户外活动，转移注意力，舒畅情志，以滋水涵木。

2.湿疹

（1）案例

某患者湿疹日久，皮肤粗糙肥厚，瘙痒剧烈，伴有食欲不振，腹胀便溏，四肢乏力，舌淡胖，苔白腻，脉濡缓。

（2）辨证分析

脾属土，主运化水湿。脾虚失运，水湿内生，蕴于肌肤，发为湿疹。湿疹日久不

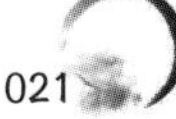

愈，脾虚湿盛更甚，出现皮肤粗糙肥厚等脾虚湿蕴之象。

（3）治疗方法

采用健脾利湿止痒之法，以除湿胃苓汤加减。通过健运脾土、运化水湿，达到治疗湿疹的目的，体现了脾与皮肤病的五行生克关系及相应的治疗思路。

（4）护理要点

为患者营造安静舒适的环境，保证的充足睡眠。同时，注意皮肤清洁，避免搔抓，防止感染。

饮食护理：多吃健脾利湿的食物。避免食用辛辣、油腻、生冷等刺激性食物，以防助湿生热。

情志护理：关心患者心理状态，多与患者沟通交流，使其保持心情舒畅，可通过听音乐、冥想等方式缓解压力，以抑木扶土。

3.痤疮

（1）案例

某患者面部痤疮此起彼伏，以丘疹、脓疱为主，色红，疼痛明显，伴有口干口苦，大便干结，小便黄赤，舌红苔黄腻，脉滑数。

（2）辨证分析

肺属金，主皮毛。肺经风热，熏蒸肌肤，导致气血凝滞，蕴而化热，发为痤疮。口干口苦等为肺经有热之象，体现了肺与皮毛在生理病理上的五行联系。

（3）治疗方法

治以清肺泻火解毒之法，方用枇杷清肺饮合黄连解毒汤加减，清泻肺经之热，使皮毛得清，痤疮得消，体现了从肺论治痤疮的五行理论应用。

（4）护理要点

为患者提供舒适的居住环境，利于肺的宣发肃降。应规律作息，保证充足的睡眠，避免熬夜，以防加重肺经的郁热。

饮食护理：饮食宜清淡，多吃具有清热宣肺作用的食物。避免食用辛辣、油腻、甜腻、刺激性食物，以防加重肺经湿热。

皮肤护理：注意皮肤清洁，选择温和、无刺激的洁面产品，避免挤压痤疮。

病情观察：皮损处可遵医嘱使用具有清热解毒、消肿散结作用的中药面膜或外用药物，但要注意观察皮肤有无过敏等不良反应。

4.带状疱疹

（1）案例

某患者左侧腰腹部出现带状疱疹，沿神经分布，疼痛剧烈，伴有烦躁易怒，口苦咽干，目赤肿痛，舌红苔黄，脉弦数。

（2）辨证分析

肝属木，其经络布于胁肋。肝经郁热，循经外发，故出现左侧腰腹部带状疱疹。烦躁易怒等为肝经火盛之象，体现了肝病与皮肤病的五行对应关系。

（3）治疗方法

治以清肝泻火解毒之法，方用龙胆泻肝汤加减，清泻肝经之热，解毒止痛，体现了从肝论治带状疱疹在五行理论指导下的治疗方法。

（4）护理措施

患者应注意休息，保证充足睡眠，因肝藏血，卧则血归于肝，充足睡眠可养肝血，利于缓解肝郁。避免劳累和情绪波动，减少外界刺激，可在室内适当摆放绿植，舒缓心情。

饮食护理：宜食清肝泻火、解毒利湿的食物，减轻体内郁热，避免食用辛辣、油腻、刺激性食物，以防助长肝火。

情志护理：鼓励患者表达内心的情绪，可通过听舒缓音乐、与朋友聊天等方式缓解压力，保持心情舒畅，防止肝郁加重。

皮肤护理：保持皮损部位清洁、干燥，避免摩擦和搔抓，防止水疱破裂引起感染。穿着宽松、柔软的衣物，减少对皮损的刺激。病情观察：密切观察皮损的变化，包括水疱的大小、数量、有无破溃、渗出，以及疼痛的程度、性质、发作频率等。

5.白癜风

（1）案例

某患者皮肤出现白斑，边界清楚，多分布于面部及四肢末端，伴有神疲乏力，腰膝酸软，头晕耳鸣，舌淡苔白，脉沉细弱。

（2）辨证分析

肾属水，主藏精，其华在发，开窍于耳及二阴。肾精亏虚，气血不足，肌肤失养，导致白斑出现。神疲乏力等为肾虚之象，体现了肾与皮毛在五行理论中的内在联系。

（3）治疗方法

治以补肾填精，养血祛风之法，方用七宝美髯丹加减，通过补益肾精、调和气血，改善皮肤白斑症状，体现了从肾论治白癜风的五行理论应用。

（4）护理措施

保证充足的睡眠：充足的睡眠可促进肾精的恢复。日常活动中要注意避免皮肤损伤，防止白癜风同形反应的发生。

饮食护理：宜多吃补肾填精的食物，可将黑芝麻炒熟研末，避免食用生冷、油腻、辛辣等刺激性食物，以防影响肾精的生成和固摄。

情志护理：肾在志为恐，恐惧、焦虑等情绪会加重肾虚，所以要鼓励患者保持乐观积极的心态。

皮肤护理：指导患者保护皮肤，避免暴晒，因为紫外线过强可能损伤皮肤，加重白癜风病情，同时也会耗伤肾阴。对于皮肤白斑处，要保持清洁，可使用温和、滋润的护肤品，避免使用刺激性强的化妆品，防止皮肤过敏或损伤。

病情观察：密切观察白斑的部位、面积、颜色、边界等变化，以及是否有新发白斑，及时记录并告知医生。同时，注意观察患者有无腰膝酸软、头晕耳鸣、畏寒肢冷等肾虚症状的变化。

本章核心知识点提要

1.精、气、血、津液的生理功能与特性。

精的主要功能是繁衍生命、濡养机体和化生气血；气的生理功能包括推动、温煦、防御、固摄和气化；血的功能包括营养滋润全身、神志活动的物质基础；津液的生理功能包括滋润濡养、化生血液、调节阴阳和排泄废物。它们各自的特性也不同，如精是生命之基，气是无形的推动者，血是红色的液态营养物质，津液是液态的滋润物质。

2.精、气、血、津液的病理变化会对人体产生影响。

精的亏损可能导致生长发育迟缓、生殖能力下降；气的病变包括气虚、气滞、气逆、气陷、气闭、气脱等，影响人体各脏腑的功能；血虚可能导致面色无华、头晕心悸等；津液不足或过剩都可能引起一系列的病理变化，如燥证或湿证。这些病理变化都可能对人体的健康产生严重影响。

3.精气血津液学说在临床实践中的指导作用。

精气血津液学说在中医临床实践中具有重要的指导作用。通过对患者精气血津液状况的评估，医生可以判断疾病的性质、程度和演变趋势，从而制订相应的治疗方案。例如，在血虚的情况下，可以使用补血的方法；在气虚的情况下，可以使用补气的方法；在津液不足的情况下，可以使用生津的方法。这些治疗方法都是在精气血津液学说的理论指导下进行的，具有针对性和有效性。

4.五行指代及其各自对应的季节。

五行分别代表木、火、土、金、水。它们各自对应的季节是：木对应春季，火对应夏季，土对应长夏（即夏季与秋季之间的季节），金对应秋季，水对应冬季。

5.五行与脏腑的相应关系。

在中医中，五行与人体脏腑的对应关系是：木对应肝，火对应心，土对应脾，金对应肺，水对应肾。这种对应关系是基于五行与脏腑在功能和特性上的相似性。

6.五行与情志的关系。

五行与情志之间的关系是：木对应怒，火对应喜，土对应思，金对应忧（悲），水对应恐（惊）。这意味着，不同的情绪变化会对五脏的功能产生不同的影响。

7.五行与自然环境的对应关系。

五行与自然环境的对应关系是：木对应植物，火对应太阳和热量，土对应大地和土壤，金对应金属和矿石，水对应海洋、河流和雨水。

8.五行学说在中医学中的应用。

五行学说在中医学中的应用有：解释人体生理病理、构建以五脏为中心的生理病理系统、分析五脏之间的生理联系、阐释五脏病变的相互影响、指导疾病的诊断和防治等。

9.五行学说中的“生克制化”规律。

“生克制化”规律是五行学说中的基本原理之一。它指五行之间既有相互滋生（生）和克制（克）的作用，也有相互制约（制）和变化（化）的关系。这种规律维持了五行之间的动态平衡。

10.五行学说中“相乘”和“相侮”的概念。

在五行学说中，“相乘”指五行之间的过度克制现象，即某一行对其所克制的那一行克制太过，从而引起一系列的异常反应。“相侮”则指五行之间的反向克制现象，即某一行对其所不胜的那一行进行克制。

11. 五行学说在中医临床实践中的指导意义。

五行学说在中医临床实践中具有重要的指导意义。它可以帮助医生分析疾病的病因病机、判断疾病的性质和发展趋势、制订针对性的治疗方案等。同时，五行学说还可以指导医生进行预防保健和调理身体等工作。

12. 阴阳学说的基本概念。

阴阳学说是中国古代哲学思想的一部分，它认为任何事物都可以分为阴阳两个方面，阴阳既相互对立又相互依存、相互转化。

13. 阴阳的相互对立与相互依存。

阴阳的相互对立体现在它们的属性差异上，如动静、明暗、寒热等；而相互依存则表现在阴阳双方互为存在的前提，无阴则无阳，无阳则无阴。

14. 举例说明阴阳的相互转化。

阴阳的相互转化体现在事物的发展变化过程中，如日夜交替、四季更迭等自然现象，都是阴阳相互转化的体现。

15. 中医理论中阴阳学说的应用。

在中医理论中，阴阳学说被用来解释人体的生理功能、病理变化，以及疾病的诊断与治疗。例如，中医将人体的脏腑经络、气血津液等按属性分为阴阳两类，从而指导临床诊断和治疗。

16. 判断事物阴阳属性的标准。

判断一个事物的阴阳属性，需要根据该事物的具体性质、功能、位置等因素进行综合考虑。一般来说，凡是运动的、外向的、上升的、温热的、明亮的都属于阳；凡是静止的、内向的、下降的、寒冷的、晦暗的都属于阴。

17. 阴阳学说在指导人体养生方面的意义。

阴阳学说认为，人体应保持阴阳平衡的状态，这是健康的基础。因此，在养生方面，应根据自身的阴阳属性，采取相应的方法来调节阴阳平衡，如饮食调养、情志调节、运动锻炼等。

18. 阴阳学说在解释疾病发生发展过程中的作用。

阴阳学说认为疾病的发生发展是阴阳失调的结果。当人体阴阳平衡被打破时，就会出现病理变化。因此，在解释疾病发生发展过程中，阴阳学说有助于揭示疾病的本质和规律，为临床治疗提供理论依据。

19. 中医理论中运用阴阳学说用药的指导原则。

在中医理论中，用药的原则之一是“阴阳相济”，即根据疾病的阴阳属性和药物的阴阳属性进行配伍使用，以调节体内的阴阳平衡。例如，对于阳盛的病证，可用具有清热泻火作用的药物；对于阴盛的病证，可用具有温阳散寒作用的药物。

20. 阴阳学说在中医经络理论中的应用。

阴阳学说渗透于经络理论中，对经络的结构、功能及治疗起指导作用。如十二正经中，三阴经为太阳经、少阴经、厥阴经；三阳经为太阳经、少阳经、阳明经。

第二章　藏象

藏象学说是研究脏腑、形体官窍的形态结构、生理活动规律及其相互关系的学说。藏象学说主要论述脏腑分阴阳表里相互属络；五脏与形体官窍相连；五脏的生理、病理变化与精神情志相关。脏腑包括五脏、六腑和奇恒之腑。藏象学说在中医临床实践中具有重要的指导意义。通过观察人体的生理病理现象，中医医师可以推断出内脏器官的功能状态，进而进行诊断和治疗。藏象学说还为中医学养生、延寿、防病提供了理论基础，如通过调整脏腑功能、平衡阴阳五行等方法来预防疾病、增强体质。

第一节　藏象学说

藏象学说是中医学理论体系的核心组成部分，其起源可追溯至《黄帝内经》。该理论旨在探讨人体各脏腑的生理功能、病理变化及其相互作用关系。“藏”指的是隐藏在体内的内脏，包括五脏、六腑以及奇恒之腑，而“象”则代表内脏功能在外部表现出的生理与病理现象。其核心理念在于“以象测藏”，意味着通过对人体外在表现的观察，可以推测内脏的健康状况。

一、藏象学说的基本概念

藏象学说，作为中医学理论的重要组成部分，揭示了人体内部脏腑器官的生理、病理变化规律及其与形体官窍、自然、社会因素的相互关系。下面将从藏象含义与起源、脏腑实体与功能、生理病理表现、脏腑间相互关系、脏腑与精气神的关系、脏腑与自然社会的联系、中医学理论核心以及指导养生与诊治等方面，对藏象学说的基本概念进行阐述。

藏象中的“藏”指人体内部的脏腑器官；“象”则指脏腑器官的生理功能和病理变化所表现出来的征象。藏象学说起源于古代医家对人体解剖结构和生命活动的观察与总结，通过对脏腑形态、功能及病理变化的探讨，逐渐形成了较为完善的理论体系。

二、藏象学说形成的基础

藏象学说是中医学的重要组成部分，是多方面的知识和经验逐渐积累起来的。藏象学说形成的基础如下。

1.古代解剖知识

古代解剖知识是藏象学说形成的基础之一。古代医家通过观察动物的脏腑结构和功能，以及对人体的初步解剖，对脏腑形态、位置、功能有了初步认识，为藏象学说的形成奠定了形态学基础。

2.生活实践观察

生活实践观察是藏象学说形成的重要来源。古代医家在日常生活中，通过观察人体的生理变化、病理表现以及自然环境对人体的影响，积累了丰富的实践经验。这些观察结果进一步验证了藏象学说中关于脏腑功能的描述，并为其发展提供了实证支持。

3.古代哲学思想

古代哲学思想对藏象学说的形成具有深远影响。中医学的哲学思想包括阴阳五行学说、天人合一观念等，这些思想为藏象学说提供了理论基础和思维方式。通过运用阴阳五行学说分析脏腑的生理功能和相互关系，藏象学说得以更加系统地阐述人体内部复杂的生理、病理机制。

4.医疗实践经验

医疗实践经验是藏象学说发展的重要推动力。古代医家在临床实践中，通过观察患者的症状、体征以及治疗效果，不断总结和完善藏象学说。这些实践经验不仅验证了藏象学说的正确性，还为其进一步发展提供了丰富的素材和动力。

5.阴阳五行学说

阴阳五行学说是藏象学说形成的理论基石。这一学说认为人体各脏腑、组织、器官间的生理功能和相互关系，都可以用阴阳五行的概念进行系统地描述和解释。阴阳五行学说为藏象学说提供了系统的分类方法和逻辑框架，使其能够更加全面、深入地揭示人体内部的奥秘。

6.脏腑经络学说

脏腑经络学说是藏象学说的重要组成部分。脏腑经络学说详细描述了人体内部脏腑的生理功能、经络的循行路线，以及脏腑与经络之间的相互关系。这一学说不仅进一步丰富了藏象学说的内容，还为其在临床实践中的应用提供了指导。

7.历代医家总结

历代医家对藏象学说的总结和发展也是其形成的重要基础。从《黄帝内经》《难经》等中医古典书籍开始，历代医家不断对藏象学说进行补充和完善。他们结合实践经验，对脏腑的生理功能、病理变化以及相互关系进行了更为详细和系统的阐述，为藏象学说的传承和发展做出了重要贡献。

8.中医学体系核心

藏象学说作为中医学理论体系的核心之一，其形成和发展与整个中医学理论体系的发展密不可分。中医学理论体系强调整体观念和辨证论治，注重调整人体内部阴阳平衡和脏腑功能的协调发展。藏象学说作为中医学理论体系的重要组成部分，为这一目标的实现提供了重要的理论支持和指导。

综上所述，藏象学说的形成是基于古代解剖学知识、生活实践观察、古代哲学思想、医疗实践经验、阴阳五行学说指导、脏腑经络学说以及历代医家总结等多方面的知识和经验。这些因素共同构成了藏象学说形成的基础，使其在中医学理论体系中具有举足轻重的地位。

三、藏象学说的特点

藏象学说是中医学理论体系中极为重要的组成部分，具有鲜明的特点，主要体现在以下几个方面。

1.以五脏为中心的整体观

藏象学说认为人体是一个有机整体，各部分在结构上不可分割，在功能上相互为用，在病理上相互影响。这种观念强调了人体内部的统一性和协调性。

2.从“象”来考察“脏”的功能活动

藏象学说不仅关注脏腑的实体形态，更重视其生理和病理变化表现于外部的各种征象，以此来认识内脏的生理功能和病理变化。

3.融合古代哲学思想

藏象学说的形成和发展深受古代哲学思想的影响，尤其是阴阳五行学说。这一学说将脏腑及其他组织器官的属性及其功能活动进行概括，并运用五行生克规律来解释脏腑间的生化制约。

4.依托经验和实践

藏象学说的形成和发展基于历代医家的长期医疗实践。通过大量的观察和临床验证，历代医家不断总结、丰富和发展这一理论，使之更加完善。

5.重视个体差异和预防

藏象学说强调个体差异在疾病发生和发展中的重要性，提倡根据患者的具体情况制订个性化的诊疗方案。此外，它还注重预防，提倡通过调整生活习惯、饮食搭配、运动锻炼等方式来调节身体的平衡状态，以防疾病的发生。

四、藏象学说的内容

藏象学说是中医学理论体系的重要组成部分，主要研究各个脏腑的生理功能、病理变化及其相互关系。藏象学说依据形态结构与生理功能特点，将内脏分为脏、腑和奇恒之腑三类，形体官窍为内脏的外候，与之相表里，故在此一并介绍。

脏有五，即肝、心、脾、肺、肾，合称五脏，其内部组织相对充实，共同生理功能是化生和贮藏精气。精、气、神是维持人体正常生理活动的物质基础，而五脏则起到保护和调节这些物质的作用。

腑有六，即胆、胃、小肠、大肠、膀胱、三焦，合称六腑，其多呈中空有腔，共同生理功能是受纳和传化水谷。这些过程保证了人体对营养物质的吸收和代谢废物的排出，以维持人体正常生理功能。

奇恒之腑亦有六，即脑、髓、骨、脉、胆、女子胞，其功能上贮藏精气与五脏相似，形态上中空有腔与六腑相似，似脏非脏，似腑非腑，故以“奇恒之腑”名之。这些器官在维持人体生命活动中发挥着重要的作用。

形体是人体的外观形态和内部结构，包括四肢百骸、五官九窍等。形体的健康与否，直接关系到人体的生理功能是否正常。例如，当人体气血不足时，形体便会出现消瘦、无力等症状；而当气血过剩时，则可能导致肥胖、水肿等问题。此外，形体的变化还能反映出疾病的进展情况。例如，肝病患者的面部可能会出现黄疸、蜘蛛痣等体征。

官窍不仅负责接收外界的信息，还参与人体的代谢、排泄等生命活动。官窍的健康与否，直接关系到人体的感知能力和生命活力。当官窍功能失调时，便会出现各种症状，如听力下降、视力模糊、嗅觉失灵等。因此，官窍在中医学中被誉为五脏六腑之精华，为人身感官与生命活动之间联系的枢纽。

综上所述，藏象学说具有整体性、实践性、个性化以及注重预防等特点，这些特点使得藏象学说在中医学的理论体系中占据了重要地位。同时，随着现代医学的发展，藏象学说也在不断地与现代医学相结合，为人类的健康事业做出更大的贡献。

第二节　五脏

五脏是中医学中对人体内部五个主要脏腑的合称，与人体的生理功能、病理变化及疾病治疗密切相关。根据中医理论，五脏包括心、肝、脾、肺、肾。五脏虽各有所司，但彼此协调，共同维持生命活动。

五脏的功能具体如下。

心：主血脉，藏神志。心负责推动血液在全身运行，滋养全身脏腑器官。同时，也主管人的精神、意识、思维活动。

肝：主疏泄，藏血。肝有调畅全身气机的作用，也有调节血量的功能。同时，肝与人的情绪变化、睡眠等也有密切关系。

脾：主运化，升清，统血。脾运化水谷精微，并转输至全身发挥营养作用，并对全身血液具有统摄作用。

肺：主气司呼吸，主宣发肃降，通调水道，朝百脉，主治节。肺是呼吸系统的主要器官，负责体内外气体交换。同时，肺也有调节全身气血运行、宣发肃降等功能。

肾：藏精，主生长发育、生殖，主水，主纳气。肾精是生命的基础，主管人体的生长发育和生殖功能。同时，调节体内水液代谢，维持津液代谢平衡。

中医理论认为，五脏与六腑相表里，如心与小肠、肝与胆、脾与胃、肺与大肠、肾与膀胱。这种表里关系，既说明它们之间在生理上存在内在联系，又表明它们之间在病理上也相互影响。

总的来说，五脏是人体的重要组成部分，在生命活动中具有重要作用，它们的协调运作对于维持人体的生命健康至关重要。因此，在日常生活中，应注意保护五脏，避免过度劳累、情绪波动等不良因素的影响。同时，也可以通过合理的饮食、锻炼和作息来调理五脏，以保持身体的健康状态。

一、心

心位于胸中，两肺之间，横膈之上，外有心包卫护。形态尖圆，如未开之莲蕊。在五行中属火，为阳中之太阳。

心藏神，在志为喜，在体合脉，其华在面，在窍为舌，在液为汗，与夏气相通应，与小肠相表里。

心主宰人的生命活动，故称其为君主之官、生之本、五脏六腑之大主。

1.解剖形态

心脏位于胸腔偏左、居肺下膈上，这与现代解剖学中心脏位于胸腔纵隔的心包腔内，大约三分之二位于前正中线左侧的认识大致相符。但值得注意的是，中医学对于心脏位置的描述更强调其与脏腑经络的关联，而非单纯的空间位置。

2.生理功能

心的生理功能主要包括主血脉、主神志。这两大功能保证了人体血液循环的畅通和精神的正常活动。

（1）主血脉

心主血脉，指心有推动血液在脉管中运行的作用。血液在脉中正常运行，有赖于心气的推动。心气充沛，才能维持血液的正常循环。若心气不足，推动无力，则血行不畅，可出现心血瘀阻、血脉空虚等病理变化。

（2）主神志

心主神志，指心有主宰人体生命活动和精神意识及思维活动的功能。人的精神意识及思维活动，可分属于五脏，但主要归属于心主神志的生理功能。心主神志的功能正常，则精神健旺、神志清楚；反之，则可出现精神神志方面的异常表现。

3.生理特性

心在五行属火，为阳中之太阳，故又称“火脏”“阳脏”。心的阳气充沛，既能温养全身组织，又能保证生命活动的正常进行。心的生理特性主要表现在两个方面：一是心为阳脏主通明，心以阳气为用，故阳气充盛，则心脏能推动血液循行全身，温养全身脏腑形体官窍。二是心气下降，心气通于夏气，在夏令时，心阳最为旺盛，心火宜降不宜升，即心阳在夏应有所收敛与下降。心为五脏六腑之大主，指心在人体脏腑中居于首要地位，对其他脏腑起着主宰和统领的作用，故心功能的正常与否，直接关系到整个人体的生命活动。心功能一旦失调，则会影响到其他脏腑的生理功能，导致疾病的发生。

综上所述，在中医理论中，心的生理特性包括心为阳脏、心火宜降、主血脉、主神明、心与夏气相应，以及调节全身气血等方面。了解这些特性有助于我们更好地认识和理解心的生理功能和疾病发生机制，从而指导我们进行科学养生和预防疾病。心脏养生的关键点是保持稳定的情绪，避免过于刺激的食物，适当控制体重，运动锻炼对心脏有很大好处。同时，按摩神门也可以治疗心悸、失眠、心烦、心痛、胸胁痛等多种病证。按摩方法：以左手拇指稍加用力按揉右侧神门穴，力度应适中，按揉30次，左右交替。此外，还应保证良好的睡眠，以养足心气。

4.与形、窍、志、液、时的关系

（1）心与形的关系

心在体合脉，其华在面。这意味着心功能的正常与否，可从面部的色泽变化中显露出来。心气旺盛，血脉充盈，则面色红润光泽。若心气不足，则面色苍白、晦滞；心血虚弱，则面色无华；心血瘀阻，则面色青紫。

（2）心与窍的关系

心开窍于舌，指舌为心之外候，也称“舌为心之苗”。心经别络上系于舌，心的气血与舌相通，心的精气盛衰及其功能变化可以从舌的变化中反映出来。若心血不足，则舌淡；心血瘀阻，则舌质紫暗，或有瘀斑。

（3）心与志的关系

心在志为喜。喜乐的情绪有益于心主血脉的功能，但喜乐过度则可能使心神受伤。因此，保持适度的愉悦对于心的健康非常重要。

（4）心与液的关系

心在液为汗，是津液通过阳气的蒸腾气化后，从汗孔排出的液体。汗为津液所化生，血与津液又同出一源，而血又为心所主，故有“汗为心之液”之称。因此，汗液的生成和排泄与心密切相关。

（5）心与时的关系

心与夏气相通应。自然界在夏季以炎热为主，在人体心为火脏而阳气最盛。因此，夏季是养心的最佳时机。

综上所述，心与形、窍、志、液、时的关系在中医理论中构成了一个相互关联、相互影响的有机整体。了解并遵循这些关系，有助于我们更好地理解和维护心脏的健康。

5.与其他脏腑的关系

心作为五脏之一，在中医基础理论中占有十分重要的地位。它与其他脏腑之间均存在着密切而复杂的关系，共同维持着人体的生命活动。以下是心与其他脏腑之间的关系。

（1）心与肺的关系

心肺同居上焦，心主血，肺主气，二者的关系主要体现为气与血的关系。两者相互协调，保证气血的正常运行，维持机体各脏腑组织的生理功能。心与肺的病变相互影响，表现为气血失和。如心气不足，行血无力，则导致肺气壅滞，气失宣降，表现为咳嗽、胸闷气喘等；肺气不足，则血运无力，表现为心悸、胸痛等。

（2）心与脾的关系

心与脾的关系主要体现在血液的生成和运行方面的相互为用、相互协调。心与脾的病变相互影响，常表现为气血不足。如脾失健运，化生无源，则心失所养，表现为眩晕、心悸、体倦乏力等；心气不足，则行血无力，脾气虚损，则统摄无权，均可导致血行异常。

（3）心与肝的关系

心主火，肝主木，二者为母子相生关系。心主血，肝藏血，心血充盈则肝血充足，心血不足则肝血亏虚。此外，肝主疏泄，调畅气机，有助于心血的正常运行。在病理上，心肝两脏也常相互影响，如肝火旺盛可能导致心火亢盛，出现心悸、失眠等症状。

（4）心与肾的关系

心属阳，位居于上，肾属阴，位居于下。生理情况下，心阳下降于肾以资肾阳，肾阴上济于心以资心阴，二者共同维持阴阳平衡。在病理上，如心火亢盛可能耗伤肾阴，导致肾阴不足；而肾阴亏虚也可能影响心阴的滋养，出现心肾不交的症状。

（5）心与小肠相表里

心为君主之官，主血脉、藏神志，而小肠则主受盛化物、泌别清浊。二者相辅相成，共同调节人体内部环境。

①功能相互影响

心与小肠在功能上相互影响。心的功能正常，则血脉通畅，神志清晰；小肠的功能正常，则能够受盛水谷精微，将营养物质输送到全身，同时排出废物。反之，如果心或小肠功能失调，则会导致相应的病理变化，如心经有火，火可循经下移小肠，引起尿少、尿痛、尿血等症状。

②气血交感

心主血脉，小肠主化物。在气血交感的过程中，心通过推动血液循环将营养物质和

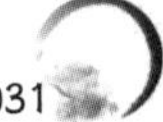

氧气输送到小肠，小肠则通过吸收水谷精微产生气血，再将气血输送回心。这种气血交感的过程，对于维持人体的正常生理功能具有重要意义。

③心神与藏神

心藏神，主宰人的精神意识和思维活动。小肠与心神有着密切的联系，小肠的功能正常与否直接影响到心神的状态。例如，小肠受盛化物功能失调可能导致营养不良，进而影响到心的状态，使人出现精神萎靡、思维迟钝等症状。

④开窍与口腔联系

小肠在人体中开窍于口，其病变可通过口腔反映出来。例如，小肠火盛可能导致口腔溃疡、口舌生疮等症状。同时，口腔的病变也可能影响到小肠的功能。因此，在中医临床上，通过观察口腔的症状，可以间接判断小肠的健康状况。

⑤疾病相互影响

心与小肠在疾病上相互影响。一方面，心的病变可能影响到小肠的功能。例如，心血不足可能导致小肠受盛化物的功能减弱，会出现消化不良、吸收不良等症状。另一方面，小肠的病变也可能反过来影响到心的功能。例如，小肠湿热可能导致心火亢盛，出现心烦、失眠等症状。

⑥治疗中的联系

由于心与小肠之间存在密切的联系，因此在治疗上需要综合考虑二者的关系。例如，对于小肠湿热导致的心火亢盛，可以采用清心泻小肠火的治疗方法，通过清利小肠湿热来降低心火。同样地，对于心血不足导致的小肠功能减弱，可以通过补益心血的方法来增强小肠受盛化物的功能。

综上所述，心与其他脏腑之间存在着密切而复杂的关系。这些关系在生理和病理状态下都有所体现，共同维持着人体的生命活动。因此，在中医诊断和治疗过程中，需要综合考虑心与其他脏腑的关系，以达到整体调理和治疗的目的。

二、肺

肺位于胸腔，左右各一，覆盖于心之上。肺在五行属金，为阳中之少阴。肺藏魄，在志为悲，在体合皮，其华在毛，在窍为鼻，在液为涕，与秋气相通应，与大肠相表里。

1.解剖形态

肺位于胸腔，左右各一，在膈膜之上，上连气道，喉为门户，覆盖着其他脏腑，是五脏六腑中位置最高者，故称为“华盖”。

2.生理功能

肺的主要生理功能包括主气司呼吸、主宣发肃降、主行水、朝百脉、主治节。

（1）主气司呼吸

肺主气司呼吸，指肺脏具有主持人体气机和呼吸运动的功能。肺脏通过呼吸吸入自然界的清气，供给全身脏腑组织使用；同时呼出体内的浊气，以维持人体气机的平衡。此外，肺脏还参与人体气血的生成和运行，对人体的生命活动起着至关重要的作用。

（2）主宣发肃降

肺主宣发肃降，指肺脏具有宣发卫气和津液、肃降清气和浊气的功能。宣发是肺脏将卫气和津液输布到全身皮毛、肌腠和孔窍，以维持人体的正常生理功能；肃降是指肺脏将清气下沉至肾，将浊气排出体外，以保持人体气机的通畅。宣发与肃降的平衡，对维持人体健康具有重要意义。

（3）主行水

肺主行水，指肺脏在人体水液代谢中发挥着重要作用。肺脏通过宣发作用，将津液输布到人体各个部位，以滋润濡养脏腑组织和官窍；同时，肺脏还通过肃降作用，将体内多余的水分和代谢废物排出体外，以维持人体内水液代谢的平衡。

（4）朝百脉，主治节

肺朝百脉，指肺与全身血脉的关系。在中医理论中，肺通过其宣发肃降的功能，将气血输布到全身各处。具体而言，肺吸入的清气和脾胃化生的水谷精微之气相结合生成宗气。宗气通过肺的呼吸运动注入心脉，并随着心脏的搏动而输布到全身，从而起到营养和滋润全身的作用。这一过程体现了肺在气血循环中的关键作用，它确保了全身各个部位都能得到充足的营养物质和氧气的供应。

肺主治节则强调了肺在调节人体生命活动中的重要地位。这里的“节”可以理解为调节、控制的意思。肺通过其宣发肃降的功能，不仅可以调节呼吸的深浅和频率，还可以调节全身气机的升降出入。当肺气宣发时，可以排出体内的浊气，使气机向上向外运动；当肺气肃降时，则可以吸入清气，并排出浊气，使气机向下、向内运动。这种宣发肃降的功能，使得肺成为调节人体气机平衡的关键脏器。

3.生理特性

（1）肺为华盖

肺为华盖，即肺脏位于人体最高部位，覆盖着其他脏腑之上，能宣发卫气于体表，以防止外界邪气侵犯诸脏。同时，肺脏还能将自然界中的清气吸入体内，供给全身脏腑组织使用，从而维持人体的正常生理功能。

（2）调节全身气机

肺脏在调节全身气机方面发挥着重要作用。在呼吸作用下，肺吸入自然界的清气并排出体内的浊气，以维持人体气机的平衡和稳定。此外，肺脏还能通过宣发与肃降作用，调节全身脏腑组织的气机运行，确保人体各部位的功能正常。

（3）喜润恶燥

肺气通于秋，燥为秋令主气，内应于肺。病理上，燥气最易耗伤肺津，导致咽干鼻燥，干咳少痰，或痰黏难咳，或痰中带血等症状，此即中医所谓的“燥易伤肺”。

综上所述，中医理论中肺的生理特性包括肺为华盖、调节全身气机和喜润恶燥等方面。了解这些特性有助于我们更好地认识和理解肺的生理功能和疾病发生机制，从而指导我们进行科学的养生和疾病预防。

肺脏养生重在调肺气、养肺阴，避六淫邪气，冬春季节避风寒邪，春夏季节避暑湿邪，秋季避燥邪。注意避风寒，尤其是背部不能受寒。要少言寡语，以养肺气；远离忧伤情绪，以防伤肺气。同时，要保证周围环境的空气清新，适当锻炼，防寒保暖。可多做深呼吸、闭气法、逆腹式呼吸等动作。

4.与形、窍、志、液、时的关系

中医整体观强调人体内部各系统之间的相互依存和协调。下面，我们将通过肺与形、窍、志、液、时的关系，深入探讨肺在人体中的作用。

（1）肺与形的关系

中医认为，肺主皮毛，皮毛的润泽与枯槁，都与肺的功能密切相关。肺气宣发，将卫气和津液输布于皮毛，以发挥其濡养和滋润的作用。肺气宣发正常，则皮毛润泽，汗孔开合正常，机体不易受外邪的侵袭。若肺气虚弱，则皮毛憔悴枯槁，卫外功能不固，易于感冒，皮毛无汗或少汗。

在中医看来，毛发也是肺气外现的反映。肺气充足，则毛发浓密、有光泽；肺气不足，则毛发稀疏、枯黄。因此，通过观察毛发的状况，可以初步判断肺的健康状况。

（2）肺与窍的关系

中医有“肺开窍于鼻”的说法。鼻是肺的外窍，是呼吸出入的通道，故又称鼻为肺之门户。鼻的嗅觉和通气功能主要依靠肺气。肺气调和，则嗅觉灵敏、鼻窍通利。若肺脏感受风寒邪气，鼻窍不通，则嗅觉失灵。故在治疗鼻渊等鼻窍疾患时，常用辛散宣肺之法。

（3）肺与志的关系

中医认为，五脏各有所主之志。其中，肺主忧（悲）。忧（悲），即忧愁、苦闷、悲戚的情绪活动，属非良性刺激的七情之一。在正常的情况下，忧为肺志，乃人之常情，一般不会危害健康。但过度忧愁或忧而不解，则会影响肺的宣发肃降功能，导致气机不畅，出现胸闷、气短、呼吸不利等症状。长期过度忧愁，可使肺气抑郁，耗伤气阴，会出现感冒、咳嗽等症状，或诱发哮喘、肺气肿、肺结核等疾病。

（4）肺与液的关系

中医认为，人体内的液体都归属于五脏。其中，肺在液为涕。涕，即鼻涕，是肺脏精气的外在表现。当肺气充足时，鼻涕分泌正常，能够保持鼻腔的湿润和清洁；当肺气虚弱时，鼻涕分泌减少，鼻腔干燥，容易受到外邪的侵袭。同时，通过观察鼻涕的性状和颜色，也可以初步判断肺的健康状况。例如，清鼻涕多提示肺气不固，黄鼻涕则可能表示肺热炽盛。

（5）肺与时的关系

肺与秋气相应，指肺脏的生理特性与秋季的气候特点密切相关。秋季气候干燥、凉爽，与肺脏喜润恶燥的特性相契合。因此，在秋季养生时，应注重润肺养肺，多食用具有润肺作用的食物和药物，以预防呼吸系统疾病的发生。

综上所述，中医理论中肺与形、窍、志、液的关系密切。通过了解这些关系，我们可以更深入地理解肺的功能和作用，从而在日常生活中更好地保护肺部健康。同时，在面对肺部疾病时，也可以根据中医理论进行针对性的调理和治疗。

5. 与其他脏腑的关系

肺作为五脏之一，在人体中扮演着重要的角色，并与其他脏腑存在着紧密的联系。肺与其他脏腑间的关系主要体现在气的生成和水液代谢方面。这些功能的正常运作对于维持人体的健康至关重要。

（1）肺与脾的关系

脾和肺的关系主要体现在气的生成和水液代谢两个方面。肺主呼吸，吸入自然界清气；脾主运化水谷，化生水谷精气，两者合为宗气，宗气和元气合为一身之气，所以脾的盛衰会影响肺的功能。在水液运行中，脾主运化水液，上输到肺，经肺宣发肃降，将水液输布全身，形成良性循环。

（2）肺与肝的关系

肺与肝的关系主要体现在气机升降。肝主疏泄，调畅气机，以升发为宜；肺主气，调节气机，以肃降为顺，两者一升一降，相互协调，相互为用，对全身气机的调节起重要作用。

（3）肺与肾的关系

肺与肾的关系主要体现在呼吸运动、津液代谢和阴阳互资。肺气肃降，吸入清气，下纳于肾，以保持呼吸深度。如肺气虚、肃降失常，则肾气不足、摄纳无权，出现呼多吸少、胸闷气短等症状。

总的来说，肺与脏腑之间有着密切的关系，它们共同协作，维持人体的正常生理功能。如果肺部功能出现问题，可能影响到其他脏腑的正常运行，反之亦然。因此，保持肺部健康对于整体健康至关重要。

（4）肺与大肠相表里

肺与大肠相表里，不仅在生理上相互关联，在病理上也相互影响。

①互为表里关系

肺属里，大肠属表，通过经络相互联系，共同维护着人体的阴阳平衡。当肺部出现问题时，往往会影响到大肠的功能；反之，大肠的病变也可能对肺产生不良影响。

②呼吸与传导

肺主呼吸，负责气体的吸入和排出；而大肠主传导，负责将糟粕排出体外。这两者在功能上是相互关联的。当肺的功能正常时，呼吸顺畅，有利于大肠的传导功能；而当大肠传导不畅时，也可能影响到肺的呼吸功能。

③影响气体交换

肺是进行气体交换的主要器官，通过呼吸将氧气吸入体内，同时将二氧化碳排出体外。大肠的通畅与否也会影响到肺的气体交换功能。如果大肠传导不畅，导致体内毒素积聚，可能会通过肺部的呼吸作用排出，从而加重肺的负担。

④共同抵御外邪

中医认为，肺主皮毛，具有抵御外邪的作用；而大肠通过排便将体内的废物和毒素排出体外，也有助于抵御外邪的侵袭。因此，肺与大肠在抵御外邪方面有着共同的作用。当两者功能正常时，人体的抵抗力会增强；而当它们功能失调时，则容易受到外邪的侵袭。

⑤参与营养吸收

虽然大肠主要负责传导糟粕，但它在营养吸收方面也有一定的作用。大肠能够吸收部分水分和无机盐等营养物质，这些物质对于维持人体的生命活动具有重要意义。同时，肺通过呼吸为全身提供氧气，促进营养物质的氧化和能量的产生。因此，肺与大肠在营养吸收和能量代谢方面也有着密切的联系。

⑥互相影响

肺与大肠的病变往往相互影响。例如，肺部疾病如肺炎、哮喘等可能导致大肠传导功能失常，表现为便秘或腹泻等症状；而大肠的病变如结肠炎、肠梗阻等也可能影响到肺的呼吸功能，导致呼吸不畅或咳嗽等症状。

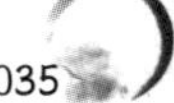

总之，在中医中，肺与大肠的关系密切而复杂，它们在生理、病理以及日常保健方面都有着相互关联和影响。因此，我们应该注重维护肺与大肠的健康关系，以保持身体的阴阳平衡和生命活动的正常进行。

三、脾

脾位于腹腔上部，横膈之下，与胃相邻。脾在五行属土，为阴中之至阴。脾藏意，在志为思，在体合肉，其华在唇，在窍为口，在液为涎，与长夏之气相通，与胃为相表里。

1.解剖形态

位于腹腔上部，横膈下方，与胃相邻；形如刀镰，为扁平椭圆弯曲状器官，色紫赤。

2.生理功能

脾作为中医脏腑中的重要组成部分，具有多重生理功能。在中医理论中，脾不仅是人体的后天之本、气血生化之源，还参与调节人体的水液代谢、血液运行等多个生理环节。

（1）主运化水谷

脾主运化，指脾具有将食物转化为精微，并将其吸收、转输至全身的生理功能。水谷精微是人体气血化生之源，是维持人体生命活动的主要营养物质。故脾为后天之本、气血生化之源。

（2）主运化水饮

脾具有将水饮化为津液，并将其输布到全身的生理功能。脾还能将胃和小肠吸收的水液进一步吸收，并转输到肺、肾，通过肺、肾的气化作用，化为汗液和尿液排出体外。因此，脾运化水饮功能健旺，既能使体内各组织得到水液的充分濡润，又不致水湿过多而潴留。

（3）主统摄血液

脾统血，指脾具有统摄血液在脉中运行的功能。脾气健运，则气血充盈，血的循行正常。若脾失健运，气虚不能摄血，则血逸出脉外而致出血。

（4）主升清降浊

脾主升清，指脾气上升，将运化的水谷精微向上转输至心、肺、头、目，通过心肺的作用化生气血，以营养全身。脾的升清功能与胃的降浊功能是相对而又相互协调的，胃的降浊功能正常，有助于脾的升清。

（5）参与造血功能

脾为气血生化之源，参与血液的生成。通过脾的运化功能，从饮食物中吸收的精微物质，经过气化作用生成血液。

3.生理特性

（1）脾气宜升

脾气宜升主要体现在维持脏腑位置的相对恒定和水谷精微的传输方面。脾气上升，水谷精微得以滋养全身；若脾气不升，可能出现头晕目眩、神疲乏力等症状。

（2）脾喜燥恶湿

脾喜燥恶湿指在干燥的环境中，脾的功能能够正常发挥；而在湿邪过重的情况下，脾的功能容易受损，导致运化失常，出现腹胀、腹泻等症状。

（3）脾居中央灌四旁

在人体脏腑中，脾位于中央，有“脾居中央灌四旁”之说。这意味着脾的功能能够影响全身各个部位，其运化功能的正常与否直接关系到人体的整体健康。

4.与形、窍、志、液、时的关系

（1）脾与形的关系

脾在体合肉，意味着脾与身体的肌肉组织有着紧密的联系。全身的肌肉，其营养主要来源于脾所运化的水谷精微。当脾的运化功能强健时，肌肉才能保持丰满壮实，运动也更为有力。此外，四肢位于人体的末梢部位，脾主四肢的功能也被称为脾主四末。

（2）脾与窍的关系

脾开窍于口，表明脾的功能与口味密切相关。当脾气健旺时，人的食欲会旺盛，口味也会正常。相反，如脾的功能失调，可能会导致食欲不振和口味异常，如口淡乏味、口腻或口甜等。此外，脾的精气外华于口唇，即唇的色泽可以反映脾气的盛衰。当脾气健旺、气血充足时，口唇会显得红润有光泽；而脾失健运时，口唇可能会显得淡白无光泽。

（3）脾与志的关系

脾在志为思，表明脾的生理功能与人的思考、思虑过程密切相关。这种思考不仅涉及情感上的思，还包括思维活动。

（4）脾与液的关系

脾在液为涎，涎是口腔中的一种液体，与消化饮食有关，主要由脾精和脾气化生并转输布散。涎在进食时会分泌旺盛，有助于食物的咀嚼和消化。

（5）脾与时的关系

脾应于长夏，这意味着脾的功能特点与长夏季节的气候特点相类似。在五脏与十二时辰的对应关系中，巳时（上午9点至11点）对应脾经，这是脾经最为活跃的时段。

综上所述，中医理论中脾与形、窍、志、液、时之间存在着复杂的联系。这些关系体现了中医对人体内部各脏腑之间相互作用和平衡的整体观念。脾为后天之本、气血生化之源。脾脏养生在饮食中应注意，吃容易熟烂的食物，如粥、汤等，同时饮食要有节制，注意保暖，不要做伤害脾胃的活动。此外，可配合按摩脾俞穴、足三里穴等穴位来健脾消食。平时应多食甘、苦味食物，少食酸味食物，常食健脾之品，如鸡内金、山楂等。脾虚湿重、运化失职、胃肠失调，以及上中下焦部位出现的胃肠疾患，无论虚实寒热，均可艾灸足三里穴。一般以艾条温和灸两侧足三里穴，10～15分钟为宜。

5.与其他脏腑的关系

脾作为五脏之一，具有主运化、升清降浊、统血等重要功能，与其他脏腑之间存在着密切的关系。

（1）脾与肾的关系

先天与后天相互滋生。肾为先天之本，藏精主骨生髓；脾为后天之本，主运化水谷精微以养先天之精。二者相互滋生，共同维持人体生命活动。

脾肾共治水液代谢，即脾主运化水湿，肾主水液代谢，二者共同维持体内水液代谢平衡。脾肾阳虚可导致水液代谢失常，出现水肿、尿少等症状。

（2）脾与肝的关系

肝木克脾土，即肝属木，脾属土，肝木可克制脾土。若肝气过盛或疏泄不及，可影响脾的运化功能，导致脾虚症状。

脾土反侮肝木，指当脾气虚弱时，其运化功能减退，导致体内湿气过重，可进一步影响肝的疏泄功能，形成“土壅木郁”之证。

（3）脾与胃相表里

脾与胃相表里，它们相互依存、相互影响，共同维持着人体正常的生理功能。脾与胃在五行中均属“土”，脾为阴土，胃为阳土，二者在功能上相互协调，构成了中医所谓的“相表里”关系。具体来说，脾与胃的相表里关系主要体现在以下几个方面。

①运化纳受相协调

脾主运化，即脾负责将饮食水谷转化为精微物质，并将其输布至全身各脏腑组织，以维持生命活动。胃主受纳腐熟，即胃负责接受和初步消化食物。脾与胃的运化纳受功能相协调，才能确保饮食正常消化吸收，为机体提供充足的营养。

②升降相辅相成

脾主升清，即脾将精微物质上输于心、肺、头、目，以滋养全身；胃主降浊，即胃将饮食残渣及代谢废物下行至大小肠并排出体外。脾升胃降，升降有序，才能维持人体气机的畅通无阻，保证脏腑功能的正常发挥。

③燥湿相济助传化

脾喜燥恶湿，胃喜润恶燥。脾的功能有助于水液的代谢与输布，防止水湿停留；胃的润燥功能则有助于食物的消化与吸收。脾燥胃润，燥湿相济，共同完成水谷的传化，维持人体的正常代谢。

④开窍于口观变化

脾开窍于口，其华在唇。脾胃功能的强弱，可以通过观察口唇的色泽、润燥以及食欲、口味等变化来反映。脾胃功能正常时，口唇红润有光泽，食欲旺盛，口味正常；反之，则可能出现口唇干裂、食欲不振、口味异常等症状。

⑤统血运行保顺畅

脾主统血，即脾负责统摄血液在脉中正常运行，防止逸出脉外。脾胃为气血生化之源，脾胃功能强健，则气血充盈、血脉通畅；反之，则可能出现气血不足、血脉瘀阻等病理变化。

⑥病理上相互影响

脾与胃在病理上相互影响，一脏有病，常累及另一脏。如脾气虚弱、运化无力，可导致胃失和降，出现纳呆、腹胀等症状；反之，胃失和降，也可影响脾的运化功能，导致脾虚湿盛等病理变化。

综上所述，脾与胃在中医理论中相表里，二者相互协调、相互依赖，共同维持着人体正常的生理功能。因此，在养生保健和疾病治疗中，应重视调理脾胃功能，保持脾健胃和的状态，以保持人体健康。

四、肝

肝位于腹部，横膈之下，右胁之内。肝在五行属木，为阴中之少阳。肝藏血，在志为怒，在体合筋，其华在爪，在窍为目，在液为泪，与春气相应。

1.解剖形态

肝位于腹部，横膈之下，右胁之内。

2.生理功能

（1）主疏泄调气机

肝脏在中医中被誉为“将军之官”，主疏泄，负责调节全身的气机运行。气机顺畅，则人体各脏腑、经络的功能活动正常，反之则会出现各种病理表现。肝的疏泄功能正常，则气机调畅，气血和调，经络通利，脏腑、器官等的功能活动也就能正常进行。若肝的功能异常，则出现胸胁、两乳或少腹等部位胀痛的证候。

（2）促进脾胃运化

脾是后天之本、气血生化之源，肝主疏泄，可调畅气机，有利于脾胃的运化。肝的疏泄作用可协调脾胃的升降功能，使脾之清阳得升，胃之浊阴得降，脾健胃和，则饮食的消化吸收与气血的化生得以保持正常。若肝失疏泄，犯脾克胃，则出现肝胃不和、肝脾不调之证，表现为胸胁胀满、纳呆、腹胀等症状。

（3）调畅情志活动

情志活动虽由心所主，但与肝的疏泄功能密切相关。肝的疏泄功能正常，气机调畅，方能保持精神舒畅、情志活动正常。若肝失疏泄，则易出现精神抑郁、多愁善感等症状。

（4）主藏血调节血量

肝有贮藏血液和调节血量的功能。当人体在休息或情绪稳定时，机体对血液的需求减少，血液贮藏于肝；当人体劳动或情绪激动时，机体对血液的需求增加，肝就排出其所贮藏的血液，以满足机体活动的需要。若肝血不足，不能濡养于目，则两目干涩昏花；若失于对筋脉的濡养，则筋脉拘急，肢体麻木，屈伸不利。

（5）防止出血

肝主藏血，以防出血。肝气充盈，则能固摄肝血而不致外溢。肝气虚弱，收摄无力，则可出现各种出血证，如吐血、衄血、崩漏等。

（6）控制筋骨生长

肝主筋，全身的筋膜依赖于肝血的濡养。若肝血不足，筋膜失养，则动作迟钝，屈伸不利，易于疲劳，甚则肢体痿废不用，或见拘挛震颤。肝血充足，则筋力强健，运动灵活而有力，爪甲坚韧明亮、红润光泽。若肝血不足，则筋力减退，运动失常，多见手足震颤，肢体麻木或屈伸不利。

（7）濡养目之视物

肝开窍于目，目受肝血濡养而能视。肝血充足，则双目有神，视物清晰；肝血不足，则两目干涩，视物不清或夜盲；肝风内动，则可见目斜上视。

3.生理特性

肝在中医学理论中拥有独特的生理特性，这些特性在调节人体生理功能、维持机体平衡方面发挥着重要作用。

（1）肝喜条达舒畅

肝主疏泄，性喜条达而恶抑郁。这一特性强调了肝脏在调节人体气机运行方面的关

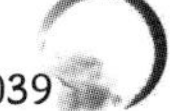

键作用。气机顺畅，则全身脏腑、经络的功能活动正常；反之，气机不畅，则会有各种病理表现。因此，在日常生活中，保持心情愉悦、避免情绪压抑对于维护肝脏健康至关重要。

（2）肝为刚脏主升

肝为刚脏，主升主动，这与肝脏的疏泄功能密切相关。肝脏通过疏泄作用，推动全身气血运行，维持生命活动的正常进行。同时，肝脏还具有升发阳气的功能。因此，在病理情况下，肝脏的功能失常往往会导致气机上逆、气血紊乱等病理变化。

（3）肝体阴用阳

肝体阴而用阳，指肝脏在生理上既具有阴柔之性，又表现出阳刚之用。肝脏藏血，血属阴，故肝体为阴；肝脏具有疏泄的功能，主动、主升，为阳刚之性。这种阴阳互用的特性使得肝脏在调节人体生理功能时既能够滋养濡润，又能够疏泄升发，从而保持机体的平衡状态。

综上所述，肝脏在中医理论中拥有独特的生理特性，这些特性共同构成了肝脏在人体生理功能调节中的重要地位。了解并遵循这些生理特性，有助于我们更好地维护肝脏健康，保持机体的平衡状态。在日常生活中，我们应该注意保持心情愉悦；注意合理饮食并适当运动；保证充足的睡眠等。通过这些方式，可以有效地养护肝脏，提高生活质量。

4. 与形、窍、志、液、时的关系

（1）肝与形的关系

肝在体合筋，其华在爪，意味着肝脏的健康状况直接影响到身体的筋脉和爪甲。如果肝脏功能正常，气血充足，筋脉就能得到充分的滋养，则身体灵活有力，爪甲也会红润有光泽。反之，如果肝脏功能失调，可能有筋脉拘挛、爪甲干枯等病理表现。

（2）肝与窍的关系

肝开窍于目，肝脏的功能和状况可以通过眼睛反映出来。肝血充足、肝气调和，则眼睛明亮、视物清晰；肝血不足或功能失调，则眼睛干涩、视物模糊。

（3）肝与志的关系

肝在志为怒，意味着情绪中的“怒”与肝脏的功能密切相关。当肝脏功能正常时，人能够保持情绪的稳定和愉悦；如果肝脏功能失调，可能导致情绪失控，表现为易怒、暴躁等情绪问题。

（4）肝与液的关系

肝在液为泪，泪液是肝脏功能正常与否的一个反映。如果肝脏功能正常，泪液分泌适度，能够保持眼睛的湿润和清洁；如果肝脏功能失调，可能导致泪液分泌异常，出现过多或过少的情况。

（5）肝与时的关系

肝气与春气相应，指肝脏的生理功能与春季的气候特点相契合。春季是万物复苏、生机勃勃的季节，也是阳气升发的季节。此时，肝脏的功能活动也会相应地活跃起来，推动全身气血的运行和阳气的升发。因此，在春季养肝尤为重要，可以通过调节饮食、起居等方式来保养肝脏，以适应春季的气候特点。

综上所述，肝脏与形、窍、志、液之间的关系体现了中医理论中“天人合一”的哲学思想。通过观察和调整这些关系，中医能够更全面地了解人体的健康状况，并采取相应的治疗措施来维护人体的平衡与和谐。在日常生活中，我们也可以通过保持良好的生活习惯和情绪状态来养护肝脏，促进身体的健康。

5. 与其他脏腑的关系

五脏相互关联、相互制约，共同维持着人体生理功能的正常运行。肝脏作为五脏之一，与其他四脏有着密切而复杂的关系。

（1）肝与心的关系

肝主疏泄，心主血脉。肝脏通过疏泄作用，调节全身气血运行，而心脏则负责推动血液在脉管中运行，濡养全身。因此，肝与心的关系主要体现在气血运行方面。当肝脏功能正常时，全身气血运行顺畅，心脏得到充分的血液供应，从而维持其正常功能。反之，如果肝脏疏泄失常，可能会导致气血瘀滞，进而影响心脏的正常运行。

此外，肝与心在情志方面也有联系。中医认为，情志是导致疾病发生的重要原因之一。肝脏疏泄失常，可能导致情志失调，进而引发心脏病变。因此，保持心情愉悦、避免情绪压抑对于维护肝与心的健康至关重要。

（2）肝与脾的关系

肝主疏泄，脾主运化。肝脏通过疏泄作用，调节全身气机运行，而脾脏则负责运化水谷精微，为身体提供营养物质。因此，肝与脾的关系主要体现在气机运行和消化吸收方面。

一方面，肝脏的疏泄功能有助于脾脏的运化作用。当肝脏功能正常时，气机运行顺畅，有助于脾脏的消化吸收。反之，如果肝脏疏泄失常，可能导致气机不畅，进而影响脾脏的运化功能。

另一方面，脾脏运化功能的好坏也会影响到肝脏。如果脾脏运化功能减弱，可能会导致水湿内停、痰湿内生，进而影响到肝脏的疏泄功能。

（3）肝与肺的关系

肝主升发，肺主肃降。肝脏具有升发阳气的功能，而肺脏则具有肃降阴气的功能。因此，肝与肺的关系主要体现在气机升降方面。

在正常情况下，肝升肺降，相互协调，共同维持人体气机的平衡。然而，当肝脏功能失调时，可能导致气机升发过度或不及，进而影响到肺脏的肃降功能。同样，肺脏功能失调也可能影响到肝脏的升发功能。这种相互影响可能导致一系列病理变化，如咳嗽、气喘等。

（4）肝与肾的关系

肝肾同源，藏泄互用。肝脏藏血，肾脏藏精，两者共同维持着人体的阴精气血平衡。因此，肝与肾的关系主要体现在精血互化、藏泄互用等方面。

一方面，肝脏通过疏泄作用调节全身血量，而肾脏则通过藏精作用将精气转化为血液。当两者功能正常时，精血互化顺畅，共同维持人体的阴精气血平衡。反之，如果其中一方功能失调，可能会导致精血互化障碍，进而引发一系列病理变化。

另一方面，肝脏的疏泄作用与肾脏的排泄作用相互协调，共同维持人体的排泄功能。如果肝脏疏泄失常或肾脏排泄功能减弱，可能会导致水液代谢障碍、湿热内蕴。

综上所述，在中医中肝与其他脏腑之间存在着密切而复杂的关系。了解并遵循这些关系，有助于我们更好地维护五脏健康，保持机体平衡状态。在日常生活中，我们应该注意调节情绪、合理饮食、适当运动等，以养护肝脏和其他脏腑，提高生命质量。

（5）肝与胆相表里

肝与胆相表里，这是中医脏腑观念的一个重要体现。具体来说，肝和胆在经络上存在互相络属的关系，胆附于肝之短叶间，与肝相连。

在功能上，肝主疏泄，通过胆管排泄胆汁，将胆汁排泄到胆囊里面储存起来。而胆则能够通过顺降作用，把胆汁从胆囊里再排泄到下面的胆管。因此，在胆汁的生成和排泄上，肝胆是相互依存的。此外，肝主谋略，胆主决断，两者在情志活动上也相互影响。

肝与胆在中医理论中形成了紧密的相表里关系，它们共同协作，维持人体正常的生理功能。

五、肾

肾左右各一，位于腰部脊柱两侧。肾在五行中属水，为阴中之太阳。肾藏志，在志为恐，在体合骨，其华在发，在窍为耳，在液为唾，与冬气相应。

1.解剖形态

肾有两枚，左右各一，位于腰部脊柱两侧，外形椭圆弯曲。

2.生理功能

（1）藏精主生长发育

肾主藏精，是人体生长、发育和生殖的根本。肾精包括先天之精和后天之精。先天之精禀受于父母，是构成胚胎的原始物质；后天之精源于饮食水谷，通过脾胃的运化而生成。肾精充足，则人体生长发育正常，生殖能力旺盛；反之，则生长发育迟缓，生殖能力下降。

（2）调节水液代谢

肾主水液代谢，通过气化作用调节体内水液的平衡。肾阳蒸腾气化，使水液升腾布散至全身；肾阴则制约阳热，防止水液过度蒸腾。在肾的调节下，人体水液得以正常代谢，维持着生命活动的正常进行。

（3）主纳气促呼吸

肾主纳气，有助于保持呼吸的深度。呼吸虽然由肺所主，但肾有摄纳肺所吸入之清气的功能。在呼吸过程中，肾通过纳气作用，使清气深入肾中，从而维持呼吸的深度和稳定。

（4）维持机体平衡

肾为先天之本，主藏五脏六腑之精，具有调节全身脏腑功能的作用。通过调节阴阳平衡，肾维持着机体内部环境的稳定。当机体受到外界因素的干扰时，肾能够通过自身调节机制，使机体恢复平衡状态。

（5）精气转化动力

肾中的精气能够转化为身体所需的动力，推动脏腑器官的正常运作。这种动力是推动身体生长发育、维持脏腑功能以及进行日常活动的重要能量来源。肾精充足，则身体充满活力；反之，则身体疲惫无力。

（6）濡养脏腑组织

肾精除了能够转化为动力外，还能通过濡养作用，为全身脏腑组织提供营养。肾精所化生的肾气，能够渗透到全身各处，滋养脏腑组织，维持其正常功能。因此，肾的健康状况直接影响着全身脏腑组织的健康。

综上所述，中医里肾的生理功能复杂多样，包括藏精主生长发育、调节水液代谢、主纳气促呼吸、与耳骨发相关联、维持机体平衡、精气转化动力以及濡养脏腑组织等方面。了解并重视肾的生理功能，对于维护人体健康具有重要意义。在日常生活中，我们应该注意保护肾脏，避免过度劳累和不良生活习惯，以维持肾功能的正常运行。

肾脏养生要节制性生活，早睡早起，加强锻炼，保持良好的情绪。搓揉耳郭、叩齿、鸣天鼓等可以辅助养肾。多吃天然咸味的食物，注意不要吃太多甘味食物。此外，肾主骨生髓，“久立伤骨”，应适当运动，避免久站久立。适量饮水，定时小便，不要憋尿，保持大便通畅，保持充足的睡眠。另外，肾开窍于耳，养肾也要养耳，避免过度用耳，尤应避免过度使用耳塞耳机，音量过大易伤耳。

3.生理特性

肾作为人体重要的脏腑之一，具有多种复杂的生理特性。肾不仅与生长、发育、生殖等密切相关，还在水液代谢、呼吸、排泄等生理活动中发挥着重要作用。

（1）肾主封藏

肾主封藏，指肾具有储存、封藏人体精气的作用。中医认为，肾所藏的精气是机体生命活动的根本，对于人体的生长、发育和生殖具有至关重要的作用。

（2）肾为水火之宅

肾为水火之宅，指肾内寓元阴元阳，为人体阴阳之根本。元阴属水，元阳属火，二者相互依存、相互制约，共同维持着人体的阴阳平衡。肾的阴阳平衡对于人体的健康至关重要，一旦失衡，就会导致各种疾病的发生。

（3）肾性潜藏固摄

肾性潜藏固摄，是指肾具有潜藏精气、固摄阴液的作用。肾所藏的精气宜潜藏不宜泄露，以保证其充足与稳定。同时，肾还具有固摄阴液的作用，防止阴液过多流失。这种潜藏固摄的特性，有助于维护人体的生命活动正常进行。

（4）喜润恶燥

肾的生理特性表现为喜润恶燥。肾作为藏精之脏，需要保持充足的阴液来滋养，以维持其正常的生理功能。如果肾阴不足，就会导致肾燥，出现一系列阴虚火旺的症状，如潮热盗汗、口干咽燥等。因此，保持肾的阴液充足，对于维护肾的健康至关重要。

4.与形、窍、志、液、时的关系

肾在中医学中占据着极其重要的地位，与形、窍、志、液等人体多个方面有着密切的联系。

（1）肾与形的关系

肾主骨生髓，其华在发。肾藏精，精生髓，髓居于骨腔中，骨的生长发育有赖于骨髓的充盈及其所提供的营养。因此，肾精充足则骨髓充盈，骨骼得以正常发育，牙齿坚固有光泽，头发也乌黑亮丽。反之，肾精不足则可能导致骨骼发育不良、牙齿松动、脱落，头发干枯、脱落等问题。

（2）肾与窍的关系

肾开窍于耳及二阴，耳的听觉功能与肾的精气盛衰有密切关系，肾精充足则听觉灵敏，肾精不足则可能出现耳鸣、耳聋等症状。二阴指前阴和后阴，与肾的排泄功能有

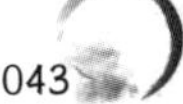

关。肾主水液代谢，通过尿液和粪便的排泄来维持体内水液平衡。

（3）肾与志的关系

肾在志为恐，意味着肾脏与恐惧情绪之间存在直接的关联。恐惧情绪的产生和调节与肾的功能密切相关。肾作为人体的重要脏腑之一，不仅具有藏精、主水、纳气等生理功能，还负责调节人体的情志活动。当肾脏功能正常时，人们能够保持情绪稳定，不易被恐惧情绪所困扰。其次，肾在志为恐还体现在肾脏对恐惧情绪的调节作用上。肾脏通过储存和调节精气来影响情志活动。当肾精充足时，人们能够保持冷静、沉着的心态，不易被恐惧所影响。反之，如果肾精不足或肾脏功能失调，人们可能更容易出现恐惧情绪，甚至导致恐惧过度，影响正常生活。

（4）肾与液的关系

唾液是由口腔内的腺体分泌的，而肾脏则通过其气化功能来调节和控制唾液的分泌。当肾脏功能正常时，唾液分泌也会保持在一个相对稳定的水平，从而维持口腔的湿润和清洁。其次，唾液的状态和分泌量也可以在一定程度上反映肾脏的健康状况。例如，当肾脏功能失调时，可能会导致唾液分泌异常，如唾液分泌过多或过少。此外，唾液的性质也可能发生变化，如变得黏稠或稀薄，这些都可能是肾脏功能异常的表现。再者，中医学还认为，唾液与肾精有着密切的关系。肾精是肾脏所藏之精气，是维持人体生命活动的基本物质。唾液在一定程度上可以反映肾精的充盛与否。当肾精充足时，唾液分泌也会比较旺盛；而当肾精亏虚时，则可能出现唾液分泌减少的情况。

（5）肾与时的关系

肾与冬气相应，指肾的生理功能与自然界冬季的气候特点相契合。中医认为，人体五脏与自然界四时阴阳相应，肾作为阴脏，与冬季阴寒之气相应。在冬季，人体肾气相对旺盛，有利于封藏精气、养精蓄锐。因此，在冬季注重养肾，对于维护人体健康具有重要意义。

综上所述，肾与形、窍、志、液等多个方面都有着密切的联系。保持肾脏的健康对于维持人体的正常生理功能至关重要。在日常生活中，我们应该注意保护肾脏，避免过度劳累、饮食不当等不良生活习惯对肾脏造成损害。同时，也可以通过适当的运动和饮食调养来增强肾脏功能，促进身体健康。

第三节　六腑

六腑是中医理论中的重要组成部分，指胆、胃、大肠、小肠、三焦和膀胱，它们在中医学中占有举足轻重的地位。六腑不仅是人体新陈代谢的主要场所，更是维护机体阴阳平衡的关键。胆主决断，胆汁的分泌与排泄对食物的消化有着重要影响；胃为“水谷之海”，负责食物的初步消化与吸收；大肠与小肠则分别负责食物的最终消化与营养物质的吸收；三焦为气血与水液流通的通道，连接着人体的各个脏腑；膀胱负责储存与排泄尿液，维持人体水液代谢的平衡。当六腑功能失衡时，便会导致一系列疾病的发生。可以通过观察患者的饮食、排泄、精神状态等方面来判断六腑的失衡情况。例如，胃气虚的患者常表现为食欲不振、腹胀纳呆；胃阳虚的患者则可能出现胃脘冷痛、喜温喜按等症状。

一、胆

胆被誉为“中精之府”“清净之腑”，为六腑之一，又隶属于奇恒之腑。胆的功能不仅有储存和排泄胆汁，更涉及情志的调节和脏腑气机的平衡。胆的健康直接关系到人体的消化吸收、情志变化和整体健康状态。

1.解剖形态

胆位于人体右上腹部，附于肝之短叶间，与肝紧密相连。其形态为中空的囊状器官。胆的内部贮存着胆汁。

2.生理功能

胆在中医学中主要具有三大生理功能。

（1）贮存和排泄胆汁

胆汁是肝脏生成的消化液，贮存于胆中，并在需要时经胆总管排入小肠，参与食物的消化和吸收。这一过程的顺利进行，依赖于肝疏泄功能的正常调节和控制。

（2）主决断

胆主决断，指胆具有判断事物、作出决定的作用。这一功能在中医中被视为对精神思维活动的调节和控制，有助于消除外界不良刺激对人体精神的影响，维持气血的正常运行和脏腑之间的协调关系。

（3）调节脏腑气机

胆合于肝，与肝的疏泄功能相互协调，共同调节全身脏腑气机的升降出入。当胆气充足、功能正常时，脏腑气机才能保持畅通无阻，确保人体各项生理功能的正常运行。

3.生理特性

胆作为人体脏腑之一，不仅能贮存和排泄胆汁，还在人体的生理活动中发挥着多重作用。

（1）胆气主升发

胆气在中医学中被认为是主升发的。胆气的升发作用与肝气的疏泄相辅相成，二者共同调节着人体的气机升降出入。胆气升发正常，有助于促进气血运行和全身脏腑的生理功能；若胆气郁结，则可能导致气机不畅，引发各类疾病。

（2）性喜宁谧清净

胆的生理特性之一是其性喜宁谧清净。这意味着胆在功能上倾向于保持安静、平稳的状态，不喜欢受到过多的刺激和干扰。因此，在日常生活中，保持情绪稳定、避免过度紧张和焦虑，有助于维护胆的正常功能。

4.其他脏腑的关系

胆作为六腑之一，与其他脏腑之间存在着密切的生理与病理联系。

（1）胆与肝相表里

胆与肝互为表里，两者在生理和病理上相互影响。肝主疏泄，调畅气机。胆附于肝，具有贮藏和排泄胆汁的功能。肝的疏泄功能正常，则胆汁的分泌和排泄顺畅，有助于脾胃的消化吸收。反之，若肝的疏泄功能失常，则可能导致胆汁的分泌和排泄障碍，引发肝胆疾病。

（2）胆与小肠的关系

胆汁排入小肠后，与小肠液混合，共同参与食物的消化过程。小肠是食物消化和吸收的主要场所，胆汁的排泄有助于脂肪的消化和吸收。因此，胆与小肠在消化功能上存在着密切的联系。

（3）胆与其他脏腑的关系

胆的疏泄功能有助于脾胃的运化；同时，脾胃的运化功能正常，则有助于胆汁的生成和排泄。此外，胆还与肺、肾等脏腑存在着一定的联系，共同维持着人体的阴阳平衡和气血调和。

综上所述，中医学认为胆与其他脏腑之间存在着密切的生理与病理联系。这种联系体现了中医学整体观念的特点，也为临床治疗肝胆疾病提供了理论依据。在实际应用中，应根据患者的具体情况，综合分析胆与其他脏腑的关系，制订具有针对性的治疗方案。

二、胃

胃为“六腑”之一，被视为“太仓”“水谷之海”，是机体气血精液化生的重要源泉。胃主受纳、腐熟水谷，与脾相互依存，共同构成了“后天之本”，对人体健康起着至关重要的作用。

1.解剖形态

胃位于膈下、腹腔上部，上接食管，下通小肠。胃的形态结构独特，其外形为曲状，有大弯小弯之分。胃腔称为胃脘，分上、中、下三部：上部为上脘，包括贲门；下部为下脘，包括幽门；上下脘之间为中脘。这样的结构使得胃能够容纳大量食物，并进行初步的消化。

2.生理功能

胃，作为人体消化系统的重要器官，在中医学中扮演着至关重要的角色。它不仅是食物消化、吸收的主要场所，还与人体的气血生成、脏腑功能协调等密切相关。

（1）主受纳水谷

胃的主要生理功能之一是主受纳水谷。水谷，即饮食物，是人体所需营养的主要来源。胃通过其宽大的腔体，接受并容纳经口摄入的食物，为后续的消化过程奠定基础。在中医理论中，胃的受纳功能与人体的食欲、饮食量以及饮食后的舒适度密切相关。若胃的受纳功能正常，则人体食欲旺盛，饮食适量，且无不适感；反之，则可能出现食欲不振、食量减少或饮食后不适等症状。

（2）主腐熟水谷

胃的另一重要功能是主腐熟水谷。腐熟，即食物在胃中被初步消化、分解成食糜的过程。胃通过分泌胃酸、胃蛋白酶等消化液，对食物进行化学性消化，将其转化为更易于吸收的小分子物质。这一过程的顺利进行，不仅有助于食物的进一步消化吸收，还能减轻其他消化器官的负担。若胃的腐熟功能失常，可能导致食物消化不良、营养吸收障碍等问题。

3.生理特性

（1）胃气主降

胃气主降，是胃的又一重要生理功能。胃气主降，指的是胃具有将食物向下推送至小肠的功能。这一过程的顺利进行，有助于食物的进一步消化吸收。若胃气上逆，则可能出现恶心、呕吐、呃逆等症状。在中医治疗中，通过调和胃气、降逆止呕等方法，可缓解这些症状。

（2）喜凉恶温

中医学认为，胃具有喜凉恶温的特性。这里的“凉”并非指寒冷，而是指胃喜欢保持相对清凉的状态。当胃内温度过高时，可能导致胃火亢盛，出现口渴、口臭、便秘等症状。因此，在日常饮食中，应避免过食辛辣、煎炸等热性食物，以免加重胃火。

（3）喜润恶燥

胃还具有喜润恶燥的特性。胃的黏膜需要保持湿润状态，以利于食物的消化和吸收。若胃内干燥，可能导致胃黏膜受损，出现胃痛、胃胀等症状。因此，保持充足的水分摄入，以及适量食用具有润燥作用的食物，如蜂蜜、梨等，有助于维护胃的健康。

4.其他脏腑的关系

（1）胃与脾相表里

胃与脾在中医学中具有相表里的关系。脾主运化，将水谷精微输布至全身各脏腑组织；胃主受纳腐熟，为脾的运化提供物质基础。脾主运化、主统血，其生理特性是脾气上升、喜燥恶湿；而胃与脾同属中焦，以膜相连，胃的主要生理机能是主受纳和腐熟水谷，有“太仓”“水谷之海”之称，胃的主要生理特性有胃气下降与喜润恶燥。两者相互协调，共同维持人体的消化吸收功能。胃的消化与脾的吸收共同作用，才能发挥运化功能。若胃的生理功能失常，可能影响脾的运化功能，导致气血生成不足、脏腑功能失调等问题。

（2）胃与其他脏腑的关系

从五行学说来看，脾胃与肾脏之间存在土克水的关系。肾阳是人体生命活动的原动力，脾的运化功能需要肾阳的推动；而肾又需要脾运化之精微的不断滋养。若肾阳不足或脾虚，都可能导致一系列相关疾病。

此外，胃与肺、心等其他脏腑也有关系，但这些关系相对复杂，涉及多个层面的相互作用和影响。在中医学中，各脏腑之间通过经脉相互络属，形成了一个有机的整体，它们之间的关系是动态平衡和相互制约的。

三、小肠

小肠作为人体脏腑之一，与心相表里，主火而能化物，被誉为“受盛之官”；与心相表里，属火、属阳。

1.解剖形态

小肠位于腹中，包括回肠、空肠、十二指肠，上与胃的幽门部相通，下连大肠。小肠呈纡曲回环迭积之状，是一个中空的管状器官，具有消化、吸收、排泄等多重生理功能。

2.生理功能

小肠主液是指小肠在消化过程中，能够分泌小肠液，有助于食物的进一步消化和吸收。小肠液是由小肠壁上的腺体分泌的，含有多种消化酶，能够分解食物中的蛋白质、脂肪和碳水化合物等，将其转化为可被人体吸收的小分子物质。此外，小肠主液还体现在其对水液代谢的调节上。小肠通过吸收食物中的水分和无机盐，参与人体水液代谢的平衡调节。当水液代谢失衡时，如在腹泻等疾病状态下，小肠的吸收功能受到影响，导致水液大量流失，进而引起脱水等症状。

综上所述，中医学认为小肠具有主受盛化物、主泌别清浊以及主液等生理功能。这些功能共同维持着人体的正常代谢和营养吸收，对于保持人体健康具有重要意义。

3. 生理特性

小肠作为人体消化系统的重要组成部分，在中医学中同样占据着举足轻重的地位。

（1）受盛化物

小肠的主要生理特性之一是受盛化物。在中医理论中，小肠具有接受和容纳经过胃初步消化后的食糜的功能。食糜进入小肠后，小肠通过其蠕动和分泌作用，进一步对食糜进行消化和吸收，将其转化为人体所需的营养物质。这一过程体现了小肠受盛化物的生理特性，保证了人体对营养物质的吸收和利用。

（2）泌别清浊

小肠的另一重要生理特性是泌别清浊。所谓清浊，指的是对营养物质和代谢废物的区分。小肠在消化吸收过程中，能够将食糜中的精华部分（即清）吸收并输送到全身，以满足人体的生理需求；同时将剩余的糟粕部分（即浊）通过大肠排出体外。泌别清浊的特性，对于维持人体内环境的稳定至关重要。

（3）升清降浊

小肠具有升清降浊的生理特性。在中医理论中，升清指的是将营养物质输送到全身的过程，降浊则是将代谢废物排出体外的过程。小肠通过其蠕动和分泌作用，实现了升清降浊的功能，保证了人体新陈代谢的正常进行。这一功能不仅体现了小肠的消化吸收能力，也反映了其对于人体生命活动的重要支撑作用。

（4）属火属阳

根据中医五行学说，小肠属火，具有阳的特性。火在五行中代表热力和能量，而阳则代表积极向上、充满活力的性质。小肠作为消化系统的重要器官，其蠕动和分泌作用需要充足的阳气支持，以保持其正常的生理功能。同时，小肠属火、属阳的特性也使其在体内发挥着温煦、推动的作用，有助于促进全身的气血循环和代谢活动。

综上所述，中医学对于小肠的生理特性有着深刻的认识。小肠作为人体消化系统的重要组成部分，在受盛化物、泌别清浊、升清降浊等方面发挥着关键作用。同时，其与心的表里关系以及属火、属阳的特性也体现了中医对于人体各脏腑之间相互联系、相互影响的整体观念。

4. 与其他脏腑的关系

小肠与其他脏腑之间存在密切的关系。小肠作为六腑之一，其主要功能包括受盛化物和泌别清浊。这些功能的正常运作不仅依赖于小肠本身的健康状态，还与其他脏腑的协同作用密不可分。

（1）小肠与心相表里

心与小肠在生理上构成表里关系。心主血脉、藏神志，为五脏六腑之大主、生命之主宰。小肠主化物而分别清浊，其功能受心气的控制和调节。心阳之温煦有助于小肠的化物，而小肠吸收水谷精微也可养心，保证心气的充盛。在病理上，心与小肠相互影响。例如，心经实火可下移小肠，引起尿少、尿赤、排尿灼热、尿痛等小肠实热的症状；而小肠有热时，也可循经脉上熏于心，出现心烦、舌赤糜烂等症状。

（2）小肠与其他脏腑的关系

小肠的泌别清浊功能也与其他脏腑有关。分清，是将饮食物中的精华部分进行吸收，再通过脾之升清散精的作用，上输心肺、输布全身。这一过程涉及脾的运化功能和肺的宣发肃降功能。别浊，是将饮食物的残渣糟粕传送到大肠，形成粪便排出体外，同时将剩余的水分渗入膀胱，形成尿液排出体外。这一过程与大肠的传导功能和膀胱的贮尿、排尿功能密切相关。

综上所述，中医学认为小肠与其他脏腑之间存在密切的生理和病理联系。这些联系体现了中医学整体观念和辨证论治的特点，有助于我们更全面地理解小肠的功能及其在人体中的作用。

四、大肠

大肠居腹中，包括结肠和直肠，其上接小肠，下接肛门。主要功能是传化糟粕和吸收津液。大肠属金、属阳，与肺互为表里。

1.解剖形态

大肠位于腹腔之中，其上段称“回肠”（相当于解剖学的回肠和结肠上段）；下段称“广肠”（包括乙状结肠和直肠），是一个管道器官，呈回环迭积状。

2.生理功能

大肠是人体消化系统的重要组成部分，它不仅仅是食物残渣排出的通道，还承载着诸多重要的生理功能。

（1）主传化糟粕

大肠的主要功能之一是传化糟粕。食物经过胃和小肠的消化吸收后，剩余的残渣进入大肠。大肠通过其蠕动作用，将这些残渣逐渐推向直肠，最终排出体外。这一过程体现了大肠的传化作用，确保了人体内部环境的清洁与平衡。

（2）大肠主津

大肠主津指大肠能够吸收食物残渣中的多余水分，形成粪便，并调节其软硬程度。这一功能对于保持肠道通畅、预防便秘具有重要意义。当大肠功能失调时，可能导致水分吸收过多或过少，从而引发便秘或腹泻等肠道问题。

3.生理特性

（1）实而不能满

中医学认为，大肠应保持一种“实而不能满”的状态。这意味着大肠内应有一定的内容物，以维持其正常的蠕动和传导功能，但也不能过度充盈，以免影响其功能的正常发挥。这种状态是大肠保持健康的重要条件之一。

（2）以降为顺，以通为用

在中医理论中，大肠的蠕动和传导功能以降为顺、以通为用。这意味着大肠应保持其向下传导的顺畅性，使粪便能够顺利排出体外。任何导致大肠传导功能受阻的因素，都可能引起一系列健康问题。因此，保持大肠的通畅性对于维护整体健康至关重要。

（3）通降失常易壅塞

当大肠的通降功能失常时，容易出现壅塞现象。这可能是饮食不节、情志失调、外感邪气等多种因素导致的。壅塞现象会进一步影响大肠的传导功能，导致便秘、腹胀等不适症状。因此，在日常生活中，我们应注重饮食调理和情志调节，以维护大肠的正常功能。

综上所述，中医学认为大肠具有传导糟粕成粪便、吸收食物残渣水分、积聚与输送并存等生理特性。同时，保持大肠的通畅性对于维护整体健康具有重要意义。

4. 与其他脏腑的关系

大肠与其他脏腑之间存在着复杂而紧密的关系。这些关系主要体现在生理功能、病理变化以及相互调节等方面。

（1）大肠与肺相表里

大肠与肺互为表里，这种关系主要体现在传导和呼吸方面。肺主气、主行水，而大肠主传导、主津。肺气的下降功能有助于大肠传导功能的发挥，大肠传导功能正常发挥也有利于肺气的下降。如果大肠出现实热、腑气不通，可能会影响肺的下降功能，导致机体产生胸闷、喘咳等症状。反之，如果肺失去下降功能，津液不能下达到大肠，机体可能会出现大便困难、大便艰涩等症状。

（2）大肠与心

心与大肠之间也存在相互联系和相互影响的关系。心主管心神活动，心功能失调时，可能会出现情绪紊乱、精神不安、失眠等症状。而大肠与心相表里，当大肠功能紊乱时，可能会影响心神的平衡，导致心情烦躁、易怒等情绪问题。此外，心经与大肠经相互贯通，当心经络出现问题时，可能会影响到大肠经络，导致大肠的功能紊乱。

（3）大肠与肾

肾与大肠的关系主要体现在大便的排泄功能上。肾藏元阴而寓元阳，五脏之阴气非此不能滋润，五脏之阳气非此不能温煦。因此，正常大便的形成及传导直接受到肾阴、肾阳作用的影响。如果肾阴充足，就能濡润大肠，使大便软硬适度，排泄通畅。此外，脾肾之间的相互关系也影响大肠的功能，脾的运化需要肾阳的不断温煦，从而维持正常的排便功能。

此外，大肠还与其他脏腑如肝、脾等有着一定的联系。这些脏腑之间的关系构成了中医学对人体整体功能和病理变化的深入理解。在治疗大肠相关疾病时，中医通常会综合考虑患者的整体状况，通过调理其他脏腑功能来达到治疗目的。

五、膀胱

膀胱位于下腹部，在脏腑中，居最下处。膀胱在五行属水，其阴阳属性为阳，与肾互为表里。

1. 解剖形态

膀胱位于下腹部，居肾之下、大肠之前，为中空囊状器官。其上有输尿管，与肾脏相通；其下有尿道，开口于前阴，称为溺窍。在脏腑中，居于最下处。

2. 生理功能

膀胱是人体的重要器官之一，膀胱被赋予了多重生理功能。这些功能共同维持着人体的正常生理状态，为生命的延续提供了坚实的保障。

（1）贮存尿液

膀胱的主要功能之一是贮存尿液。在人体的代谢过程中，肾脏将血液中的废物和多余的水分转化为尿液，并通过输尿管输送到膀胱中。膀胱像一个储存容器，能够暂时储存尿液，减轻肾脏的负担。当膀胱内的尿液积累到一定程度时，便会产生尿意，促使人体进行排尿。

（2）控制排尿

除了贮存尿液外，膀胱还具有控制排尿的功能。在膀胱的出口处，有一道括约肌，它能够在人体不需要排尿时紧闭，防止尿液外泄。当人体需要排尿时，括约肌便会松弛，使尿液顺利排出。这种控制排尿的能力使得人体能够根据需要自如地控制排尿，维持正常的生理功能。

（3）参与代谢

膀胱还参与人体的代谢过程。通过排尿，人体能够排出体内的废物和多余物质，维持内环境的稳定。

（4）调控水液

膀胱还具有调控水液的功能。在中医学中，膀胱被认为是水液代谢的重要器官之一。通过排尿，膀胱能够调节体内水液的分布和排泄，保持水液平衡。当人体摄入水分过多时，膀胱会增加排尿量，将多余的水分排出体外；当人体缺水时，膀胱则会减少排尿量，保留体内的水分。这种调控水液的功能对于维持人体的正常生理功能至关重要。

（5）维持平衡

膀胱通过其贮存尿液、控制排尿、参与代谢和调控水液等生理功能，维持着人体的平衡状态。膀胱的正常功能有助于保持内环境的稳定，促进人体的新陈代谢和生长发育。同时，膀胱的生理功能还与人体的其他器官和系统密切相关，共同构成了人体的复杂生命活动。

总之，膀胱在中医学中具有多重生理功能，这些功能共同维持着人体的正常生理状态。了解膀胱的生理功能有助于我们更好地认识人体结构和生命活动规律，为预防和治疗相关疾病提供有益的参考。在日常生活中，我们可以通过艾灸保养膀胱。艾灸具有温经散寒、温通经络、温补阳气的作用。膀胱之虚，虚在肾阳，不能固涩，常见尿频，夜尿多，小便清长，抑或气化不利，见尿少、水肿等表现。艾灸神阙穴、关元穴、中极穴、气海穴、膀胱俞穴等穴位可以疏通膀胱经气，恢复膀胱疏泄功能，达到温肾固涩、补肾缩尿或促进膀胱气化、通利小便的作用。

3.生理特性

膀胱作为一个重要的脏腑器官，具有多重生理功能。

（1）藏津液与尿液

膀胱在中医学中被认为是贮存津液与尿液的主要器官。人体内的水液，经过一系列复杂的代谢过程后，一部分被转化为对人体有用的津液，供应全身各脏腑组织的需要；另一部分则是无用的尿液，暂时贮存于膀胱之中。

（2）司开合协调平衡

膀胱具有司开合的功能，这主要指的是其对尿液的贮存与排泄的控制。当膀胱内尿液充盈时，膀胱会通过适当的开合调节，使尿液顺利排出体外；当膀胱内尿液不多或人体处于特殊生理状态时，膀胱则能保持闭合状态，防止尿液外泄。这种开合协调平衡的功能，对于维持人体水液代谢的正常进行具有重要意义。

4.与其他脏腑的关系

（1）膀胱与肾相表里

中医学认为，膀胱与肾相表里，膀胱属表，肾属里。肾主水液，具有调节水液代谢的作用；而膀胱贮存尿液，并执行排泄功能。二者相互配合，共同维持着人体水液代谢的平衡。此外，肾的阳气对于膀胱的开合功能也起着重要的调控作用。

（2）膀胱与其他脏腑

肺主宣发肃降，能够调节水液在体内的分布和排泄；脾主运化，能够将饮食物中的水液转化为津液并输送至全身；肾主水液代谢和尿液的生成。这些脏腑的功能状态都会直接或间接地影响膀胱的生理功能。

综上所述，膀胱在中医学中被视为协调人体代谢的重要器官之一。它通过贮存和排泄尿液的方式，参与调节人体水液代谢的平衡。同时，其生理功能也受到其他脏腑的影响和调节。因此，在中医临床实践中，对于膀胱疾病的诊断和治疗都需要综合考虑全身脏腑的状况和相互关系。

六、三焦

三焦，是藏象学说中的特有名称。三焦为六腑之首，是上焦、中焦、下焦的合称，属脏腑中最大的腑，又称外腑、孤脏。三焦主升降诸气和通行水液，在五行属火，属性为阳。

1.解剖形态

三焦作为六腑之一，一般认为它是分布于胸腹腔的一个大腑，惟三焦最大，无与匹配，故有“孤府”之称。正如张景岳所说：“三焦者，确有一腑，盖脏腑之外，躯亮之内，包罗诸脏，一腔之大腑也。”

总观三焦，膈以上为上焦，包括心与肺；横膈以下到脐为中焦，包括脾与胃；脐以下至二阴为下焦，包括肝、肾、大小肠、膀胱、女子胞等。三焦的功能实际上是五脏六腑全部功能的总和。

2.生理功能

三焦是中医理论中独特的脏腑概念，是人体上、中、下三个部位的合称，包括上焦、中焦和下焦。三焦不仅具有各自独特的生理功能，而且彼此之间相互联系、协同作用，共同维持着人体的正常生命活动。

（1）上焦的生理功能

上焦主要指的是心、肺两脏及其所属的经络。其生理功能主要包括两个方面。

①宣发卫气：心肺通过宣发卫气，调节人体的温度、汗液排泄及抵御外邪的侵袭。心肺阳气充盛，则卫气功能正常，人体能够抵御寒邪的侵袭，保持体温正常，并适当排汗以调节体温。

②滋养头目：心肺通过气血的输布，滋养头目，保证头面部器官的正常功能。心肺气血充足，则头目得以滋养，思维清晰，视觉、听觉等感觉器官功能正常。

（2）中焦的生理功能

中焦主要包括脾胃及肝胆等脏腑。其主要生理功能有以下几个方面。

①腐熟水谷：脾胃作为后天之本，具有消化饮食、吸收水谷精微的功能。食物进入胃后，经过胃的腐熟作用，将水谷消磨成食糜，再由脾进一步运化吸收，将食糜转化为精微物质并输布全身。

②化生气血：脾胃将饮食中的水谷精微转化为气血，以供养全身。脾胃功能强健，则气血生化有源，人体得以保持健康状态。

③疏泄气机：肝胆具有疏泄气机的功能，保证中焦气机通畅，有助于脾胃的运化吸收。肝胆疏泄功能正常，则中焦气机调畅，气血运行无阻。

（3）下焦的生理功能

下焦主要指肾、膀胱、大小肠等脏腑及其所属经络。其生理功能主要包括以下两个方面。

①排泄糟粕：大小肠作为人体的排泄器官，负责将体内代谢产生的糟粕排出体外。同时，膀胱具有储存和排泄尿液的功能，有助于维持体内水液平衡。

②藏精化气：肾为先天之本，具有藏精化气的功能。肾藏先天之精，为人体生长发育及生殖繁衍提供物质基础；同时，肾又能将精气转化为肾气，以推动和调控人体的生命活动。

综上所述，三焦的生理功能各具特色，又相互联系、协同作用。只有保持三焦的功能正常，人体才能维持正常的生命活动。

3.生理特性

三焦作为中医理论中的重要概念，其生理特性体现了人体上、中、下三个不同部位的功能特点。具体而言，上焦如雾主宣发，中焦如沤主运化，下焦如渎主排泄。这些生理特性相互协调，共同维持着人体的正常生命活动。

（1）上焦如雾主宣发

上焦主要指心肺所在的部位，其生理特性犹如雾气弥漫，主司宣发。心肺之气犹如雾露，轻清而上浮，能够滋养全身并调节人体的温度、汗液排泄及抵御外邪的侵袭。心肺通过宣发卫气，使气血布散全身，温润肌肤、腠理，调节汗孔开合，保证人体正常的新陈代谢和体温的恒定。

此外，上焦如雾的特性还体现在心肺对精神、情志的调节方面。心肺之气充足，则精神振奋、思维敏捷、情志舒畅。若心肺功能失调，则可能出现精神萎靡、思维迟缓、情志异常等病理变化。

（2）中焦如沤主运化

中焦主要指脾胃肝胆所在的部位，其生理特性犹如腐熟发酵之物，主司运化功能。脾胃肝胆如同沤物，能够腐熟水谷、运化精微，将饮食转化为人体所需的营养物质，并输布至全身。

中焦如沤的特性还体现在其对气血的化生和调节方面。脾胃运化水谷精微，化生气血，为全身各脏腑组织提供充足的营养。同时，肝胆疏泄气机，保证气血运行通畅，有助于中焦运化功能的正常发挥。

（3）下焦如渎主排泄

下焦主要指肾、膀胱、大小肠等脏腑所在的部位，其生理特性犹如沟渠，主司排泄功能。肾、膀胱、大小肠等脏腑如同排水之沟渎，能够排泄体内多余的水分和代谢废物，保持人体的内环境稳定。

下焦如渎的特性主要体现在其排泄糟粕和调节水液代谢的方面。大肠传导糟粕，将体内无用之物排出体外；膀胱贮存和排泄尿液，调节体内水液平衡；肾脏则通过调节尿液的生成和排泄，参与水液代谢的调节。这些功能的正常发挥，保证了人体排泄系统的通畅和内环境的稳定。

综上所述，中医学里三焦的生理特性体现了人体上、中、下三个部位的功能特点和相互关联。这些生理特性不仅反映了三焦各自独特的生理功能，也体现了三焦在人体生命活动中的重要作用。

4.与其他脏腑的关系

三焦是一个独特的脏腑概念，涵盖了人体上、中、下三个部位，是一个综合性的功能系统。三焦并不是一个有形的脏腑器官，而是包括了胸腔和腹腔中多个脏腑的功能活动，其主要功能在于通行元气、运行水液。通过其广泛联系，三焦在维持人体生命活动中起着至关重要的作用。

（1）上焦与心肺关联

上焦主要涵盖了心肺两脏。心主血脉，肺主气司呼吸，两者相互协调，保证了人体气血的正常运行。此外，心肺通过宣发卫气，调节人体温度、汗液排泄及抵御外邪的侵袭，共同维护着上焦的正常生理功能。

（2）中焦与脾胃关系

中焦以脾胃为主体，肝胆亦属之。脾胃为后天之本、气血生化之源，主要功能是腐熟水谷、运化精微。脾胃功能强健，则水谷得以消化，气血生化有源，人体得以保持健康状态。同时，肝胆在中焦中起着疏泄气机的作用，有助于脾胃的运化吸收。

（3）下焦与肝肾关联

下焦主要包括肾、膀胱、大小肠等脏腑。肾为先天之本，藏精主水，膀胱为水液之府，两者共同调节水液代谢，维持体内水液平衡。同时，肝肾同源，肝藏血、肾藏精，两者相互滋生、相互制约，共同维护着人体的阴阳平衡。

5.三焦为功能系统

从功能角度来看，三焦可以视为一个包含多个脏腑的综合功能系统。在这个系统中，各脏腑通过经络相互联系、相互影响，共同维持着人体的生命活动。三焦的生理功能主要体现在通行元气、运行水液等方面，这些功能的正常发挥需要各个脏腑的协同合作。

元气是人体最根本、最重要的气，根源于肾，通过三焦而输布于全身。三焦是元气通行的道路，能够推动和调控人体的生命活动。同时，元气也是各个脏腑功能活动的动力源泉，通过三焦的输布，为脏腑提供源源不断的能量支持。

此外，三焦在水液代谢中也发挥着重要作用。上焦宣发卫气，调节汗液排泄；中焦运化水谷，吸收水谷中的精微物质；下焦排泄糟粕，调节尿液生成和排泄。通过三焦的协同作用，人体得以维持正常的水液代谢平衡。

综上所述，三焦与其他脏腑之间存在着密切的关系。三焦作为一个综合性的功能系统，通过通行元气、运行水液等方式，调节和协调各个脏腑的功能活动。同时，各个脏腑之间也通过经络相互联系、相互影响，共同维持着人体的生命活动。

第四节　奇恒之腑

脑、髓、骨、脉、胆、女子胞，总称为奇恒之腑。因其均是贮藏阴精的器官，似脏非脏、似腑非腑，故称为奇恒之腑。胆既属于六腑，又属于奇恒之腑，已在六腑中述及，骨和脉将在五体中介绍，故本节只叙述脑、髓、女子胞三者。

一、脑

脑藏于颅腔之中，为脑髓汇聚而成，位于头部之内，故又名髓海。脑为神明之所出，又名元神之府。脑的主要生理功能是主宰生命活动、精神活动和感觉运动。

1.解剖形态

脑位于颅腔中，被颅骨保护，位于人体最上部。

2.生理功能

（1）主宰生命活动

脑是人体生命活动的最高主宰，它统摄全身，协调脏腑、经络、气血等各个系统，使其共同维持人体生命活动的正常进行。脑通过其复杂的神经网络，实现对全身各部位的调控和指挥，确保人体能在内外环境的不断变化中保持平衡与稳定，维持人体生理功能的正常运转。

（2）调节脏腑功能

脑与脏腑之间有着密切的联系。中医学认为，脑通过调控经络系统，影响脏腑的功能活动。脑所主之气机，可以通过经络传达至全身脏腑各处，从而调节各脏腑之间的阴阳、气血等。同时，脏腑功能的正常发挥也有赖于脑的调节与指导作用。

（3）主司精神活动

中医学认为，脑是精神活动的发源地。人的精神活动，如意识、思维、情感等，都依赖于脑的正常功能。脑通过其复杂的神经网络，接收并处理来自外界的信息，进而产生相应的精神反应。同时，脑还能够调控人的情绪变化，以保持人体精神状态的稳定与和谐。

（4）主管思维记忆

思维与记忆是人类智慧的体现，而脑则是这些高级神经活动的物质基础。中医学认为，脑具有主管思维记忆的功能。它能够通过神经元之间的连接和信息传递，实现对信息的储存、加工和提取。同时，脑还能够通过调节神经递质等生物活性物质，影响人的思维能力和记忆水平。

（5）控制感觉运动

人体的感觉和运动功能都与脑密切相关。中医学认为，脑可以通过控制神经系统，实现对感觉和运动功能的调控。脑能够接收来自感觉器官的信息，经过加工处理后产生相应的感觉体验；同时，脑还能够发出相应的指令，通过神经元控制肌肉运动，从而实现人体的各种动作。

（6）影响情志反应

情志反应是人体对外界刺激的情感体验，脑在情志反应中发挥着重要的作用。中医学认为，脑能够调节人体的情志变化，使人在面对不同的刺激时能够保持恰当的情感反应。同时，脑还能够通过调节神经递质等生物活性物质，影响人的情绪状态和心理健康。

3.生理特性

（1）头为诸阳之会

中医学认为，头部是诸阳经汇聚之地，脑居其中，故脑具有统帅一身之阳气的作用。阳气是人体生命活动的动力源泉，脑通过统帅一身之阳气，维持人体正常的生理活动。

（2）脑为元神之府

元神是人体生命活动的最高主宰，包括意识、思维、情感等高级神经活动。中医学认为，脑是元神的寓所，主宰着人体的精神活动。

（3）脑主生命活动

脑通过调控人体的神经系统，主宰着生命活动的各个方面。无论是脏腑功能的协调、气血的运行，还是肢体的运动、感官的感知等，都离不开脑的调控。

（4）脑分不同部位

中医学在描述脑的功能时，还将其细分为不同部位，如脑髓、脑膜等。这些部位具有不同的生理功能，但共同维持着脑的整体功能。脑的各部位功能各异，但又相互关联。例如，脑髓负责储存和传递信息，脑膜则具有保护脑组织的作用。这些功能共同构成了脑在人体生命活动中的重要作用。

4.与其他脏腑的关系

脑作为人体生命活动的核心部位，不仅主宰着生命活动，还调节着脏腑功能，主司精神活动，主管思维记忆，控制感觉运动等。同时，脑的功能正常与否，也与其他脏腑的精气状态密切相关。

（1）脑与心的关系

中医学认为，“心主神明，脑为元神之府”。心主血脉，负责将血液输送到全身各处，而脑则依赖于心血的滋养。心血充盈，则脑髓充足，思维敏捷，记忆力强。因此，心的功能状态直接影响到脑的功能。

（2）脑与肺的关系

肺主气司呼吸，朝百脉，主治节。肺的功能正常，则气机通畅，气血运行正常，从而保证脑的正常功能。同时，肺还通过调节呼吸，影响体内氧气的供应，进而影响脑的功能。

（3）脑与脾的关系

脾为后天之本、气血生化之源。脾的运化功能正常，则气血生化有源，能够滋养全身，包括脑。同时，脾能通过升清降浊的作用，将精微物质输送至脑，以维持脑的正常功能。

（4）脑与肾的关系

中医学认为，“脑为髓海”，而髓又化生于肾精。肾精充足，则髓海充盈，脑的功能得以正常发挥。同时，肾还主骨生髓，与脑在生理和病理上都有着密切的联系。

综上所述，中医学认为脑与其他脏腑之间存在着密切的关系。这种关系不仅体现在生理上，也体现在病理上。当其他脏腑功能失调时，往往会影响到脑的功能；反之，脑的功能异常也会影响到其他脏腑的功能。

二、髓

髓是骨腔中的一种膏样物质，为脑髓、脊髓和骨髓的合称。髓由先天之精所化生，由后天之精所充养，有养脑、充骨、化血之功。

1.解剖形态

髓因其在人体的分布部位不同，又有名称之异。髓有骨髓、脊髓和脑髓之分。髓藏于骨者为骨髓，藏于脊椎管内者为脊髓，藏于脑的髓称为脑髓。

2.生理功能

（1）充养脑髓

髓与脑的关系密切，髓能够充养脑髓，从而维持脑的正常功能。中医认为“脑为髓海”，髓的充足与否直接影响脑的功能。当髓海充盈时，脑的功能得以正常发挥，表现为思维敏捷、记忆力强、反应灵敏等；反之，若髓海不足，则可能出现记忆力减退、思维迟缓、头晕目眩等症状。

（2）滋养骨骼

髓对于骨骼的生长和发育至关重要。髓能够滋养骨骼，促进骨骼的生长和发育，使骨骼坚固有力。在儿童的生长发育阶段，髓的滋养作用尤为显著，它有助于儿童骨骼的正常发育和身高的增长。同时，对于成年人而言，髓能维持骨骼的健康状态，预防骨质疏松等疾病。

（3）化生血液

髓还具有化生血液的功能，能够参与血液的生成和循环。中医学认为，“血生于髓”，髓能够化生为血，为全身各脏腑组织提供营养和滋润作用。当髓的化生功能正常时，血液充足，循环畅通，从而保证人体各脏腑组织的功能正常。若髓的化生功能异常，血液亏损，气血运行不足，可能会出现全身乏力、舌淡白等症状。

（4）关联五脏精气互化

髓的生理功能还与五脏精气互化密切相关。在中医理论中，五脏精气是维持人体生命活动的重要物质，而髓作为肾中精气所化生的物质，与五脏精气之间存在着相互影响、相互转化的关系。髓海充足，能够滋养五脏，促进五脏精气的生成和互化；反之，若髓海空虚，则可能影响到五脏的正常生理功能，导致各种疾病的发生。

①肾精为髓生化之源

在髓生成和化生的过程中，肾精发挥着至关重要的作用。中医学认为，“肾主骨生髓”，肾精是髓的生化之源。肾精充足，则髓海充盈；肾精亏虚，则髓海不足。因此，在维护髓的功能方面，需要注重调养肾精，保持肾精的充盈状态。

②脾胃影响髓之盈亏

脾胃功能对髓的盈亏也有重要影响。脾胃为人体后天之本、气血生化之源。脾胃功能健旺，则气血生化有源，能够滋养全身包括髓在内的各个组织器官；反之，若脾胃虚弱，则气血生化无源，髓的滋养也会受到影响。因此，在维护髓的功能时，还需要注重调理脾胃的功能。

③精气血髓互生互化

在中医学的理论中，精、气、血、髓之间存在着互生互化的关系。精能生髓，髓能化血，血能养气，气能生精，四者相互依存、相互制约，共同维持着人体的生命活动。当其中任何一个环节出现问题时，均可影响到其他环节的正常功能，进而影响到整个机体的健康状态。

综上所述，中医学中的髓具有充养脑髓、滋养骨骼、化生血液、关联五脏精气互化等多种生理功能。需要注重调养肾精、调理脾胃功能，以及保持精气血髓之间的互生互化关系，以维护人体健康。

3.生理特性

髓是一种重要的生命物质，具有多种生理特性。

（1）藏精气而不泄

髓具有藏精气而不泄的特性。精气是人体生命活动的基本物质，而髓为肾中精气所化生，能够储存并保护精气，防止其外泄。这种特性使得髓在人体中扮演着重要的角色——能维持人体的生命力和健康状态。

（2）位于人体深层在里

从解剖位置上看，髓位于人体的深层在里，不易受到外界的直接损伤。这也体现了髓在人体内的稳定性和重要性。髓的这种位置特点，使其能够更好地发挥滋养和保护作用，为全身脏腑提供稳定的支持。

（3）脑髓至清之府

中医学认为，脑髓为至清之府，这指的是脑髓具有清明纯净的特性。脑髓的清明纯净，保证了其能够清晰地处理信息和指挥人体的各项活动。同时，脑髓的这种特性也使其容易受到外界不良因素的影响，如情志失调、外邪侵袭等，因此需要注意保护和维护髓的正常状态，以维持其正常生理功能。

（4）主神志活动

脑为髓之海，主司人体的神志活动。神志活动包括思维、意识、情感等方面，是人体精神活动的重要组成部分。髓的充养和滋养作用，能够确保神志活动的正常进行，使人保持清醒的头脑和稳定的情绪。当髓海空虚或受到损伤时，可能会导致神志活动的异常，如神志恍惚、健忘失眠等症状。

综上所述，中医学中的髓具有藏精气而不泄、位于人体深层在里、脑髓至清之府，以及主神志活动等生理特性。这些特性共同构成了髓在人体内的独特作用和价值，也为我们理解和维护人体健康提供了重要的理论依据。

4.与其他脏腑的关系

髓作为一种重要的生命物质，与人体内的其他脏腑组织存在着密切而复杂的关系。这些关系共同维持着人体的正常生理功能，体现了中医学整体观的思想。

（1）髓与肾的关系

髓与肾之间的关系尤为密切，肾为先天之本，主藏精、主骨生髓。肾精的充盈与否直接关系到髓的化生和滋养。同时，髓又能化生血液，进一步滋养肾精。因此，肾精充足则髓海充盈，骨骼坚固有力；反之，肾精不足则髓海空虚，骨骼脆弱易折。这种相互依存、相互促进的关系体现了中医学中脏腑之间的相互联系和协调作用。

（2）髓与脾胃的关系

脾胃为后天之本、气血生化之源。脾胃运化功能正常与否直接影响到气血的生成和输送。而髓作为化生血液的重要物质，其充足与否也受到脾胃功能的影响。脾胃健运，则气血生化有源，髓海得养；反之，脾胃虚弱则气血生化不足，髓海失养。因此，在中医调理中，往往通过健脾益胃的方法来增强气血生化功能，从而滋养髓海。

（3）髓与气血的关系

髓与气血之间存在着密切的生化联系。一方面，髓能够化生为血，为全身各脏腑组织提供必要的营养和滋润；另一方面，血的充盈与否又直接影响到髓的化生和滋养。气则是推动血液循环和髓化生的动力。因此，气血充足则髓海充盈，气血亏虚则髓海失养。在中医临床中，常通过调理气血的方法来滋养髓海，治疗与髓相关的疾病。

（4）髓与脑神的关系

脑为髓海，是神志活动的中心。髓的充盈与否直接影响到脑神的清明与否。髓海充盈则脑神清明、思维敏捷；髓海空虚则脑神失养、记忆力减退、神志恍惚等。因此，在中医养生和调理中，应注重滋养髓海。

（5）与其他脏腑的关系

髓作为人体的重要生命物质，与五脏之间也存在着密切的联系。五脏功能正常则气血生化有源，髓海得养；反之，五脏功能失调则气血生化不足，髓海失养。此外，髓还能够滋养五脏六腑，维持其正常生理功能。因此，在中医临床中，常通过调理五脏六腑的方法来滋养髓海，治疗其相关疾病。

综上所述，髓与肾、脾胃、气血、脑神以及五脏之间存在着复杂而密切的关系。这些关系共同构成了中医学对于人体生命活动的整体认识和理解。

三、女子胞

女子胞，又称胞宫、子宫、子脏、子处等，位于小腹部，是女性的内生殖器官，有主持月经和孕育胎儿的功能。

1.解剖形态

女子胞，位于小腹部，膀胱之后、直肠之前，下口与阴道相连。

2.生理功能

（1）主持月经生理

女子胞在女性生理周期中扮演着至关重要的角色。它主持月经的生成与排泄，月经是女性生殖功能成熟的重要标志。女子胞通过调节气血的充盈与排泄，使月经按时来潮，保持正常的生理节律。同时，女子胞还能根据身体状况调整月经的量和质，确保生殖系统的健康。

（2）孕育胎儿

女子胞是女性孕育胎儿的器官。在受孕后，女子胞为胚胎提供营养和生长环境，使其逐渐发育成胎儿。在妊娠期间，女子胞的生理功能会发生变化，以适应胎儿的生长需求。

（3）调节生殖功能

女子胞具有调节生殖功能的作用。它通过调节自身的生理功能，以适应女性在不同生理阶段的需求。在青春期，女子胞发育成熟，开始具备生殖能力；在育龄期，女子胞保持旺盛的生殖功能，以维持正常的生育能力；在更年期，女子胞功能逐渐减退，生殖能力下降。

综上所述，女子胞在中医学中具有多重生理功能，这些功能相互关联、相互影响，共同维持女性的生殖健康和生命活动。

3.生理特性

（1）与天癸关系密切

天癸是中医理论中的一个重要概念，指肾中精气充盈到一定程度时产生的具有促进人体生长、发育和生殖作用的物质。女子胞的生理功能与天癸的充盈与衰竭密切相关。当天癸充盈时，女子胞功能旺盛，生殖能力强；当天癸衰竭时，女子胞功能减退，生殖能力下降。

（2）与脏腑经脉相关

女子胞的生理功能与脏腑、经脉密切相关。在中医理论中，脏腑功能正常与否直接影响到女子胞的生理功能。例如，肾主藏精，为先天之本，肾精的充盈与否直接关系到女子胞的发育和生殖功能是否正常。同时，女子胞通过经脉与全身脏腑相联系，共同维持女性的生殖健康。

4.与其他脏腑的关系

女子胞与其他脏腑的关系十分密切，共同维持着女性的生殖健康和整体的生命活动。具体来说，女子胞与心、肝、脾、肾等脏腑的关系尤为紧密。

（1）女子胞与心的关系

心主血脉，心气推动血液在脉中运行不息，流注全身，发挥营养和滋润作用。女子胞主持月经和孕育胎儿的生理功能，均离不开血液的滋养。因此，心血的充盈和心气的顺畅对女子胞正常功能的发挥至关重要。

（2）女子胞与肝的关系

肝藏血主疏泄，能够调节血量，使全身各脏腑组织得到足够的血液濡养，同时又能疏泄气机，保持气血平和。女子胞的生理功能与肝的疏泄和藏血功能密切相关。肝的疏泄功能正常，则气机调畅，血脉通利，女子胞的生理功能得以正常发挥；反之，若肝气郁结或疏泄太过，都会影响女子胞的生理功能，导致月经失调、孕育障碍等问题的发生。

（3）女子胞与脾的关系

脾统血能够统摄血液在脉中运行，防止其逸出脉外，同时又能运化水谷精微，为女子胞提供必要的营养物质。若脾的统血功能正常，则女子胞得到充足的血液滋养，能够维持正常的生理功能；若脾虚统血无力，则可能导致月经淋漓不尽或崩漏等病证。

（4）女子胞与肾的关系

肾藏精主生殖，肾中精气充盛，是女子胞功能正常发挥的基础。肾精可以化生天癸，促进女子胞的发育和成熟，并维持其正常的生殖功能。若肾精亏虚，则可能导致女子胞功能减退，出现月经失调、不孕等问题。

（5）女子胞与其他脏腑的关系

除了上述脏腑外，女子胞的功能还与肺等其他脏腑有一定的联系。肺主气司呼吸，能够调节全身的气机。气为血之帅，血为气之母，气血相互依存、相互为用。因此，肺气的宣发肃降功能正常，也有助于女子胞的生理功能正常发挥。

第五节　形体官窍

形体官窍，是构成身体躯干、四肢及头面部的各种组织与器官的总称，它们是人体构造的基本要素。这一概念涵盖了五体、五官以及九窍，还涉及五脏之外的其他外在表现。作为人体与外界环境交互的关键部位，形体官窍发挥着至关重要的生理作用。五脏六腑通过经络系统与官窍相联系。五脏通过经络与形体官窍相连，将气血和精微物质输送到全身各处，滋养形体官窍并维持其正常功能。同时，形体官窍也通过经络将感知到的外界信息反馈给五脏六腑，使机体能够适应外界环境的变化。当形体官窍的功能失调时，就会导致各种疾病的发生。保持形体官窍的健康状态对于维护人体整体健康至关重要。

一、形体

形体，从广义而言，形体通常涉及人体结构及其体质的整体概念。具体来说，形体包含了脉、皮、肉、筋和骨这五大基本组成部分，通常简称为“五体”。五体与人体内部脏腑有着紧密的联系，它们在生理和病理两个层面上互相作用。生理层面，五体与脏腑之间存在着相互依赖和影响的关系；在病理层面，脏腑的失衡往往会在对应的五体上表现出特定的病理特征。五脏与五体的对应关系为心主脉，肺主皮，肝主筋，脾主肉，肾主骨。

1.脉

脉是中医学体系中的一个核心概念，它不仅是人体内的血管，更是气血运行的通道。与西医学中的血管系统相比，中医学中的脉系统更强调气血的动态平衡和与脏腑功能的紧密联系。

（1）解剖形态

脉是相对密闭的管道系统，它遍布全身，无处不到，环周不休，外而肌块皮毛，内而脏腑体腔，形成了一个密布全身上下内外的网络。

（2）生理功能

脉是气血运行的通道，保证了人体各部位的营养供应和代谢废物的排出。脉的通畅与否直接影响到脏腑功能的正常发挥。例如，心主血脉，充沛的心气能促进脉道的通畅运行；肺主一身之气，并且朝百脉，对血脉的正常运行有促进作用。此外，脉的搏动还能传递信息，脉象的变化可以反映全身脏腑的功能状态和病理变化。

（3）与脏腑的关系

①脉与心的关系

心主脉，脉为血液运行的通道，它能约束和促进血液沿着一定的轨道和方向循行。心的功能正常，则血脉流畅；否则，血行障碍、瘀滞。脉象是气血在脉道中流动时产生的波动现象，其变化直接反映了脏腑气血的盛衰和病变。不同部位、性质和变化的脉象，所反映的脏腑气血状态也有所不同。如心气不足，推动乏力，则脉象虚弱；脉象浮大而有力，多为阳证、实证，反映了心肺气血的充盈；脉象沉细而无力，多为阴证、虚证，反映了肝肾气血的不足。此外，脉象的迟数、滑涩等变化，也能反映出相应脏腑的病变。

②脉与其他脏腑的关系

肺朝百脉，肺与全身的经脉有着密切的联系。肺通过经络与脉相连，调控全身气血。肺主气司呼吸，吸入的氧气在肺中与血液结合，变成富含氧的动脉血，再通过心脏输送到全身。肺的功能受损导致经脉损伤、血行异常，可能会出现出血、血瘀等病理表现。

肝主藏血，肝通过调节血液的储存和释放，维持着血液在脉管中的正常运行。肝具有调节血量、防止出血的功效。如出现肝功能异常时，脉象也表现为相应的变化。例如，肝主疏泄功能失常将导致气滞血瘀，脉象表现为脉势大小、弹性、脉搏速度、节律、深浅等方面的异常。肝功能异常可能导致脉象细弱无力或粗大有力、弹性降低、脉搏速度减慢或加快、节律不齐等。

脾主统血，保证血液在脉管中稳定运行，防止血液外溢。脾功能失常时，可能有血液溢出脉外、出血等症状。同时，脉象也能反映出脾功能的异常。例如，脾功能虚弱时，脉象可能表现为细弱无力、沉迟等。

2.皮

皮，皮肤的简称。皮毛是皮肤和附着于皮肤的毫毛的合称，包括皮肤、汗孔和毫毛等组织。皮肤作为人体的外在表现，其健康与否直接反映了体内脏腑功能的强弱和气血运行的状况。皮肤属金，与肺相应。皮肤的健康与肺的功能密切相关，肺气的盛衰直接影响到皮肤的润泽和荣枯。

（1）解剖形态

皮肤是覆盖在人体表面，直接与外界环境相接触的部分。从解剖形态上看，皮肤由表皮、真皮和皮下组织构成。皮肤具有调节津液代谢、调节体温、护卫机体、抵御外邪，以及呼吸、感觉等功能，与肌肉、经络等组织器官紧密相连，共同维护着人体的健康。

（2）生理功能

皮肤有调节体温、排泄废物、感受外界刺激等功能。这些功能的正常发挥与全身气血阴阳平衡密切相关。当体内气血充足、阴阳平衡时，皮肤得以滋润、荣养，表现为红润、有光泽；反之，则可能出现皮肤干燥、瘙痒、脱屑等症状。

①护卫机体

皮肤构成了抵御外部侵害的第一道防线。其防护作用主要依赖于卫气在皮表的循环，使得皮肤能够发挥阻挡外邪的作用。若卫气不足，皮肤纹理松懈，则外邪更容易侵袭，从而引发疾病。

②调节津液代谢

汗液是体内津液代谢的产物。汗液有助于维持体内津液平衡，主要依赖皮肤的排泄功能。皮肤对汗液的排泄，与卫气的强弱、皮肤纹理的疏密程度以及汗孔的开合状况紧密相关。若汗液排出过多，则可能导致津液损伤，轻则损失津液，重则伤及阴液，甚至出现脱液现象。

③调节体温

皮肤通过排汗和散热等机制来调节体温，维持人体的阴阳平衡。当外部环境温度升高时，皮肤会通过排汗来降低体温；当温度较低时，皮肤会收缩毛孔以减少散热，从而保持体温的稳定。这种自动调节能力，正是皮肤与体温之间生理联系的重要体现。当皮肤出现问题时，其调节体温的能力也会受到影响。例如，出汗异常（过多或过少）会导致体温调节失衡，进而引发一系列健康问题。此外，发热、畏冷等皮肤症状也是体温调节失衡的表现。

④调节呼吸

肺合皮毛，皮毛上的汗孔有呼吸吐纳之功，故又称汗孔为玄府。

（3）与脏腑的关系

皮肤和脏腑之间通过气血、津液等物质相互滋养，形成了一个联系紧密的网络。气血是皮肤得以滋养的基础，而气血的生成和运行又与脏腑功能密切相关。例如，心主血脉，肝藏血，脾为气血生化之源，这些脏腑功能的正常运作，为皮肤提供了充足的营养和活力。肺与皮肤在生理和病理上均有密切联系。肺主皮毛，当肺功能失调时，皮肤可能出现干燥、瘙痒、脱屑等症状。此时，中医会采用润肺止咳、滋阴润燥等方法来调理肺功能，从而改善皮肤问题。脾与皮肤的联系体现在脾胃湿热可能导致皮肤出现油腻、痤疮、湿疹等问题。中医会采用清热利湿、健脾和胃等方法来调理脾胃功能，进而改善皮肤状况。

3.肉

在中医学中，“肉”通常指的是人体的肌肉组织。它不仅包括附着于骨骼上的肌肉纤维，还包括与之相连的皮肤、筋膜等组织结构。肉的质地坚韧而富有弹性，是人体运动和支撑的基础。此外，中医学中的“肉”还具有丰富的象征意义，如“肌肉”与“骨气”相连，代表着人的力量与精神。

（1）解剖形态

肉的解剖形态有根据部位划分和层次分布两种。根据部位划分，肉可分为头肌、躯干肌、四肢肌等；根据层次分布，肉则可分为浅层肌肉和深层肌肉。这些肌肉的形态、大小和分布特点，都与人体的运动和支撑功能密切相关。

肌肉的纹理称为肌腠。肌肉之间互相接触的缝隙或凹陷部位称为溪谷，为体内气血汇聚之所，亦是经气所在之处。

（2）生理功能

①主司运动

肌肉组织是人体重要的储能器官，能储存丰富营养物质，为身体提供能量。无论是哪种类型的运动，都需要肌肉、筋膜和关节之间的紧密配合。肌肉组织通过收缩与舒张的动作，帮助我们完成各种运动和维持不同的姿式。同时，肌肉与骨骼、关节等其他组织协同作用，确保了人体复杂运动功能的实现。

②保护脏器

肉与骨骼、经络等其他组织结构之间存在着密切的联系。骨骼为肌肉提供支撑和附着点，使肌肉能够运动；经络则贯穿全身，连接脏腑和四肢百骸，为肌肉提供气血和营养支持。肌肉既可保护内在脏器，缓冲外力的损伤，又可抵御外邪的侵袭。

（3）与脏腑的关系

脾主运化，为肌肉提供必要的营养物质。脾主肌肉，是由脾运化水谷精微的功能所决定的。脾胃为气血生化之源，肌肉依赖脾脏转化水谷精微来获取营养，营养充足则肌肉发达饱满。脾气健运、营养充足时，四肢轻盈、灵活有力；脾失健运、营养不足时，四肢疲劳无力，甚或痿弱不用。

4.筋

筋为构成人体的基本要素之一，与气血、脏腑等概念紧密相连，共同维持着人体的生理功能和健康状态。筋的强健与否，直接关系到人体的运动能力和生活质量。“筋”泛指人体的软组织结构，包括肌腱、韧带、筋膜等。这些组织连接骨骼和肌肉，还起到支撑、保护、传导等重要功能。与现代解剖学中的筋膜或肌腱等结构相比，中医学中的“筋”更侧重于其在人体整体健康中的作用和影响。

（1）解剖形态

筋是联结肌肉、骨和关节的组织，为大筋、小筋、筋膜的统称。筋主要分布在人体的四肢、躯干等部位，呈白色或淡黄色，质地坚韧而富有弹性。筋的主要成分是胶原蛋白和弹力纤维，这使得它们具有良好的抗拉力和韧性。

（2）生理功能

①连结骨节

筋膜附着于骨骼并在关节处集结。筋连接骨骼与肌肉，不仅增强了关节的稳固性，还起到护卫及促进肌肉运动的作用。若筋膜遭受损害或功能异常，身体可能会有痛感、肢体僵硬及活动受限等症状。

②协助运动

筋扮演着连接骨骼的关键角色，它确保了关节能够灵活地弯曲、伸展和旋转。肢体活动的顺利进行不仅仅依赖于肌肉的收缩，筋与肌肉、关节间的配合也至关重要。关于筋的问题，在中医理论中有众多独到的治疗方法，比如针灸、拔罐和推拿。这些疗法的目的在于通过促进经络畅通、平衡气血，以及提升筋的弹性和柔韧性，进而增强筋的功能。

（3）与脏腑的关系

①筋与肝的关系

肝主筋，指肝脏与筋有直接的关联和相互影响。肝血充足时，筋脉得以充分滋养，进而显现为筋力强劲，关节活动自如、灵敏。相反，若肝血亏损，筋脉功能减弱，可能导致动作缓慢、运动协调障碍。肝血不足还可能引起肢体发麻、关节伸展不利、筋脉紧绷、手脚颤抖等症状。

②筋与脾的关系

脾虽然不直接主筋，但脾胃为气血生化之源，与筋有着密切关系。脾胃健旺，气血充盈，则肝有所滋、筋有所养。脾被湿困或脾胃虚弱时，化源不足，筋失所养，可致肢体软弱无力。

③筋与其他脏腑的关系

虽然心、肺、肾不直接主筋，但它们在人体生命活动中扮演重要角色，与筋的生理状态有着间接的联系。心主血脉，血脉通畅则筋得滋养；肺主气，气足则筋力充盈；肾藏精，精充则筋骨强健。

5.骨

骨，泛指人体的骨骼。在中医学中，骨被视为构成人体的基本框架，既是身体的支撑结构，又是保护内脏器官的重要屏障。骨的生长、发育和修复与肾气的充盈与否密切相关。肾气充足时，骨骼强健，反之，会出现骨质疏松等问题。中医学还强调骨与气血、经络等生理要素之间的相互联系和相互作用。

中医学与现代解剖学对骨的理解本质上是一致的。在理解和研究骨骼系统时，我们可以将中医学和现代医学的知识相互融合，以更全面地认识骨骼系统的功能和作用。

（1）解剖形态

骨骼系统主要由骨骼、关节和肌肉构成。骨骼是人体的支架，由206块骨头组成，它们通过关节、韧带连接在一起，形成人体的基本形态。关节是骨头之间的连接点，使得人体能够进行各种运动。肌肉则附着在骨骼上，通过收缩和舒张来驱动骨骼运动。

（2）生理功能

①贮藏骨髓

骨为髓府，髓藏骨中，故骨有贮藏骨髓的作用。骨髓能滋养骨骼，为人体的造血组织之一，能够生成红细胞和白细胞等血细胞。骨骼内蕴含的钙、磷等矿物质对保持体内电解质稳定发挥着关键作用。骨骼的成长、发育都与骨髓的充盈相关。

②支撑形体

骨具坚刚之性，为人身之支架，能支持形体，保护脏腑。作为人体的主干，骨骼的支撑作用使人体能够保持直立的姿态，并且可以自如地执行各种动作。此外，骨骼还能保障内脏安全。

③主管运动

骨是人体运动系统的重要组成部分，主要起到人体支撑作用，并且是运动系统的主要承载结构。骨骼与关节的配合，为身体的动态活动提供了动力和支持。可以说，骨骼是所有运动的基础。

（3）与脏腑经脉的关系

①骨与肾的关系

在生理上，肾藏精、精生髓、髓养骨，骨骼的生长、发育、修复等均有赖于肾中精气的滋养。在病理情况下，肾脏精气亏损可能导致骨骼问题，例如儿童可能出现骨骼软弱、站立和行走迟缓等症状，而老年人则可能出现骨质疏松、骨折后恢复缓慢等症状，这些都是肾脏精气亏损的信号。牙齿与骨骼同源，牙齿被视为骨骼的延续部分，同样依赖于肾精的滋养。牙齿的生长与脱落与肾精的盈亏紧密相连。因此，儿童牙齿生长缓慢，成人牙齿松动或过早脱落，均可能是肾精不足的反映。这类疾病通常采取补充肾精的方法来进行治疗。

②骨与经脉的关系

脊即脊柱，由颈椎、胸椎、腰椎、骶骨和尾骨组成。脊内有督脉，奇经之督脉与骨

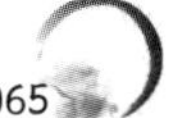

有密切关系。骨关节疾病，如骨关节炎等，不仅限于局部症状，其对脏腑功能的影响亦不容忽视。疼痛会引起血压增高、心率增快等问题，严重时甚至可能诱发胃穿孔、冠心病等危重病证。骨关节功能受限会大大降低身体的应激能力，长期以往，五脏六腑的功能因废用而减退，会使人处于亚健康状态，进而可能引发全身性疾病。针对不同类型的骨关节疾病，中医治疗有其独特的方法和调理措施。如拔罐、膏药贴敷、针灸等方法，都能通过刺激穴位、疏通经络、调整气血运行等方式，达到缓解疼痛、恢复功能的目的。同时，还能达到活血化瘀、强筋健骨的效果。

二、官窍

官窍泛指人体的器官和孔窍，包括五官（舌、鼻、口、目、耳）和九窍（七窍位于头面部，即双目、双耳、双鼻孔和口；另加前、后二阴）。官窍不仅是人体感知外界环境、进行呼吸、饮食、排泄等生命活动的重要通道，更是中医望、闻、问、切四诊法获取病情信息的重要窗口。五官各有其独特的功能：舌主味觉，鼻主嗅觉，口主饮食与发音，目主视觉，耳主听觉。九窍中的七窍主要负责呼吸、排泄等，前后二阴则负责排泄体内废物。这些官窍共同构成了人体与外界环境相互作用的复杂网络。

1.舌

舌内应于心，与味觉、吞咽、发音有密切关系。在中医学中，舌不仅是味觉器官，更是人体脏腑功能状态的反映。舌与心、肝、脾、肺、肾等脏腑密切相关，舌象的变化可以反映出这些脏腑的功能状态。例如，舌色淡白可能反映心血不足，舌色鲜红可能反映心火旺盛，舌边有齿痕可能反映脾虚湿盛等。

（1）解剖形态

舌位于口腔底部，其根部被称作舌本或者舌根；舌头的中段被称为舌中；舌尖部位则称为舌尖；舌头的两侧区域叫做舌旁。舌头的肌肉和脉络结构合称为舌体或舌质。舌头分为上下两面，上面被称为舌背或舌面，覆盖在舌背上的一层物质叫做舌苔。舌头的下面被称为舌底或舌腹，在舌头下方中心位置有一黏膜皱褶，称为舌系带。舌下静脉丛和舌系带一起被称为舌系。舌系带两侧静脉上有两个奇穴，左为金津，右为玉液。

（2）生理功能

舌位于口腔的底部，主要由黏膜和肌肉结构组成，其表面散布着诸多微小的隆起结构，名为“舌乳头”，这些乳头内藏有味蕾，为味觉的感应器。由于个人差异，舌头的尺寸、形态及质地不尽相同，通常情况下，它呈现为细长条状，表面细腻且光滑，颜色为粉红色。

舌象诊断也是舌生理功能的重要体现。通过观察舌象的变化，可以推断出许多疾病信息。如，舌色淡白可能反映气血不足，舌苔黄腻可能反映湿热内蕴，舌苔薄白可能反映寒邪侵袭。在辨证论治过程中，舌象的诊断具有重要意义，可以帮助医生了解病情的轻重、病因所在以及脏腑功能的盛衰，为后续制订治疗方案提供依据。

（3）与脏腑经络的关系

①舌与心的关系

心主血脉，舌为心之苗，故舌象的变化可以反映心血的盛衰。心的气血通过经脉流注于舌，心的功能正常，则舌体红活荣润，柔软灵活，味觉灵敏，语言流利。若心有病变，可以从舌上反映出来。心主血脉功能失常时，如心阳不足，则舌质淡白胖嫩；心血不足，则舌质淡白；心火上炎，则心尖红赤；心脉瘀阻，则舌紫，有瘀点或瘀斑；若心主神志的功能异常，则会出现舌强、舌卷、语塞或失语等症状。

②舌与其他脏腑的关系

舌通过经脉与五脏六腑皆有密切联系。舌象的变化可以反映脏腑气血的盛衰变化。例如，舌头苍白无光可能意味着气血亏损，舌头发红且覆盖黄苔可能表示内有热邪，舌头边缘出现齿痕可能暗示脾虚湿重等。舌头的颜色可以显示气血的盛衰，如淡白舌、红舌、紫舌等；舌头的形态可以反映内脏的形态与功能状态，如舌体胖大、瘦薄等；舌苔可以揭示病邪的属性及病情的深浅程度，如白苔、黄苔、腻苔等。对舌象的全面分析有助于推断内脏气血的变化以及潜在的病理改变。在舌诊中，舌头的不同部位对应不同的脏腑：舌尖对应心肺，舌边对应肝胆（左侧为肝，右侧为胆），舌中心对应脾胃，舌根对应肾。

③舌与经脉

在经脉中，手少阴之别系舌本，足少阴之脉挟舌本，足厥阴之脉络舌本，足太阴之脉连舌本，散舌下，足太阳之筋结于舌本，足少阳之筋入系舌本。五脏六腑直接或间接地通过经络、经筋与舌相连。因此，脏腑有病，可影响舌象的变化。

2.鼻

鼻，隆起于面部中央，上端狭窄，凸于两眶之间，连于额部。在中医学中，鼻被视为肺之窍，是清浊之气出入的门户，同时也是外邪入侵的门户。鼻不仅与嗅觉有关，更与人体的整体健康状态紧密相连，鼻的功能状态常能反映出肺的健康状况。

（1）解剖形态

鼻位于面部中央，隆起于面部中央，上端狭窄，凸于两眶之间，连于额部。鼻的解剖结构可以细分为多个部分。

鼻根位于两目内眦间的低凹部，又称山根、下极、王宫。前下端尖部高处，为鼻准（鼻尖），又名准头、面王。鼻准两旁隆起的部分为鼻翼。鼻之下部有两孔，名为鼻孔，内有鼻毛（鼻须），鼻孔深处称为鼻隧。頞以下至鼻准，有鼻柱骨突起，名为鼻梁，又称鼻茎、天柱。

（2）生理功能

①气体出入的门户

呼吸系统是由鼻、喉、气管和肺等器官共同组成的。鼻为呼吸道的起始部，下连于喉，通过气管而直贯于肺，助肺而行呼吸，是气体出入之门户。鼻之两孔为气出入之门，呼出浊气，吸入清气。

②主司嗅觉

鼻子辨别气味谓之嗅。鼻窍通利，则能知香臭。鼻之嗅觉的生理功能，主要与肺气通利密切相关。肺气宣发肃降功能正常，鼻窍通利，能知香臭。因肺气通于鼻，故鼻之嗅觉灵敏与否，与肺气是否通利有关。所以，肺的病变，可见鼻塞、流涕等症状。

③协助发音

鼻具有行呼吸和发声音的功能。鼻与喉相通，同属肺系，故鼻有助喉以发声音的作用。喉上通于鼻，司气息出入而行呼吸，为肺之系。

④外邪入侵之门户

鼻为肺窍，故鼻为外邪犯肺之门户。鼻与自然界直接相通，为外邪侵袭机体之门户。孔窍为外邪侵入人体的重要途径。

（3）与脏腑的关系

①鼻与肺的关系

鼻作为呼吸出入的通道，是肺与外界空气联系的起始部位，具有通气的功能。肺上接气道，直通于鼻，构成肺系。肺气贯穿整个肺系，上行至鼻窍，当肺气充沛时，肺系的功能便能维持正常，肺与鼻相互配合，实现生理机能。肺气失常，如无法宣发肃降，进而导致气逆，可能会造成鼻窍阻塞，影响通气，从而产生疾病。鼻为肺之窍，肺部的病变往往会在鼻部有所体现，因此，鼻部的异常状况可以作为诊断肺部病变的一个参考。治疗鼻部疾病时，常常从调理肺脏出发，采取诸如疏风宣肺、益气固表、温补肺脏、养肺润燥等治法。

②鼻与脾的关系

鼻尖对应脾。鼻居面中，是身体血脉汇聚之处。脾统血，是气血生化之源，脾的盛衰影响着鼻的生理功能。脾气健旺，鼻部的功能正常；若脾功能失常，则往往会影响鼻部。鼻准属脾，临床上脾经病变常在鼻部有所表现，故某些鼻部疾病可从脾脏论治。

③鼻与其他脏腑的关系

鼻与胆的关系——胆之经脉与鼻有联系，胆腑有热可影响鼻。鼻与肾、心的关系虽然不如其与肺、脾、胆那样直接，但五脏六腑中，鼻与肾、心等脏腑也存在一定的关系。

3. 口

口，指整个口腔，包括口唇、舌、齿、腭等。口为脾之外窍、胃之门户，被视为人体的重要器官之一，是饮食物摄入的门户，也是呼吸吐纳的通道，同时还具有言语发声的功能。口不仅是饮食的入口，更与脏腑经络息息相关，是中医望诊和辨证施治的重要依据。中医学认为，口的健康状况能够反映人体的整体健康水平。

（1）解剖形态

口为消化管的起始部分。口中结构复杂，包括口唇、牙齿、舌等部分。口唇为口的开合之处，牙齿位于口腔内，用于咀嚼食物；舌则位于口腔底部，是味觉的主要器官。

（2）生理功能

①消化作用

口作为饮食摄入的门户，通过牙齿的咀嚼和舌的搅拌，将食物初步破碎，便于后续消化和吸收。口腔具有进饮食、磨谷食、知五味、泌津液、助消化的功能。

②呼吸作用

口与鼻相连，是呼吸吐纳的通道之一。虽然主要的呼吸功能由鼻承担，但在特殊情况下，口也可以辅助呼吸。

③助呼吸发声音

口是发声的器官之一，与喉、舌、唇等器官协同作用，产生语音。口腔也是气体出入之门户，有帮助肺呼吸和发声音的作用。

（3）与脏腑经络的关系

①口与脾的关系

脾开窍于口，脾主运化，脾气健旺时，津液能够上注口腔，使得唇红而润泽，食欲旺盛，口味正常。口唇为脾之外候，脾的生理病理变化常常从口唇的变化反映出来。如脾气虚弱时，口唇可能淡白无华；脾热时，口唇可能红肿。

②口与其他脏腑的关系

心与口：舌为心之苗，心的功能状态可以影响舌的状态。如心火上炎，可能导致口舌生疮。

肾与口：肾主骨，齿为骨之余，因此肾的健康状况可以影响牙齿的健康。如肾虚时，可能出现牙齿松动、脱落等症状。

胃与口：胃经食道，咽而直通于口齿，为胃系之所属。胃的受纳和腐熟功能可以影响口腔的状态。胃火上炎时，可能导致口腔溃疡、牙龈肿痛等症状。

③口与脏腑经络的关系

口腔是经脉循行的要冲，多条经脉如手足阳明、足太阴、手足少阴经等都循行于此。这些经脉将口与脏腑紧密地联系起来，使得口的变化可以反映脏腑的病变。

4.目

目即眼睛，由眼球、视路和附属器（包括眼睑、结膜、泪器、眼外肌和眼眶等）组成。目被视为身体“五脏六腑之精”的汇聚之地，它连接着内在脏腑与外在世界。目不仅是观察世界的视觉器官，更是内在脏腑状态的外在反映，其健康状况直接关系着人体的整体健康。

（1）解剖形态

目主要由白睛、黑睛、瞳仁、两睑、两眦五部分组成。“五轮学说”深刻揭示了目的解剖结构与生理、病理现象之间的内在联系。白睛属气轮，黑睛为风轮，瞳孔为水轮，内外眦为血轮，眼睑为肉轮。

（2）生理功能

①主司视觉

目具有视万物、察秋毫、辨形状、别颜色的重要功能，为脏腑先天之精所成，后天之精所养。

②心灵之窗

在中医看来，目的健康状况直接关系着人体的气血运行和情志变化。目与肝、心、肾、脾等脏腑密切相关，相互影响，共同维持着人体的生理平衡。

（3）与脏腑的关系

①目与肝的关系

肝开窍于目，肝脏的功能状态直接影响着眼睛的健康。肝气的盛衰可影响视力的强弱，眼睛的滋养依赖于肝血。如果肝阴不足，眼睛可能出现干涩、疲劳的症状；肝血不足则可能导致视力下降、视物模糊；肝火旺盛可能出现眼睛红肿、疼痛等症状。

②目与心的关系

心主血脉，眼睛需要充足的血液滋养才能维持正常的视觉功能。心血不足，可能导致视力下降、视物模糊；心火旺盛则可能引发眼睛充血、疼痛等症状。

③目与肾的关系

肾藏精，精是维持人体生命活动的基本物质之一。肾精充足与否直接关系到眼睛的健康。从中医理论的角度来看，肾脏和耳朵之间的关系是比较密切的，而眼睛与耳朵都属于五官，因此肾精的充盈与否也会间接影响到眼睛的健康。

④目与脾的关系

脾主运化，是后天之本。脾脏功能正常与否直接影响到人体的营养吸收和代谢。眼睛作为人体的重要器官之一，也需要充足的营养支持。如果脾运化无力，可能导致营养物质无法有效输送到眼睛，进而影响到眼睛的健康。

⑤目与经络的关系

十二经脉中有多条经脉直接或间接与眼睛有联系。这些经脉的畅通与否直接影响到眼睛的气血供应和营养输送。如果经脉不畅，可能导致眼睛气血不足、营养缺乏等问题，进而影响到眼睛的健康。

综上所述，肝脏、心脏、肾脏、脾脏以及经络等脏腑和系统的功能状态都会直接或间接地影响到眼睛的健康。因此，在中医养生和治疗中，常用调和脏腑功能、疏通经络等方法来维护眼睛的健康。同时，通过观察和诊断眼睛的症状和体征，也可以反推出脏腑的功能状态和病变情况，为后续的诊断和治疗提供重要的依据。

5.耳

耳位于头面部之两侧，属清窍之一。耳为连接人体内外的重要桥梁，它不仅承担着听觉的功能，还与身体的脏腑经络紧密相连，反映了人体的健康状况。耳为“肾之窍”，肾主藏精，开窍于耳，肾气的强弱直接影响到耳朵的健康状态。耳朵还连接着身体的经络系统，是气血流通的重要通道。因此，通过观察耳朵的形态、色泽和听觉功能，可以推断出身体其他脏腑的健康状况。

（1）解剖形态

耳可分为外耳、中耳和内耳三部分。外耳包括耳廓和外耳道，负责收集声波并将其传导至中耳。中耳包括鼓膜、听小骨和鼓室等结构，具有将声波转换为机械振动的作用。内耳包括耳蜗和前庭系统，是听觉和平衡觉的产生部位。耳朵的这三部分相互协作，共同完成听觉和平衡觉的功能。

人体诸多部位及脏器在耳廓表面拥有对应的“映射区”，这些区域内的反应点被称作耳穴。在耳穴学中，耳部构造及区域被划分为以下几部分：耳部外围结构被称为耳廓。耳廓边缘的卷曲部分称作耳轮。耳轮前方平行的一处弓状突起名为对耳轮。对耳轮向上分为两个分支，分别称为对耳轮上支和对耳轮下支，两者之间的凹槽区域称作三角窝。位于耳轮与对耳轮之间的浅槽名为耳舟。在对耳轮前方的凹陷区域称为耳甲，耳甲被耳轮脚分割为上下两部分，上部是耳甲艇，下部是耳甲腔。耳甲腔前方的一个隆起被称为耳屏。在对耳轮下端的一个结节状突起，与耳屏相对，称作对耳屏。耳屏与对耳屏之间的连接部分为屏间切迹。耳轮下方的悬挂部分称为耳垂。

（2）生理功能

①听觉功能

耳朵是听觉的主要器官，通过接收声波并将其转换为神经冲动，传递给大脑进行处理，使我们能够感知外界的声音信息。

②平衡觉功能

内耳的前庭系统负责维持身体的平衡感，通过感知头部的位置和运动状态，调节身体的姿势和动作，使我们能保持稳定的站立和行走。

耳的功能靠精、髓、气、血的充养，尤其与肾的关系较为密切。肾精充盈，髓海得养，则听觉灵敏，分辨力高。反之，肾精虚衰，髓海失养，则听力减退。

（3）与脏腑经络的关系

①与脏腑的关系

肾开窍于耳，耳的听觉功能与肾气的盛衰密切相关。心寄窍于耳，耳的听觉也受心气的影响。肝、胆、脾、胃等脏腑的经络也与耳相通，它们通过经络与耳相连，共同维持着耳的正常功能。

耳病的发生往往与脏腑功能失调有关。例如，由肾气不足引起的耳鸣、耳聋往往表现为声音低沉、听力逐渐下降；由心火上炎引起的耳病则可能表现为耳内疼痛、流脓、发热等症状；肝气郁结则可能导致耳部不适、听力下降等。治疗耳病时，中医强调调理脏腑气血，恢复脏腑功能的平衡。具体方法包括中药内服、针灸、按摩等。例如，对于肾气不足引起的耳鸣耳聋，可以采用补肾益精的方法进行治疗，如使用六味地黄丸等中药方剂；对于心火上炎引起的耳病，可以采用清心泻火的方法进行治疗，如使用黄连上清丸等中药方剂。

②与经络的关系

耳为宗脉之所聚。其中直接循行于耳的经脉有足少阳胆经和手少阳三焦经，从耳后入耳中，走耳前。足阳明胃经，循颊车上耳前。手太阳小肠经，由目内眦入耳中。足太阳膀胱经，从巅至耳上角。

6.前阴

前阴特指人体生殖与排尿的器官，即男性的外生殖器（阴茎、阴囊）、女性的外生殖器（阴阜、阴蒂、阴道前庭）及尿道外口。前阴不仅是人体的重要组成部分，更是精、气、血、津液疏泄的通道，与人体生殖、排泄等生命活动密切相关。

（1）解剖形态

前阴位于人体下部中央，男女形态有所不同。男性前阴主要由阴茎和阴囊构成，阴茎分为头、体、根三部分，阴囊位于阴茎两侧，内含睾丸、附睾等器官。女性前阴主要由阴阜、阴蒂和阴道前庭组成。阴道前庭为两侧小阴唇之间的菱形区域，前方有尿道口，后方有阴道口。前阴与骨盆、腹部、腰骶部等相邻，这些部位之间的经络联系密切，相互影响。

（2）生理功能

前阴在人体生理代谢中发挥着重要作用。首先，前阴是排尿的通道，与膀胱、肾等脏腑密切相关。肾主水液代谢，膀胱为州都之官，贮藏和排泄尿液，前阴则是尿液排出的必经之路。其次，前阴是生殖器官，对于繁衍后代具有重要意义。男性的阴茎是排精的通道，女性的阴道是受精卵着床和胎儿娩出的场所。此外，前阴还是人体精、气、血、津液疏泄的通道，对于维持人体正常的生理活动具有重要意义。

（3）与脏腑经络的关系

①前阴与肾的关系

肾主藏精，开窍于二阴，前阴作为肾之窍，其功能的正常发挥离不开肾气的滋养。肾气充足，则前阴功能正常，反之则可能出现阳痿、遗精等问题。肾虚导致的前阴问题。如肾阳不足，可出现阳痿、早泄等问题；肾阴亏损，则可能出现遗精、性欲减退等症状。

②前阴与膀胱的关系

膀胱为津液之府，主司气化，与排尿功能密切相关。前阴作为排尿的通道，其通畅与否直接影响到膀胱的气化功能。若湿热蕴结膀胱，可导致排尿不畅、尿道疼痛等问题。湿热之邪蕴结膀胱，导致气化不利，可出现尿频、尿急、尿痛等泌尿系统感染症状。

③前阴与大肠的关系

大肠主传导糟粕，与排便功能相关。虽然前阴不直接参与排便过程，但两者共同位于人体下焦，相互影响。若大肠传导功能失常，可影响前阴的正常功能。

④前阴与其他脏腑的关系

肝主疏泄，为筋之主，前阴为宗筋之所聚，肝经入阴毛，绕阴器。肝气条达，疏泄以时，宗筋得养，前阴功能正常，则精、经疏泄以时，尿液排泄正常，此为肝司阴器之功。

脾胃为后天之本、气血生化之源。冲脉隶属于阳明，阳明总宗筋之会。脾胃健旺，化源充足，则精血充盈，前阴功能健旺，若脾失健运，或湿热下注，或气不摄精。

心为君火，主神志，相火寄于肝肾，心肾相交，君火以明，相火以位，则肾能封藏。若君火动摇于上，相火应之于下，则肾失封藏，而阳痿、遗精、不孕、月经不调、小便失常诸证丛生。

⑤前阴与经脉的关系

足厥阴肝经过阴器；足少阳经绕毛际；督脉络阴器；任脉下出会阴，上行于毛际；冲脉与阳明合于宗筋。此外，足阳明、太阴、少阴之筋聚于阴器。

7.后阴

后阴主要指的是人体的肛门部位，为人体的排泄器官之一，其健康与否直接影响到人体的整体健康。与后阴相关的部位还有肠道，共同构成了人体排泄系统的重要组成部分。

（1）解剖形态

后阴位于人体的下腹部，具体位于骨盆的下端、直肠的末端。其形态特点主要表现为肛门是一个圆形开口，周围有括约肌环绕，以保持肛门的紧闭状态。在正常情况下，肛门皮肤呈粉红色，质地柔软，表面光滑湿润。

（2）生理功能

后阴在人体生理功能中主要扮演着排泄和调节体温的角色。首先，它是人体排泄废物的通道之一，通过肛门排出体内的粪便，帮助人体维持正常的生理代谢。其次，肛门周围有丰富的血管和神经分布，通过血管的扩张和收缩，以及神经的调节，可以帮助人体调节体温，保持体温的恒定。

（3）与脏腑经络的关系

①后阴与肾的关系

中医认为，肾主水液代谢，司膀胱气化。当肾气充足时，膀胱气化功能正常，后阴排泄功能亦正常。反之，若肾气不足或肾气亏损，则可能导致膀胱气化不利，影响后阴的正常排泄功能。例如，在肾气不足的患者中，常出现大便秘结或泄泻等症状。

②后阴与大肠的关系

大肠是后阴的主要通道，大肠的功能正常与否直接影响到后阴的排泄功能。当大肠传导功能正常时，大便能够及时排出体外，后阴功能正常。反之，若大肠传导功能失常，则可能出现大便秘结或泄泻等症状。

③后阴与小肠的关系

小肠主受盛化物，将食物中的精华物质吸收后传输到身体各部位，剩余的部分则下传至大肠形成粪便。因此，小肠的功能正常与否也间接影响到后阴的排泄功能。

第六节　脏腑之间的关系

中医学认为，人是一个有机整体，其生命活动依赖于脏腑功能的正常运行。脏腑包括五脏（心、肝、脾、肺、肾）和六腑（胆、胃、小肠、大肠、膀胱、三焦），它们各有特定的生理功能和相互间的协调关系。脏腑之间通过经络相连，形成了一个复杂而精细的网络系统。

五行理论是中医藏象学说的重要组成部分。五行（金、木、水、火、土）与脏腑之间有着密切的关系。例如，心属火，肺属金，肝属木，肾属水，脾属土。五行之间相克相生的关系，在脏腑间也有所体现。例如，木生火，对应的是肝疏泄气机以助心阳之宣发；金克木，肺之清肃有助于肝阳不亢等。

脏腑之间存在着表里关系。如心与小肠、肺与大肠等，它们通过经络相连，在生理、病理上相互影响和调节。例如，心火过旺可能导致小肠热盛，出现尿黄、尿痛等症状；肺火下移可能引发大肠热结，导致便秘等问题。

气机升降出入是中医理论中描述脏腑功能活动的一种方式。它体现了脏腑之间在气机运行上的相互联系和平衡。例如，脾主升清，胃主降浊，二者相互协调，共同完成食物的消化吸收和废物的排泄。再如，肝主疏泄，调畅气机，有助于肺的宣发肃降功能的正常发挥。

一、五行与脏腑的配对

1.金与肺、大肠

金在五行中具有沉降、收敛、清洁、肃杀等性质。在脏腑理论中，金与肺、大肠相对应。肺主气司呼吸，主宣发肃降；大肠主传导、排泄糟粕。这种配对关系基于它们相似的生理功能和特性。

（1）金与肺的关系

肺主气司呼吸，通过吸入氧气和排出二氧化碳来实现气体的交换。这种气体交换的过程与金的清洁、肃杀、收敛的特性相通。肺的宣发肃降功能，与金的沉降、收敛性质相呼应。肺通过宣发将气血、津液输布全身，通过肃降将代谢废物排出体外。

当肺的功能失常时，如出现肺气不足、肺失宣降时，可能出现咳嗽、气喘、呼吸困难等症状。这些症状与金的功能失调（如沉降不足、收敛过度）有关。

（2）金与大肠的关系

大肠主传导、排泄糟粕。大肠的传导功能依赖于肺气的肃降作用，肺气肃降有助于大肠传导糟粕并排出体外。大肠与肺相表里，二者在生理功能上相互影响、相互调节。

当大肠传导功能失常时，如出现便秘、腹泻时，可能与肺的宣发肃降功能失调有关。例如，肺气不降可能导致大肠传导无力而出现便秘。

（3）相生相克规律在金与肺、大肠中的体现

在中医五行理论中，金生水指金可以助水化生。在人体中可以理解为肺主肃降、主行水的功能可以帮助肾阴之水化生。在中医五行理论中，火克金指火制约金的生成。在人体中，可以理解为心火可以制约肺金的宣发肃降功能，防止其宣发肃降太过。这种相克关系有助于维持肺的宣发肃降功能在正常范围内运行。

2. 木与肝、胆

木与肝、胆在生理功能上密切相关。肝的疏泄功能正常，有助于气机的调畅和血液的生成、贮藏；胆的排泄功能正常，有助于胆汁的分泌排泄和食物的消化吸收。同时，肝与胆在病理变化上也相互影响。肝失疏泄，则气机不畅，可能出现情志抑郁、胸胁胀痛等症状；胆失排泄，则可能有胆汁淤积、胆囊炎等病变。

（1）木与肝的关系

木在五行中具有生长、升发、条达、舒畅的特点。肝在中医中被认为是“木之脏”，主疏泄，调畅气机，具有疏通、畅达全身气机的作用。这种作用有助于调畅精血津液的运行输布、脾胃之气的升降、胆汁的分泌排泄以及情志活动等。

肝开窍于目，其华在爪。这意味着肝的健康状态可以通过眼睛和爪甲的色泽、形态来反映。当肝功能正常时，眼睛明亮，爪甲红润有光泽；反之，可能出现眼目干涩、爪甲枯槁等现象。当肝功能失调，如肝木过旺或不足时，会影响全身气机的疏泄和血液的运行，导致一系列病理变化。如肝木过旺会克制脾土，出现肝郁脾虚的病证；肝血不足则可能导致眼目干涩、头晕目眩等症状。

（2）木与胆的关系

胆与肝相表里，胆主决断，为中精之腑。胆的功能依赖于肝的疏泄功能，只有当肝的疏泄功能正常时，胆才能正常发挥决断作用。同时，胆的排泄功能也有助于肝的疏泄功能的实现。当肝的功能失调时，也会影响到胆的功能。如肝气郁结可能导致胆汁排泄不畅，出现口苦、胁痛等症状；肝火旺盛则可能导致胆汁分泌过多，出现黄疸等症状。

（3）相生相克规律在木与肝、胆中的体现

在中医五行理论中，木生火指木可以助火燃烧。在人体中，可以理解为肝的疏泄功能可以助心阳之火燃烧，维持心阳的温煦作用。在中医五行理论中，金克木指金可以制约木的生长。在人体中，可以理解为肺金可以制约肝木的疏泄功能，防止其疏泄过度。这种相克关系有助于维持肝的疏泄功能在正常范围内运行。

综上所述，木与肝、胆在中医五行理论中具有密切的联系。了解这种联系有助于我们更好地理解肝、胆的生理功能和病理变化，为中医的临床诊断和治疗提供理论基础。

同时，通过调节木与肝、胆之间的相生相克关系，也可以达到治疗和预防相关疾病的目的。

3.水与肾、膀胱

水具有滋润、下行、潜藏的特性。在人体中，水主要代表着体内的津液，是维持人体生命活动的基本物质之一。水能够滋养脏腑、润滑关节、濡养孔窍，对于保持人体正常的生理功能具有至关重要的作用。水与肾相对应，具有滋润、潜藏的特性。肾藏精、主水液代谢的功能与水的特性相契合。同时，肾与膀胱互为表里，即肾为里，膀胱为表。这种相表里的关系意味着肾与膀胱在生理和病理上相互影响、相互制约。当肾功能正常时，能够调节水液代谢的平衡，使膀胱得以正常贮存和排泄尿液；当肾功能失调时，会影响水液代谢的平衡，导致膀胱功能失常。

（1）水与肾的关系

肾主水液代谢，调节体内水分的平衡。肾通过蒸腾气化作用，将体内的水分转化为津液，滋润全身。同时，肾还负责将多余的水分排出体外，维持体液的动态平衡。这种水分的代谢与循环，对于维持人体的正常生理功能至关重要。

肾还参与体温的调节。中医认为，肾阳是人体阳气的根本，具有温煦全身的作用。当肾阳充足时，人体的产热与散热达到平衡，体温得以维持正常。而水作为调节体温的媒介，通过蒸发、排泄等方式参与体温的调节过程。

当水与肾之间的平衡被打破时，便会引发一系列疾病。如肾阳虚衰，蒸腾气化功能减弱，会导致水液代谢障碍，形成水肿。此时，患者可能出现面部、下肢等部位的水肿症状。此外，肾阳虚衰还可能影响膀胱的气化功能，出现尿频、尿急等症状。反之，水湿过盛也会对肾产生不利影响。水湿内停，阻滞气机，可导致肾阳被困，形成肾虚湿困的局面。此时，患者可能出现腰膝酸软、畏寒肢冷、小便清长等症状。长期的水湿内停还可能对肾功能造成损害，进一步加重疾病的发展。

（2）水与膀胱的关系

膀胱作为水液代谢的终端，其贮存和排泄尿液的功能直接参与水液代谢。在五行理论中，膀胱与肾同属水，两者在水液代谢过程中密切相关。膀胱贮存尿液的功能依赖于肾气的固摄，膀胱的排泄功能依赖于肾气的推动和气化。因此，肾与膀胱在功能上是相互协同的。当体内水液代谢失衡时，可能出现水湿内停，形成水肿、尿频等症状。这些症状往往与膀胱贮存和排泄功能的异常有关。膀胱的功能失常，如出现尿频、尿急、遗尿等症状时，也可能是水湿代谢失调。此时，中医治疗时往往会考虑调整水湿平衡，以利水渗湿等方法来改善膀胱功能。

（3）相生相克规律在水与肾、膀胱中的体现

根据五行理论，金生水。但是，在肾与五行的关系中，更侧重于水与肾的直接对应关系，而非通过金来生水。我们可以理解为，通过保护其他与肾相生的脏腑（如肺），可以间接促进肾的健康，因为良好的肺功能可以减少血液中的杂质，从而减轻肾的负担。水克火，但在肾与五行的关系中，我们更关注土（脾）与水（肾）的相克关系。脾胃虚弱可能直接导致肾气的不足，因为脾气的健旺是肾气畅通的基础。

膀胱在中医中被视为“水腑”，主管蒸化水津、贮尿排尿，将人体多余的水分排出体外。它与肾在五行中同属水，两者密切相关，共同参与水液代谢的调节。由于膀胱与

肾在五行中同属水，它们的相生关系更侧重于它们之间的协同作用，即共同维持水液代谢的平衡。

相克关系在膀胱与肾之间并不直接体现，而是通过与肾相克的脏腑（如脾、心）来间接影响膀胱的功能。

4.火与心、小肠

火代表温热、光明，与心和小肠的生理功能相呼应。心主血脉、藏神；小肠主受盛化物、分清泌浊。

（1）火与心的关系

心主行血，为一身血液运行的枢纽。心为“君主之官”，统领全身五脏六腑的功能活动。火象征着热力和动力，因此与心在功能上具有紧密的联系。心脏功能正常，火力充足，能够推动血液在全身循环，为身体各部位提供必要的营养和氧气。心藏神，与精神情志有关。中医理论认为，心不仅主导血液循环，还主持精神意识与思维活动。心血充盈，有助于维持人稳定的情绪和良好的精神状态。

心火亢盛，即当情绪过激或其他原因导致心火过旺时，可能引发心烦意乱、失眠多梦、口舌生疮等症状。此时，需要采取措施来清热泻火，以恢复心的正常功能。心血不足时，可能导致心脏功能减弱，表现为心慌心悸、面色无华、舌淡脉弱等症状。这可能与饮食不节、过度劳累等因素有关，需要通过补养心血来改善。

（2）火与小肠的关系

小肠属火，主受盛化物，具有温煦作用，负责接受从胃中传送的食物并进一步消化吸收。火代表阳热之气，能够温暖小肠，促进食物的消化吸收和营养物质的传输。小肠与心在生理上相互关联，心火能够下移至小肠，小肠之火又能上奉于心。这种相互关联使得心与小肠在功能上能够相互协调，共同维持人体的正常生理活动。

心火亢盛移热小肠，即当情绪激动或外感热邪等因素导致心火亢盛时，火热之邪可能向下移至小肠，引发小肠火的症状，表现为尿频、尿急、尿痛等泌尿系统问题，以及口渴、口干、小便短赤等症状。小肠火盛时，也可能通过经络的联系影响心脏的功能，表现为心烦失眠、口舌生疮等症状。此外，小肠火盛还可能引发消化系统的症状，如腹痛、腹泻等。

（3）相生相克规律在火与心、小肠中的体现

在中医五行理论中，火对应心和小肠，土对应脾和胃。火生土体现在心火能够温煦脾土，促进脾胃的运化功能。

在五行相克关系中，水对应肾和膀胱，火对应心和小肠。水克火体现在肾水能制约心火，防止心火过于亢盛。如肾水上济于心，可以防止心火过旺，保持心火的正常功能。

心与小肠相表里，即它们在生理和病理上相互影响。当心火旺盛时，可能导致小肠功能亢进，出现小便短赤等症状；当心火不足时，则可能影响小肠的消化吸收功能。

5.土与脾、胃

（1）土与脾的关系

在中医五行理论中，脾属土，这反映了脾在人体中的核心地位。脾主运化，具有将食物转化为水谷精微并输送到全身各处的功能，这与土能滋养万物的特性相契合。

当脾的功能减弱时，会出现运化无力、食欲不振、腹胀等症状。这与土失去滋养能力，导致万物生长受限的情境相似。脾喜燥恶湿，当湿邪侵袭时，会影响脾的运化功能，导致湿浊内困，出现水肿、腹泻等症状。脾还有统摄血液的功能，当脾的功能失调时，可能有出血症状，如便血、尿血等。

（2）土与胃的关系

在中医学中，脾胃被视为一个整体，共同构成消化系统。胃主受纳和腐熟水谷，脾主运化，二者相互协作，完成食物的消化和吸收。在阴阳分类上，脾为阴土，胃为阳土。这种阴阳属性体现了脾胃在生理功能上的互补性。脾胃之间存在脏腑表里关系，足太阴脾经属脾络胃，足阳明胃经属胃络脾，这种联系使得脾胃在生理和病理上相互影响。

当胃火过旺时，可能会出现胃热炽盛，出现消谷善饥、口臭等症状。这种情况下，可能会进一步影响脾的运化功能。胃阴不足可能导致胃的功能减退，进而影响脾的运化能力，出现食欲减退、消化不良等症状。

（3）五行间的相生相克关系在土与脾、胃中的体现

在五行相生中，火生土。对应于人体，即心（火）的阳热可以温煦脾（土），有助于脾的运化功能，帮助脾进行食物的消化和营养的吸收。脾（土）通过运化作用产生的水谷精微，进一步滋养肺（金）。

在五行相克中，木克土。这对应于肝气条达时，可能过度疏泄而导致脾气壅滞，影响脾的运化功能。当脾气运化水液的功能失常时，可能导致水液停聚，形成湿邪，进一步影响肾（水）的功能。脾虚可能导致运化无力，出现食欲不振、腹胀、便溏等症状。此时，由于木克土，肝气郁结也可能进一步影响脾的功能。湿邪困脾时，可能出现水肿、腹泻等症状。同时，由于土克水，脾的运化功能失常也可能影响肾的排泄功能。

二、相表里脏腑的关系

在藏象理论中，特定脏腑之间形成了所谓的“相表里”关系，这些脏腑在生理功能和病理变化上相互依存、相互影响。以下是关于中医学中相表里脏腑关系的详细论述。

1. 心与小肠

心主血脉，小肠主化物。在中医理论中，心与小肠构成相表里的关系。心的功能正常时，能够促进血液循环，为全身脏腑供血、供氧。同时，心火能够温煦小肠，帮助小肠完成对食物的消化、吸收和排泄。反之，小肠的通畅与否也会影响到心的功能，如小肠湿热可能上扰心神，出现心烦失眠等症状。

2. 肺与大肠

肺主气司呼吸，大肠主传导糟粕。肺与大肠相表里，两者在气机的升降出入中起着重要作用。肺气的宣降有助于大肠传导功能的正常进行，大肠的通畅也有助于肺气的宣降。例如，肺气虚弱可能导致大肠传导无力，出现便秘等症状；大肠积热也可能影响到肺，出现咳嗽、气喘等症状。

3. 脾与胃

脾主运化水谷精微，胃主受纳和腐熟水谷。脾与胃共同构成消化系统的核心部分，两者相互协调、相互依存。脾的运化功能依赖于胃的受纳和腐熟作用，胃的受纳和腐熟

也需要脾的运化功能来进一步处理和吸收。在病理上，脾胃虚弱可能导致消化吸收功能减退，出现食欲不振、腹胀、腹泻等症状。

4. 肝与胆

肝主疏泄气机，胆主贮藏和排泄胆汁。肝与胆相表里，共同调节人体的气机运行和消化功能。肝的疏泄功能有助于胆汁的排泄和分布，促进食物的消化和吸收。同时，胆汁的排泄也有助于减轻肝的负担，保持肝功能的正常。在病理上，肝胆郁结可能导致气机不畅、胆汁排泄受阻，出现口苦、胁痛、黄疸等症状。

5. 肾与膀胱

肾主水液代谢和藏精，膀胱主贮存和排泄尿液。肾与膀胱相表里，二者在水液代谢和排泄中起着重要作用。肾的气化作用能够推动水液代谢和尿液的生成，膀胱的贮存和排泄功能依赖于肾的气化作用。在病理上，肾气不足可能导致水液代谢失常、尿液排泄不畅，出现水肿、尿频、尿急等症状。

综上所述，中医学中的脏腑关系描述了特定脏腑之间的相互作用和依存关系。这些脏腑在生理功能上相互协调、相互支持，在病理变化上相互影响、相互制约。

三、与气机升降出入相关的脏腑关系

中医学中气机升降出入的规律与心、肺、肝、脾、肾等脏腑密切相关。这些脏腑在气机的升降出入中相互协调、相互制约，共同维持人体的正常生理功能。当某个脏腑功能失调时，可能影响气机的正常运行，导致疾病的产生。

1.心与肺的关系

心与肺的关系被视为至关重要的脏腑关系之一。它们不仅在生理功能上相互协调、相互依赖，还在病理状态下相互影响。以下将从“气血互助”“心肺协调”“相互影响”和“病理关联”等方面，详细探讨中医学中心与肺的关系。

心主血脉，肺主气。心与肺在气血的生成、运行和分布上相互协作、互为因果。心血滋养肺，使得肺气能够宣发和肃降；肺气又能够推动心血在脉管中运行，为全身脏腑供血供氧。这种气血互助的关系，使得心与肺在生理功能上紧密相连，共同维持人体的生命活动。

心与肺在气机升降出入的过程中相互协调、相互配合。心的搏动和血脉的运行需要肺气的推动和调节，肺的呼吸功能也需要心血的滋养和支持。例如，当心脏跳动时，其泵血作用需要依靠肺气的推动作用将血液输送到全身；同时，肺在呼吸时，通过调节气机升降，也能够协助心脏推动血液循环。这种心肺协调的关系，是保障人体正常生命活动的重要因素之一。

心与肺在生理功能上相互影响、相互制约。一方面，心的功能状态会影响到肺的功能。例如，当心血瘀阻时，可能会导致肺循环不畅，影响肺的呼吸功能；当心血不足时，也可能会导致肺失濡养，出现肺气虚衰等症状。另一方面，肺的功能状态也会影响到心的功能。例如，当肺气不足时，可能会导致心血瘀阻，影响心脏的泵血功能。

在病理状态下，心与肺之间的关系表现得尤为密切。一些心肺疾病往往同时存在，相互关联。例如，心源性肺水肿就是心脏功能衰竭导致肺部血液回流受阻，进而引起肺部水肿的一种疾病。此外，一些肺部疾病，如慢性阻塞性肺疾病，也可能导致心脏功能受损，出现肺源性心脏病等症状。这种病理关联进一步强调了心与肺之间不可分割的联系。

2.心与肝的关系

心主血脉，肝主疏泄，两者在生理功能和病理变化上都有着密切的联系。心的搏动推动血液在全身循环，肝的疏泄功能能保证气血的畅通无阻。这种相互依存的关系体现在许多方面，例如，心血能够滋养肝脏，肝气的调畅又能促进心血的正常运行。

当心或肝的功能出现异常时，往往会相互影响。例如，当肝气郁结时，可能导致心血瘀阻，出现心悸、胸闷等症状；当心血不足时，又可能导致肝失濡养，出现肝气不舒、胁痛等症状。这种相互影响的关系使得在疾病治疗中需要综合考虑心与肝。肝气郁结是一种常见的中医证候，表现为情绪低落、胸闷胁痛等症状。当肝气郁结时，往往会影响到心血的运行，导致心血瘀阻。此时，患者可能出现心悸、失眠等症状。心血不足是一种常见的中医证候，表现为面色苍白、心悸气短等症状。当心血不足时，往往会影响到肝脏的濡养，导致肝失濡养。此时，患者可能出现胁痛、眼干等症状。治疗时，需要同时考虑补益心血和滋养肝阴两个方面，以恢复心、肝两脏的正常功能。

3.心与脾的关系

心主血脉，脾主运化，二者在气血生成与运行上相互影响。心推动血液在脉中运行，为全身提供营养；脾将饮食水谷转化为水谷精微，并输送到全身，为心血的生成提供物质基础。心血充足，则脾气健运，运化功能正常；脾气健运，则心血得以充盈，二者相互协调，共同维持人体的生命活动。

在中医学中，心和脾均与血液的生成密切相关。心主血脉，而脾为后天之本、气血生化之源。心血之充盈有赖于脾气的健运，脾气健运，则血液化生有源，心血得充，心有所主。脾气健运，水谷精微得以化生气血，心脉得养，则血运不息、血液充盈。因此，心和脾在血液的生成过程中互相依存、互相促进。

心主血脉，负责推动血液在脉道中运行，流注全身，发挥营养和滋润作用。脾统血，能够统摄血液在脉中运行，防止其逸出脉外。心血得脾气之助，则血运不息；脾气得心血之濡养，则统摄有力。因此，心与脾在血液的运行方面亦存在密切关系，共同维持血液的正常循环。

根据中医五行学说，心属火，脾属土。火生土，这种相生关系体现了心脏对脾脏的滋养和促进作用。当心火旺盛时，能够温暖脾土，促进脾胃的运化功能；而当心火不足时，则可能导致脾胃功能减弱，出现消化不良等症状。

心主神明，主宰人的精神意识和思维活动。而脾主运化，能够将饮食水谷转化为水谷精微，并将之吸收、转输至全身各脏腑经络，以维持人体的生命活动。心和脾在功能上的关系表现为心脾相互为用，共同维持人体的生理活动。心脾功能协调时，则精神焕发、思维清晰、食欲旺盛、体魄强健；心脾功能失调时，则可能出现失眠多梦、心悸怔忡、食欲不振、腹胀便溏等症状。

心与脾之间存在相互影响的关系。当心脏功能受损时，可能导致心血不足或心火亢盛等病理变化，进而影响到脾的运化功能。例如，心血不足时，脾胃可能得不到足够的濡养而出现脾胃虚弱的症状；心火亢盛时，脾胃可能受到热邪的侵袭而出现胃热等症状。反之，当脾脏功能受损时，也可能影响到心脏的功能。例如，脾气虚弱时，可能导致心血生成不足而出现心血虚的症状；脾气不升时，可能导致水湿内停而影响心阳的运行，从而出现心阳不振等症状。

4.心与肾的关系

心主血脉，肾主藏精，二者在气血与精液的生成、运行上相互影响。心血的充盈有赖于肾精的滋养，肾精充足则能化生心血；心血运行正常，则能滋养肾精，肾精得养则能继续化生心血。此外，心主火，肾主水，二者在阴阳水火关系上相互制约、相互为用，共同维持人体的阴阳平衡。

心属阳，主火，位居于上；肾属阴，主水，位居于下。心火必须下降于肾，助肾阳以温肾水，防止肾水过寒；同时，肾水必须上济于心，助心阴以涵养心阳，防止心火过亢。这种心肾之间的阴阳水火升降的互济，维持了两脏之间生理功能的协调动态平衡，被称为“水火既济”或“心肾相交”。

心主血，肾藏精。心血与肾精之间存在着相互滋生、相互补充的关系。心血能够滋养肾精，使其不断充盈；而肾精又能化血为心所用，为心血的生成提供物质基础。

心藏神，肾藏精，心肾相交则可以使精神得安。这种关联体现在心神的正常活动需要肾精的滋养和支持，而肾精的充盈又需要心神的主宰和调节。

当心与肾之间的阴阳水火平衡失调时，就会出现“心肾不交”的病理状态，表现为心烦失眠、腰膝酸软、遗精梦交等症状。

根据中医五行学说，火生土，即心生脾（土）。而脾土又是肾水得以生化的重要基础。因此，心火通过滋养脾土，间接地促进了肾水的生成和滋养，从而实现了心与肾在五行相生关系中的相互联系和促进作用。

5.肝与脾的关系

肝主疏泄，脾主运化，二者在气机调畅、消化吸收方面相互关联。肝疏泄功能正常，有助于脾气升清、胃气降浊，保持气机调畅；脾气健运，则有助于肝气的疏泄，二者相互协调，共同维持人体的气机平衡。

肝主疏泄，具有调节气机的作用；脾主运化，负责气血的生成与调节。肝的疏泄功能正常时，能够协助脾的运化，使脾气升清，将水谷精微输布至全身，从而维持气血的正常生成与调节。同时，脾气的升清也有助于肝气的疏泄，两者相互协调，保证气血的畅通无阻。

肝藏血，指肝具有贮藏血液和调节血量的功能；脾统血，指脾具有统摄血液在脉中运行，防止其逸出脉外的功能。肝藏血与脾统血相互为用，共同维持血液的正常运行。肝血充足，则脾有所统；脾气健运，则肝有所藏。

肝主升发，脾主运化。肝的升发作用可以促进脾气上升，将水谷精微输布全身；而脾的运化功能则可以保障肝血的正常生成和调节。肝脾升降与运化的协调，保证了人体内气机的顺畅和气血的充足。

肝失疏泄，气机不畅，可能导致脾的运化功能减弱，出现食欲不振、腹胀便溏等症状。同时，脾的运化功能减弱，也会影响肝血的生成和调节，导致血虚或血瘀等病理变化。

脾统血功能失常，可能导致血液逸出脉外，出现各种出血症状。而肝藏血功能失常，则可能导致血液在体内瘀滞，形成瘀血。出血与瘀血互为因果，相互转化，进一步加重肝脾病理变化。

肝升发过度或不足，以及脾运化功能减弱或亢进，都可能导致升降失调。肝升发过度可能导致脾气升发太过，出现头晕目眩、面红目赤等症状；而肝升发不足则可能导致脾气升发无力，出现精神萎靡、四肢无力等症状。脾运化功能减弱可能导致气机不畅，出现腹胀、便秘等症状；而脾运化功能亢进则可能导致气机逆乱，出现恶心呕吐、腹痛等症状。

6.肝与肺的关系

肝主疏泄，肺主宣降，二者在气机调畅方面相互制约、相互为用。肝气疏泄有助于肺气宣降的顺利进行，肺气宣降正常则能调节全身气机的运行，保持气机的畅通。此外，肝与肺还在气血的生成与运行上相互影响，共同维持人体的气血平衡。

肺主肃降，其功能为通调水道，将体内的水谷精微通过肃降作用布散到全身各个部位。肝主升发，调畅气机，使得全身气血运行顺畅。肝升肺降，两者在气机升降上相互配合，形成了一种动态的平衡。

肺主气，而全身的血液循环依赖于气的推动。肝主藏血，并调节血液的输布和回流。肺与肝的协调，确保了全身气血的正常运行。

肝主疏泄，对情绪的调节有着重要影响，肝郁或肝火都可能导致情绪的异常。肺主呼吸，与情绪状态也有一定关联。当情绪波动时，呼吸也会受到影响。

根据五行学说，肺属金，肝属木，金克木。因此，在病理状态下，肺金可能克制肝木，导致肝气郁结或肝火犯肺。当肝气犯肺时，可能有咳嗽、喘息、胸胁疼痛等症状。情绪的变化，如烦躁易怒等，也会加重这些症状。当肺失肃降时，可能影响到肝的疏泄功能，出现情绪抑郁、口苦、眼睛干涩等症状。肺部的疾病，如肺炎、支气管炎等，可能影响呼吸功能，导致气血不畅，进而影响到肝的功能。

肝脏的疾病，如肝炎、肝硬化等，可能导致情绪异常和气血失调，进一步影响到肺的功能。

7.肝与肾的关系

肝主疏泄，肾主藏精，二者在精血互生、阴阳互资方面相互影响。肝疏泄功能正常，有助于肾精的充养和输布；肾精充足则能滋养肝血，维持肝的正常功能。此外，肝与肾在阴阳水火关系上相互制约、相互为用，共同维持人体的阴阳平衡。

肝主疏泄，具有调畅气机、调节情志、协助脾胃消化等功能。肾主藏精，封藏人体之精气。肝疏泄功能正常，有助于肾精的封藏；而肾精的封藏充足，能制约肝的疏泄太过，二者相互制约、相互为用，从而维持正常的疏泄与封藏功能。

精血之间具有相互滋生、相互转化的关系。肝血依赖于肾精的滋养，肾精的生成又依赖于肝血的化生。肝血充足，有助于肾精的生成；肾精充足，又能促进肝血的化生。因此，肝血与肾精之间存在着相互依存、相互促进的关系。

肝与肾均属阴脏，具有藏阴液、滋润机体的功能。肝主疏泄，有助于调节全身阴液的输布与排泄；肾主水液代谢，具有调节水液代谢平衡的作用。肝与肾共同维持体内阴液的平衡，保证机体正常的滋润与濡养。当肝阴或肾阴不足时，可能出现阴液亏虚、机体失养的症状，如口干舌燥、皮肤干燥等。

肝与肾在阴阳属性上存在着相互资生的关系。肝属木，为阳中之阴；肾属水，为阴中之阴。肝的疏泄功能有助于肾阳的升发与肾阴的滋养；肾阳的温煦与肾阴的滋润又有助于肝阳的升发与肝阴的充足。肝与肾在阴阳属性上的相互资生关系，有助于维持机体阴阳平衡的状态。

8.肺与脾的关系

肺主宣降，脾主运化，二者在水液代谢上相互影响。肺通过宣降功能将水液输布到全身各处，滋润脏腑组织；脾通过运化功能将水液中的精微物质吸收并输送到全身，同时将多余的水湿排出体外。肺与脾共同维持体内水液代谢的平衡。

根据中医五行理论，肺属金，脾属土，土能生金，即脾土能滋生肺金。这种相生关系体现了脾对肺的滋养和促进作用。脾主运化，将饮食水谷转化为精微物质，这些物质能够滋养肺脏，保证肺的正常功能。同时，脾土运化水湿，也有助于肺金的宣发肃降，维持水液代谢的平衡。

肺主气司呼吸，是体内外气体交换的场所。脾主运化，为气血生化之源，能够产生宗气，为肺呼吸提供动力。肺通过呼吸将自然界中的清气吸入体内，与脾产生的宗气结合，形成一身之气，供人体各脏腑组织使用。因此，脾的运化功能正常，有助于肺气的生成和调节；肺气充足，又能促进脾的运化功能，形成良性循环。

肺主通调水道，将水液输布全身，滋润脏腑组织。脾主运化水湿，将水液中的精微物质吸收并输送到全身，同时将多余的水湿排出体外。肺与脾在水液代谢方面有协同作用，共同维持体内水液代谢的平衡。当肺失宣降时，可能导致水液代谢障碍，出现水肿、痰饮等症状；脾失健运时，也可能导致水湿内停，影响肺的宣发肃降功能。

在病理状态下，肺与脾之间可能相互影响。如脾虚湿盛时，可能导致肺失宣降，出现咳嗽、气喘等症状；肺虚时，可能导致脾失健运，出现食欲不振、腹胀等症状。此外，肺与脾的病理状态还可能相互影响，如肺气不足可能导致脾气虚弱，而脾气虚弱又可能加重肺气不足。

第七节 与脏腑理论相关的中医护理

脏腑理论是中医理论中的重要组成部分，它强调通过调整饮食、锻炼、情绪和作息等方面，来维护五脏六腑的正常功能，从而达到健康长寿的目的。以下是对脏腑养生的详细阐述。

一、五脏养生

心脏养生最重要的是保持稳定的情绪，避免长期食用刺激性食物，适当控制体重，适度运动锻炼。此外，还要保证良好的睡眠，以养足心气。

肝脏养生要培养积极乐观的人生态度，早睡早起，适当运动，生活规律，并常按摩保肝穴位。养肝宜适当服食味酸、甘或色青的药食，如绿豆等，可帮助肝脏排毒。但忌过食酸、辛，宜适当选择补血、行气或清肝之品。

脾脏养生在饮食中应重点注意，多吃容易熟烂的食物，如粥、汤等，同时饮食要有节制，注意保暖，不要做伤害脾胃的活动。此外，可配合按摩脾俞、足三里等穴位来健脾消食。平时应多食甘、苦味药食，少食酸味药食，常食健脾之品，如鸡内金、山楂等。

肺脏养生重在调肺气、养肺阴。要保证周围环境的空气清新，居住环境少灰尘，同时适当锻炼，防寒保暖。此外，要少言寡语以养肺气，远离忧伤情绪以防伤肺气。饮食上可食辛苦味药食，如薄荷、生姜等，以助肺气宣发，不可过食生冷。白色食物入肺，像百合、白萝卜等白色食物也有生津润肺的效果。

肾脏养生要节制性生活，早睡早起，加强锻炼。叩齿、鸣天鼓等动作可以辅助养肾。多吃天然咸味的食物，不要吃太多甘味食物。另外，黑色入肾，如黑芝麻等有助于补肾养肾。

二、六腑养生

人体生命活动的精妙在于脏腑协同运转，其中六腑作为传化之官，承担着“传化物而不藏”的重要职责。《黄帝内经》将胆、胃、小肠、大肠、膀胱、三焦并称六腑，其养生强调“以通为用，以降为顺”。

1.胆腑养生：清净之官需疏达

胆为“中正之官”，贮藏和排泄胆汁的功能直接影响消化系统的运作。现代人常见的口苦胁痛、消化不良、胆结石等病证，多源于湿热蕴结、气机郁滞。胆腑养生当注重以下几点。

（1）子时养胆：遵循“子时大睡”规律（23点～1点），此时胆经当令，深度睡眠可助胆汁新陈代谢。

（2）情志调达：肝胆互为表里，焦虑抑郁易致胆汁郁积，可练习八段锦“调理脾胃须单举”式。

（3）食疗方案：蒲公英30克、茵陈15克煮水代茶，配合玉米须冬瓜汤利胆祛湿。

2.胃腑养生：仓廪之官贵中和

胃主受纳腐熟水谷，现代饮食失节常导致胃气不降。临床常见胃胀、反酸、嗳气等症，胃腑养生要点如下。

（1）辰时养胃（7点～9点）：早餐宜温软，推荐小米南瓜粥配蒸山药。

（2）咀嚼养生：每口食物咀嚼30次，促进唾液淀粉酶分泌。

（3）禁忌要点：忌空腹饮绿茶，忌生气进食，忌寒热交杂（如火锅配冷饮）。

3.小肠养生：受盛之官主泌别

小肠“分清泌浊”的功能关乎营养吸收与二便形成。现代人冷饮无度、过食生冷导致小肠寒湿证高发，表现为便溏、尿频、脐周冷痛。小肠养生要点如下。

（1）未时温养（13～15点）：小肠经当令时，艾灸关元穴15分钟。

（2）膳食配伍：肉桂3克、小茴香5克煮水冲泡红糖，改善虚寒体质。

（3）运动疗法：每日顺时针揉腹108次，配合“金鸡独立”法提升中焦阳气。

4.大肠养生：传导之官要润通

大肠燥化失司可致便秘或泄泻，都市人群因久坐少动、膳食纤维不足导致的便秘尤为突出。大肠养生策略如下。

（1）卯时排便（5点～7点）：顺应大肠经气血流注，建立规律排便反射。

（2）呼吸导引：晨起练习“六字诀”中的“呬”字诀，配合天枢穴按压。

（3） 食疗方案：黑芝麻、核桃仁、松子仁等量打粉，晨起温水冲服。

5.膀胱养生：津液之官当气化

膀胱储尿排尿功能依赖肾阳气化，中老年人夜尿频多、尿潴留多属肾阳不足。膀胱养生要诀如下。

（1） 申时利水（15点～17点）：膀胱经当令时，适度运动促排毒。

（2） 艾灸疗法：隔盐灸神阙穴，配合命门穴、肾俞穴，培元固本。

（3） 导引术：练习“吹”字诀强肾功，配合提肛运动。

6.三焦养生：决渎之官需畅达

三焦通行元气、运行水液的功能常被忽视。现代人常见的上焦郁火（口疮、失眠）、中焦痞满、下焦湿滞（下肢水肿），皆与三焦气化失常相关。养生方法如下。

（1） 亥时静养（21点～23点）：三焦经运行时静坐调息，配合练习“六字诀”中的“嘻”字诀。

（2） 经络疏导：每日拍打三焦经（从关冲穴至少阳井穴）。

（3） 方剂运用：柴胡疏肝散合五苓散加减，治气滞水停证。

7.整体养生原则

六腑养生需把握“三通原则”，即气机畅通（情志调达）、二便通调（出入有序）、经络通利（运动导引）。推荐“晨敲五经”养生法：晨起依次拍打胆经、胃经、大肠经、膀胱经、三焦经，每经叩击36次。饮食遵循“五色入腑”理论：青色利胆（菠菜）、黄色和胃（南瓜）、红色养小肠（红枣）、白色润肠（银耳）、黑色固肾（黑豆）。

三、四季养生与脏腑

春季是肝脏养生的好季节，要保持好的心情、调畅情志，适当活动筋骨、舒展肢体，早睡早起，可以适当吃点酸味食物。

夏季以养心为主，避免心火旺盛，注意清心寡欲，多运动，避开高温暑热，适当吃点苦味食物，晚睡早起。

秋季以养肺为主，避免悲伤的情绪，注意加衣保暖，早睡早起，可以适当吃凉润的食品。

冬季以养肾为主，应减少外出活动，注意保暖避寒，早睡晚起，适当吃点温热的食物。同时，四季都应养好脾胃，饮食应科学规律，多活动四肢以健脾胃。

综上所述，脏腑养生是一个综合性的养生方法，它涉及饮食、锻炼、情绪和作息等多个方面。通过科学合理的养生方法，可以维护五脏六腑的正常功能，达到健康长寿的目的。

本章核心知识点提要

1.藏象学说的主要内容。

藏象学说主要包括人体内部各脏腑的生理功能和病理变化、五脏与形体官窍的关系、脏腑之间的关系等内容。

2. 五脏。

五脏是指人体内的心、肝、脾、肺、肾五个脏器。它们各自具有不同的生理功能，并相互协调，共同维持人体的生命活动。

3. 心的主要功能。

心主血脉，主藏神。心主要负责促进血液循环，将血液输送到人体全身各处，滋养各个组织、器官。心也负责主管精神意识活动，例如思维和情感等。

4. 五脏之间的关系。

五脏之间通过经络系统相互联系，形成一个有机的整体。它们相互依存、相互制约，共同维持人体的生命活动。例如，心与肝、肺与肾之间存在相生相克的关系，通过这种关系来维持人体的阴阳平衡和气血调和。

5. 君主之官。

心脏被称为“君主之官”，是因为它在中医学中被认为主宰人体的生命活动，如同一个国家的君主一样。心脏主血脉，为机体各部分提供必需的氧气和营养，回收代谢产物和二氧化碳，是维持人体生命活动的重要器官。

6. 将军之官。

肝脏被称为“将军之官”，是因为它在中医学中被认为主疏泄情志，如同一位将军在战场上指挥士兵一样。肝脏通过调节血液的供应和排泄，保持情绪平衡，使人体能够应对各种外界刺激和压力。

7. 五脏藏精气而不泻。

五脏藏精气而不泻，指五脏具有储存和调节精气的功能，能够维持人体的正常生命活动。这种储存和调节不是简单的堆积或流失，而是根据身体的需要来合理分配和调节，以保持身体的平衡和稳定。

8. 心的生理特性及其在临床上的意义。

中医理论中“心”的生理特性主要有主通明和心气下降两个方面。这些特性在临床上具有重要的指导意义。

心主神明指心具有光明照物的特性，与人的神志和情绪状态密切相关。在临床上，可以通过观察患者的神志状态、情绪变化等，来判断其心的功能状态。

心气下降指心气在生理状态下呈现下降的趋势，有助于血液回流心脏，维持正常的血液循环。在临床上，心气下降不足可能出现心悸、失眠等症状，因此，在治疗上需要重视补益心气，以恢复其正常的下降功能。

9. 影响肝脏健康的因素。

中医认为，许多因素都可能影响肝脏健康，包括情志因素（如长期情绪波动、抑郁或愤怒）、饮食因素（如暴饮暴食、高糖高脂饮食）、药物因素（如长期滥用某些药物），以及外邪入侵（如风、寒、暑、湿等）等。

10. 饮食养肝护肝原则。

在中医学中，养肝护肝的饮食调理原则包括“饮食清淡，避免油腻”，多吃新鲜蔬菜、水果、全谷类等富含维生素和微量元素的食物。同时，应减少刺激性食物的摄入，如辛辣食物、烟酒等。此外，根据个人的体质和具体情况，还可以选择适当的食材进行食疗，如枸杞、菊花、玫瑰花等，这些食材具有疏肝解郁、养肝明目的功效。

11.脾与胃的关系。

在中医学中，脾与胃是相表里的脏腑。脾位于中焦、胃的左侧，二者以膜相连。脾胃同聚中焦，一起构成气血生化，是行消化、吸收和输布精微物质的主要器官。脾胃互相配合，共同完成食物的消化、吸收和精微物质的输布过程。

12.脾在五行学说中的属性及与其相通应的季节。

在五行理论中，脾属土，通于长夏之气，旺于四时。长夏时节气候潮湿，湿邪易困脾土，影响脾的运化功能，导致脾胃不和、食欲不振、腹胀腹泻等症状。因此，在长夏季节，要注意保护脾胃，避免湿邪侵袭。

13.中医治疗脾胃虚弱的方法。

中医治疗脾胃虚弱主要采用调理饮食、草药调理和针灸等方法。在饮食方面，要注意定时定量、细嚼慢咽，避免过饱或过饥，多食用易消化、营养丰富的食物。在草药调理方面，可依据病情选择健脾益胃、补中益气的方剂，例如四君子汤和补中益气汤等。在针灸治疗方面，可选取足三里、中脘等穴位进行针灸刺激，以调理脾胃功能。

14.常见的脾胃病及其症状。

常见的中医脾胃病包括脾胃虚弱、胃炎、胃溃疡等。脾胃虚弱主要有食欲不振、腹胀、腹泻、面色萎黄、倦怠无力等症状；胃炎的症状主要有胃痛、胃酸过多、烧心等；胃溃疡的症状主要包括腹痛、饭后不适等。这些症状与脾胃功能失调有关，需要及时治疗和调理。

15.肺失宣降的临床表现。

“肺失宣降”是中医学中常见的一种病理状态，主要表现为气喘、呛咳、咳吐黏痰、胸满胁痛、声低等症状。患者可能出现气促、喘息、呼吸不畅，咽干、咳嗽，并伴有黏痰难咳出的症状。

16.肺主皮毛的理论依据及其临床意义。

肺主皮毛的理论依据是肺在体合皮，其华在毛，肺通过宣发作用，向全身皮毛输送卫气、津液，以温养濡润皮毛。这一理论在临床上有重要意义，如肺气虚损或肺的宣发功能失调时，皮毛憔悴枯槁等现象可见于皮毛。

17.中医肺病的外感因素。

可能导致中医肺病的外感因素包括六淫外邪如风寒、风热、风燥等，这些外邪侵袭肺系可导致肺失宣降，从而出现咳嗽、气喘等症状。

18.中医诊断肺病的方法。

中医诊断肺病注重辨证施治，通过观察患者的症状、舌象、脉象等信息来判断疾病的性质、病因和病机。常用的诊断方法包括望、闻、问、切四诊合参。

19.中医治疗肺病的基本原则和方法。

中医对肺病治疗的基本原则是“治病求本”，即针对病因和病机进行治疗。常用的治疗方法包括药物治疗、针灸治疗、拔罐治疗、艾灸治疗等。具体治疗方法应根据患者的具体情况来选择和制订。

20. 有益于肺部健康的中药材。

有益于肺部健康的中药材包括川贝、麦冬、沙参、玉竹等。这些药材具有润肺止咳、清热化痰等功效，可用于治疗肺部疾病或用于肺部保健。

21. 中医学中关于呼吸节律的理论及影响。

中医学认为呼吸节律是内脏功能和气血运行的表现，也是人体健康的重要标志。正常的呼吸节律应该是慢而深的，呼吸自然而均匀，没有明显的气息或呼吸声。如果呼吸节律紊乱则会导致气机不畅，易引发各种疾病。因此保持正常的呼吸节律对于维护健康具有重要意义。

22. 中医肾虚的基本概念及其主要的临床表现。

中医所说的肾虚指肾气亏虚，丧失了生理调节的功能。

临床表现有：腰膝酸软——肾气不足，不能滋养骨骼和肌肉。精神疲倦——肾精亏损，导致精神不振。性功能减退，男性常见阳痿、早泄；女性常见月经不调、崩漏等。肾气不固导致遗尿、遗精、尿频等症状。其他症状，如头晕、耳鸣、失眠等，也是肾虚可能引发的其他脏腑失调的症状。

23. 肾阳虚和肾阴虚的区别。

肾阳虚主要表现为身体寒冷、畏寒怕冷，腰膝酸软、性功能减退，小便清长、大便溏泄等症状。肾阳虚即肾脏阳气不足，温煦功能减弱，导致体内阴寒过盛。

肾阴虚主要表现为潮热盗汗、五心烦热、口干舌燥、腰膝酸软、性欲下降等症状。肾阴虚即肾脏阴液不足，无法制约阳热，导致体内虚热过盛。

24. 中医治疗肾虚的常用方法。

中药调理：应用有滋补肾气、温补肾阳等功效的中药，如桂附地黄丸、补肾益精丸等。

饮食调理：增加摄入有益肾脏的食物，如黑豆、黑芝麻、核桃等具有滋补肾气的食物。

针灸疗法：运用适当的针刺手法，刺激相关穴位，如肾俞穴、关元穴等，以调和肾气。

25. 中医治疗肾病时还需调理其他脏腑的功能。

中医认为人体是一个整体，各脏腑之间是相互联系和相互影响的。肾是先天之本，和其他脏腑密切相关，特别是在水液代谢、生殖等方面起着重要作用。因此，在治疗肾病时，除了直接调理肾脏的功能外，还需要考虑其他脏腑的功能状态，以达到整体调理、平衡阴阳、调和气血的目的。例如，肺主通调水道，和肾脏一起调节水液代谢；脾主运化水湿，和肾脏一起保持体内水液平衡等。因此，调理其他脏腑的功能有助于更好地治疗肾病。

26. 官窍在中医学中的重要性。

官窍在中医学中的重要性体现在它们直接和外界相通，是人体内物质和信息交换的窗口。人体通过官窍，可以与外界环境进行物质交换，使生命活动得以正常进行。同时，官窍的状态也能反映人体内部脏腑的生理和病理变化。

27. 中医学中“液”的概念及其主要功能。

在中医学中，“液”是指人体内质地稠厚、分布在内脏、骨腔、颅腔、关节腔中的液体，也称为“津液”。这些液体来源于水谷精微，其主要功能包括以下几点。

（1）润滑作用。在关节腔内，液能够起到润滑关节的作用，使关节运动灵活。

（2）滋养作用。液能够滋养内脏、骨髓、脑髓等组织器官，为其提供必要的营养物质。

（3）濡养作用。液能够濡养皮肤、毛发等组织，保持其光泽和弹性。

28.“志”在中医学中的含义及其与五脏的对应关系。

在中医上，“志”即情志活动，是人体对外界刺激产生的情绪变化。与五脏相关的五志为喜、怒、思、忧、恐。它们与五脏的对应如下。

心在志为喜：当心的功能正常时，人的心情愉悦，表现出喜悦的情感。肝在志为怒：肝的疏泄功能正常时，人的情绪平和，若肝气郁结则容易发怒。脾在志为思：脾主运化，与人的思维活动密切相关，过度思虑容易损伤脾气。肺在志为忧：肺主气，气的运动不畅容易导致人的情绪低落，表现为忧郁。肾在志为恐：肾主藏精，精气不足时人容易感到惊恐不安。

29.情志活动与五脏功能的关系及临床意义。

情志活动与五脏功能密切相关，情志的波动可以影响五脏的功能状态，反之，五脏功能的异常也会影响情志的变化。具体来说：心主喜，喜悦的情绪可以舒畅心气，促进血脉运行；但过度喜悦则可能耗伤心气，导致心神不宁。肝主怒，适度的愤怒可以发泄肝气，但过度愤怒则可能损伤肝的疏泄功能，导致肝气郁结。脾主思，思考能够活跃思维，但过度思虑则可能损伤脾气，导致脾胃功能失调。肺主忧，适度的忧郁可以发泄肺气，但过度忧郁则可能损伤肺的宣降功能，导致气机不畅。肾主恐，适度的惊恐可以刺激肾的应激反应，但过度惊恐则可能损伤肾的精气，导致肾虚。

30.五脏之间的相克关系及其临床意义。

脏与脏之间的相克关系是指它们之间在生理功能上相互制约、相互克制的关系。这种关系也是根据五行理论中的相克原理，即“木克土、土克水、水克火、火克金、金克木”。在人体中，具体表现为肾克心：肾水可以制约心火，避免心火过旺。而肾水不足时，可能导致心火亢盛，出现心悸、失眠等症状。心克肺：心火能够克制肺金，防止肺气过盛。当心火亢盛时，可能灼伤肺阴，导致咳嗽、咽干等症状。肺克肝：肺气能够制约肝气，使肝气不过于疏泄。当肺气虚弱时，可能导致肝气郁结，出现胸胁胀满、情绪低落等症状。肝克脾：肝气能够克制脾土，防止脾土过湿。当肝气郁结时，可能导致脾气郁结，从而出现食欲下降、腹胀等症状。脾克肾：脾土可以制约肾水泛滥。脾气虚弱时，可能会导致肾水泛滥，出现水肿、尿频等症状。

31.肺与脾在病理上的相互影响。

在病理上，肺与脾相互影响，主要表现在气机和水液代谢上。

在气机方面，肺主气司呼吸，脾主运化水谷精微。若肺气虚弱，可能导致脾气运化无力，出现食欲不振、腹胀等症状。反之，脾气虚弱也可能导致肺气不足，出现气短、懒言少语等症状。

在水液代谢方面，肺主通调水道，脾主运化水湿。如果肺失宣降，可能会导致水液代谢紊乱，出现水肿、尿少等症状。同时，脾失健运也可能导致水湿内停，进一步加重水肿等症状。

32.五脏外华在临床中的应用。

辨证施治：通过观察五脏外华的表现，可以推断出五脏的虚实状态，从而指导临床辨证施治。

预测疾病：五脏外华的变化可以预示某些疾病的发生或发展，如面色晦暗可能预示心脏病，毛发枯槁可能预示肾虚等。判断疗效：通过观察治疗后五脏外华的变化，可以判断治疗的效果，如面色红润、毛发有光泽等，说明治疗有效。

33.五脏外华与其他中医理论的联系。

五脏外华与其他中医理论，如气血津液、阴阳五行等理论密切相关。五脏外华是气血津液在人体外部的表现，气血津液又是脏腑功能的产物。同时，五脏外华的变化也受到阴阳五行理论的影响，如面色青紫可能代表阴寒凝滞等。这些理论的相互联系和影响，共同构成了中医理论体系的完整框架。

34.心与皮肤病的关系。

“心部于表”是藏象学说中的一个重要观点，它指出心在气化活动中具有主上、主外的特性，作用于表，并表现出火热的性质。因此，外在皮肤疾患往往与心有关。心火内郁、外感风邪是湿疮发病的重要原因。心火太过，浸淫于肌肤，会导致皮肤疮疡。

心主神志的功能失调也与湿疹皮肤瘙痒的发病息息相关。瘙痒、疼痛等感觉均由心之神明所感知，心火是湿疹发病的病因之一，血脉失调是其发病的前提，心神失养是其瘙痒的重要病机。

35.肺与皮肤病之间的关系。

肺主气的功能对机体气机运行、水液代谢起着重要调节作用。肺主治节、朝百脉，助心行血。肺的宣发与肃降功能受损会导致水液代谢紊乱，水湿内盛，浸淫肌肤，发生湿疮。肺主皮毛，肺气布散，卫气运行于体表，固护机体、抵御外邪。皮毛靠肺输布卫气温养，才能保持腠理功能正常。

36.藏象学说在皮肤科中的应用。

湿疹虽然表现为外在的皮肤疾患，但其发病反映了心的部分生理、病理功能。因此，在湿疹的辨治过程中，需要使用清心解毒、养血止痒的药物，以改善皮损和调整全身情况。同时，由于湿疹的发病与脾湿也有密切关系，因此还需要健脾祛湿的药物来辅助治疗。

其他皮肤病，如痤疮、黄褐斑等，也可以根据藏象学说的理论进行辨治。通过调理相关脏腑的功能，达到治疗皮肤疾病的目的。

37.五行中，火与皮肤病之间的关系。

火行代表温热、上升的特性。火行过旺时，可能导致皮肤出现红肿、热痛等症状，如痤疮、皮炎等。

38.五行中，土与皮肤病之间的关系。

土行代表生化、承载、受纳的特性。脾胃虚弱时，生化乏源，不能滋养肺脏，外邪易从口鼻入侵，可能导致湿疹、荨麻疹等皮肤病。

39.五行中，金与皮肤病之间的关系。

金行代表清洁、肃降、收敛的特性。肺功能失调时，可能导致皮肤干燥、瘙痒等症状，如干燥综合征、鱼鳞病等。

40.五行中，水与皮肤病之间的关系。

水行代表寒凉、滋润、向下的特性。肾水不足时，可能导致皮肤失去滋润，出现干燥、皲裂等症状。

41.五行学说在皮肤病治疗中的应用。

培土生金法：适用于肺脾功能失调导致的皮肤病，如荨麻疹、湿疹等。通过补益肺脾、调理营卫，使外邪不易入侵。

滋水涵木法：适用于肝肾阴虚导致的皮肤病，如干燥综合征、鱼鳞病等。通过补益肝肾、滋养肌肤，缓解症状。

敦土利水法：适用于脾虚湿盛导致的皮肤病，如湿疹、水疱等。通过健脾利湿、消除病因，达到治疗目的。

佐金平木法：适用于肝火旺盛、肺金受克的皮肤病，如痤疮、红斑等。通过清肝泻火、润肺养阴、平衡五行，达到治疗目的。

第三章　精、气、血、津液

精、气、血、津液学说中的精、气，与古代哲学中精、精气、气的概念联系密切。在精、气、血、津液的理论框架里，这些要素构成了生命的基础物质，是生命科学中的具体概念，在理解它们时，需遵循中国传统哲学的“体用如一”原则。具体而言，精指人体内所有有益的精微物质；气是体内充满活力、持续流动且难以察觉的极细微物质，既是身体的关键部分，也是生命活动的驱动力；血为红色液态物质；津液则涵盖了人体内的所有正常体液。这些要素既是脏腑、经络及组织器官活动的产物，也是其物质基础。

精、气、血、津液构成了人体生命活动的基石，其运动与变化规律映射出生命活动的本质。它们的生成与代谢依托于脏腑、经络及组织器官的正常运作，这些器官的活动又离不开气的推动与温煦，以及精、血、津液的滋养。因此，精、气、血、津液与脏腑、经络及组织器官在生理与病理层面均存在紧密联系。从阴阳角度看，气属阳，表现为活动性强，具有推动、温煦等积极功能，需保持流动不息，避免郁滞；而精、血、津液则为阴，特性偏静，主要发挥滋养、濡润作用，应维持宁静、秘藏状态，不宜过度流失。

第一节　精

精是构成生命和维持机能的基本物质，分先天之精（源于父母，藏于肾）和后天之精（源于饮食，化生水谷精微）。精主生长发育、生殖繁衍，并化生气血津液，濡养脏腑。肾精充足则体健寿长，亏虚则早衰多病。精、气、神并称“人身三宝”，精为根基，体现中医学“藏象”与“养生防病”的核心理论。

一、精的概述

1.哲学层面的精

在精、气、血、津液学说中，精的概念深受中国古代哲学影响。在气的概念演变过程中产生了精气说。它认为精气是宇宙间最细微且能变化的气，代表最基础的物质存在，精气被视为世界的本原与生命的起源。这种精气观念，实质上是一种接近原子论的唯物主义思想，将精气视为形成天地万物及人类的根本精微物质。

2.医学层面的精

在中医理论中，精（或精气）作为一种有形且多为液态的精微物质，具有广义与狭义之分。广义上，精泛指维持人体生命活动的一切精微物质，涵盖了精、血、津液等多个方面。狭义上，精特指肾所藏之精，即生殖之精，它对于促进人体的生长、发育及生殖功能具有至关重要的作用。

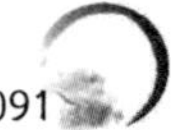

二、精的代谢

1. 精的生成途径

中医学认为，精是构成人体与生命活动的基石。其生成有两大途径：先天与后天。先天之精，源自父母的生殖精华，是生命起源与繁衍的基础。后天之精，源自个体出生后，通过脾胃对水谷精华的转化与吸收，主要承担滋养与润泽脏腑的职责。

2. 先天与后天之精的关系

先天之精与后天之精紧密相连，互为支撑。先天之精构成了生命的初始基础，后天之精是保障人体日常运作的关键养分。先天之精需要后天之精的持续滋养方能展现其生理作用，后天之精的生成与转化也离不开先天之精的活力推动。先天之精与后天之精相辅相成，共同维持人体的生命机能。

3. 精的贮存位置

中医学认为，精主要贮存于肾中。肾被视为先天的基础，负责储存精，包括先天与后天之精。肾通过其藏精的功能，为人体生命活动提供物质基础，同时也调控精的施泄，维持人体的动态平衡。肾作为贮藏精的主要脏腑，其藏精功能的正常与否直接关系到人体的生长、发育和生殖能力。肾精充沛，能促进生长发育保持生殖机能的强盛；反之，若肾精匮乏，则会导致生长发育受阻或衰退，生殖能力亦随之下降。

4. 精的施泄形式

精的施泄形式主要有两种：一是通过生殖之精的施泄以繁衍后代；二是通过脏腑气化作用，将精微物质布散到全身，以维持正常的生命活动。

5. 代谢失常表现

当精的代谢失常时，人体会出现一系列病理表现。如肾精不足，可出现生长发育迟缓、生殖能力下降、早衰等症状；精不化气，则可出现气血亏虚、脏腑功能减退等病理变化。这些病理表现是中医学对精代谢失常的深入认识和总结。

三、精的功能

在中医学中，人体之精承载着多种广泛且关键的功能。作为构成人体与维持生命活动的基本要素，精的作用主要体现在以下几个方面。

1. 生殖繁衍

精是生命延续的基石，尤其是生殖之精，对繁衍后代至关重要。

2. 滋养濡润

精如同滋养液，为脏腑、形体及官窍提供必要的养分，保持其生理功能。

3. 血液生成

精可转化为血，对维持血液循环及血液质量具有重要影响。

4. 气化作用

精能化生为气，包括先天之气（元气）与后天之气（谷气与清气结合形成的宗气），推动人体生命活动。

5. 神志化生

精是神志活动的物质基础，对精神活动与思维过程至关重要。

此外，精还影响着生长发育，从胚胎形成至婴儿成长的过程，均离不开精的滋养与推动。精足则生长发育正常，反之，则可能出现迟缓或障碍。

总的来说，人体之精在中医学中是一个极为核心的概念，其重要性不言而喻。保持精的充足和平衡，对于维护人体健康和正常生命活动具有重要意义。

四、精与脏腑功能的相互作用

精是构成人体及维持生命不可或缺的基础物质。它融合先天与后天的滋养，经由特定的代谢路径与脏腑功能相互交织，协同维持人体的生命机能。

1.精的生成与相关脏腑

精的孕育主要基于先天遗传与后天滋养的融合，其中先天之精源自父母的遗传，而后天之精通过脾胃运化水谷精微而来。脾胃的运化功能强健，后天之精充足，有助于先天之精的滋养与补充。因此，脾胃功能的强弱直接影响到精的生成。

2.精的贮藏与相关脏腑

肾为封藏之本，是贮藏精气的主要脏腑。肾精的充足与否，直接关系到人体的生长发育、生殖繁衍以及脏腑功能的正常发挥。同时，肾精还能化生肾气，以维持人体的生命活动。因此，肾的功能状态对于精的贮藏至关重要。

3.精的施泄与相关脏腑

精的施泄，指精在维持人体生命活动和生殖繁衍过程中的消耗与排泄。这一过程受到多个脏腑的共同调节。其中，肝主疏泄，能够调节精的施泄过程，确保精的合理使用；肺主宣发肃降，能够协助精的排泄与更新。此外，心主血脉，能够推动血液循环，也为精的施泄提供必要的物质基础。

4.心主血脉与精代谢之间的关系

心主血脉，具有推动血液在脉中运行的作用。心血充盈，则心气充沛，有助于精的生成与施泄。同时，心血还能够滋养肾精，促进肾的封藏功能。因此，心功能的正常与否，对于精的代谢具有重要影响。

5.肺主气与精代谢之间的关系

肺主气司呼吸，是体内外气体交换的枢纽。人体通过其呼吸功能，吸入清新空气，排出体内废气。肺对精的代谢具有枢纽作用。肺通过调控气机、输布精微、通调水道及金水相生等机制，直接影响精的生成、贮藏与转化。

6.肝在精代谢中的疏泄作用

肝具备疏泄之能，能调和气机、稳定情绪。肝的疏泄顺畅，则气流畅通、情绪稳定，对精的生成与分布有着积极影响。同时，肝还能调节肾的封藏功能，维持精的贮藏与排泄之间的平衡。

7.脾的运化与精代谢之间的关系

脾负责运化，能将食物转化为精微物质并输送至全身脏腑组织。脾的运化能力强，后天之精充沛，进而能滋养先天之精，促进精的生成与代谢。同时，脾还能协助肾的封藏功能，防止精过度流失。

8.肾主藏精与精代谢之间的关系

肾主藏精，是贮藏精气的主要脏腑。肾精的充足与否直接影响到人体的生长发育、生殖繁衍以及脏腑功能的正常发挥。肾在人体水液代谢中起主导作用，同时维持着精的代谢平衡。此外，肾还能化生肾气以推动和调控人体的生命活动，确保精的合理使用与排泄。

综上所述，中医学认为精的代谢与脏腑功能密切相关。通过调理脏腑功能，可以调理精的生成、贮藏与施泄，从而维持人体的健康与生命活动。在临床实践中，应根据患者的具体情况，采用适当的治疗方法来调理脏腑功能，达到治疗疾病、恢复健康的目的。

第二节　气

气乃人体活力之本，促进血液循环、温暖内脏、抵御外来邪气、保持精血稳定。气分为元气、宗气、营气、卫气等，协调运行则健康，失调则致病。气为生命之本，贯穿中医理论的生理、病理与治疗。

一、气的核心理念

气在中国哲学史上占据重要地位，被视为构成宇宙万物的基本元素，是一种极其细微的物质。中国传统哲学中，气被看作是世界的本原。《黄帝内经》在继承先秦气论的基础上，将其融入医学领域，逐步构建起中医学的气学理论体系。在此理论中，气的概念兼具哲学与医学的双重含义，其内涵丰富且复杂，需全面理解，不可片面解读。

1.气的哲学含义

气被视为一种极其细微的物质，是构成宇宙及万物的根本基础。运动是气的本质特征，也是物质世界存在和运动的基本模式。天地间的万物，其生成、演化，皆源于气的气化作用。

2.气的医学意义

中医学依据气为宇宙万物之源的基本观点，认为气不仅是构成人体的核心物质，也是维持人体生命活动的根本要素。除了气，构成生命的基本物质还包括血、津液、精等，这些物质均由气所化生。因此，气在构成人体及维持生命活动中起着最为基础的作用。

中医学认为，人与万物均源自天地自然。气交，即天气与地气交汇之处，是人类生活的环境。这里阴阳交替，寒暑变换，四季更迭，既受天之六气影响，又受地之五行制约。人便置身于这样的自然环境中。

气化作用是生命活动的本质体现。人体借助五脏六腑吸纳清气与食物，将其转化为生命所需的气、血、津液等，由经脉输送至全身，并将代谢废物与水液通过汗、尿、便排出体外。这一过程，即形气转化的气化过程，包含有形物质向气的转变（如食物经脾胃消化为水谷精微，进而化为营卫之气）以及气向有形物质的转变（如营气在心肺作用下生成血液）。形气之间的这种相互转化，体现了物质与能量的交换过程。

综上所述，气是一种真实而微妙的生命物质，构成了生命活动的基石，承载着生命现象。它是人体生存所依赖的核心，是构成与维持人体生命活动的最基本要素。

二、人体之气的四种主要类型

气，为维持人体生命活动的核心物质，其运动与变化对人体生理功能起着决定性作用。人体之气分为四大类：元气、宗气、营气及卫气，下面将进行详细介绍这四类气。

1.元气

元气，亦称原气或真气，是人体中最根本、最重要的气，是生命活动的根本动力。它源自肾脏，融合了肾中精气、脾胃吸收的水谷之气，以及肺吸入的自然界清气。元气借助三焦系统遍布全身，内达脏腑，外达肌肤腠理。其功能在于推动人体的生长发育与生殖，激发并调控各脏腑、经络等组织器官的生理机能。

2.宗气

宗气由脾胃转化的水谷之气与肺吸入的清气融合而成，积聚于胸中，尤其集中在被称为“气海”或“膻中”的区域。宗气主要发挥两大作用，一是，宗气通行于呼吸道，影响语言的发声、声音的洪亮及呼吸的强弱。二是，宗气贯通于心脉，推动气血的运行，并影响肢体的温度感知与活动能力。

3.营气

营气是流动于血脉之中、具备滋养功能的气，因其富含营养且持续在脉内运行，故得名营气。它源自脾胃对水谷精微的运化，由其中的精华部分转化而来。营气沿血脉遍布全身，为脏腑、经络提供必要的营养物质。营与血关系紧密，虽可分但不可离，常并称“营血”。与卫气相对而言，营气属阴，卫气属阳，二者相互依存、互相影响，共同维系人体运作。

4.卫气

卫气是运行于血脉之外、具有防御功能的气，因其能护卫人体、抵御外邪，故得名卫气。它同样源自脾胃对水谷精微的运化，由其中的慓悍滑利部分转化而成。卫气负责温煦全身脏腑、肌肤及皮毛，调控腠理的开合与汗液的排泄，以及保持体温的相对稳定。卫气与营气既相互依赖又相互制约，二者协同作用，共同维护人体的生理稳态。

综上所述，中医学将人体之气划分为元气、宗气、营气和卫气四大类。这四种气各具特色与功能，共同协作以维持人体的生命活动。深入了解人体之气的分类及其作用，有助于我们更好地认识和理解中医学的理论体系，从而在日常生活中保持健康、预防疾病。

三、气的生成机制

从生命起源的角度看，“生之来谓之精”，精是气化作用的前提，机体得以形成并持续进行升降出入的气化活动，皆因精的存在。具体而言，先天之精转化为先天之气，后天之精所化之气与肺吸入的自然清气结合，形成后天之气。人体之气，实则是先天之气与后天之气相结合的结果，它源自先天之精气、后天通过水谷摄取的精气以及自然界的清气，是三者在脾、肺、肾等脏腑的综合作用下结合而成的。

1.先天精气

先天精气，亦称元气或原气，是生命诞生的基石。它源自父母的生殖精华，潜藏于肾脏之中，是胚胎发育的起始物质，亦是生命活动的根本驱动力。

2.水谷精气

水谷精气是通过饮食摄入的水谷精微之气。水谷作为人体营养之源，经由脾胃的消化与转化，成为精细的营养物质，即由水谷精微生成水谷精气。水谷精气具有滋养脏腑、濡养经脉、化生气血的作用，是维持人体生命活动不可或缺的重要物质。

3.自然界清气

自然界清气指人体通过呼吸功能从自然界吸入的清阳之气。清气具有维持人体生命活动的功能，如促进新陈代谢、调节体温、维持呼吸运动等。同时，清气还能与体内的水谷精气相结合，共同化生为人体的宗气，进一步推动人体的生理活动。

4.三者共同作用

先天精气、水谷精气和自然界清气在人体中相互作用、相互依存，共同构成了人体之气的生成与运行。先天精气为人体之气的根本，水谷精气为人体之气的源泉，自然界清气则为人体之气的补充。三者之间保持动态平衡，共同维持人体的生命活动。

5.气的产生与脏腑功能关联

在中医理论中，气是构成和维持人体生命活动的核心要素，其产生、流转及调控均与五脏六腑的功能紧密相关。

（1）肾为气生之源

肾脏贮存先天之精，是气生成的根基。肾精能转化为气，气又进一步分化为阴阳，肾阴与肾阳协同作用，滋养并调节全身脏腑的阴阳平衡。肾中精气充盈，则人体的气化功能正常，反之则影响气的生成。因此，保养肾气、固护肾精，对于维护人体健康具有重要意义。

（2）脾胃为生气之源

脾胃为后天之本、气血生化之源。脾胃将水谷精微转化为水谷精气，从而生成人体必需的各种营养与能量。脾胃功能强健，则水谷之气充足，人体气化活动旺盛；反之，则气虚体弱，甚至会引发各种疾病。

（3）肺主导气的运行

肺负责气体的交换，是体内外进行气体交换的关键部位。肺吸入自然界清气，排出体内废气，完成气体的更新循环。此外，肺还具有宣发与肃降的功能，即将脾输送的水谷精微及水分散布至全身，又将代谢后的废物排出体外。因此，肺的功能正常与否，直接影响到人体气的生成和运行。

（4）心主宰血脉运行

心掌控血脉，为血液运行的主要驱动力。气血相互依存，气引领血行，血滋养气生。当心的气化功能正常时，血脉畅通无阻，气血运行和谐。反之，则血脉瘀阻，气血失和。此外，心藏神，主宰人的精神活动。心神宁静，则气机调和；心神不宁，则气机紊乱。

（5）肝调节气机通畅

肝主疏泄，具有调畅气机的功能。肝的疏泄作用正常，则气机通畅、气血和调、脏腑功能活动正常；反之，可能气机郁滞或逆乱，进而引发疾病。因此，保持肝气舒畅对于维护人体健康具有重要意义。

（6）五脏六腑之气机

五脏六腑各有其独特的气化功能。如脾主运化，将饮食水谷转化为水谷精微；肺主宣发肃降，调节水液代谢；肾主藏精，主水液代谢等。这些脏腑的气化功能相互协调、相互制约，共同维持人体气机的平衡与和谐。

（7）气机阻滞与异常

当人体受到内外因素的影响时，如情志失调、饮食不节、劳逸失度等，都会导致气机阻滞或异常。气机阻滞表现为胸闷、胁痛、脘腹胀满等；气机异常包括气逆、气陷、气脱等多种病理变化。这些病理变化会进一步影响脏腑功能，甚至导致疾病的发生。

综上所述，中医学认为气与脏腑之间存在着紧密的联系，通过调理脏腑功能，可以达到调理气机的目的。因此，在临床实践中，应根据患者的具体情况，采用适当的中医治疗方法，以调和气机、平衡阴阳、恢复健康。

四、气的运动

气的运动，也称为气机，是生命活动的一种基本表现，涵盖了升降、出入以及脏腑与经脉间的多种运动形式。

1.气的升降运动

气的上下运行构成了升降运动，其中升指气从低处向高处流动，降指气从高处向低处流动。这种升降机制是驱动人体生命活动的基本力量，有助于新陈代谢和营养物质的分布。肝负责升发，肺负责沉降，脾胃负责清升浊降，这些都是升降运动在体内的具体实例。

2.气的出入运动

气的出入运动，指气在人体与外界环境之间进行交换的过程。出指气从体内向外排出；入指气从外界进入体内。出入运动保证了人体与外界环境的联系，维持了人体内外环境的平衡。呼吸运动体现了气的出入活动，它使人体吸入清新空气，排出废气，实现气体的交换。

3.脏腑气机运动

脏腑气机运动，指各脏腑在气的推动下进行的特定生理活动。每个脏腑都有其独特的气机运动方式，如心主血脉，其气机运动表现为推动血液在脉中运行；肺主呼吸，其气机运动表现为吸清呼浊，宣发肃降等。脏腑气机运动的平衡是维持人体正常生理功能的关键。

4.经脉气行特点

经脉是气在体内运行的通道，经脉气行特点主要表现为循经传注、周流不息。气通过经脉网络在全身各处流动，将营养物质输送到各个脏腑组织，同时也将代谢废物排出体外。经脉气行的通畅与否直接影响到人体的健康状态。

5.气运动的多样性

气的运动表现为多种形式，如环流、旋转以及升降、出入等。环流运动表现为气在人体内形成循环流动，旋转运动表现为气在局部区域形成旋涡状流动。这些运动形式相互交织，共同维持着人体生命活动的正常运行。

气的运动在人体中发挥着重要的作用。首先，它加速了人体的新陈代谢过程，确保营养物质得到有效利用，并促进代谢废物的排出。其次，气的运动还维持着人体内外环境的平衡，使得人体能够适应外界环境的变化。最后，气的运动还有助于调节人体的情志活动，保持心神的宁静与和谐。

五、气的功能

气被视为构成和维持人体生命活动的精微物质，它有着多重关键作用。

1. 推动作用

气激发并推动人体的生长发育、脏腑功能、血液循环、津液生成与排泄等。正常的推动作用确保气血顺畅运行，脏腑、经络功能正常发挥。气的推动作用异常时，可能导致生长迟缓、脏腑功能下降、血液及津液异常。

2. 温煦作用

气是人体热量的源泉，维持体温稳定，促进生理活动正常进行。气的温煦作用不足可能导致畏寒、体温降低、血液循环减慢等。

3. 防御作用

气守护肌表，抵御外邪，保护人体健康。

4. 固摄作用

气能防止血液、津液等液态物质无故流失。气的固摄作用不足时，可能出现多汗、多尿等症状。

5. 气化作用

气能促使机体转化，如将食物转化为水谷精微，再将其转化为气、血、津液等。

六、气与脏腑的功能

中医学中的脏腑不仅对应现代解剖学的器官，还有着一系列生理功能。这些脏腑彼此关联、相互平衡，协同维持人体的生命活动。每个脏腑都有其特定的功能，这些功能与气的运动变化密切相关。

1. 肾主藏精与水

肾是生命之源，主要负责储存精气，对生殖、发育、成长及衰老等阶段起到调控作用。同时，肾还具有主水液的功能，通过对体内津液的蒸腾气化和排泄，维持水液代谢的平衡。肾气的盛衰直接影响到人体的生长发育、生殖能力和水液代谢。

2. 脾主运化与升清

脾负责运化，涵盖水谷和水液的转化。它能将食物转化为精微物质，吸收并输送至全身脏腑，为生命活动供给营养。此外，脾还具备升清功能，能将精微中的营养精华上送至心肺，转化为气血，滋养全身。脾的功能状态直接影响消化吸收和营养分布。

3. 肝主疏泄与藏血

肝主疏泄，具有调畅气机、促进全身脏腑气血津液运行的功能。若肝的疏泄功能正常，则气机调畅，气血和调，脏腑功能协调。同时，肝还具有藏血的功能，能够调节血量，维持血液循环的正常运行。肝的疏泄与藏血功能相互协调，共同维持着人体的气血平衡。

4. 心主血脉与藏神

气是生命活动的动力，与"心主血脉、心藏神"密切相关。气是推动血液运行的动力，也是神志活动的基础。心气充足能确保血脉畅通、神志清明。

5. 肺主气及宣发肃降

肺负责呼吸，通过呼吸，肺吸入清气，排出浊气，实现体内外气体的交换。此外，肺还具有宣发与肃降功能，通过宣发作用将卫气和津液输布至全身，滋养脏腑与皮毛。通过肃降作用将体内的浊液下输至膀胱，排出体外。若肺宣发肃降功能正常，则气机调畅、呼吸平稳。

6.三焦疏通水液、调节气机

三焦作为六腑之一，扮演着气机与水液流通的重要角色。它是全身气机的中心调控点，上焦负责呼吸与气的调控，中焦主导食物消化，下焦负责水液排泄与元气的流通。三焦的正常运作对于人体气机的顺畅与水液代谢的平衡至关重要。

综上所述，在中医学中，气与脏腑功能密切相关。气的运动变化推动着脏腑功能的发挥，脏腑功能的正常与否又直接影响到气的盛衰与平衡。因此，在中医临床实践中，调理气机及脏腑功能是治疗疾病的重要手段之一。通过调整气的运动和脏腑功能，可以达到治病求本、恢复健康的目的。

第三节　血

血是循行脉中的红色液态精华，由水谷精微所化，具有营养和滋润全身的生理功能。血足则面色红润、筋骨强健；血虚或瘀滞则引发各类病证，与气互根互用，共维生命活动。

一、血的基本概念

血液是富含营养的红色液态物质，在脉管中循环流动，是构成生命活动的基本物质之一。它主要由心主导，贮存于肝，由脾统管。脉管作为血液运行的通道，被称为“血府”。血的生成源于营气和津液的转化，这一过程受到多个脏腑的共同调节与控制。

1.脾胃——气血生化之源

脾胃，作为后天生命活动的基石，负责运化水谷精微，是气血滋生的根本。它们将摄入的食物转化为营气和津液，为血液的生成奠定了物质基础。因此，脾胃功能强健与否，直接关系到血的生成。

2.心肺化赤作用

心主血脉，肺主气司呼吸。在血的生成过程中，心肺发挥着化赤的作用。营气和津液在心肺的作用下，转化为赤色的血液，并输布到全身各处。心肺功能正常，则血液生成充足，运行畅通。

3.肾精与血液生成

肾主藏精，亦主骨生髓。肾精是构成和化生血液的重要物质基础。肾精充沛时，骨髓得以滋养，从而确保血液生成的持续与稳定，因此，保养肾精对于维持血液的正常生成具有重要意义。

4.肝主藏血与疏泄

肝既负责贮藏血液、调节其分布，又主导疏泄功能，确保气机的顺畅与血液的正常运行。肝的功能正常，血液得以正常贮藏和调节，能保证人体各部位得到充足的血液供应。

5.脏腑功能协同

血的生成是一个复杂的过程，需要多个脏腑的协同作用。除了脾胃、心肺、肾、肝等主要脏腑外，其他脏腑如胆、小肠等也参与其中，共同维持血液的正常生成和运行。

综上所述，中医学认为血的生成是一个复杂而精细的过程，需要多个脏腑的协同作用。了解血的生成过程及相关因素，有助于深化我们对人体生命活动本质的理解，并为临床实践中的诊断与治疗提供指导。

二、血的运行

血的运行是指血液在脉管内循行不息、流布全身。这一过程不仅涉及血液本身，还受到多种因素的影响。

1.血的运行方向

血的运行方向是循经脉而流注全身，如环无端，周而复始。具体而言，血液自心发出，经经脉运行至全身各处，滋养脏腑、组织、器官，然后返回于心，形成一个闭合的循环系统。这种循环不息的运行方式，保证了人体各部位得到充足的血液供应，维持了正常的生命活动。

2.影响血运行的因素

血的运行受到多种因素的影响，包括气的推动、温煦和调控作用，以及外邪侵袭、情志失调、饮食不节等因素的干扰。当气的功能正常时，血液能够循经脉而畅行无阻；反之，气的功能异常，如气虚、气滞、气脱等病理状态会导致血行不畅或血溢脉外。此外，外邪入侵、情志波动、饮食偏嗜等因素也可通过影响气的功能而间接干扰血的运行。

3.相关脏腑功能

血的运行与多个脏腑的功能密切相关。在血液运行中，心、肺、肝、脾等脏腑扮演着关键角色。

（1）心脏推动血液

心脏是驱动血液在脉管中流动的核心。心气旺盛时，血液流畅无阻；心气衰弱则可能导致血瘀或血液外溢等病理情况。

（2）肺部调节血液

肺部作为血液汇聚之地，通过呼吸进行气体交换，再将血液分配到全身。肺气的升降对血液运行具有关键调节作用。

（3）肝脏调畅气血

肝脏负责疏通气机、调节情绪。肝功能正常时，气血运行顺畅；若肝功能失调，则可能导致血瘀或气血不畅。

（4）脾脏统摄血液

脾脏控制血液在脉中的流动。脾气强健时，血液运行正常，不易外泄；脾气虚弱则可能导致血液外溢。

综上所述，中医学视血液运行为一个复杂、精细且受多因素调控的过程。掌握血液运行的规律及其影响因素，能深化我们对人体生命本质的理解，并为临床诊疗提供有力的指导。

三、血的功能

在中医学的理论体系中，血作为一种至关重要的生命物质，承载着多种功能，对维持人体正常生理活动起着不可或缺的作用。

1.濡养全身脏腑

血能濡养全身脏腑。它富含营养物质和氧气，通过经脉输送至全身各处，为脏腑提供必要的营养支持。这种濡养作用保证了脏腑的正常运转，进而维持了人体的整体生命活动。

2.滋润肌肤毛发

血还能滋润肌肤和毛发。皮肤的润泽、毛发的生长都与血的滋养密切相关。当血充足时，肌肤润泽有光泽，毛发乌黑浓密；反之，则肌肤干燥、毛发枯槁。

3.维持生理功能

血的正常循环对于维持人体的生理功能至关重要。它参与调节体温、呼吸、消化等生命活动，保证人体内部环境的稳定。同时，血液中还存在着免疫物质，有助于抵抗外邪入侵，维护机体健康。

4.化神滋养精神

中医学认为，血是神志活动的物质基础。血的充足与否直接影响到人的精神状态。血足则神清气爽、思维敏捷；血虚则可能神疲乏力、失眠多梦。

5.调节体温平衡

血在调节人体体温方面发挥着重要作用。当外界环境温度变化时，可以通过扩张或收缩血管、调节汗液分泌等方式，帮助人体维持恒定的体温。

6.运输氧气废物

血是运输氧气和代谢废物的主要载体。通过心脏的泵血作用，血液负责向全身细胞输送氧气与营养，同时将细胞代谢产生的二氧化碳及废物转运至肺、肾等器官进行排泄。

7.保卫机体健康

血液中含有多种免疫物质，这些物质能够识别和清除外来病原体，从而保卫机体健康。当机体受到外邪侵袭时，血液中的免疫物质会迅速作出反应，发起免疫攻击，阻止病邪的进一步侵害。

8.积聚调节血量

血的另一项重要功能是调节血量。在正常情况下，血液在体内的分布是相对均匀的。但当机体遇到特殊情况（如运动、情绪激动等）时，血液会进行重新分布，以满足不同部位的需求。

综上所述，血在中医学中具有多种功能，对维持人体正常的生理活动起着至关重要的作用，掌握血的功能能深化我们对人体生命活动本质的理解。

第四节　津液

人体的正常水液统称为津液，其中清澈稀薄者称为津，而浓稠厚重者则称为液。津液贵在输布通畅，其主要功能是润泽和滋养身体，参与血液的生成，并且有助于阴阳平衡的调节。津液的代谢过程与肺、脾、肾三个器官密切相关，失调可致痰饮、水肿等证。

一、津液的概述

津液是人体内所有正常水液的总称，它涵盖了各组织内的正常体液、分泌物（如胃液、肠液、唾液、关节液）以及代谢产物（如尿、汗、泪）。它以水液为基础，富含营养物质，是构成人体和维持生命活动的基本要素。除了血液，人体内的其他正常水液都属于津液范畴。津液广泛分布于脏腑、形体、官窍等组织内及组织之间，发挥着滋润和濡养的作用。同时，津液作为气的载体，协助全身之气运行并发挥其生理功能。此外，津液还是化生血液的重要基础，与血液的生成和运行紧密相连。津与液虽然同属水液，但在性状、功能及分布部位上有所不同。质清稀、流动性大、主要分布于体表皮肤、肌肉和孔窍，并能渗入血脉以滋养身体的，称为“津”。质地浓稠、流动性小、主要灌注于骨节、脏腑、脑髓等深处，起濡养作用的，则称为“液”。

二、津液的代谢过程

1.津液的生成机制

津液的生成、分布及排泄是一个复杂的生理过程，涉及多个脏腑的协同作用。胃作为水谷之海，负责接收并初步消化食物，同时吸收其中的部分精华。脾则进一步运化这些精华，将其中的谷气和津液上输至心肺，再由心肺布散至全身。同时，脾也将水液代谢的产物输送至肾，最终经膀胱排出，而糟粕则被下输至大肠排出。津液的生成受到两个关键因素的影响：一是充足的水饮类食物，这是津液生成的物质基础；二是脏腑功能正常，尤其是脾胃和大、小肠的功能。任何一方面的异常都可能导致津液生成不足，进而引发津液亏乏的病理变化。

2.津液的分布机制

津液的分布是一个复杂的过程，依赖于脾、肺、肾、肝、心以及三焦等多个脏腑的协同作用。心推动血脉：心作为阳中之太阳，主管全身血脉，其动力推动津液和血液在体内正常循环。脾负责散精：脾负责运化水谷精微，不仅将津液上传至肺，还直接将其散布至全身。肺调节水道：肺接收脾传输的津液后，通过宣发和肃降功能，将其分布至全身，同时也将其输送至肾和膀胱。肾主宰津液：肾在津液分布中起关键作用，通过阳气的蒸腾气化推动津液分布。肾接收的津液经其处理后，清者返回肺再次分布，浊者化为尿液排入膀胱。肝促进疏泄：肝的疏泄功能确保气机顺畅，进而促进津液的环流和分布。三焦作为通道：三焦具有通调水液的功能，是津液在体内分布的通道，确保津液能顺畅地流向全身各部位。

3.津液的排出机制

津液的排出同样依赖于肺、脾、肾等多个脏腑的协同作用，主要途径有三。

（1）汗液与呼气

肺气宣发，促使津液输布至体表，经阳气蒸腾形成汗液，通过汗孔排出。同时，呼气时也会带走部分水分。

（2）尿液生成

尿液是津液代谢的最终产物，其形成与肾密切相关。肾与膀胱的气化作用协同，形成尿液并排出体外，肾在维持津液代谢平衡中至关重要。

（3）粪便排水

大肠排出的粪便中，水谷糟粕会带走一定量的津液。腹泻时，大便含水量增多，大量津液随之排出，可能导致津液耗损。

综上所述，津液的生成、分布与排出均需要多个脏腑的综合调节，肺、脾、肾三脏的作用尤为关键。脏腑功能异常会破坏津液的代谢平衡，引发津液不足（如伤津、脱液）或津液运行障碍（如内生水湿、痰饮积聚）等病理变化。

三、津液的作用

津液在人体中发挥着多重关键作用，具体包括滋润与营养、血液化生、阴阳平衡调节，以及废物排泄。

1.滋润与营养

津液富含水分及多种营养物质，对皮肤、肌肉、脏腑、孔窍及关节等具有显著的滋润与营养作用。它使皮肤保持湿润，肌肉丰满光泽，脏腑功能正常，九窍通利，关节灵活，骨髓充养。

2.血液化生

津液通过经络渗入血脉，是构成血液的基本要素之一，能确保血液充盈并维持其正常循环。正如古籍所言“津液和调，变化而赤为血”，这体现了津液在血液生成中不可或缺的作用。

3.阴阳平衡调节

津液作为阴精的一部分，对维持人体阴阳平衡至关重要。它能根据体内外环境变化进行自我调节，如通过饮水增加津液量，以保持机体处于正常状态，适应外界变化。

4.废物排泄

在代谢过程中，津液以汗液、尿液等方式将机体产生的代谢废物排出体外，保证各脏腑气化活动正常进行。若这一功能受损，代谢废物将滞留体内，引发痰、饮、水、湿等病理变化。

四、津液与脏腑的关系

1.津液生成与脏腑

在中医学理论中，津液被定义为体内所有正常水液的总称，它不仅是构成人体和维持生命活动的基本要素，还承担着滋润濡养、充养血脉的重要职责。津液的生成是一个复杂的过程，与多个脏腑的功能紧密相连。其中，脾胃、小肠及大肠在津液生成中扮演着核心角色。

2.津液分布与脏腑协同

津液在体内的分布依赖于各脏腑的协同作用，确保全身各部位得到必要的滋润与营养。肺、脾、肾、三焦及肝等器官在这一过程中扮演着重要角色。

肺通过其通调水道的功能，利用宣发和肃降机制，将津液输送至体表，滋润皮肤和毛发，并将多余水分输送至肾和膀胱。脾负责运化水液，将津液上输至肺，再由肺布散至全身。肾在津液代谢中起主导作用，通过气化作用将津液中的清浊分离，将清的部分输送至全身各组织。三焦作为水液代谢的通道，促进元气的流通和水液的运行。肝通过疏泄功能调节气机，有助于津液的分布与排泄。

3.脏腑功能失调的影响

脏腑功能失调会直接影响津液的生成、输布和排泄，进而导致一系列病理变化。例如，脾胃功能失调会导致水液吸收障碍、津液生成不足；肺失宣降则会影响津液的输布，导致皮肤干燥、咳嗽等症状；肾的气化功能失常，会导致水液代谢紊乱，出现水肿、小便不利等病理表现。

4.津液与脏腑互养

津液与脏腑之间存在着密切的互养关系。一方面，津液能够滋润濡养脏腑，维持脏腑的正常生理功能。另一方面，脏腑的功能状况对津液的生成、分布及排泄均有影响。例如，当脾胃功能强健时，津液生成充足，能够滋养全身；肺的功能正常，能够保证津液输布均匀，使全身各部位得到充分的滋润；肾的功能强健，能够保持水液代谢的平衡，防止水液潴留或排出过多。

综上所述，中医学认为津液与脏腑之间存在着密切的联系和相互影响。保持脏腑功能的正常协调是维持津液代谢平衡的关键所在。因此，在中医临床实践中，注重调理脏腑功能，恢复其正常的生理状态，对于治疗与津液代谢失调相关的疾病具有重要意义。

五、五脏与五液的密切联系

五液（汗、涕、泪、涎、唾）是津液的一种表现形式，其源自津液，分布于与五脏相关的官窍，承担着濡养、滋润及调节津液代谢的任务。其化生、分布与排泄，是在整体津液代谢的气化过程中实现的，这一过程离不开多个脏腑，特别是肺、脾、肾的协同作用。然而，五脏在藏象学说中占据核心地位，因此将五液分别与五脏相联系。这种联系体现了津液代谢中整体与局部调节的统一性。

1.汗为心之液

具体来说，汗液作为津液通过阳气蒸腾后从汗孔排出的液体，其分泌与排泄受到卫气对腠理开阖的调控。腠理开启时，汗液得以排出；腠理闭合时，无汗产生。由于汗液源于津液，津液与血液同源，故有“汗血同源”之说。血液由心所主，汗液作为血液的一种表现形式，经过气化成为汗液，因此有“汗为心之液”的说法。

2.涕为肺之液

鼻涕是鼻腔分泌的黏液，负责润泽鼻腔。鼻腔为肺的门户，其分泌的液体反映了肺的功能状态。肺健康时，鼻涕适量润泽鼻窍而不外流；若肺受寒邪，流清鼻涕；若肺受热邪，流浊鼻涕；肺燥时，鼻腔干燥，鼻涕稀少或无涕。

3.涎为脾之液

涎是唾液中较为清稀的部分，主要作用是保护和清洁口腔。进食时，涎液分泌增多，既湿润口腔，又溶解食物，促进吞咽与消化。正常情况下，涎液适量分泌于口腔内，不外溢。脾胃功能失调时，涎液分泌可能异常增多，导致口水外流，故将涎与脾相联系。

4.泪为肝之液

肝与目相通，泪自目出，具备润泽及保护眼睛的功能。正常时，泪液适量润泽眼球而不外流，若遇异物入侵导致泪液分泌增多，应及时清洁并排除异物。病理状态下，泪液分泌可能异常，如肝阴血不足会导致泪液减少，眼睛干涩；或肝经湿热引发风火赤眼，会出现迎风流泪等症状。

5.唾为肾之液

唾与涎同属唾液，唾较稠，涎较稀，其中唾为肾之液。唾液不仅有助于湿润、溶解食物，促进吞咽，清洁保护口腔，还有滋养肾精的作用。

第五节　气、血、精、津液间的关系

气、血、精、津液是构成人体、维持生命活动的基石，依赖于脾胃转化水谷精微的持续滋养。在脏腑功能的运作与神的调控下，这些物质相互渗透、相互转化。

一、气与血的关系

中医学认为，气与血是人体构成与生命维持的基础元素，它们之间的联系既紧密又复杂。具体而言，气为血之帅，血为气之母。两者相互依存，彼此影响。

1.气为血之帅

在中医学中，气是推动血液循环的关键因素。气血在脉中并行，它们之间的关系常被比喻为“气引领血行”。气的作用具体体现在以下几个方面。

（1）推动作用

气具有推动血液在脉中循行的功能，使血液能够流注全身。若气虚推动无力，则血行迟缓，甚至会产生血瘀等病理变化。

（2）温煦作用

气具有温煦作用，能够保持血液在一定的温度范围内运行。若气虚温煦不足，则血行涩滞，影响血液循环。

（3）固摄作用

气的固摄作用能防止血液外逸。脾气固摄将血液约束于脉内，使血液正常分布，满足全身各脏腑组织的需要。

2.血为气之母

血为气之母，血的作用主要体现在以下几个方面。

（1）承载作用

血液承载着气，为气的运行提供物质基础。若血虚则气无所依，会导致气虚等病理变化。

（2）滋养作用

血液具有滋养作用，能够濡养全身脏腑组织。若血虚失养，则会使脏腑功能衰退，影响气的生成和运行。

3.相互依存

气与血在人体内相互依存，共同维持着生命活动。一方面，气推动血的运行，血是气的载体。另一方面，气依赖血的滋养，血依靠气的推动。这种相互依赖的关系，使得气与血构成了一个不可分割的统一体。

4.相互影响

气与血之间的关系不仅表现为相互依存，还表现为相互影响。当气或血出现病理变

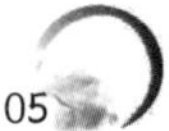

化时，往往会相互波及，导致另一方的病变。例如，气虚可能导致血虚，因为气无法推动血的生成和运行；同样，血虚也可能引发气虚，因为血无法为气提供足够的营养。此外，气滞、血瘀等病理变化也会相互影响。

综上所述，中医学中的气与血之间存在着密切而复杂的关系。它们相互依存、相互影响，共同维持着人体正常的生命活动。因此，在中医临床实践中，应充分重视气与血的关系，从整体观念出发，综合考虑患者的气血状况，制订有效的治疗方案。同时，通过调整饮食、作息等方式保持气血的和谐平衡，是预防疾病、保持健康的重要措施。

二、气与精的关系

在中医学中，“气”和“精”是两个核心概念，它们具有独特的定义和功能，并且存在着密切的互动关系。

“气”在中医学中是一种极为精细的物质，它在人体中流动不息，是组成身体和保持身体活力的重要成分。气在体内循环，对机体的代谢起到了促进和调节作用，维持着机体的正常运转。气可以刺激和推动身体中各脏腑和经络的正常生理机能，以保持人体的温度稳定，抵御外界病邪的入侵，驱散体内的各种病证。

“精”指精髓、精华，由先天之精与后天饮食所化生的水谷之精组成，能够滋养脏腑、经络、骨骼、肌肉等组织器官，维持其正常功能。当精亏虚时，会导致脏腑功能失调，出现一系列病理变化。

精与气之间存在着相互依存和相互促进的关系。气能促进精的生成并固摄精液，防止其无故耗损；精能转化为各种气，为人体提供充足的能量。精是气化生的基础，充足的精能确保人体之气充沛，进而保证各脏腑组织的功能正常。

中医学认为，精与气相辅相成、相互转化，共同维持人体的生命活动和健康状态。这种平衡一旦被打破，就会引发疾病。因此，在中医治疗中，调整精与气的平衡是至关重要的。

三、气与津液的关系

在中医学中，气和津液均为维持生命活动的关键物质，且二者关联紧密。

气对津液的生成、分布及排泄具有推动作用。气不仅能激发津液的生成，还能驱动其在体内正常流转。脾胃等脏腑之气强盛时，津液生成增多，人体津液充沛。同时，气还能确保津液在体内有序分布与排泄，防止其无故流失，维持津液的稳定。

津液在气的生成与运行中同样扮演重要角色。在津液的输布过程中，津液经脏腑阳气作用化生为气，为脏腑组织提供能量。此外，津液还是气运行的媒介之一，特别是在血脉之外，气的流动依赖于津液的承载。因此，津液的正常代谢有助于气的顺畅运行。

中医学认为，气和津液在人体内相互依赖、相互促进，共同维持正常生理活动。当这两者功能失衡时，人体机能将受影响，导致疾病发生。因此，中医常通过调节气和津液的关系来治疗疾病。

四、血与精的关系

中医学认为，血与精是人体构成及生命维持不可或缺的两大要素，二者之间存在着紧密的联系。

1.精血同源

在中医看来，血与精均源于先天之精与后天水谷之精的相互化生。先天之精禀受于父母，是形成生命的原始物质；后天水谷之精则通过脾胃的运化功能，从饮食中摄取并转化为人体所需的营养物质。这两种精相互结合，共同构成人体的精血。

2.精能化血

精是血液生成的物质基础。在中医理论中，肾藏精、主骨生髓。肾精充足，则骨髓充盈，有助于化生血液。同时，肝藏血，主疏泄，肝的疏泄功能正常，也有利于气血的生成和运行。因此，精能化血实际上是肾、肝等脏腑功能协同作用的结果。

3.血能生精

血液不仅是人体营养物质的载体，同时也参与精的生成。在中医看来，血液通过滋养脏腑、濡养筋骨等方式，为精的生成提供必要的营养条件。血液充足、运行顺畅，有助于精的化生和储存。

4.精血互生

精与血之间存在着互生互化的关系。精能化血，血能生精，两者在生成和运行过程中相互依存、相互促进。这种互生互化的关系使得精血能够保持动态的平衡状态，共同维持人体的正常生理功能。

5.精亏血虚

当肾精不足时，会导致骨髓空虚，化生血液的能力下降，从而出现血虚的症状。同时，血虚也会影响脏腑的功能，进一步加重精亏的情况。精亏血虚的患者往往有面色无华、头晕目眩、心悸失眠等症状。

6.血旺精充

在气血旺盛的情况下，人体的生理功能得到充分的发挥，脏腑功能强健，有助于精的化生和储存。血旺精充的人往往精力充沛、面色红润、身体健壮。

7.均衡饮食养精血

为了保持精血的充足与平衡，中医强调均衡饮食的重要性。饮食中应包含丰富的营养物质，如蛋白质、维生素、矿物质等，以满足人体对精血生成的需求。同时，还应避免过度食用辛辣、油腻等刺激性食物，以免损伤脾胃，影响精血的化生和运行。

综上所述，中医学认为血与精之间存在着密切的关系。了解并正确运用这一理论，对于维护人体健康、预防和治疗相关疾病具有重要意义。

五、血与津液的关系

中医学视血与津液为体内重要的液态成分，共同执行滋润与养育的职责。生理状态下，血与津液相辅相成；病理条件下，则彼此影响。

血是富含营养的红色液体，在脉中循环，是构成人体及生命活动的基本物质。它为全身脏腑、经络、形体、官窍提供必要的营养，通过脉道周流全身，内至脏腑，外达肢节。

津液泛指人体内所有正常的水液，对滋润濡养、充养血脉及调节体温至关重要。津与液虽同源但质不同，津较清稀，分布于皮肤、肌肉及孔窍，主要起滋润作用；液则浓稠，灌注于脏腑、脑、骨节、髓等，起濡养作用。此外，津液还能渗入血脉，成为血液的组成部分，调节其浓度。

血与津液在生理上相互补充。血在脉中运行时，部分会渗出脉外，转化为具有濡润作用的津液，滋养全身。同时，津液也可以渗入血脉，成为血液的一部分，调节血液的浓度和流动性。这种相互转化的过程，使得血与津液在人体内保持一种动态的平衡。

在病理上，血与津液也相互影响。当血液不足时，脉外的津液无法得到充分的补充，可能导致肌肤干燥、粗糙，甚至甲错。当津液亏损时，也会影响血液的生成和运行，导致血液的浓度和流动性受到影响。

综上所述，中医学认为血与津液在人体内相互依存、相互补充，共同维持着人体的正常生理功能和健康状态。在疾病的治疗过程中，中医也会根据血与津液的相互关系，采用相应的治疗方法来调节并恢复二者间的平衡。

第六节　与精、气、血、津液理论相关的中医护理

精、气、血、津液是生命活动的物质基础。护理需注重调补精气、疏通气机、调和气血、平衡津液，通过饮食、情志、针灸等疗法维护其协调，实现“阴平阳秘”的康护目标。

一、与精理论相关的中医护理

在中医理论中，精是人体生命活动的物质基础，具有繁衍生命、濡养脏腑、化血、化气、化神等多种功能。精的生成与脏腑功能尤其是肾的功能密切相关，因为肾主藏精，为人体先天之本。

1.中医护理原则

（1）保精养精

节制房事：中医认为，房劳过度会耗伤肾精，因此应节制房事，避免纵欲过度。

劳逸结合：过度劳累会耗伤气血，影响精的生成和贮藏。因此，应合理安排工作和休息时间，避免过度劳累。

饮食调养：增加摄入补肾益精的食物，如黑豆、黑芝麻、核桃、枸杞等。同时，要保持饮食均衡、营养，避免暴饮暴食或过度节食。

（2）调整阴阳

阴阳平衡：中医认为，人体健康的基础在于阴阳的平衡。在保精、养精的过程中，应注重调整阴阳，使阴阳保持动态平衡。

辨证施护：根据患者的具体病情和体质特点，制订个性化的护理方案。如治疗肾阳虚的患者，可采用温补肾阳的方法；治疗肾阴虚的患者，则采用滋补肾阴的方法。

（3）形神共养

形体锻炼：适当的体育锻炼有助于增强体质，促进气血运行，从而有助于精的生成和贮藏。太极拳、八段锦、五禽戏等中医传统运动方式，都有助于养精。

情志调护：中医认为，情志与健康密切相关。过度的情绪波动会导致气血紊乱、脏腑功能失调，从而影响精的生成和贮藏。因此，应注重情志调护，保持心情平和、愉悦。可以通过冥想、听音乐、阅读等方式来放松心情、舒缓压力。

（4）顺应自然

四季养生：中医倡导顺应自然规律，根据四季变化调整养生方法。春季养肝、夏季养心、秋季养肺、冬季养肾，每个季节都有相应的护理重点。在冬季，应注重养肾保精，避免寒邪侵袭。

环境调适：保持生活环境的舒适和整洁，避免噪声和污染对身体的伤害。同时，根据季节和天气的变化，适时调整衣物和居住环境，以顺应自然。

2.中医护理方法

（1）针灸疗法

针刺：针刺能刺激皮肤和深层组织、促进血液循环，有助于消除炎症和水肿，调和气血，滋养精气。常用的针刺穴位有：肾俞穴、命门穴、关元穴等，这些穴位与肾的功能紧密相关，针刺这些穴位有助于补肾益精。

艾灸：艾灸通过刺激特定穴位，温通经络、固本培元，从而调理先天与后天之精。常用的艾灸穴位有肾俞穴、命门穴、太溪穴、脾俞穴、中脘穴等。艾灸这些穴位可以温补肾阳，健脾和胃。

（2）推拿按摩

推拿按摩能舒缓肌肉紧张，促进血液循环，有助于消除疲劳和恢复精力。常用的推拿按摩手法包括揉、捏、按、推等，可以针对腰部、背部、腿部等部位进行按摩，以调和气血、滋养精气。

（3）经络养护

按揉下丹田：下丹田位于肚脐下面3寸（4横指）的关元穴处。可以双手交叠，用掌心的劳宫穴按揉下丹田的位置，顺时针按50次，逆时针按50次，一般按100次，会感到下丹田温暖、发热。

按揉命门穴：命门穴和肚脐相对应，在人体的后背上与肚脐相对的正后方。按揉方法与按揉丹田相同，有助于守住生命的大门，养精蓄锐。

（4）情志调节

保持心情舒畅：中医认为情志与脏腑功能密切相关，情志异常会损伤精气。因此，要保持心情舒畅，避免七情内伤。

避免思虑过度：情绪大起大落、思虑过度是最伤精气神的一种行为。因此，要学会放松自己，避免过度思考和忧虑。

（5）中药调理

补肾益精方剂：在专业中医师的指导下，可以选用一些补肾益精的方剂，如六味地黄丸、五子衍宗丸等，以滋养精气。

草药调理：根据个人体质和病情，中医师可能会推荐一些草药进行调理，如枸杞子、淫羊藿、肉苁蓉等，这些药物具有补肾益精、温阳散寒等功效。

3.注意事项

（1）生活起居

过度的性生活会耗伤肾精，导致精气不足。因此，应节制性生活，避免纵欲过度。保持充足的睡眠和规律的作息，有助于肾气的恢复和精的生成。避免熬夜、过度劳累等不良生活习惯。穿着应宽松舒适，避免紧身裤等束缚性衣物对生殖器官的压迫，影响精

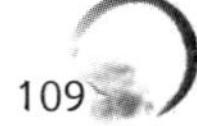

子的生成和活力。

（2）饮食调养

多吃富含锌、硒、蛋白质等营养物质的食物，如瘦肉、鱼类、蛋类、豆制品等，有助于精子的生成和质量的提高。避免食用过于辛辣、油腻、刺激性食物，如辣椒、生姜、大蒜等，以免影响肾气的恢复和精的生成。饮食应均衡多样，包括蔬菜、水果、全谷类等食物，以确保身体获得全面的营养。

（3）情志护理

中医认为，情志与健康密切相关，过度的情绪波动会导致气血紊乱、脏腑功能失调，从而影响精的生成和贮藏。因此，应保持心情愉悦，避免过度焦虑、抑郁等负面情绪。对于存在心理压力的患者，可以进行心理调适，如冥想、听音乐、阅读等方式来放松心情、舒缓压力。

（4）运动锻炼

适当的体育锻炼有助于增强体质，促进气血运行，从而有助于精的生成和贮藏。但运动应适量，避免过度劳累。可以选择太极拳、八段锦、五禽戏等中医传统运动方式，这些运动方式有助于养精固肾。

二、与气理论相关的中医护理

在中医学中，气是构成人体及维持生命活动的最基本能量。与气相关的中医护理原则，主要围绕中医理论中关于气的生成、功能及其与人体健康关系来展开。

1. 中医护理原则

（1）养护正气

正气是人体生命的根本，是维持体内各个器官功能正常、抵御外邪入侵的一种功能。养护正气是中医养生学的基本指导思想之一。若正气旺盛，则人体健康，可以延年益寿；若正气虚衰，则人体易出现病变，损害健康。因此，中医护理中强调通过各种方法来养护正气，如调养脾、胃、肾等脏腑，以及采用饮食调节、气功调养、针灸按摩等方式。

（2）因时制宜

因时制宜护理是指根据四时气候变化，随时调护。人体为了适应气候变化，在生理上会出现相应的改变。但如果气候变化超过了人体的适应能力，或是由于人体的调节机能不能及时对自然界的气候变化做出适应性调节时，就会发生疾病。因此，在护理时应根据季节的特点，采取不同的措施。例如，在冬季，应注意保暖，避免受寒；在夏季，则应注意防暑降温，避免中暑。

（3）因地制宜

因地制宜护理是根据地理环境的特点，制订相适宜的护理措施。我国地域宽广，地理环境有显著差异，气候条件、风土人情、生活习惯各不相同，所以在疾病的表现上也不同。因此，在确定护理原则、保健及用药时要因地制宜。例如，在南方及夏季时间较长、天气炎热的地方，应注意防暑降温，保持室内通风，同时给予清凉饮料等；而在北方及冬季较长、天气寒冷干燥的地方，应注意保暖，保持室内空气新鲜、温暖、湿润。

（4）因人制宜

因人制宜护理是指根据患者的年龄、性别、体质、生活习惯、精神状态、家庭经济状况、文化程度等个体差异，采取不同的方法进行护理。因为不同的人对疾病的反应、变化和预后都不同，所以在护理时要重视个体差异，做到知常达变、灵活运用。

（5）调畅气机

气机是指气的升降出入运动，是人体生命活动的基本形式之一。调畅气机是中医护理中的重要原则之一。在护理过程中，要注意保证患者心情舒畅，避免情志内伤导致气机不畅。同时，还可以通过针灸、推拿、按摩等方法来调理气机，使气的升降出入运动保持协调和平衡。

2.中医护理方法

与气相关的中医护理方法众多，旨在通过调整人体的气机平衡来预防疾病和促进康复。

（1）药物调理

补气法：气虚则补，气虚指元气不足，气的推动、固摄、防御、气化等功能减退或脏器组织的机能减退，以气短、乏力、神疲、脉虚等为主要表现的虚弱证候。常用的补气药物，如黄芪、党参、白术、山药等。这些药物能够增强脾胃功能，促进气血生化，提高人体免疫力。补气法适用于精神疲倦、面色萎黄、懒言音低、四肢无力、消化不良等症状。

理气法：气滞则疏，气郁多因情志不舒、气机郁滞所致，以心情抑郁、情绪不宁、胸部满闷、胸胁胀痛，或易怒易哭，或咽中如有异物梗塞等为主要临床表现的一类病证。常用理气药物，如郁金、香附、柴胡、青皮等。这些药物能够舒畅气机，缓解胸闷、腹胀等症状。理气法适用于胸膈痞闷、两胁胀痛、嗳气等症状。

（2）针灸疗法

针刺：针刺适用于多种与气相关的疾病，如气虚、气滞等。通过针刺特定的穴位，如足三里穴、气海穴等，可以调节人体的气机平衡，促进气血运行。

艾灸：艾灸疗法可以通过艾叶的温热作用，温通经络，散寒除湿，促进气血运行，增强人体正气。盘龙灸、火龙灸、任脉灸、八髎灸等灸法均能达到温肾壮阳、行气破瘀、调和阴阳等目的。

（3）推拿按摩

推拿：推拿适用于多种与气运行不畅相关的疾病，如胸闷、腹胀等。通过推拿手法，如推、拿、按、摩等，可以促进气血运行，缓解肌肉紧张，改善局部血液循环。

按摩：按摩特定的穴位，如太冲穴、行间穴等，可以疏肝理气，调节气机平衡。

（4）拔罐疗法

拔罐疗法适用于多种与气运行不畅、湿气重相关的疾病。通过负压作用，使局部血管扩张，促进血液循环，同时能够排出体内的湿气、寒气等邪气，达到疏通经络、调和气血的目的。

（5）刮痧疗法

刮痧疗法适用于多种与气运行不畅、湿气重相关的疾病。通过刮拭皮肤，可以促进气血运行，缓解肌肉紧张，同时能够排出体内的毒素和湿气，达到舒筋活络、调和气血的效果。

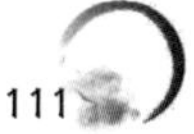

（6）情志护理

情志因素在中医中被认为是影响气机的重要因素之一。因此，情志护理也是与气相关的中医护理方法的重要组成部分。通过心理疏导、情志调节等方式，可以帮助患者缓解焦虑、抑郁等负面情绪，保持心情愉悦，从而有利于气机的顺畅运行。

3.注意事项

（1）用药护理的注意事项

准确辨证，在药物调理前，务必准确辨证，明确患者是否存在气虚、气滞等气机失调的情况。只有辨证准确，才能选择合适的药物进行调理。注意药物之间的配伍禁忌，避免药物相互作用产生不良反应。同时，根据患者的体质和病情，合理调整药物剂量和用法。观察用药后的反应，在药物调理过程中，须密切观察患者的反应，如出现不适症状，应及时停药并就医。

（2）艾灸疗法的注意事项

艾灸疗法需选择正确的穴位，以确保疗效。同时，根据患者的体质和病情，选择合适的手法和刺激强度。艾灸前应对针具进行严格消毒处理，避免交叉感染。另外，艾灸时应避免空腹，以免出现不良反应。

（3）推拿按摩的注意事项

推拿按摩时，手法应规范、轻柔，避免用力过猛导致患者受伤。推拿按摩过程中，应注意保暖，避免患者受凉感冒。对于皮肤破损、出血、骨折等患者，以及孕妇等特殊人群，应避免进行推拿按摩。

（4）拔罐疗法的注意事项

拔罐时应选择合适的部位，避免在皮肤破损、毛发密集、血管丰富等部位进行拔罐。拔罐时间不宜过长，以免对皮肤造成损伤。同时，拔罐后应注意保暖，避免受凉。拔罐过程中，密切观察患者的反应，如出现不适症状应及时停止拔罐并就医。

（5）刮痧疗法的注意事项

刮痧时应选择合适的工具，如刮痧板等，并确保其边缘光滑、无破损。刮痧时力度应适中，避免用力过猛导致皮肤破损。刮痧时应按照经络走行的方向进行，以促进气血运行。

（6）情志护理的注意事项

情志护理应注重心理疏导，帮助患者缓解焦虑、抑郁等负面情绪。耐心倾听患者的诉说，了解其心理需求，并提供积极的沟通和支持。为患者营造一个安静、舒适的治疗环境，有助于其放松心情、缓解压力。

三、与血理论相关中医护理

与血相关的中医护理科普涉及多个方面，包括血虚、血瘀、血热等血证的辨证施护，以及出血证的处理等。

1.中医护理原则

（1）补血与养血

辨证补血：针对血虚证患者，应根据其体质和病情，选用适当的补血药物和食物，如当归、白芍、阿胶、红枣等，以滋养阴液、补充血液。

养血调气：在补血的同时，注重调畅气机，因为气血相依，气行则血行。可通过针灸、推拿等方法，促进气血运行，改善血虚症状。

（2）止血与凝血

清热止血：对于血热妄行引起的出血证，如吐血、衄血等，应采用清热止血的方法，如使用犀角地黄汤、黄连解毒汤等方剂，以凉血清热、止血宁络。

祛瘀止血：对于瘀血阻络引起的出血证，如崩漏、便血等，应先祛瘀后止血，使用活血化瘀的药物，如丹参、当归、川芎等，以消散瘀血、止血固脱。

补脾益气止血：对于脾虚中气不足引起的出血证，如便血、崩漏等，应采用补脾益气的方法，如使用补中益气汤、归脾汤等方剂，以健脾益气、统血止血。

（3）活血化瘀

辨证施治：针对血瘀证患者，应根据其病情和体质，选用适当的活血化瘀药物或针刺、推拿等方法，如使用桃仁、红花、川芎等药物，或针刺血海穴、膈俞穴等穴位，以疏通经络、消散瘀血。

调理气血：在活血化瘀的同时，注重调理气血平衡，避免过度活血导致气虚或血虚。

（4）调护情志

心理疏导：情志因素在中医中被认为是影响气血运行的重要因素之一。因此，在护理过程中，应注重患者的心理疏导，帮助其缓解焦虑、抑郁等负面情绪，保持心情愉悦。

情志调节：通过音乐疗法、放松训练等方法，帮助患者调节情志，促进气血的顺畅运行。

（5）饮食调养

均衡营养：为患者提供均衡的饮食，包括富含蛋白质、维生素、矿物质等营养物质的食物，如瘦肉、动物肝脏、蔬菜、水果等。

避免刺激：避免食用辛辣、油腻、刺激性食物，以免加重血症症状。

（6）生活起居护理

注意休息：保证患者充足的睡眠和休息时间，避免过度劳累。

保持卫生：保持患者生活环境的清洁卫生，避免感染。

2.中医护理方法

（1）补血与养血

药物调理：使用补血药物，如当归、白芍、阿胶、熟地黄等。这些药物能够滋养阴液、补充血液，改善血虚症状。也可根据患者体质和病情，选择适当的补血方剂，如归脾汤、四物汤等，以健脾益气、养血安神。

饮食调养:多吃富含铁质的食物，如肝脏、肾脏、心脏、胃肠、猪血、鸭血以及海带、紫菜、黄豆、菠菜、芹菜、油菜等，这些食物有助于补充血液所需的铁元素。增加蛋白质的摄入，如瘦肉、鱼类、蛋类、豆制品等，以提供造血所需的原料。避免食用过于寒凉、生冷的食物，以免影响脾胃功能，阻碍气血生化。

针刺疗法：针刺特定的穴位，如足三里穴、气海穴、关元穴等，这些穴位能够激发经气、调节脏腑功能，促进气血运行。

艾灸疗法：通过艾叶的温热作用，温通经络、散寒除湿，促进气血生化。常见的艾

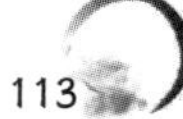

灸穴位有血海穴、膈俞穴、足三里穴、三阴交穴、关元穴、脾俞穴、肝俞穴等。

（2）止血与凝血

药物止血：对于出血症状明显的患者，可使用止血药物，如三七、蒲黄、仙鹤草等，这些药物具有收敛止血、凉血止血的功效。治疗时应根据出血原因和部位，选择适当的止血方剂，如十灰散、槐花散等。

针灸止血：针刺特定的止血穴位，如隐白穴、大敦穴等，这些穴位能够收敛止血、调和气血。也可使用艾灸疗法，通过艾灸止血穴位，达到温经止血的目的。

外治法：对于外伤出血，可使用具有止血功效的中草药进行外敷，如三七粉、云南白药等。应使用绷带、纱布等物品进行加压包扎，以控制出血。

（3）活血化瘀

药物调理：使用活血化瘀药物，如丹参、红花、桃仁、川芎等，这些药物能够疏通经络、消散瘀血。治疗时应根据患者体质和病情，选择适当的活血化瘀方剂，如血府逐瘀汤、桃红四物汤等。

针灸疗法：针刺特定的活血化瘀穴位，如血海穴、膈俞穴、三阴交穴等，这些穴位能够激发经气，促进气血运行。也可使用拔罐疗法，通过拔罐产生的负压作用，促进局部血液循环，消散瘀血。

推拿按摩：对瘀血部位进行推拿按摩，以促进气血运行、消散瘀血。也可使用刮痧疗法，通过刮拭皮肤，促进气血运行、消散瘀血。

（4）调护情志

心理疏导：关注患者的心理状态，及时给予心理疏导和支持。帮助患者缓解焦虑、抑郁等负面情绪，保持心情愉悦。

情志调节：通过音乐疗法、放松训练等方法，帮助患者调节情志。鼓励患者参加适当的户外活动和社会交往，以转移注意力、缓解压力。

5.生活起居护理

注意休息：保证患者充足的睡眠和休息时间，避免过度劳累。对于出血症状明显的患者，应卧床休息，减少活动。

保持卫生：保持患者生活环境的清洁卫生，避免感染。对于外伤出血的患者，应定期更换敷料。

饮食调养：避免食用过于辛辣、油腻的食物，以免影响气血运行。同时增加膳食纤维的摄入，如蔬菜、水果等，以保持大便通畅。

3.注意事项

（1）饮食调养注意事项

血虚证患者、术后或创伤患者、老年人及脾胃虚弱者应增加补血食材的摄入，如红枣、桂圆、猪肝、豆类、蛋类、新鲜青菜、水果等。同时，要注意食材的新鲜度和烹饪方式，以确保营养物质的充分吸收。对于血热或出血症状的患者，应避免食用辛辣、烟酒等刺激性食物，以免加重病情。对于消化道出血或脾胃虚弱的患者，饮食应软烂易消化，避免过硬、过烫的食物刺激消化道。

（2）药物调理注意事项

在使用补血、止血、活血化瘀等药物时，应严格遵医嘱用药，避免自行增减剂量或更改用药方式。注意药物之间的相互作用，避免同时使用可能产生不良反应的药物。用药过程中应密切观察患者的反应，如出现不适或过敏反应，应立即停药并就医。

（3）情志护理注意事项

情志波动是导致血热、血瘀等血证的重要因素之一。因此，应保持心情愉悦，避免过度紧张和焦虑。对于情志不畅的患者，应进行心理疏导，帮助其缓解负面情绪，增强战胜疾病的信心。

（4）生活起居护理注意事项

保证充足的睡眠和休息时间，避免过度劳累。对于出血症状明显的患者，应卧床休息，减少活动。保持生活环境的清洁卫生，避免感染。对于外伤出血的患者，应定期更换敷料、消毒伤口。对于出血倾向明显的患者，应避免外伤，如咬硬物、挖耳鼻等，以免诱发出血。

（5）针灸与推拿注意事项

应根据患者的具体病情和体质特点，选择合适的穴位进行针灸或推拿。在治疗过程中应密切观察患者的反应，如出现不适或过敏反应，应立即停止治疗并及时就医。

四、与津液理论相关中医护理

津液是指人体正常水液的总称，是构成人体和维持人体生命活动的物质基础。

1. 中医护理原则

与津液相关的中医护理原则主要包括以下几点。

（1）保持津液平衡

中医强调维持人体内津液的平衡状态，这是保持身体健康的基础。津液不足会导致体内干燥，影响脏腑的正常功能；津液过多则可能导致水肿、痰液增多等症状。因此，护理时应关注患者的津液状况，通过合理的饮食、药物和生活方式调整，维持津液的平衡。

（2）辨证施护

中医护理注重辨证施护，即根据患者的具体病情、体质和津液状况，制订个性化的护理方案。例如，对于津液不足的患者，应给予滋润生津的食物和药物；对于津液过多的患者，则应采取利尿排湿的措施。

（3）注重脾胃功能

脾胃是津液生成和输布的重要器官，因此，中医护理中特别注重脾胃功能的调理。对于脾胃功能受损的患者，应给予健脾和胃的食物和药物，以促进津液的生成和输布。同时，避免过度食用寒凉、油腻、辛辣等刺激性食物，以免损伤脾胃功能。

（4）顺应四时气候

中医认为人与自然是一个整体，四时气候的变化对人体的津液代谢有重要影响。因此，在中医护理中，应顺应四时气候的变化，调整护理策略。例如，在秋冬季节，气候干燥，易伤津液，此时应多食用滋润生津的食物和药物；而在春夏季节，气候湿热，易导致津液过多，此时应注意利尿排湿。

（5）综合调理

中医护理强调综合调理，即不仅关注津液本身的问题，还要关注与津液相关的脏

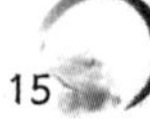

腑、气血等方面的问题。通过综合调理，可以更有效地维持津液的平衡和稳定。例如，对于津液不足且伴有气血两虚的患者，应同时给予滋润生津和益气养血的药物和食物。

2.中医护理方法

（1）饮食调理

增加生津食物：食用清淡、易消化且富含水分的食物，如冬瓜、莲藕、鲫鱼、豆腐等，这些食物可以煮成汤品，既营养又生津。可选择苹果、石榴、甘蔗、雪梨等水果，它们具有生津止渴的作用。还可以选择如菱角、藕、百合、银耳等生津食物，以及黑豆、大米、小米、山药等滋阴补津液的食物煮粥食用。

避免耗津食物：减少或避免辛辣、油腻、刺激性食物的摄入，如辣椒、大蒜、芥末、冷饮等，这些食物可能加重体内的燥热，导致津液消耗过快。

（2）中药调理

生津方剂：在医生指导下，可使用具有生津作用的中药方剂，如六味地黄丸、百合沙参麦冬汤、增液汤、益胃汤、沙参麦冬汤、一贯煎等，以滋养津液。

茶饮调理：使用麦冬、枸杞、石斛等具有生津作用的中药饮片泡茶喝，日常饮用有助于生津润燥。

（3）生活调理

适量饮水：保持每天足够的饮水量，避免过量饮水，以免加重肾脏负担。

规律作息：保持规律的作息，早睡早起，避免熬夜，有助于维持津液代谢的正常节律。

适度运动：进行适度的有氧运动，如散步、瑜伽、太极拳等，可以促进新陈代谢，有助于津液的生成和循环。

调节情志：保持心情愉悦，避免过度焦虑、紧张等情绪，有助于维持体内津液的平衡。

（4）环境调节

保持室内湿度：在室内使用加湿器或放置绿植等，保持适宜的湿度，有助于减少体内水分的流失。

避免过度干燥：尽量减少长时间暴露在干燥、高温的环境中，以免加速体内津液的消耗。

（5）生津舌操

①准备动作

坐在一个舒适的位置，保持身体放松，闭上眼睛，深呼吸几次，将注意力集中在舌头上。

②舌操步骤

舌头前伸与回缩：张口，缓缓将舌尖尽量伸出，再慢慢缩回，闭口，反复进行9次。这个动作可以刺激舌头前部的神经和肌肉，促进唾液的分泌。

舌头触压上颚：舌抵上颚，用舌尖反复触压上颚凹处，反复进行9次。这个动作可以刺激口腔顶部的神经，进一步促进唾液的分泌。

舌头左右摇摆：舌体左右摇摆，轻轻顶压内腮，反复进行9次。这个动作可以锻炼舌头的灵活性和力量，同时也有助于促进口腔内的血液循环。

舌头搅动：舌头做顺时针、逆时针搅动，各进行3次。这个动作可以进一步刺激口腔内的神经和肌肉，增加唾液的分泌量。

牙齿轻咬舌体：从舌根附近开始，用上下牙齿轻咬舌体，直至舌尖，反复进行9次。注意不要用力过猛，以免咬伤舌头。这个动作可以刺激舌头表面的神经和血管，促进唾液分泌，保持口腔湿润。

牙齿轻刮舌体：同样从舌根附近开始，以牙齿轻刮舌体，直至舌尖，反复进行9次。这个动作可以去除舌头表面的舌苔和细菌，保持口腔的清洁和健康。

③生津舌操注意事项

在进行生津舌操时，要保持呼吸自然、均匀，不要憋气。每个动作都要做到位，但不要用力过猛，以免造成不必要的损伤。每天进行2～3次生津舌操，每次时间不宜过长，5～10分钟即可。对于有口腔疾病或舌头不适的人群，应在医生的指导下进行生津舌操。

生津舌操是一种简单有效的保健方法，可以促进唾液的分泌、保持口腔湿润、预防口腔疾病。通过坚持练习生津舌操，可以改善口腔健康，提高生活质量。

3.注意事项

（1）饮食调理注意事项

津液不足者应多食用生津润燥的食物，如西瓜、梨、黄瓜、百合、银耳等。这些食物富含水分和维生素，有助于补充和滋润津液。辛辣、油腻、刺激性食物可能加重体内的燥热，导致津液进一步消耗。因此，津液异常者应尽量避免食用这些食物。虽然饮水可以补充体内水分，但过量饮水也可能加重肾脏负担。因此，应适量饮水，保持体内水分平衡。

（2）生活起居调理注意事项

使用加湿器或在室内放置绿植，保持室内适宜的湿度，有助于减少体内水分的流失。长时间暴露在干燥、高温的环境中，可能加速体内津液的消耗。因此，应尽量避免长时间吹空调、风扇等，以免加重津液异常。保持规律的作息有助于维持津液代谢的正常节律。津液异常者应尽量避免熬夜，保证充足的睡眠时间。

（3）情志调理注意事项

情志调和有助于津液的正常生成和运行。因此，津液异常者应尽量避免过度焦虑、紧张等情绪，保持心情愉悦。适当的放松可以缓解压力，促进津液的生成。津液异常者可以尝试进行冥想、瑜伽等放松活动，有助于调节情志。

（4）药物调理注意事项

津液异常者如需使用药物调理，应遵医嘱用药，避免自行盲目使用。药物调理时，应注意药物的副作用和相互作用，避免对身体造成不必要的损害。在药物调理过程中，应定期复诊，观察病情变化，及时调整治疗方案。在调理过程中，应密切观察病情变化，如津液不足的症状是否改善、是否有新的症状出现等。如有异常，应及时就医。

本章核心知识点提要

1.“精血同源”的含义及其在中医学中的意义。

“精血同源”指精与血都由水谷精微化生和充养，化源相同，二者之间可以相互滋生、相互转化。在中医学中，这一理论具有重要意义。

生理意义：精血同源体现了精血在生理上的紧密联系和相互转化关系，为治疗精血亏损类疾病提供了理论依据。

临床意义：当精血亏损时，可以通过补益精血的方法来治疗，如采用补肾填精、补血养血的中药方剂进行调治。同时，通过观察精血的变化，也可以推断出其他脏腑的病理变化，为临床诊断和治疗提供依据。

2.精、气、血、津液在人体中的生成过程。

精、气、血、津液在人体中的生成和代谢过程主要依赖于脏腑、经络、形体、官窍的正常生理活动。

精：精的生成主要依赖于先天之精和后天水谷精微的滋养。先天之精藏于肾，后天水谷精微通过脾胃的运化作用转化为精，贮藏于脏腑之中或流动于脏腑之间。

气：气的生成主要依赖于先天之气和后天水谷精微的化生。先天之气主要来源于父母，后天水谷精微通过脾胃的运化转化为气，推动和调控着人体的新陈代谢。

血：血的生成主要依赖于水谷精微和肾精的滋养。水谷精微通过脾胃的运化作用转化为营气和津液，营气在心肺的作用下转化为血；肾精通过肾的气化作用也能转化为血。

津液：津液的生成主要依赖于水谷精微的运化作用。水谷精微通过脾胃的运化转化为津液，并通过肺、肾、三焦等脏腑的调节作用输布全身。

3.气与血在中医学中的基本关系。

在中医学中，气与血是相互依存、相互滋生、相互为用的关系。气属阳，主动，有温煦、推动、固摄等作用；血属阴，主静，有濡养、滋润等作用。二者在生理上密不可分，共同维持着人体的正常生命活动。

4.气与血在病理中相互影响

在病理上，气与血之间也相互影响。

当气虚时，推动血液运行的力量减弱，可能导致血瘀。同时，气虚也可能导致血虚，因为气是血液生成的动力。

当血虚时，血液无法充分滋养气，可能导致气虚。同时，血虚也可能影响血液的运行，导致气滞血瘀。

5.“气滞血瘀”的病理变化。

“气滞血瘀”是气与血在病理上相互影响的一种表现。气滞指气的运行不畅或停滞，可能导致血液运行受阻，形成血瘀；血瘀进一步影响气的运行，形成气滞。这种病理变化常常导致疼痛、肿块等症状的出现，需要通过调畅气机、活血化瘀等方法进行治疗。

6. 中医学中气的分类。

在中医学中，气主要分为四种，包括元气、宗气、营气和卫气。

7. 元气、宗气、营气、卫气之间的联系和区别。

联系：这四种气都是人体生命活动不可或缺的重要物质，它们共同维持着人体正常的生理功能。

区别包括起源、功能及分布场所。

起源：元气主要由先天之精化生而成，宗气由水谷之气和自然之气组成，营气、卫气则由脾胃运化的水谷精微生成。

功能：元气主导生长发育和生殖，调控机体活动；宗气主呼吸和行气血；营气营养全身，化生血液；卫气温养和防御外邪。

分布：元气通过三焦流注全身；宗气聚于胸中；营气行于脉中；卫气行于脉外。

8. 气与脏腑功能失调导致的疾病。

当肾气虚衰时，可能导致生长发育迟缓、生殖功能低下、腰膝酸软等。

当脾胃功能失常时，可能出现食欲不振、消化不良、腹胀等症状，进而影响到气的生成。

当肺功能失常时，可能出现呼吸困难、咳嗽、气喘等症状，影响到气的吸入和排出。

9. 气机失调对人体健康的影响及调理方法。

影响：气机失调会导致人体脏腑功能异常，表现为各种疾病症状。如气滞会导致血瘀，会进一步加重气血不畅的症状；气逆可能引发呕吐、头晕等症状；气陷则可能导致脏腑下垂；气脱和气闭更是会直接影响人的生命安全。

调理方法：调理气机失调主要采取中医药治疗和中医外治法相结合的方式。在中医药治疗方面，通过辨证施治，选用适当的中药方剂，如桃红四物汤、血府逐瘀汤等，以调和气机、疏通气血。在中医外治法方面，可以采用针灸、推拿、拔罐等方法，以疏通经络、调和气血、调整脏腑功能。同时，患者还应注意饮食调理、情志调节等方面，以促进气机的正常运行。

10. 气机与脏腑功能的关系。

气机与脏腑功能密切相关。脏腑功能的正常发挥依赖于气机的正常运行，气机的正常运行也需要脏腑功能的支持和调节。如肺的宣发肃降功能直接影响气的升降运动；脾的运化功能关系到水谷精微的生成和运化，进而影响气的生成；肝的疏泄功能则能够调节气的运行和分布等。因此，气机与脏腑功能相互影响、相互制约，共同维持人体的生命活动。

11. 血的生成。

在中医学中，血的生成指血液在人体内形成的过程。这一过程涉及多个脏腑的协同作用，特别是脾胃的运化功能、心肺的宣降作用，以及肝肾的藏精化血功能。

12. 调节和保持血正常生成的方法。

中医学认为，调节和保持血的正常生成主要在于以下几点。

（1）养护脾胃：脾胃是气血生化之源，养护脾胃可以促进水谷精微的生成和运化，为血的生成提供充足的物质基础。

（2）补益肝肾：肝肾与血的生成密切相关，补益肝肾可以促进精血的相互滋生和转

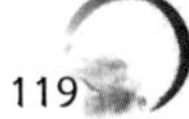

化，促进血液的生成。

（3）调和心肺：心肺在血的生成过程中起着重要作用，调和心肺可以保持气血的和谐运行，有助于血液的生成和循环。

（4）保持良好的生活习惯：保持良好的饮食习惯和生活方式，避免过度劳累和情绪波动等因素对血生成的影响。

13. 血的运行。

在中医学中，血的运行是指血液在人体脉管中循环不息、流布全身的过程。这一过程依赖于多个脏腑的协同作用，特别是心主血脉的推动、肺朝百脉的调节、肝主疏泄的调畅，以及脾主统血的控摄等功能。

14. 血在营养与滋润方面的功能。

血在营养与滋润方面的功能主要体现在以下几点。

（1）血液通过循环系统将营养物质输送到全身各个部位，满足各脏腑组织器官的生长和代谢需要。

（2）血液中含有大量的水分和营养物质，能够滋润肌肤和毛发，保持其润泽有华。

（3）血液充足还能保持人体运动的灵活自如，促进肌肉的正常生长和功能。

15. 血能通过保卫功能发挥防御外邪的作用。

血的保卫功能主要体现在其能在体表、黏膜，以及呼吸道黏膜等部位形成一层保护层，以抵御外邪入侵。这层保护层能够有效地阻挡病毒、细菌等病原体对人体的侵害，起到防御作用。此外，血液中的白细胞等免疫细胞还能通过吞噬病菌、产生抗体等方式参与免疫反应，进一步增强人体的防御能力。

16. 血在中医学中的重要性。

血在中医学中占据着极其重要的地位。它是人体生命活动的重要物质基础之一，具有多种功能。血的充足与否直接关系到人体的健康状态，因此保持血液的充足和正常运行对于维护人体健康具有重要意义。

17. 气在中医学中的主要病理变化类型。

在中医学中，与气相关的病理变化主要包括气虚、气滞、气逆、气陷和气脱五种主要类型。

气虚指气的运行不畅、气不足。主要表现为乏力、气短、畏寒、容易感冒等。气虚的患者通常面色苍白，容易出汗，精神不佳。

气滞指气的运行受阻，无法顺畅流通。气滞的患者常常会感到疼痛、胀满、不适等症状，多见于胸腹部，如胸闷、腹胀等。

气逆指气的升降失序，上升太过或下降不及。表现为恶心、呕吐、头痛、头胀等。

气陷指气的上升不足或下降太过。常见于气的升举无力，如内脏下垂等。

气脱指气不能内守而外逸的病理变化。表现为面色苍白、四肢厥冷、汗出不止等，严重时可导致休克。

18. 气虚和气脱的主要区别。

气虚和气脱虽然都表现为气的不足，但二者有明显的区别。

气虚主要表现为气的生成或运行不足，表现为全身性的功能减弱，如乏力、气短、精神不振等。气虚通常是由于脾胃虚弱、饮食不足、过度劳累等原因引起的。

气脱是气虚的极端表现，指气大量脱失于外，表现为突然发生的面色苍白、四肢厥冷、汗出不止等，严重时可导致休克甚至死亡。气脱通常是由于急性失血、大汗、大吐、大泻等原因引起的。

19. 气滞和气逆的主要病理表现。

气滞主要表现为气血不畅、经络阻塞等，给人体带来不适和疼痛。气滞的患者常常会感到疼痛、胀满、不适等症状，多见于胸腹部，如胸闷、腹胀等。气滞多由情志不畅、饮食失宜、外邪侵袭等原因引起。

气逆主要表现为气的升降失序，上升太过或下降不及。气逆的患者会感到恶心、呕吐、头痛、头胀等。气逆常由情志不畅、饮食过急、寒邪侵袭等原因引起。

20. 气的病理变化在中医学中的重要性。

气的病理变化在中医学中具有重要地位，是中医疾病诊断和治疗的重要内容之一。通过观察气的病理变化，可以了解病情的发展和转归，在治疗时可以有针对性地调节气的运行状态，达到治疗疾病的目的。同时，气的病理变化也可以影响人体的生理功能和精神状态，因此，调节气的运行状态在中医治疗中具有重要的地位。

21. 中医学中与血有关的常见病理变化。

在中医学中，与血有关的常见病理变化主要包括血虚、血瘀、血热和血寒。

血虚指血液不足或血的濡养功能减退的病理状态。血虚患者常表现为面色淡白或萎黄、唇舌爪甲色淡、头晕眼花、心悸多梦、手足发麻、妇女月经量少色淡、脉细无力等症状。血虚的原因多为脾胃虚弱、生化乏源，或各种急慢性失血未能得到及时补充，或久病不愈、暗耗阴血，或瘀血内阻、新血不生等。

血瘀指血液运行不畅或血液瘀积不行的病理状态。血瘀患者常表现为面色晦暗、皮肤粗糙呈褐色、舌质紫暗或有瘀点瘀斑、脉细涩或结代等症状。血瘀的原因多为气机郁滞、血行不畅，或气虚推动无力、血液瘀滞，或外伤导致脉络损伤、血液溢出脉外而形成瘀血。

血热指热邪侵入血中，血行加速而异常的病理状态。血热患者常表现为身热夜甚、口渴、烦躁不宁、甚或狂乱、谵语、舌质红绛、脉细数等症状。血热的原因多为外感热邪、侵入血分，或情志抑郁、五志过极化火、火热内生。

血寒指寒邪客于血脉，凝滞气血运行的病理状态。血寒患者常表现为手足厥冷、肤色紫暗、少腹拘急冷痛、舌淡紫而苔白滑、脉沉紧等症状。血寒的原因多为外感寒邪、侵入血脉，或素体阳虚、寒自内生所致。

22. 血虚和血瘀的主要区别。

血虚和血瘀的主要区别体现在病理机制和临床表现上。

病理机制：血虚主要是由于血液不足或血的濡养功能减退，血瘀则是由于血液运行不畅或血液瘀积不行。血虚患者体内血液总量减少，血瘀患者体内血液虽多但流动不畅。

临床表现：血虚患者常表现为面色淡白或萎黄、唇舌爪甲色淡、头晕眼花、心悸多梦等症状，主要体现出“不足”的特点；血瘀患者常表现为面色晦暗、皮肤粗糙呈褐色、舌质紫暗或有瘀点瘀斑、脉细涩或结代等症状，主要体现出“瘀阻”的特点。

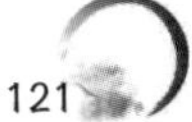

23.血热和血寒在中医中的诊断要点。

在中医中，血热和血寒是通过对患者的临床表现进行观察和诊断的。

血热患者常表现为身热夜甚、口渴、烦躁不宁，甚或狂乱、谵语等症状，同时可能伴有舌质红绛、脉细数等体征。这些症状和体征反映了患者体内热邪侵入血中、血行加速的病理状态。

血寒患者常表现为手足厥冷、肤色紫暗、少腹拘急冷痛等症状，同时可能伴有舌淡紫而苔白滑、脉沉紧等体征。这些症状和体征反映了患者体内寒邪客于血脉、凝滞气血运行的病理状态。

24.与血有关的病理变化在中医学中的重要性。

与血有关的病理变化在中医学中具有重要意义，主要体现在以下几点。

(1) 指导诊断：通过观察患者与血有关的病理变化，如血虚、血瘀、血热、血寒等，可以明确疾病的性质和病位，为疾病的诊断和治疗提供依据。

(2) 指导治疗：针对不同类型的与血有关的病理变化，中医采用不同的治疗方法进行干预和调节。如针对血虚采用补血法，针对血瘀采用活血化瘀法等，以达到治疗疾病的目的。

(3) 反映体质：与血有关的病理变化也可以反映患者的体质特点。如长期血虚可能导致患者体质虚弱、抵抗力下降；长期血瘀可能导致患者气血不畅、脏腑功能失调等。因此，通过调节与血有关的病理变化可以改善患者的体质状况。

(4) 预防疾病：通过对与血有关的病理变化进行预防和干预，可以降低疾病的发生率或减轻疾病的严重程度。如通过补血法预防血虚的发生，通过活血化瘀法预防血瘀的形成等。

25.中医学中，脏腑与气血的病理变化的相关性。

在中医学中，与气血病理变化密切相关的脏腑主要有心、肺、肝、脾、肾五脏。

心：心主血脉，是推动血液运行的主要动力。心气不足时，可出现心血虚或心气虚的病理变化，表现为心悸、心痛、心烦、失眠等症状。

肺：肺朝百脉，主治节，辅助心脏主管全身血脉。肺气虚弱时，气的推动和固摄作用减弱，可能导致气血运行不畅或气血亏虚。

肝：肝主疏泄，调畅气机，是保证血行通畅的主要环节。肝疏泄功能失常时，可能出现气滞血瘀的病理变化，如胸胁胀满、痛经、闭经等。

脾：脾主统血，是气血生化之源。脾气虚弱时，可能导致气血生成不足，出现血虚的病理变化，如面色苍白、乏力等。

肾：肾藏精，精生髓，髓化血。肾精不足时，可能影响血液的生成和充盈，导致血虚。此外，肾气不足还可能影响气血的推动和温煦作用。

26.五脏与气血的病理变化密切相关。

五脏与气血的病理变化密切相关，主要是因为气血是构成人体和维持人体生命活动的基本物质，而五脏则是气血生成、运行和发挥功能的场所。五脏的功能状态直接影响气血的生成、运行和分布，而气血的病理变化也会反过来影响五脏的功能。因此，五脏与气血的病理变化是相互关联、相互影响的。

第四章　病因

中医学中的病因以“整体观念”为原则，强调人与自然、社会及人体内环境的动态平衡。病因理论将致病要素分为外感因素、内在损伤、继发性原因以及其他类型，并强调病因之间相互影响、相互作用，共同导致疾病的发生和发展。

第一节　病因的概述

病因是指那些引发疾病的因素，中医学中的病因既关注人体内部的变化，同时也强调外界环境的失衡。疾病的发生往往是多种因素共同导致的，正因如此，疾病治疗方案具有综合性。

一、病因

中医学中的病因指能够引发疾病的因素，亦被称作致病要素、病邪、病原等。病因会扰乱或打破人体内部脏腑组织间的平衡，以及人体与外界环境的和谐状态，进而引发人体形态异常、功能失调、代谢障碍等问题。

中医病因学的精髓，在于其独特的病因辨识方法。在其漫长的演进历程中，涌现了多种病因分类体系。举例而言，依据邪正斗争的理论框架，病因被细分为外感六淫与内伤七情两大类别，其中六淫概括了风、寒、暑、湿、燥、火六种外界病邪，而七情则涵盖了喜、怒、忧、思、悲、恐、惊七种情感波动。此外，饮食不节、劳逸失度、疠气、外伤、药物误用、寄生虫感染、医源性伤害及先天禀赋等因素，也被视为可能致病的根源。

疾病的演变历程并非仅由单一致病原因驱动，而是多种因素交织影响的结果。不同个体面对病因的侵袭、抵抗及适应过程，会表现出各异的反应。正因如此，在中医的临床诊疗中，医生会根据患者的具体情况，综合分析各种病因，制订个性化的治疗方案。

总之，中医学对病因的认识具有深刻而独特的见解，既考虑了外界环境的影响，又注重人体内部因素的作用。这种综合性的病因观有助于更全面地理解疾病的发生机制，为临床诊断和治疗提供有益的指导。

二、三因学说

三因学说，是中医病因学说的重要组成部分，它起源于宋代陈无择的《三因极一病证方论》。该学说将纷繁复杂的致病因素归结为三大类，即内因、外因、不内外因，简称为“三因”。三因学说对于中医临床的病因分析、辨证论治具有重要的指导意义。

1.内因

内因主要指人体内部的致病因素，它通常与个体的体质、脏腑功能失调、情志变化等因素有关。在中医理论中，人体的健康状态是由阴阳平衡和气血调和来维持的，一旦这种平衡被破坏，就会引发疾病。

体质因素：每个人的体质不同，有虚实、寒热、阴阳等差异。体质的偏颇往往会使人对某些疾病易感，如阴虚体质的人容易患热病，阳虚体质的人则易患寒病。

脏腑功能失调：中医认为，人体的各个脏腑承担着独特的生理作用，一旦这些作用失衡，就会引发相应的疾病状态。例如，脾胃虚弱则消化功能减弱，容易出现消化不良等症状。

情志变化：情志包括喜、怒、忧、思、悲、恐、惊七种。适度的情感表达是人体自然且健康的生理反应。但过度或持久的情志刺激会导致气机紊乱，进而引发疾病。

2.外因

外因指人体外部环境的致病因素，主要包括六淫、疠气等。这些因素通过人体的皮毛、口鼻等途径侵入体内，导致人体气血失和、脏腑功能受损。

六淫指风、寒、暑、湿、燥、火这六种自然界的气候现象。一旦这些气候条件超出了人体的适应范围，它们将转变为致病因素，诱发相应的疾病。比如，人体遭受风寒的侵袭，可能会引发感冒。

疠气是一种具有强烈传染性的致病因素，通常与瘟疫、流行病等相关。疠气通过空气、水源等途径传播，疠气侵袭，可导致多种疫疠病证。

3.不内外因

不内外因是指既非内因也非外因的致病因素，主要包括饮食不当、过度劳累、缺乏休息以及遭受外伤等几种情况。尽管这些因素并非直接源自体内或外部环境，但同样可以破坏人体的平衡状态，从而导致疾病。

饮食失宜：饮食是人体生命活动不可或缺的重要营养来源，但饮食失宜则会对健康产生负面影响。如过食肥甘厚味，易导致痰湿内生；饮食不洁则可能引发胃肠道疾病。

劳逸过度：劳逸结合是保持身体健康的重要因素。过度劳作会耗伤气血，导致身体虚弱；过度安逸会使气血运行不畅，引发多种疾病。

外伤是由外部因素导致的身体损伤，如跌打损伤、烧伤、烫伤等。外伤不仅能直接破坏人体的组织结构，还可能影响气血运行和脏腑功能。

综上所述，三因学说为我们提供了一种全面而系统的病因分析方法。在临床实践中，医生可以根据患者的具体情况，结合三因学说的理论，综合分析病因，制订针对性的治疗方案。同时，通过预防和调节内外因素，人们也可以有效地维护身体健康，预防疾病的发生。

三、病因的分类

在中医学理论体系中，病因的分类是对疾病发生原因的深入剖析，有助于医者更好地认识疾病的本质，从而制订出更为精准的治疗方案。结合情志过极、饮食失宜、劳逸失当、病理产物、虫兽所伤等具体因素来看，病因种类繁多，本文着重探讨的是外感因素、内在损伤、继发性原因以及其他类型的病因。

1.外感病因

外感病因源于外部环境，涵盖六淫与疠气两大类别。六淫为自然界中风、寒、暑、湿、燥、火等的气候异常变动，人体若不能适时调适，便易受其侵害而致病。疠气是一种具有高度传染性的病邪。

2.内伤病因

内伤病因主要涉及人体内部的脏腑功能失调以及精神情志的异常。脏腑功能失调包括各脏腑之间的功能协调失衡，以及脏腑自身的功能衰弱或亢进。精神情志的异常则指七情过激或持续不解，导致气机紊乱，进而引发疾病。

3.继发病因

在疾病演进过程中，继发病因指的是因脏腑功能紊乱或正气不足而形成的病理性产物，这些产物随后转化为新的致病源头，加剧病情。常见的此类病因有痰饮、瘀血及结石等。

4.其他病因

除了上述类别，中医学亦将饮食作息不当、虫兽伤害等视为引发疾病的关键因素。从而导致疾病的发生。饮食劳逸失当包括饮食不节、过劳过逸等，这些因素会损伤人体正气，使机体易于受到外邪的侵袭。虫兽所伤则是指被毒蛇、猛兽咬伤，或接触有毒的草木、虫鱼、金石等，导致人体中毒受伤。

①情志过极

情志过极是指情绪的过度波动或持续不解，对身心健康产生严重影响。七情是人体正常的情感反应，但过度或持久的情志刺激会打破人体的阴阳平衡，导致气机紊乱、脏腑功能失调，进而引发疾病。

②饮食失宜与劳逸过度

这指的是诸如饮食无度、劳作失衡（包括过度劳累与过度安逸）等不健康的生活方式会损伤人体的正气，降低抵抗力，使机体容易受到外邪的侵袭，从而引发疾病。

③病理产物

疾病进程中形成的诸如痰饮、瘀血、结石等有害产物，被统称为病理产物。这些病理产物不仅会加重病情，还会成为新的致病因素，进一步破坏人体的平衡状态。

④虫兽所伤

虫兽所伤是指由昆虫、动物等造成的身体损伤或中毒。这些因素可能导致人体气血失和、脏腑受损，进而引发各种疾病。

综上所述，中医学的病因分类涵盖了外感、内伤、继发、其他等多个方面，每一个方面又包含多种具体的致病因素。这些病因之间相互影响、相互作用，共同导致疾病的发生和发展。因此，在中医临床实践中，根据患者的具体情况制订个性化的治疗方案。同时，通过预防和调节各种病因，也可以有效地维护身体健康，预防疾病的发生。

第二节　六淫

六淫是中医病因学中的核心概念，主要包括风邪、寒邪、暑邪、湿邪、燥邪、火邪。

一、六淫的概念

1.六淫定义与起源

六淫是中医病因学的一个核心概念，涵盖了风、寒、暑、湿、燥、火六种外感病邪。这些病邪本质上源于自然界的正常气候变化，即六气。正常情况下，六气对人体无害，对万物生长至关重要。然而，当六气出现异常，如过度、不足、不合时宜或急剧变化，加之人体正气减弱、抵抗力下降时，六气便会转化为致病因素，引发疾病，此时便称为“六淫”。

2.六淫与六气区别

六淫与六气的区别在于它们对人体的作用不同。六气代表自然界正常的气候现象，对人体不构成威胁；相反，六淫是在特定环境下转变为对人体有害、能引发疾病的病邪。这种转化主要取决于人体的正气强弱和气候变化的特点。

3.六淫致病特点

六淫致病具有多种特点，如外感性（多从肌表、口鼻侵入人体）、季节性（常随季节气候而发病）、地域性（与居住地区和环境密切相关）、相兼性（两种以上邪气同时侵犯人体）及转化性（在一定条件下，其证候的性质可以发生转化）。这些特点使得六淫成为中医病因学中复杂且重要的部分。

4.外感性与季节性

六淫初犯常始于体表或口鼻，进而深入体内，故称为“外感六淫”。因其源于四季气候的失衡，故易导致季节性流行病，如春季风邪、夏季暑邪、长夏初秋湿邪、深秋燥邪、冬季寒邪等。然而，六淫致病并非绝对受限于季节，例如冬季亦可能感受暑热，夏季亦可能受寒邪侵袭。

5.地域性与环境性

六淫引发的疾病往往与生活及工作地域环境紧密相关。例如，西北高原易导致寒病与燥病，东南沿海则多发湿病与热病。长期在高温环境下工作的人容易受火热邪影响，久居潮湿之处的人更容易感受湿邪。

6.相兼性与转化性

六淫邪气既能单独引发疾病，也能结合致病，例如风寒感冒、湿热型泄泻、风寒湿痹等。疾病进程中，六淫邪气还可能发生转变，比如风寒可能演变为风热。

7.六淫邪气性质

六淫邪气各具特性，如风邪轻扬善动；寒邪凝滞收引；暑邪炎热升散且常挟湿；湿邪重浊黏滞并趋下；燥邪则干燥收敛；火邪具有炎热、升腾、耗气伤津、生风动血、易致肿疡的特性。这些特性决定了六淫邪气致病时的临床表现和病理变化。

8.六淫防治原则

针对六淫致病的特点和性质，中医提出了相应的防治原则。

首先，要顺应四时气候变化，避免六淫邪气的侵袭；其次，要增强人体正气，提高抗病能力；最后，在治疗上要根据邪气的性质选用相应的药物和方法进行祛除。同时，还要注重个体差异和病情轻重缓急，因人、因地、因时制宜地制订治疗方案。

综上所述，六淫是中医学中的重要概念，了解六淫的概念和致病特点对于预防和治疗疾病具有重要意义。在日常生活中，我们要注意顺应自然、增强正气，避免邪气侵袭。当疾病发生时，要根据具体情况选用合适的治疗方法以祛除邪气、恢复健康。

二、六淫的性质和致病特点

1.风邪

（1）风邪形成的原因

在中医学中，风邪的形成有多种原因，主要分为外感和内伤两大类。

①外感风邪主要是由于自然界中的风邪侵犯人体所致。

当人体的毛孔处于打开状态时，如出汗后，风邪容易乘虚而入。此外，风邪常与其他外邪，如寒邪和湿邪等一同侵袭人体，形成风寒、风湿等复杂的致病因素。风邪因其开泄之性，易使人体腠理疏松，从而引发气液外泄，表现为出汗、怕风等症状。

②内伤风邪常与情绪伤害、肝气郁结等状况相关。

长期情绪受损可能促使肝内风气涌动，导致多种症状出现。具体而言，这些内风症状多表现为高热、昏迷、手足抽搐、眩晕耳鸣、口干咽燥、形体消瘦、头晕目眩、肌肉运动异常等。

总的来说，中医学认为风邪的形成既与外界自然环境的变化有关，也与人体内部的情志活动和脏腑功能失调密切相关。

（2）风邪的性质

在中医学中，风邪被视为外感病邪之一，其性质多变，活跃性强，且具有向上、向外的特性。风邪常常作为其他病邪的先导，侵入人体，导致多种疾病的发生。具体来说，风邪的性质主要表现在以下几个方面。

①善行多变

风邪致病特征为善动多变，病位不固定且常呈游走性。其症状表现往往具有流动性，难以捉摸。

②轻扬开泄

风邪作为阳邪，具有轻扬升散、向外发散的特性。它倾向于侵袭人体的上部及浅表，如头部、面部、咽喉及皮肤等区域。此外，风邪还能使肌肤腠理疏松，促使汗液外排。

③风为百病之长，易兼他邪

风邪在致病过程中，往往容易兼夹其他病邪一同侵犯人体。例如，风寒、风热、风湿等复合病邪的形成，都是以风邪为基础。

④风邪具有“主动”的特性，意指其致病时表现为动摇、不稳定性。

风邪侵入，可能导致颜面肌肉抽搐、震颤、角弓反张及颈项强直等症状。在外感热病中，“热极生风”同样是风邪“主动”特性的临床表现。

（3）风邪的致病特性主要体现在以下几个方面。

①发病迅速

风邪致病往往起病急骤，变化迅速。由于其具有轻扬开泄的特性，故能在短时间内广泛传播，疾病会迅速发作。

②症状多样

风邪致病的症状表现多种多样，因其善行数变，故可引发多种不同的病证。如头痛、眩晕、震颤、抽搐、瘙痒、游走性疼痛等，这些症状往往随着风邪的流动而变化，表现出多样性的特点。

③易受环境影响

风邪的致病特点与环境因素密切相关。如气候变化、季节更替等自然环境因素的变化，都会影响风邪的致病力度和表现。此外，个体差异、体质强弱等因素也会影响风邪的致病特点。

④病情易反复

由于风邪具有善行数变的特性，故病情容易反复无常。即使在疾病初愈时，风邪仍可能潜伏在体内，待机而复发，导致病情反复发作。

综上所述，中医学认为风邪具有善行数变、轻扬开泄、易兼他邪且主动的性质，其致病特点主要表现为发病迅速、症状多样、易受环境影响以及病情易反复。因此，在预防和治疗风邪所致疾病时，应充分考虑其性质和致病特点，采取针对性的措施进行干预。

2.寒邪

（1）寒邪形成的原因

①季节气候原因

冬季是寒邪最为盛行的季节，因为冬季主气为寒。此时，人体阳气相对较弱，若不注意保暖，易受寒邪侵袭。寒邪侵入人体后，易导致气血凝滞、脏腑功能失调，从而引发各种疾病。除了冬季，其他季节在气候骤变时，如春秋季节早晚温差大，也容易导致人体阳气受损，进而感受寒邪。此外，夏季过度使用空调，也易使人体感受寒邪。

②不恰当饮食损耗阳气

中医学指出，不恰当的饮食会损耗阳气，因为食物具有寒热温凉的属性差异。若长期饮食偏寒偏凉，或过多食用生冷食物，易损伤人体阳气，导致寒邪内生。此外，饮食不规律、暴饮暴食等不良饮食习惯，也易损伤脾胃阳气，引发寒邪。

③生活习惯不当

不良的生活习惯也是导致寒邪形成的重要原因。如经常熬夜、过度劳累、缺乏运动等，都会导致人体阳气不足，易受寒邪侵袭。

④体质因素

体质因素也是影响寒邪形成的重要因素。有些人天生体质偏寒，阳气不足，易感寒邪。此外，随着年龄的增长，人体阳气逐渐减弱，也易导致寒邪内生。

⑤情绪压力与年龄

情绪压力和年龄也是影响寒邪形成的重要因素。长期情绪压抑、焦虑不安等负面情绪，易导致人体气机不畅、阳气郁滞，进而形成寒邪。随着年龄的增长，人体各脏腑功能逐渐衰退，阳气也随之减弱，更易感寒邪。

⑥外感风寒湿邪

外感风寒湿邪是导致寒邪形成的直接原因。当人体处于寒冷、潮湿的环境，或受到风雨侵袭时，易受风寒湿邪侵袭，进而形成寒邪。这些外邪侵入人体后，会阻滞气血运行，损伤阳气，导致各种寒性病证。

⑦脏腑功能失调

脏腑功能失调也是导致寒邪形成的重要内因。中医认为，人体各脏腑相互关联、相互制约，共同维持人体的正常生理功能。若脏腑功能失调，如肾阳虚衰、脾阳不足等，会导致阳气不足，寒邪内生。

综上所述，中医学认为寒邪的形成原因多种多样，既包括季节气候、饮食生活习惯等外因，也包括体质、情绪压力、脏腑功能失调等内因。

（2）寒邪的性质

在中医理论中，寒邪是自然界中一种常见的病邪，主要指的是低温和寒冷气候对人体造成的不良影响。寒邪的性质主要表现为阴冷、凝滞、收引，它侵入人体后，会干扰人体内部的阴阳平衡，导致一系列病理变化。

①易伤人体阳气

中医认为，人体内部存在阴阳两种对立统一的力量，它们维持着生命活动的正常进行。其中，阳气是推动人体生命活动的根本力量，赋予人体温暖并促进机能；相比之下，寒邪则带有阴冷属性会导致血液流动减缓乃至产生瘀血、痰饮等病理积淀，这些积淀又会加剧气血流通障碍，引发疼痛、肿胀、麻木等症状。感染寒邪最易损伤人体阳气，当人体阳气不足或感染寒邪时，会出现畏寒怕冷、四肢不温、精神不振等症状。

②凝滞气血

寒邪还具有凝滞的性质，能够导致气血运行不畅。气血是人体生命活动的基础，它们沿着经络和脏腑运行，维持着人体的正常功能。寒邪侵入人体后，会使气血凝滞，运行气血受阻，导致肢体局部出现麻木、肿胀等症状。

③寒性收引

寒邪具有收束、拘急的特性，体现为气机紧缩、腠理紧闭、经络筋脉挛缩。这种收引特性会导致人体肌肉、关节等组织出现拘急、疼痛等症状。同时，寒邪还会使人体腠理闭合，影响汗液的排泄，易出现恶寒无汗的症状。

（3）寒邪的致病特点

寒邪在中医学中的致病特点，主要包括易伤阳气、气血凝滞、筋脉挛缩、脏腑气机收敛、恶寒无汗、屈伸不利、冷厥麻木以及凝结阻滞等方面。

①易伤阳气

寒邪具有凝滞、收引的特性，容易侵犯人体阳气，导致阳气受损。阳气是人体生命活动的基础，具有温煦、推动、兴奋等作用。当寒邪侵袭时，阳气受到抑制，会出现畏寒肢冷、面色苍白、精神萎靡等症状。

②气血凝滞

寒邪入侵会导致气血运行不畅，出现凝滞现象。气血凝滞可进一步影响脏腑功能，导致疼痛、肿胀等症状。此外，气血凝滞还会影响人体的新陈代谢，导致机体功能下降。

③筋脉挛缩

寒邪凝滞于筋脉之中，会导致筋脉挛缩。筋脉挛缩表现为肌肉紧张、关节僵硬、活动受限等症状。这种挛缩现象会影响人体的运动功能，严重时甚至会导致肌肉萎缩。

④脏腑气机收敛

寒邪侵入人体后，会使脏腑气机收敛，导致脏腑功能减弱。脏腑气机收敛会表现出

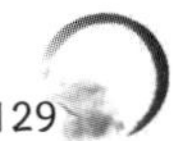

脏腑活动减弱、代谢降低等症状。这种气机收敛会影响人体的正常生理功能，使人体更易受到其他致病因素的影响。

⑤恶寒无汗

当寒邪侵入人体时，常见症状为恶寒且不易出汗。恶寒即患者感到异常寒冷，增添衣物亦无法改善；而无汗则是因寒邪导致气血凝滞，导致腠理闭塞，汗液无法正常排出。这种症状通常出现在感冒、风寒湿痹等疾病的初期阶段。

⑥屈伸不利

寒邪导致的筋脉挛缩和气血凝滞，常表现为屈伸不利的症状。这主要是由于寒邪影响关节的灵活性和肌肉的舒展能力，关节活动受限、肌肉僵硬。这些症状在老年人和患有风湿性疾病的人群中尤为常见。

⑦冷厥麻木

寒邪具有凝结阻滞的特性，凝结于经络中，可导致气机运行不畅，进而出现冷厥麻木的症状。冷厥表现为四肢不温、手足发凉，甚至可出现冷痛现象；麻木则是气血无法滋养神经末梢，导致感觉减退或丧失。这种症状在长时间暴露于寒冷环境或患有寒性疾病的人群中较为常见。

⑧凝结阻滞

寒邪具有凝结阻滞的特性，可影响人体的正常生理功能。这种凝结阻滞不仅表现在气血运行方面，还可影响津液的代谢和输布。当寒邪凝结于体内时，可导致痰饮、水肿等病理产物的形成，进一步加重病情。

综上所述，寒邪在中医学中具有多种致病特点，对人体造成多方面的损害。了解这些致病特点有助于我们更好地认识寒性疾病的本质，从而采取有效的防治措施。

3.暑邪

（1）暑邪形成的原因

在中医学中，暑邪形成的原因主要与夏季相关。夏季为火热之季，暑邪即为夏季的火热之邪，为自然界中的火热之气所化。其形成主要有以下几个方面的因素。

①环境因素

夏季气温显著升高，酷热难耐，这种独特的气候特点是暑邪滋生的关键外部环境。具体而言，从小满、芒种起，经历夏至，直至小暑，暑气盛行，成为暑邪活动最为频繁的阶段。

②人体内部

当人体长时间暴露于高温环境中时，其产热与散热机制可能失衡。对于自我调节能力相对有限的老年人和孩童而言，他们面临着更高的风险，更容易成为暑邪侵害的对象，易引起暑邪类相关疾病。

暑邪引发的疾病有阴阳两种类型。阳暑通常源于高温环境、长时间烈日直射或工作场所的闷热条件；相比之下，阴暑则更多是由过度摄入生冷食物、贪凉露宿或在冷水中浸泡过久等因素造成。

（2）暑邪的性质

暑邪是在夏至至立秋期间，具有炎热、升散及兼湿特性的外邪，其特性和致病作用可从以下维度阐述。

①炎热属性

作为盛夏时节火热之气的产物，暑邪带有强烈的炎热性，入侵人体常引发阳热征象，诸如高热、心烦意乱、面红耳赤及脉象洪大等。

②升散特性与耗伤效应

暑邪具有升散之能，易于扰动心神，从而导致心胸憋闷、烦躁不安、头晕目眩等症状。此外，它能促使腠理开张，汗液大量排出，从而损耗体内津液，进一步伤及正气。暑邪在临床上常有口渴欲饮、尿少色赤、气短乏力等表现，严重时可能出现气随津脱，导致突发性昏厥、意识丧失等症状。

③暑多挟湿

暑季炎热且雨湿并重，暑邪往往伴随湿邪一同致病。除了暑热常见的发热、烦渴等症状，患者还可能出现体热难以发散、汗液排出不畅、肢体沉重乏力、胸部憋闷及恶心呕吐、大便黏腻不爽等湿邪阻滞的表现。

综上所述，暑邪的特性涵盖炎热、升散及夹湿，其致病时易于扰乱心神、损耗津液与正气，并常与湿邪合并致病。在高温潮湿的夏季，人们需格外重视防暑降温措施，维持体内阴阳平衡，有效抵御暑邪的侵扰。

（3）暑邪的致病特点

暑邪是中医理论中的一种致病因素，其特性与夏季高温、气候炎热密切相关。暑邪的致病特点主要表现在以下几个方面。

①阳热亢盛

暑邪性质属阳，侵袭人体后易导致体内阳气过盛，出现高热、面赤、口渴、汗多等阳热亢盛的症状。此时，患者往往体温显著升高，皮肤灼热，呼吸加快，心跳加速，全身代谢旺盛。这些症状都是暑邪导致的机体阳热过盛、功能亢进的表现。

②津气耗损

暑邪致病，易使人体出汗过多，从而导致津液耗损。津液的过度流失，不仅会引起口渴、尿少、皮肤干燥等症状，还可能影响人体的正常生理功能。同时，暑邪也可导致气机失调，使人体正气受损，出现气短、乏力、神疲等气虚症状。

③上扰心神

暑邪侵袭人体后，常上扰心神，导致患者出现烦躁不安、心悸失眠、神志不清等精神症状。这是因为暑邪性质属火，火性炎上，易扰动心神。此外，暑邪还可导致气血逆乱。气血逆乱会进一步加重心神不宁的症状。

④易兼夹湿邪

暑邪致病时，往往兼夹湿邪。这是因为夏季气候炎热，人们往往贪凉饮冷，导致湿气内生。同时，暑湿合邪时，可使病情更加复杂，病情明显加剧，患者常出现体温升高而汗出不畅、汗液排出受阻、胸部憋闷伴恶心呕吐，以及大便稀薄等湿气阻滞的症状。

综上所述，中医学认为暑邪致病具有阳热亢盛、津气耗损、上扰心神、易兼夹湿邪等特点。在预防和治疗暑邪所致疾病时，应根据这些特点采取相应的措施，如清热泻火、益气生津、宁心安神、利湿除邪等，以达到调和阴阳、恢复人体健康的目的。同时，也应注意夏季养生，避免过度贪凉饮冷，保持机体内外环境的平衡与和谐。

4.湿邪

（1）湿邪形成的原因

湿邪的形成主要源于外源性因素和内源性因素两方面。

①外源性因素

外源性湿邪的产生由外感因素所致。例如，长期居住在潮湿环境中，或者经常淋雨、涉水，都可能使外界的湿气侵入人体内部，形成湿邪。此外，饮食习惯也是外感湿邪的一个重要因素。经常吃生冷、油腻、辛辣的食物，容易损伤脾胃，导致体内的湿邪无法排出。

②内源性因素

内源性湿邪的产生主要与脾脏功能虚弱相关。脾脏负责水湿的运化，其功能减退会导致水湿代谢不畅，使水液无法正常代谢而滞留在体内，从而形成湿邪。此外，先天机体脾阳不足、痰湿体质或湿热体质，也可能导致湿邪内生。

湿邪侵袭人体后，可能引发一系列的症状。例如，湿邪可能导致肢体沉重、头重如裹、周身酸痛、乏力困倦、气短、大便黏腻不爽等。同时，湿邪还可能侵袭不同的脏腑，引发不同的症状。例如，湿邪侵袭膀胱可能出现小便量多、肢体浮肿等症状；湿邪侵袭肺部可能出现咳嗽气喘、痰多、胸闷等症状；湿邪侵袭肝脏可能出现纳差、厌食、恶心、呕吐、腹泻等症状。

（2）湿邪的性质

在中医学理论中，湿邪被界定为一种具有重浊、黏滞、趋下特性的外来病邪。湿邪主要有以下特性。

①湿邪阴冷，易削弱阳气并阻碍气机运行

一旦湿邪侵入人体，机体会调动阳气进行抵抗，进而造成阳气耗损。脾脏作为水液代谢的关键器官，偏好干燥而厌恶湿润，因此外感湿邪往往首先影响脾脏，使其功能减弱，水湿无法正常运化，导致水湿内生、积聚，进而出现腹泻、水肿、尿量减少等症状。此外，湿邪还倾向于滞留在脏腑经络之中，干扰气机的正常升降，造成经络堵塞。

②湿邪带有重着感

这种重着感体现在身体各部位，如头部和身体感到沉重，四肢酸楚且行动不便。同时，湿邪还能使分泌物和排泄物变得浑浊不清，具体表现为面部油腻、眼屎增多、大便稀软、痢疾伴有脓血、小便浑浊，以及女性白带异常增多等现象。

③湿性具有黏腻特点

一是湿邪引发的症状常表现为黏滞不畅，比如排泄物与分泌物排出困难，以及口腔黏腻、舌苔厚重滑腻等；二是湿邪所致疾病起病隐匿且进展缓慢，病程冗长，易于复发，难以根治。

④湿性倾向于向下流动，更容易侵袭人体的下部或阴位

鉴于湿邪的阴性属性，与人体下部的阴性位置相契合，因此湿邪更易侵害下肢，引发水肿、湿疹等问题。

综上所述，中医理论认为湿邪具备这些独特性质和致病特性，能对人体的多个方面产生不良影响。针对湿邪的治疗，中医会采用相应的调理手段，旨在恢复身体的平衡与健康。

（3）湿邪的致病特点

湿邪侵入人体后，会引起多种病理变化，表现出独特的致病特点。以下将从湿邪对阳气的损害、黏滞性、重浊性以及趋下性等角度，详细剖析湿邪的致病特征。

①阳气受损

湿邪，以其阴冷且重浊的性质，容易削弱人体的阳气。阳气，作为生命活动的根本驱动力，承担着温暖身体、促进气化及推动生理机能的重要职责。当湿邪侵入体内时，它会干扰阳气的顺畅运行。

②湿性黏滞

湿性黏滞是指湿邪具有黏腻、滞着的特点，易附着于脏腑经络，导致气血运行受阻。湿性黏滞的致病特点主要体现在病程缠绵、反复发作等方面。诸如湿温病、湿疹等病证，通常具有病程迁延、易复发的特点，给患者造成严重的困扰。

③湿性重浊

湿性沉重浊腻，常引起人体感觉沉重、疲乏、困倦及不清爽等表现。湿性重浊的致病特点主要表现在肢体沉重、头重如裹、胸闷不舒等方面。湿邪困阻于肌表，可使肌肤沉重、按之不起；湿邪阻滞气机，使气机不畅，出现胸闷、气短等症状。此外，湿性重浊还可影响人的精神状态，使人感到精神不振、困倦乏力。

④湿性趋下

湿性趋下是指湿邪具有向下沉降的特性，易侵犯人体下部。湿性趋下的致病特点主要表现在下肢水肿、带下病等方面。湿邪下注于腿部，可导致下肢水肿、沉重无力；湿邪下注于胞宫，可引起带下量多、色白质稠等症状。此外，湿性趋下还可影响人体排泄功能，导致小便不利、大便溏泄等症状。

综上所述，湿邪具有损伤阳气、黏滞、重浊及趋下等特性，对身体健康构成威胁。在中医临床实践中，需针对湿邪的这些特点，采取相应的治疗措施以清除湿邪，促进康复。此外，预防湿邪同样重要。人们应保持生活环境的干燥通风，避免长时间暴露于潮湿阴冷的环境中，以维护身体健康。

5.燥邪

（1）燥邪形成的原因

燥邪的形成与多种因素相关，这些因素共同作用导致人体出现干燥、收敛等特性的外邪症状。以下是燥邪产生的主要因素。

①自然环境因素

燥邪通常在秋季盛行。秋季气候收敛且干燥，自然界缺乏足够的水分滋养，呈现出萧瑟的景象。这种环境条件容易使燥邪侵入人体。

②个体差异

体内阴虚内热的人，以及饮食习惯偏辛辣燥热的人，更容易导致体内燥气累积过多，这种体质特点使得他们更容易受到燥邪的影响。

③生活习惯

长期调摄不当、过度劳累等原因也可能导致津液亏损、气血阴阳失调，进而影响到津液的输布和运行，使津液消耗过多，进而出现燥邪犯肺的情况。

(2) 燥邪的性质

详细来说，燥邪的特性可以归结为以下几点。

①燥邪以其干涩之性，易于损耗人体津液。

燥邪侵袭时，人体会出现干燥、涩滞的症状，诸如口鼻干涸、咽喉干渴、皮肤紧绷乃至皲裂、毛发枯槁、尿量减少、大便秘结等，这些症状均反映了燥邪对津液的耗伤。

②肺脏对干燥尤为敏感，偏好清润而排斥干燥。

作为主管呼吸的器官，肺与外界直接相通，且通过皮毛与鼻窍相连。因此，燥邪常由口鼻入侵，首先影响肺部的津液，进而影响肺气的宣发与肃降功能。这可能导致干咳、痰少而黏、痰中带血，乃至喘息、胸痛等症状。另外，肺与大肠互为表里，肺津受损时，大肠亦失润泽，传导功能异常，会出现大便干燥不畅等症状。

综上所述，燥邪在中医学中具有干燥、收敛、清肃的特性，主要损害津液与肺脏，从而引发一系列相关症状。

(3) 燥邪的致病特点

燥邪是中医理论中常见的外感病邪之一，其致病特点主要表现为耗伤人体津液，进而引起一系列的临床表现。本文将从耗伤人体津液、口鼻干燥、咽干口渴、肌肤干涩皲裂、毛发干枯不荣、小便短少便干、易损伤肺部、干咳少痰难咯、喘息胸痛痰血等方面展开论述。

①燥邪侵袭致津液损耗

燥邪对人体津液的影响尤为显著。在中医理论中，津液是维持生命活动和构成人体的关键要素。燥邪侵入人体后，会导致津液减少，进而引发多种疾病。

②口鼻干燥、咽干口渴

燥邪致病，首先表现为口鼻干燥，咽干口渴。这是因为燥邪直接损伤人体的黏膜组织，使黏膜失去濡润，进而出现干燥症状。

③肌肤干涩皲裂

燥邪致病会导致肌肤失去润泽，出现干涩、皲裂等症状。这是由于燥邪耗伤人体津液，肌肤得不到足够的滋养，进而出现干燥、脱屑、皲裂等病理表现。

④毛发干枯不荣

燥邪致病会影响毛发的生长和光泽。由于燥邪耗伤人体津液，毛发得不到足够的滋养，从而变得干枯、无光泽，甚至脱落。

⑤小便短少、便干

燥邪致病会影响人体的排泄功能，使小便短少而便干。这是因为燥邪耗伤人体津液，使尿液浓缩，进而导致小便量减少、质地干燥。

⑥易损伤肺部

燥邪致病最易损伤人体的肺部。肺为娇脏，喜润恶燥，燥邪侵袭肺部后，会使肺部失去濡润，进而出现干咳、少痰等症状。

⑦干咳少痰难咯

燥邪致病引起的干咳少痰难咯是其典型症状之一。燥邪损伤肺部，肺部失去濡润，进而导致痰液减少且难以咯出。

⑧喘息胸痛痰血

在燥邪致病较严重的情况下，患者还可能出现喘息、胸痛甚至痰中带血的症状。这是因为燥邪损伤肺部，使肺部功能受损，进而导致呼吸不畅、胸痛等症状。痰中带血可能是肺部干燥导致血管破裂。

综上所述，燥邪致病特点主要表现为耗伤人体津液，进而引起口鼻干燥、咽干、肌肤干涩皲裂、毛发干枯不荣、小便短少便干、易损伤肺部、干咳少痰难咯、喘息胸痛痰血等一系列相关症状。

6.火邪

（1）火邪形成的原因

火邪的形成可以归结为多种原因，主要包括以下几个方面。

①外部环境因素

天气炎热、火气流行或工作环境火气大、温度高，都可能导致人体感受火邪。这种由外部环境导致的火邪通常被称为"外火"。

②饮食因素

现代人常摄入辛辣厚味、火气重的食物，如火锅、烧烤等，以及酒品，这些都可能导致火邪的集聚。

③情绪因素

肝气不舒、郁久化火，特别是现代人在工作生活中压力大，有话不能说，有火不敢发，长期忍气吞声，容易导致火邪内生。

④作息不规律

经常熬夜损耗阴气，导致阴虚助燥，长期下来会阴阳失调，出现虚火上炎的症状。

火邪在中医理论中被视为一种热性病邪，如果人体阴阳失衡，体内气血不畅，火邪就会进入体内，导致各种不同的病证。

（2）火邪的性质

火邪是六淫邪气中具有独特性质的一种，其性质可以归纳如下。

①火邪阳热

火邪引发的疾病通常表现为阳热过盛，常见症状包括高热、烦渴、多汗以及脉象洪数等。火邪性质热烈升腾，倾向于侵袭人体的头部、面部及五官等上半身区域。

②耗气伤阴

火热之邪容易导致津液外泄，并灼伤体内阴液，进而引发气虚，因为气往往会随着津液的流失而耗散。

③火热之邪易引发肝风内动与血脉妄行

火邪能燔灼肝经，耗损阴液，使筋脉失养，导致肝风内动，表现为神志不清、颈项僵硬、四肢抽搐等。同时，火热还能灼伤血络，迫使血液异常流动，引发斑疹、吐血、鼻衄、崩漏等多种出血症状。

④火邪易引发痈肿

火邪易于在局部积聚，导致热毒炽盛，使肌肉腐烂，形成痈肿，表现为局部红肿、热、痛。

⑤火邪易扰乱心神

火邪与心相应，心主血脉且藏神，因此火邪容易侵扰心神，导致心烦意乱、狂躁不安、神志不清等症状。

总的来说，火邪的性质主要体现在其阳热特性、耗气伤津、生风动血、易致痈疡以及扰乱心神等方面。这些性质决定了火邪致病时的临床表现和病理特点，为中医临床诊断和治疗提供了重要依据。中医学中的火邪并非单指实火，还包括虚火等概念。因此，在理解和应用火邪的性质时，需要综合考虑患者的整体病情和体质，以制订恰当的治疗方案。

（3）火邪的致病特点

火邪，它指的是具有炽热上升特性的外来病邪，属于六淫之一。对人体健康造成多方面的损害。下面将从多个方面探讨火邪的致病特点。

①火热炽盛伤津液

火邪具有炎热性质，侵入人体后，最易消耗人体津液。津液是人体正常生理功能所必需的物质，具有滋润和濡养的作用。火邪炽盛，可使人体津液大量消耗，导致口干舌燥、咽喉疼痛、皮肤干燥等症状。长期如此，还会导致阴液亏虚，进一步影响人体正常生理功能。

②易致肿疡与疡症

火邪致病，易引发局部气血壅滞，导致肿疡。肿疡是局部组织肿胀、疼痛、发热等症状的总称。火邪炽盛，可使气血运行不畅、局部气血壅滞，从而形成肿疡。此外，火邪还可导致肌肤溃疡、疮痈等疡症，表现为局部红肿热痛、溃破流脓等症状。

③扰动心神致烦躁

火邪致病，易扰动心神，导致烦躁不安。心神是人体精神活动的主体，火邪侵入体内，可使心神不宁，表现为烦躁不安、失眠多梦、心悸怔忡等症状。这些症状会影响患者的情绪和心理状态，进一步加重病情。

④阻滞经络气血运行

火邪侵袭人体时，会表现出其独特的致病特性，阻碍气血在经络中的流通。经络作为气血流通的路径，一旦被火邪入侵，便会干扰气血的正常运行，从而引发疼痛、麻木及活动障碍等症状。此外，火邪还可导致气血逆乱，进一步加重病情。

⑤火热影响肠胃道

火邪致病，易影响肠胃道功能。火热之邪可使肠胃道气机升降失常，导致食欲不振、恶心呕吐、腹痛腹泻等症状。此外，火邪还可灼伤肠黏膜，引起便血等严重症状。

⑥热极生风伤筋脉

在火邪致病的过程中，当火热炽盛至极时，还会引发“热盛动风”的病理改变，具体症状包括四肢不自主抽搐、身体强直如角弓反张等筋脉紧张的表现。这是由于火热之邪耗伤阴液，筋脉失养。

⑦耗气伤津气随脱

火邪致病过程中，不仅耗伤津液，还会损耗人体的正气。长期火热炽盛，可导致气随津脱的病理变化。气是人体生命活动的动力源泉，一旦耗损过度，便会出现气短乏力、神疲懒言等气虚症状，甚至可能危及生命。

综上所述，中医学里的火邪致病特点表现在多个方面，对人体的危害极大。

第三节　疠气

疠气指具有严重传染性、致病性的一类外感病邪，是引发传染病的核心病因。

一、疠气简述

1.疠气

疠气是中医学中独有的概念，专指具有高度致病性和传染性的外感病邪。在中医理论中，疠气对于阐释急性、烈性传染病的发病机理和特点至关重要。

2.疠气的特性

疠气作为一种外感病邪，其特性显著，主要表现为以下两点。

（1）发病急骤，病情严重

疠气性疾速，因此感染后病情发展迅速，来势汹汹，变化多端，严重威胁患者的生命安全。

（2）疠气具备独特的适应性和广泛的感染范围

其适应性体现在它能针对特定的脏腑及疾病类型产生作用，显示出明确的靶向性，即决定疠气能影响哪个脏腑、引发何种疾病，具有明确的定位效应。广泛的感染范围指疠气不仅能侵袭人类，也能影响动物，显示出对不同生物体的选择性致病能力。

此外，疠气引发的病证在症状上表现出一定的共通性。由于疠气直接作用于体内的脏腑及组织，其外在的临床表现会因疠气的差异而有所不同，但每种疠气所触发的疫病均具备其独特的临床特征和病程发展规律。

二、疠气成因多样

疠气的产生受到多重因素的交织影响，涵盖了气候、环境、预防措施的缺失以及社会条件等多个层面。

首先是气候因素，它对疠气的孕育具有显著影响。自然界中气候的异常波动，诸如长期的干旱、极端的高温、潮湿多雾、洪水泛滥乃至地震等自然灾害，均为疠气的滋生提供了条件，进而可能引发疫病的暴发。以霍乱为例，其大规模流行便与这些气候异常紧密相关。

其次，环境因素同样在疠气的形成中扮演着重要角色。不佳的环境卫生状况，包括水源和空气的污染，为疠气的生长提供了肥沃的土壤。同时，食物污染、不合理的饮食习惯以及对生态环境的破坏也是疫病发生的诱因。例如，疫毒、痢疾和痄腮等疾病，便是通过被疠气污染的食物进入人体而引发的。

再次，预防措施不足是疠气形成与疫病流行的另一重要诱因。鉴于疠气的高度传染性，预防隔离工作的松懈会加速疫病的扩散。因此，实施有效的防控手段，诸如隔离病患、强化环境消毒等，对于遏制疠气生成及蔓延极为关键。

最后，社会因素同样对疠气的产生有所影响。社会动荡、战乱频发、恶劣的工作环境等，均可加剧疫病反复出现与流行。反之，社会稳定、重视卫生防疫并采取积极有效的防疫与治疗策略，能有效控制疠气的发生与传播。

综上所述，中医学认为疠气的成因是多维度因素交织的结果。因此，在应对疫病时，应全面考量各种因素，采取综合性的防控与治疗措施。

三、疠气致病的特性概述

1.高度传染致病性

疠气侵袭人体后，会展现出极强的致病能力与传染性，往往容易引发严重的疾病，且这些疾病通常具有高度的传染性，能够在人群中迅速传播。

2.特殊的外感病邪

在中医理论中，疠气是一种特殊的外感病邪，有别于常见的六淫，疠气具有更强烈的致病性和特异性，能够导致独特的病理变化和临床表现。

3.多种途径传播

疠气的传播方式主要包括空气、饮食等。严重者可危及生命，疠气可以通过污染的空气、水源或食物进入人体，从而引发疾病。因此，在其爆发时，保持环境卫生、注意饮食安全等措施对于防止疠气的传播具有重要意义。

4.发病急骤病情重

受到疠气侵袭的患者，往往发病急骤，病情严重。疠气所致的疾病通常起病突然，进展迅速，且病情较重。

5.一气一病症状似

在中医理论中，疠气通常与特定的疾病相关联，表现为“一气一病，症状相似”的特点。不同的疠气会导致不同的疾病，但每种疠气所致的疾病在症状表现上具有一定的相似性，这有助于医者进行辨证施治。

6.气候反常易形成

气候的反常变化往往容易导致疠气的形成和传播。例如，长期的干旱、洪涝、寒冷等异常气候条件，都可能为疠气的滋生和传播提供有利条件。因此，在气候异常时期，人们需要格外注意防范疠气的侵袭。

7.社会动荡可诱发

社会动荡也是诱发疠气的重要因素之一。在社会动荡时期，人们往往生活无着、精神压力增大，这些因素都可能降低人体的抵抗力，使得疠气更容易乘虚而入。此外，社会动荡还可能导致环境卫生状况恶化、医疗资源紧张等问题，这些问题会进一步加剧疠气的传播和危害。

综上所述，中医学中的疠气概念是一个复杂而重要的概念，它涵盖了强烈致病传染性、外感病邪之统称、多种传播途径、发病急骤病情重、一气一病症状似、气候反常易形成以及社会动荡可诱发等多个方面。

第四节 七情

七情是人体正常的情绪反应，但若过激、过久，则会成为致病因素。这七种情志相互联系、相互影响，不仅与脏腑功能有着紧密的对应关系，而且在一定条件下还可以相互转化和制约，共同维持着人体的情绪平衡和脏腑功能的稳定。

一、七情的概述

1. 七情

中医学理论中，七情涵盖喜、怒、忧、思、悲、恐、惊，这些是正常的情感反应，体现人体对外界刺激的不同回应。适量表达七情有益于身心健康，然而，过度或持久的七情则可能转化为致病之源。

七情过度的表现多种多样，因个体差异和脏腑功能状态不同而有所差异。一般来说，七情过度可出现心悸、失眠、健忘、多疑、恐惧、烦躁、抑郁、焦虑等症状。长期七情过度还可能影响机体的免疫力，导致身体虚弱，易患疾病。

七情之间相互影响，喜、怒、忧、思、悲、恐、惊七种情志并非孤立存在，而是相互联系、相互影响的。这七种情志活动不仅与脏腑功能有着紧密的对应关系，而且在一定条件下还可以相互转化和制约，共同维持着人体的情绪平衡和脏腑功能的稳定。

各种情志之间可以相互转化。例如，过度的喜悦可能转化为忧虑，因为过度的快乐可能让人担心失去这种快乐；长期的忧虑也可能逐渐转化为悲伤，因为忧虑过多可能使人感到无助和绝望。这种转化体现了七情之间的动态关系，也是人体对外界环境变化的心理适应过程。

七情之间还存在相互制约的关系。中医学认为，情志之间可以相互平衡和调节。例如，喜悦可以消解悲伤，因为积极的情绪有助于缓解消极情绪的影响；愤怒可以克制过度的恐惧，因为愤怒能够激发人的勇气和斗志，从而减轻恐惧感。这种制约关系有助于维持情绪的稳定和平衡，防止单一情志过度亢奋而对脏腑造成损伤。

此外，七情与脏腑之间的对应关系也进一步影响了七情间的相互关系。

二、七情与脏腑的关系

1. 七情与五脏六腑的关系

不同的脏腑有其对应的情志活动，如心与喜、肝与怒、肺与悲、脾与思、肾与恐，七情若过度，则会损伤相应脏腑，导致脏腑功能紊乱，从而导致疾病。

（1）喜与心的关系

喜为心之志，适当的喜悦情绪能够使气血和畅、营卫通利，有益于心的生理功能。然而，过度喜悦则可能导致心神涣散、气机涣漫，甚至引发心悸、失眠等症状。因此，保持适度的喜悦情绪对于维护心的健康至关重要。

（2）怒与肝的关联

怒为肝之志，适度的愤怒可以抒发心中不满，有助于疏泄肝气。然而，过度愤怒则可能导致肝气郁结、疏泄失常，引发胸胁胀痛、头晕目眩等症状。长期愤怒还可能影响肝脏的疏泄功能，引发一系列肝脏疾病。

（3）忧对脾的影响

忧为脾之志，过度忧思会引发脾气郁结，影响运化功能，导致食欲减退、腹胀及便溏等不良症状。此外，忧思还可能影响气血的生成和运行，导致气血不足或气血瘀滞，进一步加重脾胃的负担。

（4）悲与肺的关联

悲为肺之志，适度的悲伤可以宣泄情感，但过度悲伤则可能损伤肺气，导致肺气耗伤、肃降失职，出现咳嗽、气短等症状。同时，悲伤还可能影响人体的免疫功能，使人容易受到外邪的侵袭。

（5）恐与肾的联系

恐为肾之志，适度的恐惧可以使人保持警觉，但过度恐惧则可能损伤肾气，导致肾气不固、精关不守，出现遗精、阳痿等症状。同时，恐惧还可能影响人体的水液代谢，导致水肿、小便不利等问题。

2. 七情对气机的影响

怒则气上：大怒或长期郁怒不解，易致肝气郁结，阻碍气血流通，可能诱发痰饮、瘀血等病理状况。

喜则气缓：适量喜悦能舒缓紧张情绪，但过度则可能伤及心神与心脉，导致注意力分散。

悲（忧）则气消：过度悲伤或忧虑会压抑肺气，令人意志消沉，消耗体内肺气。

恐则气下：恐惧过度可致肾气失固，气向下泄，表现为面色苍白、眩晕等症状。

惊则气乱：突如其来的惊吓会扰乱心气，使心神不定，出现心悸、恐慌等反应。

思则气结：过度思虑或无法实现的想法会导致气机阻滞，损害脾气。

七情与脏腑之间不仅存在单向的影响关系，还存在相互作用和调节的复杂过程。一方面，脏腑功能的状态可以影响七情的表达和调节；另一方面，七情的变化也可以反过来影响脏腑的功能活动。因此，在调节七情时，需要综合考虑其对脏腑功能的影响，以实现整体的协调平衡。

3. 七情的致病特点

（1）七情影响气血运行

七情致病首先影响的是人体的气血运行。情志活动过极或持续过久，可导致气机紊乱、气血失调。如怒则气上，喜则气缓，悲则气消，恐则气下，惊则气乱，思则气结，忧则气聚。这些气血运行的异常进一步影响脏腑功能，产生相应的病理变化。

（2）脏腑功能受影响

七情与五脏六腑有密切的对应关系，过度情志会直接损害对应的脏腑。具体来说，怒极伤肝，喜过伤心，思过伤脾，忧深伤肺，恐极伤肾。脏腑受损后，会加剧气血失调，对整体健康状况产生不良影响。

（3）情绪与内脏关联密切

中医学强调情志活动与内脏的密切联系。情绪变化不但能反映内脏功能状态，而且能通过影响内脏功能致病。因此，调整情绪对于维护内脏健康和预防疾病具有重要意义。

（4）病情反复且有周期性

七情致病往往具有反复性和周期性。当情志刺激再次出现时，原有疾病容易复发或加重。此外，由于七情与五脏六腑的对应关系，病情可能在特定时间段内出现周期性变化，这与脏腑功能的盛衰周期有关。

（5）发病与气候紧密相关

七情致病与气候因素也有密切的关系。不同季节的气候特点会对人体的情志活动产生影响，从而加剧或缓解七情致病的症状。因此，在治疗七情致病时，需充分考虑气候因素，以制订更为合适的治疗方案。

（6）发病具有传变规律

七情致病往往具有一定的传变规律。在发病初期，可能主要表现为某一脏腑的功能失调，随着病情的发展，可能逐渐波及其他脏腑，从而引发复杂的病理状况。因此，在治疗期间需细致观察病情动态，灵活调整治疗策略。

（7）与六淫致病相关联

七情致病往往与六淫致病相互关联、相互影响。一方面，七情过度可导致机体正气虚弱，使机体更容易受到六淫邪气的侵袭；另一方面，六淫邪气侵袭人体后，又可加重情志活动的异常，进一步加剧病情。因此，在治疗七情致病时，需综合考虑六淫的影响，采取综合性的治疗措施。

综上所述，中医学认为七情致病具有影响气血运行、脏腑功能受损、情绪与内脏关联密切、病情反复且有周期性、发病与气候紧密相关、发病具有传变规律以及与六淫致病相关联等特点。这些特点有助于我们更深入地理解七情致病的机理，为临床诊断和治疗提供有益的指导。

第五节　饮食失宜

饮食失宜指饮食的摄入没有遵循适当的原则或规律，从而对身体健康造成不良影响。不当饮食是引发疾病的关键因素之一，遵循饮食有节、饮食洁净、饮食平衡的原则，可以维护身体健康。

一、饮食失宜的类型

饮食失宜在中医理论中是一个重要的概念，它指的是饮食的摄入没有遵循适当的原则或规律，从而对身体健康造成不良影响。具体而言，不当的饮食行为包括以下方面。

1.饮食不节

饮食不节指饮食缺乏规律性与自我约束，饮食过量，即过饱，会超出脾胃的消化能力，给脾胃带来沉重的负担，导致食积停滞、气机不畅，出现腹胀、腹痛、呕吐等症状。

2.饮食不洁

饮食不洁指食用了不卫生、受污染的食物。不洁饮食容易引起胃肠道感染，如细菌性痢疾、食物中毒等，导致腹泻、呕吐等症状，严重时甚至会危及生命。此外，不洁饮食中的有害物质还可能对肝脏、肾脏等器官造成损伤。

3.饮食偏嗜

饮食偏嗜指长期偏好某种食物或口味，而忽视其他营养物质的摄入。偏嗜某种食物可能导致营养不均衡，使体内某些元素过多或缺乏，进而影响生理功能。例如，长期偏食油腻、辛辣食物会损伤脾胃，导致湿热内生，出现口干、口苦、口臭等症状。

4.饮食无时

饮食无时指没有按照固定的时间进食，或者饮食时间不规律。这种不规律的饮食习惯会扰乱脾胃的正常工作节奏，导致脾胃功能失调，出现消化不良、胃痛等问题。

饮食失宜会对身体产生多方面的危害，不仅会损伤脾胃、影响消化吸收功能，还可能导致气血不和、阴阳失衡，从而引发各种疾病。例如，长期饮食失宜可能导致高脂血症、肥胖、糖尿病等慢性疾病。此外，饮食失宜还可能影响情绪和精神状态，使人焦虑、易怒或抑郁。

二、饮食失宜的致病特点

饮食与人的健康状态息息相关。合理的饮食可以滋养身体、调和气血，不当的饮食则会导致身体失衡，引发各种疾病。

1.饮食不节伤脾胃

中医强调饮食有节，即饮食要适量、定时，不可过饥过饱，不可偏食偏嗜。若饮食不节，长期暴饮暴食或过度节食，易出现消化不良、腹胀、腹泻等症状。

2.饮食不洁生疾病

饮食不洁是指食物受到污染或含有病原体，如细菌、病毒等。食用不洁食物容易引起胃肠道感染，导致腹泻、呕吐、发热等症状。长期食用不洁食物还可能引发慢性疾病，如肝炎、痢疾等。

3.饮食偏嗜阴阳失调

中医讲究阴阳平衡，饮食也应遵循这一原则。若长期偏嗜某种食物，如过食辛辣、寒凉之物，会导致阴阳失调，进而影响脏腑功能。例如，过食辛辣之物易伤阴，导致阴虚火旺；过食寒凉之物易伤阳，导致阳虚内寒。

4.过饥气血生化乏

过饥是指长时间不进食或进食过少，导致身体得不到足够的营养。这种情况下，气血生化无源，身体各脏腑功能得不到充分滋养，容易出现气血不足、头晕、乏力等症状。

5.过饱运化功能损

过饱是指进食过多，食物超过脾胃的运化能力。过饱会使脾胃负担加重，运化功能受损，导致食物积滞、气机不畅。长期过饱还可能引发肥胖、高脂血症等疾病。

6.饥饱失度正气虚

饥饱失度是指饮食无规律，时而过饥，时而过饱。这种不规律的饮食习惯会导致正气虚弱，身体抵抗力下降。正气虚弱的人容易感受外邪，引发感冒、咳嗽等疾病。

7.饮食无时功能乱

饮食无时是指不按时进食或进食时间不规律。这种饮食习惯会打乱身体的生物钟，影响脏腑功能的正常运行。长期饮食无时还可能导致消化不良、胃炎等疾病。

综上所述，中医理论认为，不当的饮食是引发疾病的关键因素之一，故而在日常生活中我们应当重视饮食的调节与养护，遵循饮食有节、饮食洁净、饮食平衡的原则，以维护身体健康。

第六节　劳逸失度

劳逸失度指劳动与休息失去平衡。过度劳累会消耗人体大量的精气和气血，导致脏腑功能受损；过逸会使人体气血运行不畅，新陈代谢减慢。

一、劳逸失度的概述

1.劳逸失度

劳逸失度是指人体在劳动与休息之间的失衡状态。适度的劳动和休息是维持人体正常生理机能的重要条件，劳逸失衡会引发脏腑功能紊乱、气血流通受阻，导致多种健康问题。过度劳累，指的是超出身体承受范围的劳作或活动，包括体力劳动和脑力劳动。过劳会消耗人体大量的精气和气血，导致脏腑功能受损。

过逸，则是指过度安逸，缺乏必要的劳作和运动。长期过逸会使人体机能下降，气血运行不畅，新陈代谢减慢。

2.劳逸失度的影响

劳逸失度导致的疾病往往具有病程较长、病情复杂等特点。劳逸失衡会扰乱人体整体功能，导致脏腑运作异常、气血流通受阻，进而产生多种症状与体征。

劳力过度主要损害人体的筋骨肌肉，导致肌肉劳损、关节疼痛等问题。此外，过度劳作还会影响脾胃功能，使人体气血不足，出现面色萎黄、食欲不振等症状。

劳神过度主要损害人体的心脾。长时间处于紧张、焦虑等负面情绪中，会耗伤心血，导致心神不宁、失眠多梦等问题。同时，劳神过度还会影响脾胃的运化功能，导致气血不足。

房劳过度指性生活过于频繁或过度纵欲。这会导致肾精过度消耗，影响人体的生长发育和生殖功能，出现腰膝酸软、头晕耳鸣等症状。长期房劳过度还会影响其他脏腑功能，导致人体整体健康水平下降。

过度安逸会使人体机能下降，出现肌肉松软、关节不灵活等问题。此外，长期缺乏运动还会导致新陈代谢减慢，身体肥胖，增加患慢性病的风险。

3.劳逸失度的致病特点

适度的劳动和休息是维持人体阴阳平衡、气血调和的重要前提。然而，当劳逸失度时，会对人体的脏腑、经络及气血功能造成干扰，从而触发一系列病理反应。

（1）劳力过度耗气伤形

劳力过度主要是指体力劳作超出身体承受能力。长时间或过重的体力劳动会大量消耗人体的气血和精力，导致气虚、血虚，甚至形伤。这种状态下，人体容易出现疲劳乏力、面色苍白、四肢无力等症状。

（2）劳神过度耗伤心血

劳神过度则主要表现为脑力劳作过度或长期情绪紧张、思虑过度。这种状态下，心神过度消耗，心血不足，容易出现心悸、失眠、多梦、健忘等症状。长期劳神过度还会导致心血亏虚，影响全身脏腑功能。

（3）房劳过度耗伤肾精

房劳过度指的是性生活过于频繁或纵欲无度。肾精是人体生长发育和生殖的根本，过度消耗会严重影响人体健康。

（4）体力过逸气血不畅

与劳力过度相反，体力过逸是指长期缺乏必要的体力活动或运动。在这种状态下，人体机能下降，尤其是脾的功能下降。这不仅会影响气血的生成，还会使已经生成的气血无法正常运行，进而导致气血不畅。

（5）脑力过逸神气衰弱

脑力过逸主要表现为长期过度用脑或缺乏必要的休息。这种情况下，大脑得不到充分的休息和恢复，会导致神气衰弱，出现记忆力下降、注意力不集中、反应迟钝等症状。脑力过逸还会影响人的情绪和心理健康。

（6）阳气不振正气虚弱

劳逸失度会导致人体阳气不振，气血流通受阻，新陈代谢速度降低，可能引发气血瘀积、体重增加及肌肉松弛等状况。阳气是推动生命活动的力量源泉，而正气则是机体防御外界病邪的关键力量。当阳气不振、正气虚弱时，人体容易出现怕冷、易感冒、抵抗力下降等症状。

（7）脏腑经络功能失调

劳逸失度还会影响脏腑经络的功能。脏腑是人体内部各个器官的总称，经络则是联系脏腑、沟通表里、运行气血的通道。劳逸失度会导致脏腑功能失调、经络气血运行不畅，进而产生各种病理变化。

综上所述，中医学认为劳逸失度对人体健康的影响是多方面的，会导致气虚、血虚、肾虚等多种病理变化。因此，保持劳逸适度是维护人体健康的重要原则之一。

第七节　继发病因

继发病因在中医学中具有独特性，它们往往是在原发病因的基础上产生的，但又具有相对独立性，能够进一步加重或改变病情。继发病因的特点包括多样性、复杂性及动态性，它们之间相互影响、相互转化，共同组成疾病的病理过程。

一、痰饮

1.痰饮释义

痰饮为体内水液代谢异常形成的病理产物，质地稠黏，常积聚于脏腑、经络及组织间隙，引发疾病。依据其形态与致病特性，痰饮分为有形痰与无形痰两类，前者为可咳吐的痰液，后者则潜藏于脏腑经络中，不易被察觉。

2.痰饮的临床表现

痰饮的临床症状多样，根据痰饮停留的部位和性质，可表现为咳嗽、咳痰、胸闷、气喘、头晕、心悸、肢体麻木等多种症状。同时，痰饮还可作为继发病因，引发其他疾病，如痰饮阻肺可致咳喘，痰饮凌心可致心悸等。

3.痰饮的形成原因

痰饮的形成在中医学中是一个复杂而多方面的过程，它涉及人体的脏腑功能、外部环境以及生活习惯等多个因素。

（1）脏腑功能失调

①肺失宣降：肺主气，司呼吸，并有通调水道的功能。当肺气虚弱或受到外邪侵袭时，可能导致宣发肃降功能失常，使得津液输布与排泄发生障碍，进而形成痰饮。

②脾失健运：脾脏负责运化功能，既运化食物精华，又负责水湿的代谢。脾气虚

弱、运化能力不足，或不良饮食习惯伤害脾胃，都可能引发水湿滞留，进而产生痰饮。

③肾失开阖：肾主水，有调节水液代谢平衡的作用。当肾气虚弱或肾阳不足时，可能导致水液代谢失常，使得水湿内停，形成痰饮。

（2）外感六淫

外感风、寒、暑、湿、燥、火等六淫邪气，可影响人体气机运行，导致脏腑功能失调，进而产生痰饮。特别是湿邪，因其性质黏滞，易阻滞气机，故湿邪为病，易成痰饮。

（3）内伤七情

过度表达喜、怒、忧、思、悲、恐、惊七种情绪，会扰乱人体气机，影响脏腑功能正常运行。特别是过度忧思，容易损害脾胃健康，使得脾失健运、水湿内生，形成痰饮。

（4）饮食劳逸失度

不合理的饮食习惯，比如过量摄入油腻、重口味、寒凉及辛辣的食物，会伤害脾胃，使其运化功能失常，进而产生内湿。另外，无论是过度劳累还是过度闲适，都会影响人体正气，使得邪气乘虚而入，引发痰饮。

4.痰饮的致病特点

痰饮是中医学中的重要病理概念，其致病特性广泛且多变。痰饮的产生与多种因素相关，包括脏腑功能异常、外界病邪侵袭以及情绪过度波动等。因此其致病特点也表现为多方面。

（1）阻滞气血运行

痰饮作为一种病理产物，其质地黏稠，易于阻滞气血运行。当痰饮停留在经络或脏腑组织之中，便会阻塞气血的流通，导致局部气血不畅，进而引发疼痛、肿胀等症状。此外，痰饮阻滞还可导致气血运行障碍，使得脏腑功能失常，从而引发各种病证。

（2）影响气机升降

痰饮的形成与气机升降失常密切相关。气机升降是人体脏腑功能正常发挥的关键环节，痰饮的存在会阻碍气机的正常运行。例如，痰饮阻滞于肺，可导致肺气不宣，影响肺的呼吸功能；痰饮停留于胃，可影响胃的受纳与通降功能，出现恶心呕吐等症状。因此，痰饮对气机升降的影响是其致病特点的重要体现。

（3）干扰水液代谢

痰饮的本质是水液代谢失常的产物，因此其致病特点必然包括干扰水液代谢。痰饮的形成与脾失健运、肾失开阖等脏腑功能失调密切相关，这些功能失调会导致水液代谢障碍，使得水湿内生或停聚。痰饮停留于体内，会进一步加重水液代谢的紊乱，形成恶性循环。这种干扰水液代谢的致病特点，使得痰饮在中医临床中常表现为水肿、小便不利等症状。

（4）蒙蔽心神致神志病

痰饮还具有蒙蔽心神的致病特点。当痰饮停聚于胸膈之上，可蒙蔽心神，出现神志不清、精神恍惚等症状。这种致病特点在中医临床中常表现为癫痫、痴呆等神志病。此外，痰饮还可影响心主血脉的功能，出现心悸、失眠等症状。

（5）病程长且复杂多变

痰饮的致病特点还表现为病程长且复杂多变。由于痰饮的形成与多种因素有关，且

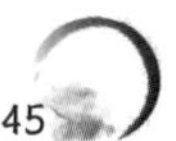

性质黏稠，不易消散，因此痰饮往往病程较长，缠绵难愈。同时，痰饮的致病特点还表现为复杂多变，既可单独致病，也可与其他病邪相互兼夹致病，使得临床表现多样，难以捉摸。

（6）侵犯上中下三焦

痰饮的致病特点还体现在其侵犯上、中、下三焦。上焦主要指心肺，中焦为脾胃、肝胆，下焦为肾、膀胱、大小肠。痰饮可随气机升降而流注于上、中、下三焦，导致各脏腑功能失常。例如，痰饮阻肺可导致咳嗽气喘；痰饮停胃可引起恶心呕吐；痰饮聚于下焦则可出现小便不利、水肿等症状。

二、瘀血

1.瘀血概念

瘀血指血液在体内循环受阻或停滞所产生的病理状态。它源于多种原因，诸如外伤引发的血液淤积、气虚导致的血流不畅、气滞阻碍血液运行、寒冷使血液凝结以及热邪促使血液妄行等，这些因素共同作用于血液，使其在脉络中流动受阻，进而形成瘀血。

2.瘀血的临床征象

瘀血的临床表现颇为丰富，常见的症状包括疼痛、局部肿块形成、异常出血以及皮肤色泽紫黯等。疼痛多表现为刺痛、固定不移；肿块则多为质地坚硬、推之不移。此外，瘀血还可导致皮肤出现紫黯色泽，甚至可见出血点或瘀斑。

疼痛是瘀血常见的临床表现之一。由于瘀血阻滞脉络，气血不通，从而产生疼痛。这种疼痛往往表现为刺痛或胀痛，且位置相对固定。同时，瘀血停积于局部，还可形成肿块或结节。这些肿块质地坚硬，不易消散，推之不移。

出血也是瘀血的一种临床表现。当瘀血阻塞血管或脉络时，可能导致血管破裂出血。这种出血往往颜色暗红或紫黯，且不易止血。此外，瘀血还可导致皮肤或黏膜出现紫黯色泽，这是瘀血影响气血的正常运行，使得皮肤或黏膜失去正常的红润色泽。

3.瘀血的形成原因

瘀血的形成原因，主要有气血运行障碍、外伤导致瘀血、湿气阻滞气血、脾胃功能失调、情志不畅血瘀、痰浊凝滞体内、久病导致血瘀以及血液黏稠度高等。

（1）气血运行障碍

气血运行障碍是瘀血形成的主要原因之一。当人体气血虚弱、气滞血瘀时，血液无法顺畅地在脉络中运行，从而导致瘀血的形成。此外，寒凝血脉或热伤血络也会影响气血的正常运行，进而形成瘀血。

（2）外伤导致瘀血

外伤是导致瘀血形成的常见原因。当人体受到外力损伤时，如跌打损伤、碰撞等，会导致血管破裂或组织损伤，进而形成瘀血。这些瘀血停积在受伤部位，不仅会引起疼痛、肿胀等症状，还可能影响气血的正常运行。

（3）湿气阻滞气血

湿气过重也是导致瘀血形成的重要因素。湿邪侵入人体后，容易阻滞气血的运行，使得血液在脉络中运行不畅，进而形成瘀血。湿气阻滞气血的同时，还可能加重脾胃功能的失调，进一步影响气血的生成与运行。

（4）脾胃机能异常

脾胃作为人体后天的基石，负责气血的生成。脾胃功能发生异常会影响气血的正常生成与循环，可能导致瘀血的形成。脾胃虚弱可能导致气血虚弱，使得血液无法正常运行；胃火过旺可能损伤血络，会出血而形成瘀血。

（5）情志不畅血瘀

情志因素在瘀血的形成中也起着重要作用。长期情志不畅、郁郁寡欢或急躁易怒等情绪状态，容易导致气机郁结、气血运行不畅，进而形成瘀血。因此，保持良好的情绪状态对于预防瘀血的形成具有重要意义。

（6）痰浊凝滞体内

痰浊是体内的一种病理产物，当痰浊过多时，容易阻滞气血的运行，使得血液在脉络中运行不畅，进而形成瘀血。痰浊凝滞体内还可能影响脏腑的正常功能，加重瘀血的形成。

（7）久病导致血瘀

久病也是导致瘀血形成的一个重要原因。长期患病或病情较重的患者，容易气血生化不足。此外，久病还可能导致脉络受损，使得血液易于渗出而形成瘀血。

（8）血液黏稠度高

血液黏稠度过高也会影响血液的流动性，使得血液在脉络中运行不畅而形成瘀血。血液黏稠度高的原因可能与饮食、生活习惯以及遗传因素等有关。因此，保持健康的饮食和生活习惯对于预防瘀血的形成至关重要。

4.瘀血的独特病理特性

瘀血作为体内的一种病理产物，具有复杂且独特的致病特点。瘀血不仅阻滞气血运行，影响血脉流通，还会阻碍新血的生成，导致病位固定难移、病证复杂多样。同时，瘀血还常引起疼痛如针刺感，出现青紫肿块，甚至导致出血反复不止。下面将详细阐述中医学里瘀血的致病特点。

（1）阻滞气机运行

瘀血形成后，会阻塞在经络或脏腑之中，导致气机运行受阻。气机是人体脏腑功能活动的基本形式，当气机受阻时，脏腑的正常功能将受到影响，出现气滞、气逆等病理变化。

（2）影响血脉流通

瘀血直接影响血脉的流通。血液在脉中运行，依赖气的推动。当瘀血形成时，脉道受阻，血液无法正常流通，导致局部或全身血液循环障碍。

（3）阻碍新血生成

瘀血的存在还会阻碍新血的生成，血液是人体生命活动不可或缺的关键要素，与脏腑功能紧密相连。若血液流动受阻形成瘀血，不仅影响气血的生化，还可能损伤脏腑功能，进一步加重新血生成的障碍。

（4）病位固定难移

瘀血致病的一个显著特点是病位固定难移。瘀血阻塞经络或脏腑，导致病变部位相对固定，不易改变。这也是瘀血所致病证常常缠绵难愈的原因之一。

（5）病证复杂多样

瘀血致病的病证复杂多样，可涉及全身多个脏腑和经络。由于瘀血阻滞的部位和程度不同，其临床表现也各异。常见的瘀血病证包括疼痛、肿胀、紫斑、痒症积聚等。

（6）疼痛如针刺

瘀血引起的疼痛往往具有如针刺的特点。瘀血堵塞经络，造成气血不畅，引发剧烈的局部疼痛，且疼痛位置往往固定不变，夜间加重。

（7）出现青紫肿块

当瘀血阻滞在皮下或肌肉间时，常出现青紫肿块。这是由于瘀血凝聚在局部，气血不畅，皮肤或肌肉失去营养。

（8）出血反复不止

瘀血还可导致出血反复不止。这是因为瘀血损伤脉络，使脉道破损，血液外溢。同时，瘀血还可影响气血的生化与运行，导致凝血功能障碍，使出血难以被止。

三、结石

1.结石的定义

结石在中医中常被称为“石淋”或“砂淋”，是在体内某些部位形成的坚硬块状物，它们形态多样、大小不一。有的呈圆形或椭圆形，有的形状不规则。其颜色也多样，有黄色、黑色、白色等。

结石可分布于人体的多个部位，但以泌尿系统和胆道系统最为常见。在泌尿系统中，结石多形成于肾脏、输尿管、膀胱等部位；在胆道系统中，结石多形成于胆囊和胆管。这些结石的特点是质地坚硬，不易排出，且常伴有疼痛、炎症等症状。

2.结石的临床表现

以下为结石病在临床上的主要表现，以供患者及医者参考。

（1）腰部疼痛明显

腰部疼痛是结石病患者最为常见的症状之一。疼痛多呈阵发性或持续性，可能向下腹部或会阴部延伸。其剧烈程度取决于结石的大小、所在位置及其活动状态。严重者甚至可能影响日常生活及工作。

（2）血尿、尿频、尿急

结石病患者常出现血尿症状，表现为尿液中混有血液，轻者仅在显微镜下可见红细胞，重者肉眼可见血尿。此外，尿频、尿急也是结石病的常见表现，患者常因排尿次数增多、尿急而无法长时间憋尿。

（3）舌苔黄腻异常

中医学认为，舌苔的变化可以反映人体内部的病理变化。结石病患者常表现为舌苔黄腻，这是由于湿热内蕴、气机不畅所致。舌苔黄腻意味着患者体内湿热较重，需清热利湿以缓解病情。

（4）尿液浑浊异味

结石病患者的尿液常呈浑浊状态，并伴有异味。这是由于结石阻塞尿路，尿液排泄不畅，细菌滋生。尿液浑浊异味不仅会影响患者的生活质量，还可能引发尿路感染等并发症。

（5）面色紫暗无华

面色紫暗无华是结石病患者常见的面色表现。这是由于结石阻塞，气血运行不畅，面部得不到充足的血液滋养。面色紫暗无华提示患者体内气血瘀滞，需活血化瘀以改善面色。

（6）脉象涩结不畅

脉象涩结不畅是结石病患者常见的脉象。涩脉表气血瘀滞，结脉表气机不畅。脉象涩结不畅提示患者体内气血瘀滞、气机不畅，需活血化瘀、疏肝理气以改善脉象。

（7）小腹疼痛难忍

小腹疼痛难忍是结石病患者常见的症状之一。疼痛多呈绞痛或钝痛，可伴有恶心呕吐、面色苍白等症状。小腹疼痛难忍是由于结石阻塞尿路，刺激尿道所致。疼痛严重者需及时就医治疗，以缓解疼痛。

（8）腰膝酸软无力

腰膝酸软无力是结石病患者常见的症状之一。这是结石阻塞导致气血运行不畅，腰膝部位得不到充足的血液滋养所致。腰膝酸软无力不仅会影响患者的日常活动，还可能影响患者的情绪及生活质量。

综上所述，虽然结石病的临床表现多样，但大都与气血运行不畅、湿热内蕴等因素有关。当患者出现上述症状时，应立即寻求医疗帮助，以确保获得最佳的诊断与治疗。

3.结石形成的原因

结石的形成与多种因素相互作用有关，这些因素既包括生活习惯、情绪状态，又涉及脏腑功能失调和病邪入侵等。下面将从八个方面阐述中医学对结石形成原因的认识。

（1）饮食不当

饮食不当是结石形成的重要因素之一。长期偏食肥甘厚味、辛辣刺激的食物，或饮食不规律、过饥过饱，都可能导致脾胃运化失常、湿热内生，进而形成结石。

（2）情志内伤

情志内伤指由于情绪过度波动或长期精神压力导致的气机紊乱。情志不畅可影响肝胆疏泄功能，使气机郁结、湿热内生，最终形成结石。

（3）肾气不足

中医认为，肾主水液代谢和生长发育。肾气不足时，水液代谢失常，易形成湿浊，积聚成石。此外，肾气不足还可导致气化无力，使得结石形成。

（4）肝郁气滞

肝脏负责疏通与调节气机。肝气郁结时，会导致气机流通不畅，进而影响气血运行。湿热内蕴，易形成结石。同时，肝郁还可影响脾胃功能，加重湿热内生。

（5）湿热蕴结

湿热蕴结是结石形成的直接病理因素。湿热内蕴，蕴结不散，煎熬尿液，尿中杂质结为砂石，或湿热下注，日久结为石淋。湿热蕴结还可导致气血运行不畅，加重结石的形成和发展。

（6）服药不当

某些药物或化学物质长期服用或过量摄入，可能对人体产生不良影响，导致结石的形成。此外，某些药物还可能与体内其他物质发生反应，产生不溶物沉积，最终促成结石生成。

（7）寄生虫感染

寄生虫感染同样是结石成因中不可忽视的一环。某些寄生虫在尿路中寄生，可导致尿路黏膜损伤，进而引发感染、炎症等病理变化，为结石的形成提供了条件。

（8）肾脏津液亏虚

肾脏津液亏虚是结石形成的内在基础。肾为先天之本，主藏精，化生气血津液。当肾脏津液亏虚时，尿液浓缩，尿中杂质增多，易形成结石。同时，津液亏虚还可导致气机不畅，加重湿热内蕴。

4.结石的致病特点

结石被认为是一种由多种因素引起的复杂病证，其致病特点主要体现在以下六个方面。

（1）多发脏腑部位

结石可以发生在人体内的多个脏腑部位，以尿路结石和胆结石最为常见。尿路结石多形成于肾、膀胱等部位，胆结石主要形成于胆道系统。这体现了结石在不同脏腑之间的普遍性，也增加了治疗的复杂性。

（2）病程长轻重不一

结石的病程往往较长，且轻重程度不一。有的结石患者可能长期无明显症状，有的患者则可能突然出现剧烈疼痛等急性症状。这种病程的不确定性使得结石治疗需因人而异、因病而治。

（3）阻滞气机损脉络

中医学认为，结石的存在会阻滞气机的正常运行，进而损伤脏腑脉络。结石的形成会阻碍气血流通，导致局部气血瘀滞，从而引发疼痛、肿胀等症状。同时，长期的气机阻滞还可能影响脏腑功能，引发一系列并发症。

（4）疼痛阵发性发作

结石引起的疼痛往往呈现阵发性发作的特点。疼痛可突然发作，持续一段时间后逐渐缓解，但随后又可能再次发作。患者因疼痛发作无规律而备受煎熬，同时也使得治疗过程更具挑战性。

（5）疼痛部位多固定

虽然结石引起的疼痛可能会随着结石的移动而有所变化，但大多数情况下，疼痛部位相对固定。医生可根据疼痛部位初步判断结石的位置和类型，从而制订针对性的治疗方案。

（6）伴随其他症状多

结石患者除了主要症状外，还常伴随其他症状的出现。例如，尿路结石患者可能出现尿频、尿急、尿痛等尿道刺激症状；胆结石患者可能出现消化不良、恶心呕吐等胃肠道症状。这些伴随症状的存在增加了疾病的复杂性，也给诊断和治疗带来了一定的挑战。

第八节　与病因知识相关的中医护理

病因知识在中医护理中的应用原则包括护病求本，辨证施护；针对病因制订护理措施；预防为主防治结合以及个性化护理因病而异等。

一、病因知识在中医护理中的应用原则

1.护病求本，辨证施护

抓住疾病本质：中医护理强调在护理患者时，必须先抓住疾病的本质。病因是疾病发生的根本原因，因此，深入了解和分析病因是辨证施护的前提。

全面搜集信息：为了准确判断病因，需要全面搜集患者的症状、体征、发病季节、诱因、生活习惯、饮食、睡眠等各方面的信息。这些信息有助于揭示疾病的本质和病因。

辨证分析：在中医基础理论的指导下，对搜集到的信息进行辨证分析，找出疾病发生的根本原因和需要解决的护理问题。这一过程需要丰富的中医理论知识和临床经验。

2.针对病因制订护理措施

外感病因护理：护理由六淫（风、寒、暑、湿、燥、火）和疠气等外感病因引起的疾病时，应注重避风寒、保暖、调节室内温湿度等，以减轻外感症状。

内伤病因护理：护理由七情内伤、饮食失宜、劳逸失度等内伤病因引起的疾病时，应注重心理疏导、调节饮食、合理安排作息等，以恢复脏腑功能。

病理产物病因护理：护理由痰饮、瘀血、结石等病理产物引起的疾病时，应注重化痰祛湿、活血化瘀、排石通淋等，以消除病理产物，恢复身体健康。

3.预防为主，防治结合

未病先防：中医护理强调以预防为主，通过调节饮食、起居、情志等增强体质，提高抗病能力，防止疾病的发生。

既病防变：一旦疾病发生，应尽早诊断和治疗，防止病情恶化或传变。在护理过程中，要密切观察病情变化，及时调整护理措施。

4.个性化护理，因病而异

同病异护：即使是同一种疾病，由于病因、病机、体质等方面的差异，护理方法也应有所不同。因此，在制订护理措施时，应充分考虑患者的个体差异。

异病同护：若不同的疾病其病因、病机相似，也可以采用相同的护理方法。这体现了中医护理的灵活性和变通性。

二、病因知识在中医护理中的具体应用

1.针对外感病因的护理

（1）针对六淫的护理

风邪：注意避风，保持室内空气流通，避免直接吹风。

寒邪：保暖防寒，宜多食温热性食物，如姜、葱、蒜等，可采用艾灸、拔罐等温热疗法。

暑邪：避暑降温，保持室内凉爽，适量补充体液，避免中暑。

湿邪：保持环境干燥，宜多食清淡易消化的食物，如薏米、红豆等。

燥邪：润燥生津，宜多食滋润的食物，如蜂蜜、梨等，保持室内湿度。

火邪：清热解毒，饮食宜清淡，避免辛辣、油腻食物，可多食绿豆汤、菊花茶等。

（2）针对疠气的护理

对于传染病或疫情，采取隔离措施，防止病邪传播。保持室内空气流通，使用具有杀菌消毒作用的中药进行熏蒸或喷洒。

2.针对内伤病因的护理

（1）针对七情内伤的护理

情志调摄：通过心理疏导、音乐疗法等方式，调整患者情绪，保持心情舒畅。

饮食调养：根据情绪变化，选用相应的食材进行膳食调理，如烦躁易怒者宜食清淡、清凉的食物。

（2）针对饮食失宜的护理

饮食调整：根据病情和体质，制订合理的饮食计划，避免过饥、过饱、偏食等不良饮食习惯。

食疗调养：选用具有调理作用的食材，如脾胃虚弱者宜多食山药、红枣等健脾食物。

（3）针对劳逸失度的护理

合理安排作息：保持充足的睡眠和休息时间，避免过度劳累。

适量运动：根据病情和体质，选择合适的运动方式，如太极拳、散步等，以增强体质。

3.针对病因的护理

（1）针对痰饮的护理

化痰祛湿：选用具有化痰祛湿作用的中药，如陈皮、半夏等。

饮食调养：避免食用油腻、甜食等易生痰湿的食物。

（2）针对瘀血的护理

活血化瘀：选用具有活血化瘀作用的中药，如桃仁、红花等。

局部护理：可采用热敷、按摩等方法，促进局部血液循环。

（3）针对结石的护理

利尿排石：选用具有利尿排石作用的中药，如金钱草、海金沙等。

饮食调养：避免食用易形成结石的食物，如菠菜、豆腐等。

4.综合护理与预防

（1）增强体质

通过合理的饮食、作息和运动，增强体质，提高抗病能力。定期进行中医体质辨识，根据体质特点进行调养。

（2）预防保健

根据季节变化和气候特点，采取相应的预防措施，如避风寒、防暑降温等。定期进行中医健康检查，及时发现并处理潜在的健康问题。

综上所述，病因知识在中医护理中的具体应用涉及多个方面，包括针对外感病因、内伤病因、病因的护理以及综合护理与预防等。这些应用不仅体现了中医护理的独特方法和理念，还为患者提供了全面、有效的护理服务。

本章核心知识点提要

1. 中医学中病因的分类及其主要特点。

中医学中病因的分类主要包括内因和外因两大类。

内因主要指人体内在的原因，如体质差异、脏腑功能失调、气血津液不足或过剩等。体质差异可导致对同一外邪的易感性和病理反应不同。脏腑功能失调是内因中较为常见的原因，如心火亢盛、肝气郁结等。

外因主要指来自人体外部环境的影响因素，如六淫（风、寒、暑、湿、燥、火）、疠气、情志因素、饮食劳倦等。六淫是指自然界中的六种气候变化异常时对人体产生的致病因素。情志因素如喜、怒、忧、思、悲、恐、惊等，过度或不当的情志刺激会影响脏腑功能，引发疾病。饮食劳倦是日常生活中常见的致病因素，如暴饮暴食、过劳等。

2. 中医病因学里情志因素的影响。

情志因素在中医病因学中占有重要地位，情志的异常波动或长期不良的情志刺激可直接或间接地影响脏腑功能，导致气血津液的运行失调，进而产生各种病理变化。例如，怒伤肝，长期发火可导致肝气郁结。喜伤心，过度喜悦可导致心神不宁，影响心的主血脉功能。思伤脾，长期忧虑可引起消化系统的变化。

情志因素不仅影响脏腑功能，还可导致气机紊乱、气血失调，产生一系列病理变化。因此，情志因素在中医病因学中不可忽视。

3. “六淫”的概念。

“六淫”为中医病因学术语，涵盖了风、寒、暑、湿、燥、火六种自然界的外感病邪。在常态下，它们代表正常的气候变化。然而，当这些气候变化异常，如强度过大、过小、出现时间不当或变化过于急剧，超出人体调节范围时，便会转化为致病因素，此时称为“六淫”。

4. 六淫的致病特点。

六淫中每一种淫邪的致病特点分别如下。

风：流动性强，变化无常，常侵袭人体的上部和体表，引起头痛、鼻塞、咳嗽等症状。

寒：寒冷，容易损伤人体的阳气，导致身体机能下降，引起感冒、腹痛、关节疼痛等症状。

暑：炎热，容易损伤人体的阴液，导致身体出现热证，如高热、口渴、多汗等症状。

湿：重浊、黏滞，容易损伤人体的脾胃，导致身体出现湿证，如身体沉重、食欲不振、大便溏泄等。

燥：干燥，容易损伤人体的津液，导致身体出现燥证，如口干、咽干、皮肤干燥等。

火：炎热、向上，容易损伤人体的阴液，导致身体出现热症，如面红、目赤、口舌生疮等。

5. 预防“六淫”致病的方法。

预防“六淫”致病的方法主要包括以下几点。

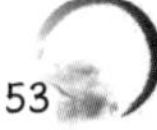

适应气候变化：根据季节和气候的变化，适当增减衣物，使身体适应外界环境的变化。

增强体质：加强体育锻炼，提高身体的抵抗力和适应能力。

合理饮食：注意饮食卫生，避免过度进食生冷、油腻、辛辣等食物，以免损伤脾胃。

调节情志：保持良好的心态，避免过度情绪波动，影响脏腑功能和气血运行。

避免久居潮湿环境：长期居住在潮湿环境中容易导致湿邪致病，因此要保持居住环境的干燥和通风。

6.情志致病的概念。

情志致病源于七种基本情绪（喜、怒、忧、思、悲、恐、惊）的过度或不当抒发，造成体内气血失衡、阴阳失调及脏腑功能紊乱，从而诱发多种疾病。此类情绪问题不仅关乎心理健康，还深刻影响身体的正常生理机能。

7.情志致病的具体表现。

情志致病的具体表现因情绪的不同而异。例如，过度愤怒会导致肝气郁结，表现为胁肋胀痛、情绪抑郁等。过度喜悦会导致心神不宁，表现为心悸失眠、面红身热等。过度忧思会导致脾胃不和，表现为食欲不振、腹胀便溏等。过度悲伤会导致肺气耗散，表现为精神淡漠、气短自汗等。过度恐惧会导致肾气不固，表现为腰膝酸软、二便失禁等。

8.调治情志致病的方法。

在中医治疗中，情志致病的调治主要包括情志疏导和药物治疗两个方面。情志疏导主要是通过心理咨询、安慰、引导等方法，帮助患者调整情绪，恢复心理平衡。药物治疗则是根据具体病情，采用疏肝解郁、养心安神、健脾和胃、补肺益气、益肾填精等方法，调整脏腑功能，恢复气血阴阳的平衡。

9.情志致病与现代医学中的心理健康问题的关联。

情志致病与现代医学中的心理健康问题密切相关。现代医学认为，心理健康问题是导致各种疾病的重要因素之一，而情志致病正是中医学对心理健康问题影响身体健康的深入阐述。两者都强调情绪与身体健康之间的紧密联系，并注重从心理、社会等多个层面进行综合治疗。

10.情志致病的基本原理。

情志致病的核心在于七情过度或持久，会打破人体阴阳平衡、气血和谐及脏腑功能的正常秩序，进而诱发疾病。每种情志与特定脏腑相关联，例如，怒与肝、喜与心等。

11.怒伤肝的具体表现。

怒伤肝可引发肝气紊乱，如肝气上冲导致胁肋疼痛，影响肺部功能而出现咳喘；郁结于颈项或咽喉与痰结合可能形成瘿瘤或梅核气；侵犯胃部则可能引发腹胀、食欲不振、呕血或腹泻等症状。此外，怒伤肝后还常伴随情绪低落、郁郁寡欢等心理反应。

12.情志致病对心理健康的影响。

情志致病不仅影响人的身体健康，还会对心理健康产生重大影响。长期的情志不畅可能导致焦虑、抑郁、失眠等心理问题，甚至可能引发精神疾病。例如，过度的悲伤可能导致意志消沉、肺气耗散；长期的忧郁和悲伤还可能引发心理失衡，进一步影响身体健康。

13.预防情志致病的措施。

预防情志致病的关键在于调节情志，保持心态平和。要保持积极、乐观的心态，避免过度焦虑、沮丧。通过阅读书籍等达到放松的目的。保持均衡的饮食，多吃富含维生素和矿物质的食物，有助于维持身体健康和心理平衡。适度的运动有助于释放压力，提高身体免疫力。与亲朋好友保持良好的社交关系，有助于获得情感支持和心理安慰，减轻孤独感和压力。

14.七情致病的核心特征。

七情致病的核心特征概括如下。

内脏气机受影响：七情活动与内脏紧密关联，各有其特定的影响。例如，“大怒”影响肝脏，“暴喜”则伤及心脏等。

直接内脏损害：异常的情志活动会直接损害内脏，引发多种症状。比如，愤怒会伤害肝脏，导致头痛、失眠等；悲伤则影响肺部，可能引发呼吸困难。

易复发：七情致病常表现出反复性，情绪波动易使病情复发。

情绪交织致病：多种情绪交织时，更容易诱发病证。

周期性发作：七情致病存在周期性，特定时期如更年期，因肝气不足而更易发病。

气候相关性：自然气候的变化能影响情绪，从而引发疾病。

遵循传变规律：七情致病遵循五行传变规律，每种情绪的传变都有其特定的模式。

15.七情中“怒”致病的特点。

“怒”致病的特点主要表现在以下几个方面。

伤肝：长期的愤怒情绪会伤害肝脏，导致肝气上逆，表现为头痛、目赤、口苦等症状。

影响气血：愤怒会使气血逆乱，影响脏腑的正常功能。

情绪波动：愤怒情绪常常伴随着情绪波动，还可能引发一系列的心理问题，如焦虑、抑郁等。

16.情志致病与季节变化的相关性。

秋季与悲：秋季时，很多人容易产生悲观的情绪，这就是“悲秋”的现象。过度的悲伤情绪可能引发肺气郁结，出现呼吸困难、咳嗽等症状。

冬季与恐：冬季寒冷，人们容易感到孤独和恐惧。过度的恐惧可能导致心肾不交，出现心悸、失眠等问题。

17.七情对气机升降出入的基本影响。

七情对气机升降出入的基本影响主要体现在导致气机升降失常、气血运行紊乱，从而引发各种疾病。具体表现为怒则气逆，大怒或长期郁怒不解，肝气郁结，气机受阻，影响精血津液的循环与分布，可能产生痰饮、瘀血等问题。

喜则气缓，适量的喜悦能缓解精神压力，使心情畅快；但过度喜乐可能伤及心神与心脉，导致心神不宁，注意力分散。

悲（忧）则气消，过度悲哀或忧伤会令肺气郁结，情绪低落，消耗肺气。

恐则气下，恐惧过度，肾气失固，气向下泄，血亦随之下降，可能出现面色苍白、眩晕等症状。

惊则气乱，突然受惊，心气顿时紊乱，心神难安，表现为心悸、惊慌等反应。

思则气结，过度忧虑或无法实现所思，会导致气机不畅，影响脾的消化功能。

18.“怒则气上”的具体表现和影响。

怒则气上具体表现为当患者大怒时，怒气郁结至肝，导致气机不畅，进而导致精血津液的运行受阻，引起瘀血痰饮等问题。若长期如此，可能会对肝脏功能造成损害，影响整体健康。

19.“喜则气缓”的负面作用。

“喜则气缓”虽然能缓和精神紧张，使心情舒畅，但过度的喜乐情绪也会带来负面作用。喜乐过度可能损伤心神、心脉，导致心神涣散、注意力不集中。这对于需要高度集中注意力的工作或学习来说，显然是不利的。因此，在日常生活中，我们应该保持适度的喜悦情绪，避免过度喜乐带来的负面影响。

20.七情与脏腑的基本关系。

喜为心之志：过喜则伤心，如过度喜悦可能导致心神不宁、心悸失眠等症状。

怒为肝之志：大怒伤肝，愤怒情绪会使肝气郁结，引发头痛、目赤、口苦等症状。

忧（悲）为肺之志：悲忧过度则伤肺，长期悲伤或忧愁可能导致肺气郁结，出现咳嗽、气短等症状。

思为脾之志：过度思虑伤脾，会影响脾的运化功能，出现食欲不振、腹胀等症状。

恐为肾之志：过恐则伤肾，恐惧情绪可能使肾气不固，导致尿频、遗尿等症状。

21.“七情生于五脏又伤五脏”的定义。

“七情生于五脏又伤五脏”的理论体现了情志与脏腑之间的相互作用关系。情志活动是脏腑功能活动的表现，同时情志的异常也会反过来影响脏腑的功能。例如，长期的愤怒情绪会伤害肝脏，而肝脏功能的异常又可能引发或加重愤怒情绪，形成恶性循环。因此，调节情志、保持心态平和对于维护脏腑功能至关重要。

22.“疠气”的概念及致病特点。

疠气，又称为疫疠之气、疫气、异气等，是一类具有很强传染性的病邪。其致病特性主要体现为以下几点。

发病迅猛，病情危重：疠气所引发的疾病往往起病急骤，病情严重，呈现出凶猛且多变的特点。

高度传染，易于扩散：疠气具有极强的传染性，能通过空气、食物、接触等多种方式在人群中迅速传播。

特异性强，症状相似：疠气作用于人体脏腑组织时，具有明确的针对性，且其引发的症状往往具有相似性。尽管不同的疠气影响不同的部位，但同一种疠气导致的疫病，其临床表现和演变规律却大致相同。

23.疠气的主要传播途径。

疠气可通过空气、食物和接触等途径传播。空气传播是指疠气通过空气流动，经口鼻进入人体；食物传播则是疠气污染食物或水源后，通过进食进入人体；接触传播则包括蚊虫叮咬、皮肤直接接触等方式。

24.疠气产生的因素。

气候异常、环境污染、预防措施不当以及社会动荡等都可能催生疠气。例如，久旱、酷热、湿雾等极端气候，水源和空气污染，预防隔离措施的缺失，以及战乱、贫困等社会问题，都可能成为疠气产生的温床。

25.疠气致病影响脏腑的具体表现。

疠气致病对脏腑的影响具有多样性，具体表现取决于疠气的性质、侵袭的脏腑部位以及个体的体质差异。以下是一些常见的具体表现。

影响肝脏：可能导致肝气郁结、肝火上炎等，表现为烦躁易怒、胸胁胀痛、口苦咽干等症状。

影响脾脏：可能引起脾气虚弱、湿邪内生等，表现为食欲不振、腹胀便溏、肢体困重等症状。

影响肺部：可能导致肺气失宣、肺阴耗损等，表现为咳嗽、咳痰、气喘、低热等症状。

影响心系：可能引起心神不宁、心血不足等，表现为心悸、失眠、多梦等症状。

26.疠气对某一脏腑的特异性影响。

以肝脏为例，一些具有湿热性质的疠气在侵袭人体时，可能特别倾向于影响肝脏。这种疠气会导致湿热内蕴于肝脏，引发肝气郁结、肝火上炎 等病理变化。临床上，患者可能表现出烦躁易怒、胸胁胀痛、口苦咽干、黄疸、小便短赤等症状。此外，这种疠气还可能通过影响肝脏进一步影响其他脏腑，如肝火犯胃导致的胃痛、呕吐等症状。

27.在中医学中，预防和治疗疠气对脏腑损害的措施。

预防：加强个人卫生和公共卫生管理，避免与患者直接接触或接触其污染物；合理饮食，增强体质；根据季节和气候变化及时增减衣物等。

治疗：根据疠气的性质、侵袭的脏腑部位以及个体的体质差异选择合适的治疗方法。如采用清热解毒、利湿化浊、疏肝解郁等中药方剂进行治疗；结合针灸、拔罐等中医外治法以调整脏腑功能；对于严重的病情，可采用中西医结合的治疗方法。

28.饮食失宜的基本含义及类型。

饮食失当涵盖了饮食无度、饮食不净以及饮食偏好等多种不良饮食习惯，这些都是导致疾病的因素。

饮食无度：指无法自我控制食量，要么过度饥饿，要么暴饮暴食。饥饿过度会导致营养不足，气血亏虚；暴饮暴食则会超出脾胃的消化能力，造成食物堆积，损伤脾胃。

饮食不洁：指食用变质或被污染的食物，包括被病毒、细菌、寄生虫等污染的食物，或是误食有毒物质。这类食物可能引发腹痛、呕吐、腹泻等症状。

饮食偏好：指长期偏好某种口味或食物，如寒热偏好、五味偏好、酗酒、食物种类偏好等。长期偏好某种食物会导致相关脏腑功能亢进，破坏脏腑间的平衡。

29.饮食失宜对人体的主要危害。

首先，饮食失宜会损害脾胃功能，导致脾胃的消化和吸收能力下降，引发消化系统疾病。

其次，饮食失宜还会产生内热、痰湿等病理产物，成为多种疾病的重要诱因。

最后，饮食失宜是内伤病的主要病因之一，能引发多种疾病，如脾胃疾病、糖尿病等。

30.饮食无度导致疾病的具体细节。

饮食无度中的暴饮暴食可能导致“积食”，即进食量超过脾胃的消化能力，使食物无法正常消化和吸收，堆积在体内，反而损伤脾胃。这会引起腹胀、反酸、厌食、呕吐等症状。长期暴饮暴食还可能导致营养过剩，气血生成不足，水谷精微转化为痰饮，停聚在体内，阻碍气血运行，出现肥胖、头晕、心悸、胸闷等症状。

31.预防饮食失宜致疾病的具体方案。

饮食有节：保持定时定量的饮食习惯，避免过饥过饱。

饮食洁净：注意食物的新鲜度和清洁度，避免食用变质或污染的食物。

饮食均衡：不偏食或嗜食某种食物，保持饮食的多样性和均衡性。

合理饮食：根据个人的体质和季节变化，选择适合自己的食物和饮食方式。

32.劳逸过度的概念。

劳逸过度指劳动与休息之间的平衡被打破，即长时间过于劳累或过于安逸静养的状态。它包含过劳和过逸两种情况。

36.过劳的形式及其对内脏器官的具体影响。

过劳涵盖体力透支、精神过度消耗以及性生活过度等多种情况。

体力透支体现为长时间过度用力，导致身体机能受损。它会削弱内脏器官的功能，特别是脾肺两脏。常见症状有气息短促、言语无力、身体疲惫、呼吸困难及出汗过多等。

精神过度消耗表现为长期过度用脑，导致精神压力累积。这会耗损心血，削弱脾气，引发心神不宁，如心悸、记忆力减退、失眠多梦等，同时还会影响脾的运化功能，出现食欲不振、腹胀、腹泻及体重下降等症状。

性生活过度指频繁的性行为或不良习惯，会损耗肾精和肾气。常见症状包括腰膝酸软、头晕耳鸣、精神不振及性功能下降等。

34.“过逸”的概念及其对人体的潜在危害。

“过逸”指过度安逸，包括体力活动不足和脑力活动缺乏等。人体需要适量的活动来保持气血畅通和阳气振奋。长时间缺乏活动或过度闲散，无论是体力还是脑力，都会破坏人体内脏、经络以及气血的平衡，导致健康问题。过逸的影响主要体现为以下两点。

（1）气血运行不畅：长期缺乏运动会导致气血循环受阻，脾胃等器官的功能变得迟缓，可能出现食欲不振、胸闷、腹胀、肢体乏力及肥胖等问题。

（2）阳气不振，体质下降：过度安逸或长期卧床会使阳气无法振奋，导致内脏功能减弱，体质下降，免疫力降低。常见症状包括活动时心悸、气短及易出汗等。

35.预防因劳逸不当导致的健康问题的措施。

为了预防和应对劳逸不当导致的健康问题，可以采取以下措施。

（1）平衡工作与生活：合理安排工作与生活的时间，避免过度劳累或过度安逸。

（2）保持适量运动：每天进行适量的体育锻炼，如散步、慢跑、游泳等，以促进气血流通，增强阳气。

（3）保持良好的作息习惯：遵循生物钟，保证充足的睡眠和休息时间，提高睡眠质量。

（4）调整饮食结构：合理安排饮食，保证营养均衡，避免暴饮暴食或偏食。

（5）学会调节情绪：通过冥想、瑜伽、深呼吸等方式调节情绪，减轻压力，避免过度劳神。

36.继发病因的含义及其在中医理论中的重要性。

继发病因，又称为病理产物性病因，是继发于其他病理过程而产生的致病因素。在中医理论中，继发病因的重要性在于它们能够进一步加剧或改变原有疾病的病理变化，形成更为复杂的病证。这些继发病因具有既是病理产物，又是致病因素的双重特点。

37.继发病因类型。

继发病因主要包括水湿痰饮、瘀血、结石等类型。例如，痰饮是由于水液代谢障碍所产生的病理产物，瘀血则是在疾病过程中形成的血液停滞状态，结石则可能是脏腑功能失调导致的矿物质等物质沉积。

38.继发病因影响脏腑功能的具体体现。

继发病因可以通过直接或间接的方式影响脏腑功能。以痰饮为例，痰饮一旦形成，可以阻塞气道，影响肺的宣降功能，导致咳嗽、气喘等症状。瘀血则可以阻滞血脉，影响心的泵血功能和血脉的畅通，引起胸痹、心痛等症状。结石则可能阻塞胆道或尿路，影响肝胆的疏泄功能和肾的排泄功能，导致黄疸、腰痛、尿频等症状。

39.预防及减轻继发病因对脏腑损害的方法。

预防及减轻继发病因对脏腑的损害需要综合考虑。首先，应积极预防和治疗原发疾病，避免其进一步发展形成继发病因。其次，应注意调整生活方式和饮食习惯，保持脏腑功能的正常运转。例如，合理饮食可以减少痰饮、瘀血等病理产物的生成，适量运动可以促进气血流通，防止瘀血阻滞。此外，对于已经形成的继发病因，应根据其性质和部位采取相应的治疗措施，如化痰、活血、排石等，以减轻其对脏腑的损害。

40.处理继发病因的措施。

在中医治疗中，处理继发病因需要根据其性质、部位和病情轻重采取相应的治疗方法。例如，对于痰饮，可以采用化痰的方法，如使用陈皮、半夏等中药；对于瘀血，可以采用活血的方法，如使用当归、川芎等中药；对于结石，可以采用排石的方法，如使用金钱草、海金沙等中药。同时，也可以结合针灸、推拿等非药物疗法进行综合治疗。在治疗过程中，还需注意调和脏腑功能，增强机体的自我修复能力。

41.湿邪的概念和特性。

湿邪在中医理论中占据重要地位，它指的是那些带有重浊、黏腻、向下侵袭特性的外邪。湿邪的特性具体表现为以下几点。

（1）重浊：湿邪致病时，常带来沉重感，如头部感觉沉重如同被包裹，四肢酸楚沉重等。此外，湿邪还会使分泌物和排泄物变得浑浊不清，例如面部油腻、眼屎增多、小便不清等。

（2）黏腻：湿邪的黏腻性不仅体现在病程的持久和缠绵上，如湿温病、湿疹等难以迅速治愈，还表现在症状的黏腻上，如大便排出不畅、小便滞涩等。

（3）向下侵袭：湿邪具有向下的趋势，容易侵袭人体的下部，如下肢水肿、女性带下异常等。

42.湿邪削弱人体阳气的具体表现。

湿邪作为阴邪，会削弱人体的阳气。当湿邪侵入人体后，会与阳气发生冲突，导致阳气受损。脾负责运化水液，且喜欢干燥而厌恶湿润，因此外感湿邪容易困扰脾，导致

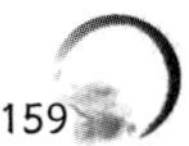

脾阳不振，运化功能受损，进而引发水湿内生、积聚，表现为腹泻、水肿、尿量减少等症状。湿邪侵入人体后，最容易停留在脏腑经络中，阻碍气机的运行，导致脏腑气机升降失常、经络阻塞不畅。

43.与湿邪有关的常见病证。

与湿邪有关的常见病证在中医理论中被称为湿病或湿邪病，主要有五种。

（1）湿气重：表现为浑身沉重、疲倦、浮肿、食欲不振等症状。

（2）湿热：湿邪与热邪同时侵袭，表现为体温升高、口干口苦、尿黄等症状，常见于感染、发热疾病。

（3）湿疹：皮肤出现红肿、瘙痒、渗液等症状，与体内湿邪有关。

（4）风湿：风邪与湿邪相结合，引发关节和肌肉的炎症，导致关节疼痛、肿胀、活动受限等症状。

（5）湿寒：湿邪与寒邪相结合，表现为四肢湿冷、不舒服，还可能伴随肠胃不适、腹痛等。

44.中医治疗湿邪的方法。

改善饮食：进食具有利水、健脾、渗湿作用的食材，如红豆、薏米、莲子、芡实、山药等。

增加运动：通过运动多出汗，达到祛湿效果。

药物治疗：服用具有健脾、渗湿作用的药物，如茯苓、薏苡仁、赤小豆、白术等。

中医特色治疗：如艾灸、拔罐等，通过对经络腧穴的刺激，达到祛湿效果。针灸治疗可以疏通人体的经络、调理脏腑，使湿气难以侵入人体。艾灸治疗可以温补人体的阳气，阳气充足就可以化掉湿气这种阴邪。刮痧治疗可以将湿气从内到外经过皮肤透出人体。

45.风邪致病的基本概念和特点。

风邪致病是中医理论中的一个重要概念，它指的是由风邪侵袭人体所引起的疾病。

风邪致病的特性主要以下几点。

轻扬升散：风邪作为阳邪，具有上升、向外的特性，容易侵袭人体的上部和肌肤表层。

善行数变：“善行”意味着风邪在致病时位置不固定，游移多变；“数变”则表明风邪致病变化迅速，发病急骤。

动摇之性：风邪致病常表现为动摇不定的症状，如眩晕、震颤、抽搐等，即“风动则病显”。

46.风邪致病的主要临床表现。

外风症状：包括怕风、发热、出汗、头痛身痛、鼻塞、打喷嚏、咳嗽、咽喉不适以及皮肤瘙痒、水肿、皮疹等。这些症状多因外感风邪，与其他邪气如寒、热等合并致病。

内风症状：主要表现为眩晕、昏厥等，这些症状通常与体内风邪的扰动有关。肢体强直、痉挛、抽搐、震颤、麻木、角弓反张、口眼歪斜等症状，多与脏腑功能失调、导致风邪内生有关。

47.风邪致病与季节变化的关系。

中医认为，风邪致病与季节变化密切相关。风是春天的主气，但四季皆有风的产生。春季风邪旺盛，人体易受风邪侵袭，因此春季是风邪致病的高发季节。此外，其他季节如冬季寒风凛冽，夏季暑湿交蒸，也易形成风邪致病的环境。

48. 中医治疗风邪致病的方法。

发汗法：通过发汗促使风邪从汗孔排出体外，如多喝热粥、热水等，并做好保暖措施。

药物治疗：根据风邪侵袭人体的类型及症状，选用不同的药物进行治疗。如外风可用具有祛风除湿、散寒止痛等功效的方剂加减治疗；内风主要通过平息内风进行治疗，如使用羚角钩藤汤、镇肝熄风汤等具有镇肝熄风、清热安神、平肝潜阳功效的方剂加减。

理疗方法：如拔罐、艾灸、刮痧等，通过对经络腧穴的刺激，达到祛除风邪的目的。

生活调养：注意饮食调节，多食用补阳的食物，如山药、红枣等；避免过度劳累和情志内伤；保持良好的生活习惯和作息规律等。

49. 寒邪致病的基本概念。

在中医理论中，寒邪致病是一个核心概念。它指的是那些具有寒冷、凝固、收缩特性的外部邪气。冬季是寒邪最为盛行的季节，但其他季节如气温骤降、涉水、淋雨、受风或过度使用空调等情况下，也可能导致寒邪致病。

50. 寒邪致病的主要特性。

首先，寒邪易伤阳气。作为阴邪，它能削弱人体的阳气，导致阳气衰退的寒证。例如，寒邪侵袭体表时，会阻碍卫阳的正常功能，引发恶寒、发热、无汗等症状；若寒邪直接影响脾胃，会导致脘腹冷痛、呕吐和腹泻等症状。

其次，寒邪具有凝滞性。它能导致气血津液凝结、经脉受阻，使得气血运行不畅，甚至引发疼痛。例如，寒邪侵入胃肠时，会引发剧烈的腹痛；若寒邪影响肝脉，会导致下腹部或阴部冷痛。

最后，寒邪还具有收引性。它能导致气机收敛，使腠理、经络、筋脉收缩。例如，寒邪侵袭体表时，会导致毛孔闭塞，出现恶寒、发热和无汗等症状；若寒邪影响血脉，会导致气血凝滞、血脉收缩，引发头身疼痛和脉象紧张。

51. 寒邪入体后可能引发的病证。

寒邪入体后可能引发的病证主要分为两类。

一是外寒病证，即寒邪侵袭体表，阻碍卫阳的正常功能，表现为恶寒、发热、无汗、鼻塞和流清涕等症状，也称为“伤寒”。

二是中寒病证，即寒邪直接影响脏腑阳气，根据寒邪侵袭的部位不同，表现为不同脏腑的寒证。例如，寒邪影响脾胃时，会导致脘腹冷痛、呕吐和腹泻等；若心肾阳虚，寒邪直接影响少阴，则可能出现恶寒、蜷缩、手足厥冷、下利清谷、小便清长、精神萎靡和脉象微弱等症状。

52. 中医去除体内寒邪的方法。

中医去除体内寒邪的方法多样，其中内服中药与艾灸调理是常见手段。根据个人体质和病情，中医会辨证施治。例如，对于寒邪影响脾胃引起的脘腹冷痛、手足不温等症状，可以使用附子理中丸等中药方剂进行治疗。

艾灸能温经散寒，常用于寒性或虚寒性疾病。可根据实际病证，选择正确的穴位或经络进行艾灸。

其他方法如坚持运动、热水泡脚、药浴等也有助于祛除体内的寒邪。

53.暑邪致病的基本概念。

暑邪致病是中医理论中的一个重要概念。暑邪作为夏季特有的外邪，主要存在于夏至至立秋之间，具有炎热、升散且常伴湿性的特点。它是夏季的主导气候因素，由火热之气转化而来，其致病具有明显的季节性。

54.暑邪致病的主要特性。

暑邪炎热，易伤阳气：暑邪侵袭人体后，常引发一系列阳热过盛的症状，如高热、心烦意乱、面红耳赤及脉象洪大等。

暑邪升散，扰乱心神并耗伤津液：暑邪易向上侵扰心神，导致心胸烦闷、头昏目眩等症状。同时，暑邪还能使人体腠理开泄，多汗，过度出汗则进一步耗伤津液和气，表现为口渴、尿少、气短乏力等。

暑邪多伴湿邪：夏季气候炎热且多雨，因此暑邪致病时往往伴随湿邪，表现为身体发热但体温不高、汗出不畅、肢体困重、胸闷恶心、大便不爽等湿邪阻滞的症状。

55.中医暑邪致病的分类。

中医根据起病速度和病情轻重，将暑邪致病分为伤暑和中暑两类。

伤暑：起病相对缓慢，病情较轻。主要表现为身体发热、多汗、口渴、倦怠乏力、心烦意乱、头重脚轻及小便短赤等症状。

中暑：起病急骤，病情较重。轻者可能出现发热、汗出、头晕、胸闷、心烦、尿赤及恶心呕吐等症状；重者则可能突然昏厥、失去意识、高热喘息、大汗不止、手足发冷及脉象微弱等，甚至危及生命。

56.中医治疗暑邪致病的方法 。

清暑益气：针对暑邪伤人的阳热症状，通过清热解暑、益气生津的方法进行治疗。

针灸治疗：对于病情较重的中暑患者，可采取针刺人中穴等急救措施，并加用清心开窍或熄风定痉的方法。

食疗调养：饮食应以清淡、富有营养、易消化的食物为主，避免过饱或过饥。多进稀食如粥、汤等，既能生津止渴、清凉解暑，又能补养身体。此外，荷叶粥、绿豆粥等也具有很好的消暑效果。

57.燥邪致病的基本概念。

燥邪致病在中医理论中占据重要地位。它指的是那些具有干燥、收敛特性的外部邪气。秋季是燥邪最为盛行的季节，因为此时天气收敛，气候清肃且干燥，自然界缺乏水分滋润，呈现出一片肃杀之景。燥邪常通过口鼻侵入人体，首先影响肺卫，引发外燥病证。

58.燥邪致病的主要特性。

燥邪致病的特点主要体现在两个方面。

一是，燥邪干涩，易损津液。燥邪作为干涩的病邪，侵犯人体后会迅速损伤津液，导致各种干燥、涩滞的症状出现，如口鼻干燥、咽干口渴、皮肤干瘪、毛发失去光泽、小便短少，以及大便干结等。

二是，燥邪易伤肺脏。肺脏娇嫩，喜欢清润而厌恶干燥。由于燥邪多从口鼻侵入，因此它最容易损伤肺部的津液，进而影响肺气的宣发与肃降功能。严重时，燥邪还会伤及肺络，导致干咳无痰、痰液黏稠难以咳出、痰中带血以及喘息胸痛等症状。

59.燥邪的分类。

燥邪按其相兼有寒热邪气，可以分为温燥与凉燥。

温燥：在夏末秋初之际，热邪与燥邪相结合，侵袭人体，便会引发温燥。其症状表现为腠理疏松而多汗，舌尖呈现红色，舌苔薄黄且干燥，脉象浮而数。

凉燥：当深秋时节临近冬季，寒气与燥邪相互交织，侵犯人体，便会形成凉燥。凉燥的症状相对少见，由于寒邪的收敛特性，腠理闭塞而无汗，舌苔薄白且干燥，脉象浮而紧。

60.燥邪致病主要影响的脏腑及症状。

燥邪致病主要涉及肺、肾、肝等脏腑，其症状分别如下。

肺燥：一般会出现干咳无痰、痰中带血、咽喉疼痛、声音嘶哑等症状。肺阴亏虚患者还会出现口干舌燥、盗汗、低热等症状，严重的患者还会出现皮肤干枯、指甲干裂、形体消瘦等症状。

肾燥：通常会出现耳鸣、腰膝酸软、头晕、五心烦热、盗汗、失眠、多梦，还有自汗等症状。

肝燥：一般会出现口干舌燥、口苦、头晕、眼干、眼部分泌物增多、视物模糊、失眠、多梦等症状。

61.中医治疗燥邪致病的方法。

药物治疗：服用具有滋阴润燥功效的药物，如百合、麦冬、沙参、玉竹、石斛等，以及中成药，如养阴清肺丸、川贝枇杷糖浆等。

针灸治疗：通过针灸刺激相关穴位，以调整人体气血，达到润燥的目的。

推拿治疗：运用推拿手法疏通经络，促进气血运行，缓解燥邪带来的不适症状。

生活调养：注意饮食调养，多食用具有润燥作用的食物，如梨、藕、蜂蜜等；保持室内湿度适宜，避免过度干燥；适当进行锻炼，增强体质。

62.火邪致病的基本概念。

火邪致病在中医病因学中占据关键地位。那些具有炎热、升腾特性的外邪，我们称之为火（热）邪。此类外邪带有强烈的阳热属性，能引发机体多种病理反应及症状。

63.火邪致病的特性。

火性阳热，易于上升：火邪致病常表现为高热、口渴、面红及脉象洪大等阳热症状。其性炎热，易于向上蔓延，常侵袭人体上部，如头面和五官等。

火邪易耗津液与气：火热之邪易迫使津液外泄，耗伤阴液，导致气随液脱。临床上，这可能导致口渴、咽干、小便短赤、大便秘结及气短乏力等症状。

火邪易引发肝风与出血：火热之邪若燔灼肝经，耗伤阴液，会导致筋脉失养，进而引发肝风内动，表现为神昏、颈项强直、抽搐等症状。同时，火热还能灼伤脉络，引发各种出血症状，如吐血、鼻衄、便血及尿血等。

火热易导致痈肿：火邪易于在局部积聚，导致热盛肉腐，进而形成痈肿，临床表现为局部红肿热痛。

火邪易扰乱心神：火邪与心相通，若入营血，会扰乱心神，导致心烦失眠、狂躁不安或神昏谵语等症状。

64. 火邪的分类。

火邪在中医理论中可以分为实火与虚火两类。

实火：多由火热之邪直接侵袭人体所致，或者由脏腑功能亢进引起。实火症状较急，表现为高热、面红目赤、口渴、小便短赤、大便秘结等症状。

虚火：多由于阴液不足，阳气相对亢盛所致。虚火症状相对较轻，但持续时间较长，表现为低热、潮热盗汗、咽干舌燥、五心烦热等症状。

65. 中医治疗火邪致病的方法。

清热泻火：对于实火病证，常用清热泻火的方法，如使用黄连、黄芩、黄柏等清热药物。

滋阴降火：对于虚火病证，常用滋阴降火的方法，如使用麦冬、石斛、玉竹等滋阴药物。

其他疗法：除了药物治疗外，还可以采用针灸、拔罐、刮痧等方法辅助治疗火邪致病。

66. 火邪致病与季节变化的关系。

火邪致病与季节变化有密切的关系。虽然火邪致病可以发生在四季，但夏季是火邪致病的高发季节。夏季天气炎热，人体阳气旺盛，若体内阴阳失衡，容易导致火热内生，从而引发火邪致病。因此，在夏季要特别注意饮食调养，避免过度食用辛辣、油腻、煎炸等热性食物，以免助生火热之邪。

第五章　病机

病机指疾病发生、发展的变化过程，病机通过机体阴阳失衡、脏腑组织损伤的失调状态，揭示出疾病的本质。

第一节　发病

中医学的发病指研究发病的基本原理和类型，强调内外环境的动态变化过程，旨在研究疾病从无到有的过程，以及人体在内外因素作用下如何突破健康阈值。

一、发病的概述

发病指人体在内外环境的影响下，致病邪气作用于人体，人体正气与之抗争而引起的机体阴阳平衡失调、脏腑功能损伤从而引发疾病的过程。中医学认识发病，既强调机体内部因素的重要性，也重视外部致病因素的作用，同时还涉及体质、环境等多方面因素。

中医学将发病类型分为外感病和内伤病两大类。外感病主要由六淫等邪气侵袭人体所致，发病急骤，症状明显；内伤病则多由脏腑功能失调、气血不和等内部因素引起，发病缓慢，病程较长。

中医学在长期的医疗实践中，形成了丰富的发病学说与理论。其中，阴阳失调、脏腑功能失常等理论是解释发病的重要基础。此外，中医学还提出了“正气存内、邪不可干”等预防保健思想，强调通过调整生活方式、增强体质等方法来预防疾病的发生。

二、发病的基本原理

发病指人体在内外因素的影响下，正气与邪气相互作用，导致疾病发生。这一过程涉及正气与发病的关系、邪气与发病的联系、正邪斗争的过程、正胜邪退不发病、邪胜正负则发病、环境与情志因素以及脏腑失调引发疾病等多个方面。下面我们将从这几个方面进行详细阐述。

1.正气与发病关系

正气，即人体的机体活动与抗病、康复能力，是维持人体健康的重要因素。中医学认为，正气充足，人体便能抵御外邪的侵袭，保持阴阳平衡和脏腑功能的正常。当正气不足时，人体的抵抗力便会下降，容易受到外界致病因素的影响，从而引发疾病。因此，正气不足是发病的内在原因，正气充实是抵御疾病的重要基础。

2.邪气与发病联系

邪气是导致人体发病的外部因素，如六淫邪气与疫疠之气，它们侵入人体后，会扰乱人体的阴阳平衡，损害脏腑的正常功能，导致疾病发生。此外，中医学还认为饮食不节、劳逸失度、情志内伤等因素也可导致邪气的产生，进而引发疾病。

3.正邪斗争的过程

疾病的发生是正邪斗争的结果。在疾病初期，正气尚能与邪气抗争，这种抗争表现为一系列的症状。随着病情的发展，正邪力量对比发生变化，邪气逐渐占据优势，导致病情恶化。在疾病的恢复期，正气逐渐恢复，邪气逐渐消退，人体逐渐恢复到健康状态。因此，了解正邪斗争的过程，有助于我们更好地认识和理解疾病的发展规律。

4.正胜邪退不发病

当正气充足时，人体能抵御邪气的侵袭，使邪气无法侵入或在侵入后被迅速消灭，从而保持健康状态。在这种情况下，尽管人体遭受外界邪气的侵袭，但由于正气充足，能够迅速抵御并清除邪气，从而避免疾病的发生。这彰显了中医学中“正气内存，邪不可干”的理念。

5.邪胜正负则发病

当正气虚弱时，人体的抵抗力便会下降，难以抵御邪气的侵袭。此时，邪气便容易侵入人体并破坏阴阳平衡和脏腑功能，导致疾病的发生。在这种情况下，即使邪气的力量并不强大，但正气不足，无法有效抵抗，因此容易发病。这提醒我们在日常生活中要注重增强体质、充实正气，以预防疾病的发生。

6.环境与情志因素

除了正气和邪气的相互作用外，中医学认为，环境和情志因素也是导致疾病发生的重要原因。环境因素包括气候、地理、居住条件等，这些因素的变化可能对人体产生不良影响，导致疾病的发生。情志因素是人的情绪变化，如喜、怒、忧、思、悲、恐、惊等，过度或持续的不良情绪可能会导致气机紊乱、脏腑功能失调，从而引发疾病。

7.脏腑失调引发疾病

中医学认为，人体的脏腑功能失调是导致疾病发生的内在机制。脏腑是人体生命活动的核心，它们相互协调、相互制约，共同维持人体的正常生理功能。当脏腑功能失调时，会导致气血不和、阴阳失衡等病理变化，进而引发各种疾病。因此，在预防和治疗疾病时，需注重调整脏腑功能，恢复其正常状态。

三、发病的类型

中医学根据起病方式、发病快慢、病变过程等特点，将发病类型划分为感邪即发、伏而后发、徐发与缓发、继发新病、合病与并病，以及疾病复发等几种类型。

1.感邪即发

即时发病或称突发，指人体感受病邪后立即显现病证。此情况常见于新感外邪、疫毒侵袭、情绪剧烈波动、中毒、急性创伤、虫兽伤害等诱因导致的疾病，通常由病邪强盛或人体正气不足引起。

2.伏而后发

伏而后发指病邪侵入后在体内潜伏一段时间，或在特定诱因下延迟显现病证。这种发病模式多见于温热病邪及部分外感疾病的潜伏期，期间病邪隐匿于体内，不显现症状，待机体正气虚弱或受到其他因素刺激时，病邪乘机而起，导致疾病发作。

3.徐发与缓发

徐发与缓发指起病缓慢、病程较长的发病类型。这类发病多因内伤致病因素逐渐积累、损伤机体所致，如情志内伤、劳逸失度、饮食不节等。

4.继发新病

继发疾病指在原有病证的基础上，新出现的疾病状况。这通常是原发疾病削弱了机体的正气与抗病能力，使得其他病邪易于趁虚而入，导致新疾病的产生。例如，感冒后可能进一步发展为支气管炎或肺炎等。

5.合病与共病

合病与并病指两个或多个经络、部位同时受到病邪侵袭而产生的病证。合病指多个经络或部位同时发病，没有时间上的先后；并病则指在一个经络或部位的病证尚未痊愈时，又出现其他经络或部位的病证。这种发病模式在外感病中较为常见，例如太阳经与阳明经的合病，或太阳经与少阳经的并病等。

6.疾病复发

疾病复发即在疾病初愈或缓解期间，受某些因素触发，导致病情重新加剧或复发。疾病复发的因素多样，包括饮食不当、情绪失控、过度操劳、新病邪侵袭等。

第二节　病机

病机，作为中医学中的核心概念之一，是对疾病发生、发展及变化机理的全面概括。

一、病机

1.疾病产生的原因

疾病产生的原因包括疾病萌生的根本原因与外部因素。依据中医理论，疾病源于人体正气衰弱，外邪乘虚而入，或因情绪、饮食、过度劳累等因素导致脏腑机能紊乱，气血阴阳失去平衡。这些因素共同作用，导致疾病发生。

（1）邪正盛衰

邪正盛衰是一个核心的病机概念，它描绘了疾病进程中机体抗病能力（正气）与致病因素（邪气）之间的相互作用及其力量对比的变化。

首先，邪正力量的消长体现了疾病从开始、演进到结束的基本轨迹。在病态下，邪气侵袭机体，机体的正气与之抗衡。这一对抗不仅关乎疾病的起始，更影响着疾病的发展路径和最终结局，同时还左右着病证虚实的演变。因此，从某种程度上讲，疾病的发展就是邪正相争及其力量消长的历程。

其次，邪正力量的起伏与虚实状态紧密相连。疾病演变中，正气与邪气的力量对比处于动态变化之中。随着正邪交锋的演进，正气增强时，邪气通常会减弱；相反，邪气增强则削弱正气。这种正邪力量的动态平衡变化，直接引起病证虚实状态的转换。举例来说，邪气强盛时呈现实证特征，而正气虚弱时则呈现虚证特征。最终，邪正力量的对比也是中医制订治疗方案的关键考量。医生会根据邪正力量的不同态势，采取相应的治疗措施。例如，通过增强正气、祛除邪气或攻补并用等手段，来调整正邪关系，旨在恢复机体的平衡和谐。

①邪正盛衰与虚实变化

实证多见于外感病的初、中期阶段或内伤病的实证阶段，其特征为邪气强盛且正气尚未明显衰退。实证患者常见症状包括高热、烦躁、口渴、便秘、脉实有力等。此外，实证患者还可表现为体格壮实、声高气粗、精神亢奋等。虚证主要表现为正气虚弱而邪气不显著。虚证患者的常见症状包括神疲乏力、气短懒言、自汗盗汗、脉虚无力等。此外，虚证患者还可表现为形体消瘦、面色无华、声音低微等。虚证多见于慢性疾病或急性病的后期阶段。

虚实错杂指虚证与实证同时存在于同一患者身上的病理状态。这种情况下，既有正气不足的表现，又有邪气亢盛的症状。虚实转化是疾病演变中的一个现象，指实证可能因正气逐渐消耗转变为虚证，虚证也可能因邪气不断累积转变为实证。在疾病进程中，机体抗病能力（正气）与致病因素（邪气）之间的斗争导致了它们力量的起伏变化。这种斗争动态地影响着疾病的发展，同时也决定了病机的虚实状态。当正气强盛，能有效对抗邪气时，通常表现为实证；而当正气衰弱，邪气占据优势时，则表现为虚证。

虚实变化是疾病过程中正气强弱和病邪盛衰的反映。虚主要指正气不足，实则主要指邪气亢盛。随着正邪交锋的加剧，正气与邪气的力量平衡会经历起伏变化，从而形成虚实的不同病理状态。因此，通过观察邪正盛衰与虚实变化的情况，可以预测疾病的发展趋势和转归。

根据邪正盛衰的不同情况和虚实的不同病理状态，可以采用扶正祛邪、攻补兼施等不同的治疗方法，以调整邪正关系，恢复人体的阴阳平衡，从而达到治愈疾病的目的。总之，邪正盛衰与虚实变化是中医学中描述疾病本质和指导治疗的重要理论，通过深入理解和应用这些理论，可以更好地认识和治疗疾病。

②疾病转归受邪正斗争影响。

正气与邪气在疾病过程中的较量及其力量起伏，是主宰疾病演变方向和最终状态的核心要素，与疾病的转归紧密相关。在疾病进程中，正气与邪气持续交锋。正气充沛时，机体防御力强，能有效阻挡或快速恢复于邪气侵扰，促使疾病向好。反之，正气不足，机体防御力下降，邪气易入侵，引发或加剧疾病。邪正力量的对比不仅左右疾病进展，更直接关乎疾病结局。正气占优，疾病趋向康复；邪气过强或正气太弱，疾病可能恶化。因此，在中医临床实践中，通过观察和分析邪正盛衰的情况，可以预测疾病的发展趋势和转归，为制订正确的治疗方案提供重要依据。同时，通过调整机体的正气与邪气关系，增强机体的抵抗力，祛除邪气，也是实现疾病康复的重要手段。

（2）阴阳失衡

中医学中，阴阳失衡的病理机制指的是在疾病状态下，受致病因素干扰，阴阳之间的平衡状态被打破，引发一系列病理反应。这种失衡不仅关乎阴阳本身的盛衰，还牵涉到脏腑、经络、气血等多个层面的相互作用。具体而言，阴阳失衡的病理机制涵盖以下方面。

①阴阳偏盛：指阴或阳的一方过度增强，超出另一方的制衡，打破阴阳平衡。阳偏亢呈现热性症状，如高热、面红、口渴；阴偏亢则表现为寒性症状，如畏寒、四肢冷、腹痛。

②阴阳偏衰：与偏盛形成对比，阴阳偏衰是指阴或阳的一方出现亏虚，无法维持正常的生理功能。阳虚则表现为机体功能减退，如神疲乏力、畏寒肢冷等；阴虚则表现为虚热内生，如潮热盗汗、口燥咽干等。

③阴阳互损：疾病演进中，阴阳失衡亦可体现为阴阳互伤，即一者虚弱累及另一者，导致阴阳两虚的状态。例如，阴虚日久可以导致阳虚，出现阴阳两虚的证候。

④阴阳格拒：这是一种特殊的阴阳失调状态，表现为阴阳之间的相互排斥和格拒。如阳盛格阴，表现为真热假寒的证候；阴盛格阳，则表现为真寒假热的证候。

⑤阴阳转化：作为阴阳动态变化的另一种基本模式，它通常在阴阳消长达到某个临界点时出现。基于古人对自然界与人体现象的深入观察，发现事物阴阳属性的转变往往发生在其演变的高峰期，即“物极则反”的规律。

在疾病演变中，阴阳失衡的病理状态在特定条件下可相互转化，阳证可转为阴证，阴证亦能转为阳证。这种转换反映了阴阳相互影响的法则，即一方受损会累及另一方。此外，疾病内部的邪正较量是推动其转化的内在动力。鉴于阴阳相互渗透的特性，尽管阳证与阴证看似对立，实则存在相互转化的可能。

（3）阴阳亡失

中医学中，阴阳耗竭代表了一种危急的病理状况，指的是体内阴液或阳气因急剧损耗而严重缺失，分为亡阳与亡阴两种情形。亡阳指的是体内阳气突发性丧失，引发全身功能急剧衰退。这通常由外邪强盛、正气衰弱、过度劳累等因素触发。其症状包括大量冷汗、汗液清冷、四肢及皮肤逆冷、精神萎靡、意识淡漠，乃至昏迷、脉象微弱至极等阳气即将耗散的体征。亡阴则是体内阴液突发性大量丧失，导致全身功能严重受损。这多因热邪极度旺盛或热邪长期滞留、耗伤阴液所致。亡阴后，阳气失去依托而浮散，可能危及生命。

（4）气、血、津液失衡

气、血、津液的失衡是普遍且关键的病理表现，对人体的正常生理机能构成影响，并可能诱发多种疾病。首先，气的异常包括气虚、气滞、气逆等不同类型。气虚指的是元气匮乏，导致全身或特定脏腑功能减退，表现为言语低微、体力不支等症状。气滞则指气的流动受阻，形成局部或全身的气机阻滞，可能带来疼痛或胀满感。气逆则指气的升降机制紊乱，气向上逆流的病理状态，常见于肺、胃、肝等器官，可能伴有咳嗽、呕吐、头痛等症状。

血液异常主要体现在血虚、血瘀及出血三方面。血虚因血液匮乏或滋养功能下降，常见头晕、面色苍白等症状。血瘀则指血液循环受阻或瘀积，可诱发疼痛、肿块等问题。出血则是血液异常流出血管，可能源于气虚、血热或外伤等因素。至于津液失衡，主要表现为津液缺乏及输布排泄障碍。津液缺乏时，失去滋润作用，导致身体干燥。而津液输布排泄不畅，则可能引起水湿滞留，进而形成痰饮、水肿等病理状况。这些失调状态并不是孤立的，它们之间往往相互影响、相互转化。例如，气虚可能导致血虚，血虚又可能引发血瘀；气滞可能导致津液输布障碍，形成痰湿等病理产物。因此，在中医治疗中，需要综合考虑气、血、津液的平衡，通过调整饮食、作息、情绪等方面，以及采用中药、针灸等疗法，旨在调和气血、平衡阴阳，进而恢复人体健康。

2.发展变化规律

疾病的发展变化规律指疾病从发生到转归的整个过程。中医认为，疾病的发展变化受到多种因素的影响，如正邪斗争的消长、脏腑经络的传变等。随着病情的发展，有病情加重、缓解或痊愈等不同阶段。因此，医者需根据疾病的发展变化规律，及时调整治疗方案。

3.病因与病性

病因是触发疾病发生的根源，病性则描述了疾病的本质属性。依据中医观点，病因包括六淫、七情、饮食劳倦等多种因素，病性可分为寒、热、虚、实等。病因与病性的不同，决定了疾病的特点和治疗方法。医者需根据病因病性，制订针对性的治疗方案。

4.病位与病势

病位指疾病发生的部位，病势是疾病发展的趋势。中医认为，病位可涉及五脏六腑、经络关节等多个部位，病势表现为疾病的轻重缓急和传变规律。医者需根据病位和病势，明确治疗的方向和重点。

第三节　中医治护原则

中医治护原则是中医临床实践的指导思想和准则，旨在根据患者的具体情况进行个体化治疗与护理，以达到最佳的治疗效果。以下是中医治护的主要原则。

一、辨证施治为核心

1.辩证论治的概念

辨证施治是中医临床的精髓，强调在诊断时根据患者的临床表现、舌象、脉象等信息，综合分析病因、病性、病位及正邪关系，从而确立相应的证候类型。在治疗时，则根据证候类型选择合适的方法与药物，以调整机体失衡的状态。

2.施护原则

施护原则是根据辨证结果，针对不同的证候制订个性化的护理方案。施护手段包括中药内服、外用、针灸、推拿、拔罐等多种方法。护士需根据患者的具体情况，选择合适的手段进行施护，旨在实现阴阳平衡、增强正气、驱除邪气，并同时治疗根本与症状。

3.同病异护

针对同一种疾病，因证候差异而采取不同护理方法，即同病异护。这要求护士在辨证施护过程中，准确判断患者的证候类型，制订针对性的护理方案。同病异护策略，可以更加精确地满足患者的护理需求。

5.异病同护

当不同疾病具有相同或相似的证候类型时，可以实施相同的护理措施，即异病同护。这体现了中医护理的整体观念和辨证论治的特点。异病同护可以节省医疗资源，提高护理效率，同时也体现了中医护理的灵活性和实用性。

6.整体观念

整体观念是中医理论的核心思想之一，也是辨证施护的重要原则。在施护过程中，护士需要综合考虑患者的生理、心理、社会等多方面的因素，制订全面的护理方案。同时，还需要关注患者的整体健康状况以及疾病的发展趋势，以便及时调整护理方案，确保患者的整体康复。

7.观察与施护依据

观察是辨证施护的重要环节，也是制订和调整护理方案的依据。护士需要密切观察患者的病情变化，包括症状、体征、舌象、脉象等方面的变化，以及患者的心理状态、社会融入能力等状况。经由周全且详尽的观察，可以及时发现患者的病情变化，为施护提供准确的依据。

8.正护与反护技巧

正护和反护是中医护理中的两种重要方法。正护指证候单纯时，直接针对病因或症状实施护理措施。反护则是在证候复杂，本质与表象相反时，为了引导病情向好的方向发展而采用的看似与病情相悖的护理措施。这两种技巧的运用需要护士具备丰富的临床经验和深厚的中医理论知识，以确保施护的有效性和安全性。

二、调节阴阳和谐

针对机体阴阳失衡的状况，中医往往会采取调整阴阳的治疗策略，旨在恢复其相对平衡。疾病的本质在于阴阳协调平衡的破坏，导致偏盛或偏衰。因此，中医治疗的核心原则是“以平为期”，即调整阴阳至平衡状态，使机体功能恢复正常。

损其有余指对于阴阳中某一方过度旺盛的病证，采用“实则泻之”的治法。例如，阳盛导致的实热证，需清泻阳热，即“治热以寒”；阴盛导致的实寒证，则需温散阴寒，即“治寒以热”。

补其不足指对于阴阳偏衰的病证，则运用“虚则补之”的原则。阴虚之证需治阴，阳虚之候则治阳。此外，依据阴阳互根的原理，治疗阴虚时，滋阴剂中可适当加入补阳药，即“阳中求阴”；治疗阳虚时，助阳剂中则可适当加入滋阴药，即“阴中求阳”。

此外，针对阴阳两虚的病证，还可采用阴阳双补的方法。

三、强化正气，消除病邪以治本

强化正气意味着增强机体的防御能力，消除病邪则是去除导致疾病的原因。中医学认为疾病是正邪相互作用的产物。在治疗护理中，既要增强机体的正气提高其抵抗疾病的能力，也要清除病邪从根本上解决疾病问题。

在中医学理论体系中，“扶正祛邪”是一种重要的治疗理念，旨在通过调整人体正气与邪气的平衡来治疗疾病。

正气是指人体内部生命活动的基本特性和积极作用，主要包括五脏六腑等器官的功能状态、气血运行的顺畅、精神状态的健康等。邪气则指人体内部外来的有害因素，包括各种病毒、细菌、寄生虫、环境污染等，这些有害因素对人体的健康产生消极影响。

扶正，即通过药物（如扶助正气的药物）、其他疗法（例如针灸推拿）以及合理营养与功能锻炼来强化体质，提升抗病与自然恢复能力。这一策略尤其适用于正气虚弱、邪气不显著的虚性病证或表现为真虚假实的状况。

祛邪是运用药物直接攻击并驱除病邪，或结合针灸、推拿、正骨、手术等手段祛邪扶正。这主要适用于邪气强盛、正气尚足的实性病证或真实假虚的情况。

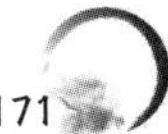

扶正与祛邪在应用中既可单独施行，也可结合使用。面对正虚邪实或虚实并存的复杂病证，需同时采用两者。在具体操作中，还需依据病情的主次矛盾灵活决定，看是以扶正为主兼以祛邪，还是以祛邪为主兼以扶正。

四、三因制宜灵活用

三因制宜涵盖了因时、因地、因人三个方面的考量。具体而言，它要求根据季节气候的变化选择适宜的方法与药物（因时制宜），依据地域环境的特性调整治疗策略与用药（因地制宜），以及针对患者的个体差异，如年龄、性别、体质等，设计个性化的治疗与护理计划（因人制宜）。这一原则强调在疾病治疗过程中，需全面考虑患者的独特性、季节的变换以及地域的特殊性，从而制订出符合个体需求的治疗方案，以达到最佳的治疗效果。

1.因人制宜差异治疗

因人制宜是中医治疗的基本原则之一。它强调在治疗过程中应根据患者的体质、年龄、性别、生活习惯、心理状态等个体差异，制订个性化的治疗方案。每个人的身体状态和疾病表现都是独特的，因此，治疗方法也应因人而异。例如，体质虚弱的患者在治疗时应注重扶正固本，以增强体质；体质强壮的患者可适当加大祛邪的力度。此外，对于不同年龄、不同性别的人群，也应根据其生理特点和心理状态进行差异治疗。如老年人多肝肾不足，治疗时应注重滋补肝肾；女性患者常因情志因素导致疾病，因此治疗时需兼顾心理疏导。

2.因时制宜季节用药

因时制宜是中医治疗的又一重要原则。它强调在治疗过程中应顺应季节变化，选择适宜的治疗方法和药物。中医认为，自然界的四时阴阳变化对人体的生理功能和疾病表现有着重要影响。因此，在治疗过程中，应根据季节特点调整用药。如春季阳气生发，人体新陈代谢旺盛，治疗时应注重疏肝解郁、调和气血。夏季阳气旺盛，人体易出汗，治疗时应注重清热解暑、养阴生津。秋季气候干燥，治疗时应注重润肺止咳、滋阴润燥。冬季气候寒冷，治疗时应注重温阳散寒、滋补肝肾。

3.因地制宜地域疗法

因地制宜是中医治疗中考虑地域特色的一种治疗方法。由于地域环境的不同，人体的生理状态和疾病表现也会有所差异。因此，在治疗过程中，应根据患者所处的地域环境，选择适合的治疗方法和药物。例如，在南方湿热地区，人体易感受湿邪，治疗时应注重清热利湿。在北方寒冷地区，人体易受寒邪侵袭，治疗时应注重温阳散寒。此外，不同地区的中药材资源也有所不同，应充分利用当地的药材资源，发挥地域疗法的优势。

五、预防为主未病先防

中医学一直强调“预防为主”的思想，这种思想在中医的理论体系中占有重要地位，体现了中医对健康和疾病本质的深刻认识。预防为主的理念在中医学中主要体现在“治未病”的思想上，即通过调节人体内部环境，增强自身抵抗力，从而防止疾病的发生。

中医学认为，人体是一个有机整体，内外环境之间保持着动态平衡。当人体内部环境失衡，或受到外界致病因素的侵袭时，就容易发生疾病。因此，预防疾病的关键在于保持人体内部环境的稳定，增强机体的自我调节和适应能力。

在预防疾病方面，中医学提出了多种方法和措施。首先，注重饮食调养，通过合理搭配食物种类和控制摄入量，保证身体所需营养物质的均衡，从而维持机体正常功能。其次，强调运动锻炼，通过适当的运动增强体质，提高抵抗力。此外，中医学还注重情志调摄，认为保持良好的心态和情绪状态对预防疾病至关重要。通过调节情绪、减轻压力等方式，可以避免因情志因素导致的疾病。

同时，中医学还倡导“因人制宜”的预防策略。由于每个人的体质、年龄、性别、生活习惯等都有所不同，因此预防疾病的方法也应因人而异。例如，对于体质虚弱的人群，应注重滋补调养；对于易感受外邪的人群，应加强防护措施等。

综上所述，中医治护原则体现了个体化、综合性和预防性的治疗理念，对于保障人体健康具有重要意义。在实际操作中，需针对患者的实际状况灵活应用这些准则，以期获取最优疗效。

第四节　与病机知识相关的中医护理

病机在中医护理中的应用原则包括整体观念与个体差异相结合、辨证施护、调整阴阳平衡、扶正祛邪、标本缓急，以及注重预防与康复等方面。这些原则共同构成了中医护理的理论基础和实践指南，为中医护理的规范化和科学化提供了有力保障。

一、病机知识在中医护理中的应用原则

1.整体观念与个体差异相结合

整体观念：中医护理强调人体是一个有机整体，各部分之间相互联系、相互影响。护理时，需全面考虑患者的整体状况，包括脏腑功能、经络运行、气血盈亏等。

个体差异：患者的体质、年龄、性别、生活环境等因素均可影响病情和护理效果。因此，在护理过程中，需充分考虑患者的个体差异，制订个性化的护理方案。

2.辨证施护

辨证：通过望、闻、问、切四诊合参，收集患者的症状、体征等信息。根据中医理论，分析病因、病机，确定证候类型。

施护：根据辨证结果，采取相应的护理措施。如针对风寒表证，可采取辛温解表、保暖避寒的护理措施；针对阴虚火旺证，可采取滋阴降火、清热润燥的护理措施。

3.调整阴阳平衡

阴阳失衡：疾病的发生往往与阴阳失衡有关。阴阳失衡可表现为寒热、虚实、表里等多种证候。

调整阴阳：通过药物、针灸、推拿等手段，调整阴阳平衡。如热证用寒凉药物清热泻火，寒证用温热药物温阳散寒。

4.扶正祛邪

扶正：增强体质，提高抗病能力。如通过饮食调养、情志护理、起居调护等手段扶助正气。

祛邪：消除病因，改善病理状态。如通过药物治疗、针灸推拿、拔罐刮痧等手段，

驱邪外出。

5.标本缓急

标本：标为疾病的外在表现，本为疾病的根本原因。在护理过程中，需分清标本缓急，明确治疗重点。

缓急：急则治标，缓则治本。如在急性期，需迅速控制病情，缓解症状；在缓解期，则需针对病因进行治疗，防止复发。

6.注重预防与康复

预防：通过中医养生方法，如调摄饮食、起居有常、情志调适等，预防疾病的发生。对于已病患者，需加强护理，防止病情加重或传变。

康复：在疾病恢复期，需注重康复护理，促进患者身体机能的恢复。如通过针灸、推拿、锻炼等手段，促进气血运行，改善身体机能。

二、病机知识在中医护理中的具体应用

1.根据病机进行个性化护理

中医护理注重根据患者的具体病机进行个性化护理。例如，对于中风后遗症患者，中医护理会根据其气虚血瘀的病机，制订包括情志护理、饮食护理、康复训练和中药护理在内的综合护理计划。情志护理旨在缓解患者的低落情绪；饮食护理注重补气活血；康复训练包括针灸、推拿等中医特色疗法；中药护理则配合补气活血的中药汤剂和外治法，以增强疗效。

2.运用中医特色疗法调节病机

推拿按摩：推拿按摩是中医护理中常用的手法，通过作用于人体的经络、穴位，调节气血运行，达到舒筋活络、缓解疼痛的目的。如对于颈椎病患者，可采用推拿按摩疗法，对颈部肌肉和经络进行按摩，以缓解疼痛，改善颈椎的活动范围。

针刺疗法：通过在人体特定穴位上插入细针刺激穴位，调节气血流动，以治疗疾病。如对于失眠患者，可采用针刺疗法，选取百会、神门等穴位进行治疗，以改善睡眠质量。

拔罐疗法：通过在皮肤上产生负压，刺激经络，来改善局部血液循环，促进新陈代谢。如对于肩周炎患者，可在肩部疼痛部位进行拔罐治疗，以缓解疼痛。

艾灸疗法：将艾条燃烧产生的热气作用于人体特定穴位，以温通经络、散寒止痛、调理气血。寒性病证、关节疼痛等，可采用艾灸疗法进行治疗。

3.结合食疗调养改善病机

中医护理还注重结合食疗调养来改善病机。根据患者的体质和病情，选用合适的食材进行膳食调理，以达到辅助治疗和改善身体健康的目的。如对于脾胃虚寒的患者，可选用具有温补作用的食材，如生姜、红枣等；对于热性病证的患者，可选用具有清热解毒作用的食材，如绿豆、菊花等。

4.情志调摄与心理支持

情志调摄也是中医护理中不可或缺的一部分。通过心理疏导、音乐疗法等方式，调整患者情绪，促进患者身心健康。对于情绪低落或焦虑的患者，中医护理人员会采取情志护理措施，如与患者交流、倾听其心声、给予心理支持等，以缓解其紧张情绪。

综上所述，病机知识在中医护理中的具体应用体现在个性化护理、中医特色疗法、食疗调养以及情志调摄等方面。这些应用实例充分展示了中医护理的独特优势和综合疗效，为患者的康复提供了有力的支持。

本章核心知识点提要

1.中医对发病的基本认识。

中医对发病的基本认识在于正气与邪气的相互作用。正气是人体自身的抗病能力和康复能力，是维持身体健康的基础。邪气是导致疾病的外部因素，包括外感六淫、内伤七情等。当正气不足时，邪气乘虚而入，人体阴阳失衡，脏腑功能失调，就会发生疾病。

2.正气与邪气在疾病发生中的作用。

在探讨“正气”与“邪气”的对抗中，正气代表人体的机能活动（涵盖脏腑、经络、气血等运作）及抗病、恢复能力，是身体内部的防御体系。邪气则泛指各种引发疾病的因素，如六淫、七情内伤、饮食不当、虫兽伤害等，这些可能是外界或人体内部产生的。正气在疾病发展中起主导作用，具体表现为正气虚弱时易感受外邪或内生“五邪”（内风、内寒、内湿、内燥、内火）而发病。正气的强弱直接影响疾病的性质，正气强盛时多表现为实证，正气虚弱时多为虚证或虚实夹杂证。邪气是疾病发生的重要因素，若无邪气侵袭，人体通常不会发病。邪气的性质、强度及侵袭部位都深刻影响着疾病的发展和表现，邪气有时在发病过程中起主导作用。

3.邪之所凑，其气必虚。

这句话的意思是，当邪气侵袭人体并致病时，通常是因为人体的正气相对虚弱，防御能力下降，无法有效抵抗外邪。这强调了正气在抵御外邪中的重要性，并指出疾病发生的内在原因是正气的不足。

4.影响发病的主要因素。

影响发病的主要因素包括环境（如气候、地域、生活工作环境及社会环境）、体质（决定发病倾向、对病邪的易感性及疾病证候类型），以及精神状态（影响内环境平衡，进而影响发病）。

5.发病的主要类型及其特点。

发病类型（及其特点）有：感邪即发（突然发病）、徐发（缓慢发病）、伏而后发（潜伏期后发病）、继发（在原发病基础上发生新病）、合病与并病（多部位同时发病）以及复发（疾病再次发作）。

6.邪正盛衰的概念。

邪正盛衰指在疾病过程中，机体抗病能力与致病邪气之间的斗争及其盛衰变化。这种斗争不仅影响疾病的发生、发展和转归，还决定病证的虚实变化。

7.邪正盛衰对疾病的影响。

在疾病发展过程中，正气与邪气的斗争是动态的，其盛衰变化直接影响疾病的发展。邪气侵袭后，正气与邪气相互作用，邪气损害正气，正气则努力抗损害并驱除邪气。随着邪气与正气的消长，疾病可能出现恶化、好转或痊愈。

8.“邪正相持”的概念。

“邪正相持”指在疾病过程中，正气与邪气势均力敌，导致病邪稽留、病势迁延的病理状态。这种状态多发于外感病中期或慢性病迁延期，临床表现因邪留部位而异。

9.正邪盛衰决定病证虚实变化。

正邪盛衰是决定病证虚实变化的主要病机，因为实证主要由邪气亢盛引起，虚证主要由正气不足导致。正邪斗争及其盛衰变化直接影响疾病的虚实变化。

10.邪正盛衰在中医临床治疗中的应用。

在中医临床治疗中，邪正盛衰的原理被广泛应用于制订治疗方案。例如，对于重型肺炎中的正气衰败证候，中医采用扶正祛邪的方法，通过增强正气、削弱邪气来治疗疾病。常用的中药方剂，如生脉散、三甲复脉汤等，就是基于邪正盛衰的原理进行配伍的。

11.阴阳失调的概念。

阴阳失调是中医病机名称，既指病证也指病机，是机体阴阳消长失去平衡的统称。在疾病过程中，由于致病因素的作用，机体的阴阳消长失去相对平衡，从而出现阴不制阳或阳不制阴的病理变化。

12.阴阳失调的主要类型。

阴阳失调主要包括阴阳偏盛（阳盛和阴盛）、阴阳偏衰（阳虚和阴虚）、阴阳互损（阴阳两虚）、阴阳格拒（阳盛格阴和阴盛格阳），以及阴阳亡失等类型。这些类型反映了机体阴阳平衡的不同程度失调。

13.阴阳失调的调理方法。

对于阴阳偏盛采用“实则泻之”的方法，例如阳盛者清热泻火，阴盛者温阳散寒。

对于阴阳偏衰采用“虚则补之”的方法，阳虚者温补阳气，阴虚者滋阴补液。

对于阴阳互损需同时考虑阴阳两方面的调理，以达到阴阳平衡。

对于阴阳格拒需根据其具体类型，如阳盛格阴或阴盛格阳，采取相应的调理方法，如清热泻火或温阳散寒等。

对于阴阳亡失需及时采取急救措施，如回阳救逆、滋阴固脱等，以挽救患者生命。

14.阴阳失调的临床表现。

全身症状：如少气无力、寡言少语、下肢浮肿、心悸失眠、记忆力减退、注意力不集中等。

热证与寒证：阳盛则表现为热证，如午后潮热、面红目赤等；阴盛则表现为寒证，如畏寒肢冷、舌质淡白等。

虚证：阳虚则表现出虚寒性征象，如性欲低下、早泄、阳痿等（男性）；或白带冷清、月经不调等（女性）。阴虚则表现出虚热性征象，如五心烦热、自汗盗汗等。

其他：还可能出现大便干燥或溏稀、头晕耳鸣、面色无华等症状。

15.导致阴阳失调的原因。

阴阳失调可能由多种因素引起，如情志内伤、饮食不节、劳逸过度、病后体虚以及禀赋不足等。情志内伤可能导致气机郁结，进而影响脏腑功能；饮食不节可能导致脾胃运化功能减弱；劳逸过度可能引起机体气血消耗过多，使脏腑功能减退；病后体虚可能由于外感六淫、疫毒之邪侵袭人体，损伤正气；禀赋不足可能是先天遗传因素导致身体素质差，无法满足正常生理需要。

16.气血津液失调的概念。

气血津液失调指人体内的气血津液在生成、运行、分布或排泄等过程中出现异常，导致气血津液之间的平衡被打破，进而引发一系列病理变化。气血津液作为人体生命活动的重要物质基础，一旦失调，将影响脏腑经络的生理功能，引发各种疾病。

17.气血津液失调内容。

气血两虚：指气血均出现亏虚的现象，常表现为面色苍白、神疲乏力、心悸失眠等症状。

气滞血瘀：指气机不畅导致血液运行受阻，形成瘀血，常表现为疼痛固定、拒按、舌质紫暗等症状。

气血不荣：指气血不能滋养脏腑经络，导致其功能减退，常表现为头晕目眩、肢体麻木等症状。

气随液脱：指大量失血或大汗出等导致气随津液外泄，出现气脱现象，常表现为面色苍白、四肢厥冷、脉微欲绝等症状。

津液不足：指体内津液亏虚，不能滋润脏腑经络，常表现为口干咽燥、皮肤干燥等症状。

18.气血津液失调的原因。

脏腑功能失调：脏腑是人体气血津液生成的源头，若脏腑功能出现失调，将导致气血津液生成不足或过剩。

外感六淫：六淫邪气入侵人体，导致气机不畅，气血津液运行受阻。

内伤七情：情绪过度波动，如喜、怒、忧、思、悲、恐、惊等，导致气机紊乱，影响气血津液的正常运行。

饮食不节：饮食偏嗜、过饥过饱等不良饮食习惯，导致脾胃功能受损，影响气血津液的生成和运化。

劳逸过度：过度劳累或过度安逸，导致气血津液消耗过多或生成不足。

19.气血津液失调影响疾病发生发展的过程。

气血津液失调在疾病的发生和发展中起着重要作用。当气血津液失调时，人体的脏腑经络功能受到影响，导致机体抵抗力下降，容易引发各种疾病。同时，气血津液失调也会加重病情的发展，使疾病难以治愈。例如，在肿瘤疾病中，气血津液失调往往表现为气滞血瘀、痰湿凝结等病理状态，为肿瘤的发生和转移提供了有利条件。

20.调理气血津液失调的方法。

辨证施治：根据患者的具体病情和体质特点，选择适宜的中药方剂进行调理。例如，对于气血两虚的患者，可采用补气养血的中药方剂；对于气滞血瘀的患者，可采用活血化瘀的中药方剂。

调整生活习惯：建议患者保持良好的生活习惯，如合理饮食、规律作息、适当运动等，以促进气血津液的生成和运化。

针灸治疗：通过刺激人体经络穴位，调整气血津液的运行状态，达到治疗疾病的目的。

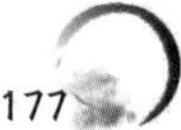

推拿按摩：通过手法按摩经络穴位，促进血液循环和气血津液的分布，有助于缓解病情和改善患者的不适症状。

21. 中医学中整体观的概念。

中医学的整体观，是中医理论的基础和核心之一。它强调人体是一个有机的整体，人体内部各部分之间以及人体与自然环境、社会环境之间都是相互关联、相互作用的。整体观认为人体各个组成部分在结构上不可分割，在功能上相互协调、互为补充，在病理上也是相互影响的。

22. 中医学的整体观的内容。

人体是一个有机的整体：人体由脏腑、经络、气血、津液、四肢百骸等组成，以五脏六腑为中心，外联筋、脉、肉、皮、骨五体，以及眼、鼻、口、舌、耳五官和眼、鼻、耳、口、前后二阴九窍，形成了有机相互联系和影响的整体。

人与自然的统一性：自然界给人赖以生存的条件，季节的气候变化、昼夜时辰的变化、地域气象及水土的差异，都会影响人体的不同变化。因此，中医治疗重视因时、因地、因人施治的原则。

人与社会的联系：人的生命活动受到社会大环境的影响，社会环境的变化影响着人体生理和心理上的波动，从而引发身心疾病。

形神一体观：形体和精神是一个统一的整体，形持神而立，神须形以存，形神合一共同维持人体的健康。

23. 整体观在疾病诊断和治疗中的应用。

病因诊断：中医认为，疾病的发生不仅与人体内部的阴阳失衡、气血不和等因素有关，还与外部环境的影响密切相关。因此，在诊断疾病时，医生需要全面考虑患者的体质、病因、病机等因素，以及患者所处的自然环境和社会环境，综合分析病因。

辨证施治：根据整体观的思想，中医治疗疾病时注重辨证施治，即根据患者的具体病情和体质特点，选择适合的治疗方法和药物。在辨证施治的过程中，医生需要考虑患者体内各个脏腑经络之间的相互影响和联系以及患者与自然环境、社会环境之间的相互作用，制订个性化的治疗方案。

调理身体机能：中医治疗疾病不仅关注症状的缓解，更注重调理身体机能，恢复人体内部的阴阳平衡和气血和谐。通过调理身体机能，增强人体自身的抗病能力和自我修复能力。

24. 正护与反护。

正护是一种逆证候性质而实施的护理原则，也被称为逆护法。它针对疾病的本质和核心矛盾，采用与疾病性质相反的护理措施，旨在消除病邪，实现疾病的治愈。在临床实践中，正护法的应用十分广泛，诸如“寒证施热治，热证施寒治，虚证施补法，实证施泻法”等，均为正护法的具体实例。

反护则是依据疾病的假象来制订护理措施的一种特殊方法，通常仅在特定情境下使用。当疾病的外在表现与其本质不符，即出现假象时，反护会采取与疾病假象一致的护理措施来达到治疗目的。例如，在“阴盛格阳”的真寒假热证和“阳盛格阴”的真热假寒证中，分别运用“热证用热法、寒证用寒法、塞证用塞法、通证用通法”的护理策略，即体现了以寒护寒、以热护热的反护原则。

25. 正护与反护在临床中的应用

（1）正护的临床应用

寒证：采用温热性质的药物或方法进行治疗，如艾灸、拔罐、温热性质的汤剂等，以驱散寒邪。

热证：采用寒凉性质的药物或方法进行治疗，如清热解毒药、冰敷、针刺泻法等，以消除热邪。

虚证：采用补益性质的药物或方法进行治疗，如补气、补血、补阴、补阳等，以补充正气。

实证：采用攻邪性质的药物或方法进行治疗，如泻下、利尿、祛痰等，以祛除邪气

（2）反护的临床应用

真热假寒证：虽表现为寒象，但实质为热证，治疗时应采用寒凉性质的药物或方法，如清热解毒药、冰敷等，以消除热邪，而不是采用温热性质的药物或方法。

26. 正护与反护在临床应用中的注意事项。

（1）正护的注意事项

准确判断疾病的本质和主要矛盾，避免误诊误治。根据患者的体质、病情和季节等因素，选择合适的药物和方法进行治疗。注意药物的剂量和用法，避免过量或不当使用导致不良反应。

（2）反护的注意事项

准确判断疾病的假象和真实情况，避免被假象所迷惑。谨慎使用反护法，避免过度使用或不当使用导致病情加重或恶化。在使用反护法时，要密切观察患者的病情变化，及时调整治疗方案。

27. 正护与反护的重要性。

正护与反护是中医学中重要的治疗原则和方法，它们在临床应用中具有重要的作用。正护能够针对疾病的本质和主要矛盾进行治疗，达到驱除病邪、治愈疾病的目的。反护能够在疾病出现假象时，采取与疾病假象相符的护理措施，以达到治疗目的。两者相辅相成，共同构成了中医学治疗疾病的完整体系。因此，在中医临床实践中，医生需要熟练掌握正护与反护的原则和方法，根据患者的具体情况灵活运用，以达到最佳的治疗效果。

28. 异病同护的概念。

异病同护，意味着尽管疾病各异，但在其发展进程中若展现出相同的病机，便可采用相同的护理手段。这凸显了中医学中“异病同治”理念在护理实践中的贯彻。关键在于辨识疾病进程中共通的病机，并据此实施精准护理。

29. 同病异护的概念。

同病异护，指的是面对同一种疾病，因发病时间、地域差异、患者体质反应或疾病阶段的不同，所展现的症状各异，因此需采取不同的护理措施。它强调了处理同一疾病时，需全面考量个体差异、病情演变及环境等多元因素，以制订个性化的护理方案。

30. 异病同护与同病异护在临床的应用。

异病同护实例：久痢脱肛与子宫下垂，虽为不同疾病，但若均呈现中气下陷的病

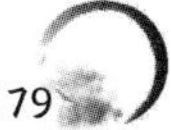

机，则可统一采用提升中气的护理。如通过食疗（黄芪、党参炖母鸡，薏米粥、茯苓粥等）、休息调养及针灸（针刺百会、关元、长强穴）等手段，以强中益气。

同病异护实例：以感冒为例，夏季感冒与冬季感冒的护理方法大相径庭。夏季感冒因暑湿侵袭，护理需注重祛暑化湿，如保持室内通风凉爽，饮食宜清热利湿（西瓜、绿豆汤、番茄、苦瓜等）。而冬季感冒则宜温服中药，辅以生姜红糖葱白汤等热饮，服药后盖被微汗，以解表散寒。

31.异病同护与同病异护的意义。

异病同护的意义：不仅深化了中医学“异病同治”原则在护理领域的应用，还通过识别共通病机，简化了护理措施，提升了护理效率。

（注：“同病异护的意义”在前文已详细阐述，此处可略去重复内容，进一步补充其独特价值，同病异护则强调了护理的个性化与灵活性，确保了治疗的精准性与有效性。）

同病异护的意义：强调了个性化护理的重要性，即同一种疾病在不同个体、不同病情阶段、不同环境因素下可能需要采用不同的护理方案。这有助于提高护理的针对性和有效性，更好地满足患者的护理需求，促进患者康复。

32.扶正祛邪的概念及其在中医中的重要性。

扶正祛邪是中医的一种重要治疗原则和方法，旨在通过扶助人体的正气（即抗病能力、适应能力等），同时祛除体内的邪气（即致病因素），以达到治疗疾病、恢复健康的目的。在中医理论中，正气与邪气是疾病发生与发展的两大要素，正气的盛衰和邪气的强弱直接影响着疾病的发展和转归。因此，扶正祛邪作为中医的基本治疗原则之一，对于维护人体健康、预防和治疗疾病具有重要意义。

33.扶正与祛邪的含义及其在中医中的应用。

扶正的含义及应用：扶正，即扶助正气，通过补益、调和等方法，增强人体的抗病能力、适应能力和自然修复能力。

在临床上，针对正虚邪不盛、以虚为主的病证，扶正策略显得尤为重要。通过益气、养血、滋阴、助阳等补法，强化人体正气，旨在驱逐病邪，恢复健康状态。

祛邪的含义及应用：祛邪，简而言之，即消除体内的致病邪气。通过攻逐、消解等手段，有效排除致病因素。在邪气盛、正气未衰、邪实为主要矛盾的病证中，祛邪为主要治疗手段。具体方法包括发汗、攻下、消导、化瘀、涌吐、祛湿、祛风等，旨在清除病邪，促进正气恢复。

34.扶正与祛邪的临床应用原则。

在临床实践中，扶正与祛邪的应用需依据疾病特点及患者体质灵活调整。

扶正祛邪并用：适用于正气虚弱且邪气盛实的病证。此时，单纯攻邪或扶正均非上策，需两者兼顾，同步实施。

扶正为主，祛邪为辅：适用于正虚邪盛、以虚占主的病证。通过益气养血等方法强化正气，同时辅以祛邪药物，提升免疫力。

祛邪为主，扶正为辅：适用于邪气盛、正气未明显受损的病证。采用发汗、攻下等方法主攻邪气，同时辅以补益药物，确保正气不受过度损伤。

先扶正后祛邪：适用于正虚邪盛、正虚尤为突出的病证。因正气极度虚弱，直接攻邪可能适得其反，故需先扶正，再祛邪。

先祛邪后扶正：适用于邪盛正虚但正气尚能耐受攻伐的病证。先集中力量清除强盛的邪气，待病情缓解后，再扶正以恢复健康。

35.运用扶正祛邪原则时的注意事项。

在运用扶正祛邪的治疗原则时，需关注以下几点。

辨证施治：根据患者的具体病情和体质状况，选择合适的扶正与祛邪方法。

顾护正气：在祛邪的同时，要充分考虑患者的正气状况，避免过度祛邪而损伤正气。

合理配伍：在使用扶正与祛邪药物时，要注意药物的配伍和相互作用，避免药物间的相互抵消或产生不良反应。

因人而异：同一疾病在不同患者身上的表现可能不同，因此需要根据患者的具体情况调整治疗方案。

预防复发：在治疗结束后，要注意患者的调养和康复，预防疾病的复发。

36.三因制宜的基本概念和主要内容。

（1）概念

三因制宜，即因人、因时、因地制宜的简称，是中医学中重要的治疗原则。它强调在治疗疾病时，必须根据患者的体质、性别、年龄等个体差异（因人制宜），以及季节、气候等自然因素（因时制宜）和地域环境的特点（因地制宜），综合考虑各种因素，为患者量身定制合适的治疗方案至关重要。

（2）主要内容

个性化治疗（因人制宜）：针对患者的年龄、性别、体质及生活习惯等个体差异，治疗措施需相应调整。例如，老年人因气血亏虚，治疗时多侧重补益；而小儿脏腑娇嫩，用药剂量则需更为谨慎，通常较轻。

季节性调整（因时制宜）：治疗原则还需顺应季节与气候的变化。春夏时节，气候温热，人体腠理疏松，此时应避免过度使用辛温发散药物；秋冬季节，气候转寒，人体腠理紧闭，治疗时应谨慎使用寒凉药物，以防损伤阳气。

地域性考量（因地制宜）：治疗用药还需考虑不同地区的地理环境和自然因素。例如，西北地区气候寒冷，治疗时常用辛温解表药物；而东南地区气候温热潮湿，治疗则需注重清热化湿，以适应地域特点。

37.三因制宜在中医治疗中的具体应用。

因人制宜：针对体质虚弱的患者，中医采用补益法来增强体质，如采用益气养血的药物来治疗气虚血虚的病证；针对年轻体壮的患者，则采用攻邪法以祛除病邪，如使用清热泻火的药物来治疗实热病证。

因时制宜：夏季雨水多湿气重，导致人们容易患上湿邪相关的疾病，如湿温病。中医治疗时，会采用化湿、利湿的药物来祛除体内的湿邪；冬季气候寒冷，人们容易感受寒邪，中医治疗时则采用温阳散寒的药物来祛除体内的寒邪。

因地制宜：如在西北地区，由于气候干燥寒冷，人们容易患上燥邪相关的疾病，如燥咳等。中医治疗时，会采用润燥止咳的药物来缓解症状；而在东南地区，由于气候温热多雨，人们容易患上湿热病，中医治疗时则会使用清热化湿的药物来治疗。

38. 三因制宜原则在中医治疗中的意义。

三因制宜原则在中医治疗中的意义主要体现在以下几个方面。

个体化治疗：根据患者的个体差异来制订治疗方案，能够更好地适应患者的需求，提高治疗效果。

顺应自然：因时制宜和因地制宜的治疗原则使中医治疗更加符合自然规律，有利于患者身体的自然恢复。

综合治疗：三因制宜原则强调综合考虑多种因素来制订治疗方案，使中医治疗更加全面、系统。

预防疾病：中医通过因人、因时、因地制宜的治疗原则，在疾病治疗的同时也强调了预防疾病的重要性，使人们在生活中能够更好地预防疾病。

第六章　四诊

中医四诊，即望诊、闻诊、问诊、切诊，是中医诊断疾病的基本方法。通过对患者的观察、询问、听闻和触摸，医生可以全面了解患者的病情，从而做出准确的诊断，为后续治疗提供重要依据。望诊是通过观察患者的面色、形体、动作、舌苔等部位，了解患者脏腑功能、气血状况以及病邪性质的诊断方法。望诊时，医生需注意观察患者的神态、面色、舌苔、皮肤等，以便发现潜在的健康问题。同时，望诊还可以观察患者的排泄物、分泌物等，从而分析病因病机。闻诊是通过听取患者的声音、嗅闻患者的气味等方式，判断病情的诊断方法。闻诊主要包括听声音和嗅气味两个方面。听声音时，医生需留意患者的语言、呼吸、咳嗽等声音特点，以判断病情。嗅气味时，医生需关注患者的口气、体味等，以便发现潜在的健康问题。问诊是通过与患者交流，详细了解患者病情、生活习惯、有无家族史等方面的信息，为诊断提供依据的诊断方法。问诊时，医生需耐心询问患者的症状、感觉、病史等，以便全面了解患者的病情。问诊时医生还需关注患者的心理状态，以便为患者提供合适的治疗方案。切诊是通过触摸患者的脉搏、肌肤等部位，了解患者脏腑功能、气血状况以及病邪性质的诊断方法。切诊时，医生需运用指腹等部位，仔细感受患者的脉象、皮肤温度、肌肉张力等，从而判断病情。切诊对于发现患者体内潜在的病变具有重要意义，尤其是对于一些隐匿性疾病的诊断，切诊往往能起到关键作用。

在中医四诊中，望、闻、问、切相互补充，共同构成了中医诊断的完整体系。在实际运用时，医生需根据患者的具体情况，灵活运用这四种诊断方法，以全面、准确地了解患者的病情。同时，中医四诊还需要结合患者的年龄、性别、体质等因素进行综合分析，才能做出更为精准的诊断。

第一节　望诊

中医望诊是医者运用视觉，对人体全身和局部的一切可见征象以及排出物等进行有目的地观察，以了解健康或疾病状态的诊断方法。望诊在中医诊断中占据重要地位，它与其他三诊（闻诊、问诊、切诊）相互补充，共同构成中医诊断的完整体系。通过望诊，医者能够初步判断患者的病情，为后续的治疗提供重要依据。

望诊中有一些独特的诊法，如舌诊和面色诊，因其能较为准确地反映内脏病变，因此在中医诊断中具有特殊价值。例如，通过观察舌质的红、干、粗糙等特点，可以推测出病证性质，如舌质偏红主热证，舌苔厚腻属痰湿证。同时，观察尿的颜色、气味等也能为医者提供关于诊断肾脏疾病的线索。

一、全身望诊

全身望诊是中医诊断体系中的重要组成部分，通过对患者神、色、形、态、头面、五官、躯体及四肢的仔细观察，医者能够初步判断患者的健康状况，为后续治疗提供重要依据。中医全身望诊包括以下方面。

望神需观察患者的精神状态和意识表现。正常人的神态应该表现为神志清楚、精神饱满、反应灵敏。若患者表现出神志异常、表情淡漠或烦躁不安等，则可能有神志病变或脏腑功能失调。

望色需观察患者皮肤色泽的变化。皮肤色泽的变化往往能够反映体内气血的盛衰和病邪的性质。例如，面色红润通常表示气血充足，面色苍白则可能表示气血不足或阳气虚衰。此外，通过观察皮肤是否有黄疸、红斑等异常表现，可以推断出患者是否有肝脏、心脏等脏腑的病变。

望形需观察患者的形体特征和发育状况。形体的胖瘦、强弱可以反映体内阴阳气血的盛衰。例如，形体肥胖者多属痰湿内盛，而形体消瘦者则可能是气血两虚或阴虚火旺。同时，观察患者的发育状况也能为医者提供关于患者脏腑功能的重要信息。

望态需观察患者的姿态和动作。通过观察患者的坐姿、站姿以及行走姿态等，医者可以判断患者的体质和脏腑功能状态。行动迟缓、步态不稳可能表示肝肾亏虚或气血不足。

望头面需观察患者头部和面部的情况。头面部是反映人体阳气盛衰的重要部位。通过观察患者头部是否疼痛、眩晕，面部是否浮肿、有色斑等，其可以初步判断的病情。同时，望头面还可以观察头发、眉毛的浓密程度和色泽变化，从而推断出肾气的盛衰。

望五官需观察患者的眼睛、耳朵、鼻子、口和舌头的状况。五官的状况能够反映人体各脏腑的功能状态。例如，眼睛可以反映肝脏的功能，耳朵可以反映肾脏的功能，鼻子可以反映肺脏的功能，口和舌头则可以反映脾胃的功能。通过观察五官的形态、色泽和分泌物等，医者可以判断患者的脏腑功能是否正常。

望躯体需观察患者胸、腹、背等部位的状况。通过观察这些部位的形态、色泽和压痛等情况，医者可以初步判断患者是否存在脏腑病变或气血不和等问题。例如，胸胁胀满可能表示肝气郁结，腹部压痛可能表示胃肠道疾病。

望四肢需观察患者四肢的情况。四肢的状况能够反映人体气血的盛衰和病邪的侵袭情况。通过观察四肢是否肿胀、疼痛或麻木等，医者可以判断患者是否存在气血瘀滞或痹证等问题。同时，观察四肢的肌肉是否萎缩或发达，也能为医者提供关于患者体质和病情的重要线索。

1.望神

（1）望神的原理

望神通过观察患者的精神状态和意识表现，判断其脏腑功能和气血状况。下面将从神与形体互依、神源于先天之精、神赖后天精气养、神为气血津液现、望神察病之轻重、望神知预后好坏、望神内容丰富等方面，深入探讨中医学里望神的原理。

①神与形体互依

在中医理论中，神与形体是相互依存、相互影响的。神是形体的主宰，形体是神的依托。一个人的精神状态良好，往往能够保持良好的形体状态；反之，形体的强健也能为神的旺盛提供物质基础。因此，望神可以间接了解形体的状况。

②神源于先天之精

中医学认为，神为先天之精所化生。先天之精是父母遗传给子女的生命物质，具有生殖、濡养、生长发育等作用。先天之精充足，神自然旺盛；先天之精不足，神易衰败。因此，望神可以了解先天禀赋的强弱，从而推测个体的体质特点。

③神赖后天精气养

虽然神源于先天之精，但其盛衰还需依赖后天之精的滋养。后天之精包括饮食水谷之精和脏腑功能活动所化生的精气。通过脾胃的运化功能，水谷精微得以吸收并转化为气血津液，进而充养神气。因此，望神可以观察后天精气对神的滋养情况，从而判断脾胃功能的强弱。

④神为气血津液现

神的表现与气血津液密切相关。气血津液是构成人体和维持生命活动的基本物质，它们的充盈与调和直接影响着神的状态。气血充足、津液调和，则神自然清明；气血不足、津液失调，神易昏沉或亢奋。因此，望神可以观察气血津液的状况，从而了解脏腑功能的盛衰。

⑤望神察病之轻重

望神在中医诊断中具有重要的应用价值。通过观察患者的精神状态，医者可以初步判断病情的轻重。一般来说，神清气爽、目光炯炯者病情较轻；神疲乏力、目光呆滞者病情较重。同时，神的变化还可以反映病势的进退，为医者提供治疗依据。

⑥望神知预后好坏

望神不仅可以判断病情的轻重，还能预测疾病的发展趋势和预后情况。神旺则预后良好，神衰则预后不佳。因此，在治疗过程中，医者需要密切观察患者的神态变化，及时调整治疗方案，以提高治疗效果。

⑦望神内容丰富

望神的内容包括患者的精神状态、意识表现、面部表情、眼神、言语等方面。这些方面都能反映患者的心理状态和脏腑功能状况。因此，在望神时，医者需要综合运用各种观察方法，全面分析患者的神态特点。

综上所述，通过望神，医者可以全面了解患者的病情和体质特点，为后续治疗提供重要依据。

（2）望神的内容

望神作为望诊的重要组成部分，通过观察患者的精神状态和意识表现，能够判断其脏腑功能和气血状况，为诊断提供重要依据。下面我们将从观察神气与神志、辨析目光神色、分析形态动静、解读面部表情、色泽评估病情等方面，详细探讨中医学中望神的内容。

①观察神气与神志

神气是人体生命活动的外在表现，包括精神状态、意识清晰度等。观察患者的神气，可以判断其生命力的旺盛与否。神志指人的思维、意识、记忆等心理活动。通过观察患者的神志是否清晰，可以了解其脏腑功能是否正常。

②辨析目光神色

目光是心灵的窗户，能够反映一个人的精神状态。观察患者的目光是否明亮有神，可以判断其精神状态的好坏。同时，结合神色的变化，如面色红润或苍白等，可以进一步分析患者的病情。

③分析形态动静

形态动静是指患者的姿态和动作表现。通过观察患者的形态是否端正、动作是否协调，可以判断其体质的强弱和脏腑功能的盛衰。例如，行动迟缓、步态不稳可能表示肝肾亏虚或气血不足。

④解读面部表情

面部表情是内心情感的外在表现。通过观察患者的面部表情，可以推测其情绪状态和心理变化。喜悦、愤怒、忧伤等不同的面部表情，都能反映患者的心理活动和脏腑功能状况。

⑤色泽评估病情

通过望神，医者可以初步判断患者的病情、虚实。实证患者往往神气亢奋、面色红润；虚证患者则神气萎靡、面色苍白。虚实病情的评估有助于医者制订针对性的治疗方案。

（3）望神的分类

望神是一种通过观察患者的精神状况来推断其内在病情的方法。根据患者的神态、表情、动作及反应等方面的变化，望神可以分为以下几类。

①得神

得神表现为神志清楚、语言清晰、目光明亮、面色荣润、表情自然、体态自如、动作灵活及反应灵敏。这通常表示患者的正气充盛、精气未衰，病情较轻或预后良好。

②少神

少神表现为精神不振、健忘嗜睡、目光乏神、动作迟缓和语音低微。这种情况多为正气不足、精气轻度亏损所致，可见于虚证患者或病后恢复期。

③失神

失神表现为精神萎靡不振、意识模糊、目无光彩、反应迟钝甚至昏迷、不省人事、寻衣摸床、撮空理线或突然昏倒、两手握固、牙关紧闭。这往往表示病情严重，精气大伤，脏腑功能衰败，预后不良。

④假神

假神是病情垂危期出现的暂时好转的假象，表现为突然精神转好、目光转亮、言语不休、想见亲人，或食欲增强、口渴欲饮、想进食物等。这并非病情好转，而是病重失神状态下的假神，是临终前的预兆。

（4）望神的意义

望神在中医学中具有重要意义，主要体现在以下几个方面。

①判断病情轻重

通过观察患者的神态变化，可以初步判断其病情的轻重程度。得神者病情较轻，预后较好；失神者病情严重，预后较差。

②推断病邪盛衰

患者的神态可以反映病邪的盛衰情况。得神表示正气未衰、病邪较轻；失神表示正气衰败、病邪较重。

③预测疾病转归

通过观察患者的神态变化，可以预测疾病的转归。若患者神态由失神转为得神，表示病情好转；若神态持续失神，则病情可能加重或恶化。

④指导治疗与护理

望神可以为医生的治疗和护理工作提供指导。对于得神者，可适当采用扶正祛邪的治法；对于失神者，应以救逆固脱为主。同时，护理人员也需根据患者的神态变化来调整护理措施，以提高患者的生活质量和预后效果。

综上所述，望神在中医学中具有独特的地位和价值，是临床医生进行病情评估和预后判断的重要手段之一。因此，在临床实践中，医生应重视望神的应用，结合其他四诊方法全面、准确地判断病情，为患者提供科学、有效的治疗方案。

2.望色

（1）望色的原理

望色是中医学望诊的重要组成部分，通过观察患者面部皮肤色泽的变化，来推断机体内部的生理病理状态。下面我们将从多个方面详细探讨望色的原理。

①五脏六腑与面色

在中医学理论中，五脏六腑与面色有着密切的联系。五脏（心、肝、脾、肺、肾）和六腑（胆、胃、小肠、大肠、膀胱、三焦）的生理功能与面色变化紧密相关。例如，心主血脉，其华在面，心的功能正常与否往往直接反映在面色上，心气充沛则面色红润，心气不足则面色苍白、唇甲色淡；肝藏血，主疏泄，肝的功能失调可能导致面色晦暗；脾主运化，脾气健运则面色红润有光泽。因此，通过观察面色的变化，可以间接推测五脏六腑的生理功能状态。

②色与气的关系

在中医学中，色与气是密切相关的。气是构成人体和维持生命活动的基本物质，色是气的外在表现。气的盛衰、虚实、寒热等变化都会通过色泽反映出来。例如，气虚者面色多苍白无华，气实者面色可能红赤；气寒者面色青紫，气热者面色赤红。因此，望色可以了解气的变化，进而判断机体的健康状况。

③色与神的联系

色与神也是相互关联的。神指人的精神意识和思维活动，是生命活动的总体表现。面色不仅是气血的外在表现，还反映了神的状态。面色红润、光泽有神通常表示神气充足、精力充沛；面色晦暗、无华可能意味着神气不足、精神萎靡。因此，通过望色可以了解神的状态，进而判断病情的轻重缓急。

④面部与脏腑对应

中医学认为，面部不同区域与脏腑有着一定的对应关系。例如，额头通常与心相关联，鼻梁两侧与肝胆相连，颧骨部位与肺相关，下颌与肾有联系。这种对应关系有助于我们更准确地通过望色来判断具体脏腑的病变情况。

⑤色泽反映病情

色泽的变化是病情发展的重要指标。不同的色泽往往代表着不同的病理变化。例如，面色青紫可能表示气滞血瘀，面色黄染则可能提示湿热内蕴。因此，通过观察色泽的变化，我们可以初步判断病情的性质和发展趋势。

⑥望色诊断意义

望色在中医诊断中具有重要的意义。它不仅可以作为其他诊断方法的辅助手段，还可以为疾病的早期发现和预防提供线索。通过望色，医生可以及时了解患者的病情变化，为制订治疗方案提供依据。

⑦色泽与精气盛衰

色泽的明亮与否可以反映机体精气的盛衰。精气是维持人体生命活动的基本物质，其盛衰直接影响到人体的生理功能和抗病能力。色泽明亮有光泽通常表示精气充足、生命力旺盛；色泽晦暗无华可能意味着精气不足、生命力衰弱。因此，通过望色可以判断机体的精气盛衰情况。

⑧望色在中医应用

望色在中医临床应用中具有广泛的应用价值。无论是对于急性病的诊断还是对于慢性病的调理，望色都可以为医生提供重要的信息。通过综合分析面色、舌苔、脉象等多种信息，医生可以更全面地了解患者的病情，制订更为精准的治疗方案。同时，望色还可以用于评估治疗效果和预测疾病的发展趋势，为患者的康复提供有力的支持。

（2）望色的内容

望色能够反映出人体内部脏腑气血的盛衰、病邪的性质及病情的轻重预后等，对于中医临床诊断和治疗具有重要的指导意义。下面将详细介绍望色的主要内容。

①浮沉分表里

浮沉指色泽的显现部位，是辨别病邪在表在里的重要依据。色泽浮显于皮肤之表，多属病邪在表，常见于外感病初期，病情较轻；色泽沉隐于皮肤之内，多属病邪在里，常见于脏腑病变，病情较重。

②清浊审阴阳

色泽的清浊可以反映病邪的性质和机体阴阳的盛衰。色泽清明者，多属阳证、热证；色泽浊暗者，多属阴证、寒证。通过色泽的清浊变化，可以判断病邪的性质，从而指导用药和施治。

③微甚别虚实

色泽的微甚指色泽的浅深浓淡，可以辨别病情的虚实。色泽微浅者，多属正气虚弱，病情较轻；色泽深浓者，多属邪气亢盛，病情较重。通过色泽的微甚变化，可以了解患者正邪的盛衰情况，为治疗提供依据。

④散抟辨新久

色泽的散抟可以反映病情的新久。色泽散而不聚者，多属新病，病情较轻，易于治疗；色泽抟聚不散者，多属久病，病情较重，治疗难度较大。

⑤泽夭测成败

色泽的泽夭可以预测病情的预后。色泽润泽者，说明正气未衰，病情易于好转；色泽枯夭者，说明正气已衰，病情难以恢复。通过色泽的泽夭变化，可以判断病情的预后情况，为患者提供心理支持和护理建议。

⑥赤白黄青黑

五色是指面部所呈现的赤、白、黄、青、黑五种色泽，分别对应人体五脏的不同状态。赤色主热证，白色主寒证、虚证，黄色主脾虚、湿证，青色主肝病、血瘀，黑色主肾虚、寒证、痛证等。通过观察面部色泽的变化，可以推断出脏腑的病变情况。

⑦望色察脏腑

中医认为，面部不同区域的色泽变化可以反映相应脏腑的病变。例如，额头色泽异常可能与心肺功能有关，鼻翼两侧色泽改变可能与脾胃功能相关等。通过观察这些区域的色泽变化，可以初步判断脏腑的病变情况，为进一步诊断提供依据。

⑧色泽断病情

通过综合分析面部色泽的整体变化和细节特征，可以大致判断病情的轻重缓急。色泽明亮、均匀者，病情较轻；色泽晦暗、不均匀者，病情较重。同时，色泽的变化趋势也可以反映病情的进展情况，为及时调整治疗方案提供依据。

（3）望色的意义

望色是一种重要的诊断方法，主要通过观察人体面部皮肤以及全身其他部位的颜色和光泽变化，判断病情的性质和病变部位。

3.望形

（1）望形的原理

望形是中医望诊的重要组成部分，通过观察患者的形体、姿态、动作等外在表现，可以推断出其内在脏腑的虚实、气血的盛衰以及疾病的转归等情况。下面将从多个方面详细阐述中医学里望形的原理。

①五体合五脏理论

中医学认为，人体的外在形体与内在脏腑有着密切的联系。五体（头、四肢、躯干、五脏、六腑）与五脏（心、肝、脾、肺、肾）相互对应，通过观察五体的形态变化，可以推测五脏的生理病理状态。例如，面部色泽的变化可以反映心的功能状态，四肢的灵活度可以反映肝的疏泄功能状态等。

②反映脏腑虚实

望形能够观察脏腑的虚实状况。比如，腹部膨隆可能表示脾胃功能失调，胸廓畸形可能反映肺的呼吸功能受损。通过观察这些形态变化，可以初步判断脏腑的虚实，为进一步的诊断和治疗提供依据。

③观察气血盛衰

气血是维持人体生命活动的基本物质，其盛衰状态可以通过望形来观察。面色红润、光泽有华通常表示气血充盛，面色苍白、无华则可能为气血不足。此外，肌肤的润泽度、毛发的荣枯等也是观察气血盛衰的重要方面。

④体质形态差异

每个人的体质形态都有所不同，这与先天禀赋和后天调养密切相关。望形时，需要考虑到个体的体质差异，以便更准确地判断其健康状况。例如，身材矮小、形体瘦弱的人可能属于阴虚体质，身材魁梧、肌肉发达的人可能属于阳盛体质。

⑤辨别阴阳盛衰

中医学强调阴阳平衡，阴阳盛衰的变化可以通过望形来辨别。一般而言，阳盛者多表现为形体壮实、面色红润，阴虚者可能表现为形体瘦弱、面色苍白。通过观察这些变化，可以判断阴阳的盛衰状态，从而指导临床用药和调养。

⑥判断疾病转归

望形还可以用于判断疾病的转归情况。随着疾病的发展和治疗的进行，患者的形体、姿态等也会发生相应的变化。通过观察这些变化，可以判断疾病的发展趋势和治疗效果，及时调整治疗方案。

⑦影响五体功能

五体的功能状态直接影响人体的整体健康。通过观察五体的活动情况，可以了解其功能是否正常。例如，四肢的灵活度和力量可以反映筋骨的功能状态，脊柱的形态可以反映督脉的通畅程度。

⑧观察动作姿态

动作姿态是望形中不可忽视的一部分。通过观察患者的行走、坐卧等动作姿态，可以了解其筋骨关节的情况，来判断脏腑功能是否协调。例如，步态蹒跚可能提示肝肾不足，坐姿不稳可能反映脾胃虚弱。

（2）望形的内容

望形是望诊中重要的一环，通过观察患者的形体、体态、动作等，可以初步判断其脏腑功能、气血盈亏以及病邪的性质。以下将对中医学望形的主要内容进行详细解析。

①形体外观与比例

观察患者的整体形态，包括身高、体重、身体各部位的比例等。正常情况下，人体各部位应协调匀称，比例适当。若出现形体异常，如过胖或过瘦，或身体某一部位过于突出或萎缩，可能为内脏功能失调或病邪侵袭。

②营养与发育状态

通过观察患者的皮肤光泽、肌肉丰满程度等，可以判断其营养状况和发育水平。营养良好、发育正常的患者，一般气血旺盛，抗病能力较强；营养不良、发育迟缓的患者，可能气血不足，易感外邪。

③观察肥壮与瘦弱

患者的体态肥胖或瘦弱，是望形中的重要内容。肥胖者多属痰湿内盛，可能伴有脾虚湿困；瘦弱者多属气血不足，可能伴有脏腑功能虚弱。观察肥胖与瘦弱的程度，有助于判断病情的轻重缓急。

④评估身高与体态

身高是反映人体生长发育情况的重要指标，体态能反映人的精神状态和脏腑功能。观察患者的身高是否正常、体态是否端正，可以初步判断其生长发育情况和脏腑功能状态。

⑤判断五官端正性

五官是望形的重要观察对象，其端正与否能反映人体的脏腑功能状态。例如，眼睛明亮有神表示肝气条达；耳朵红润有光泽表示肾气充足。通过观察五官的形态和色泽，可以初步判断患者的脏腑功能状态。

⑥分析动作敏捷程度

患者的动作敏捷程度反映了其筋骨肌肉的强健程度和脏腑功能的协调性。动作敏捷、灵活自如的患者，一般脏腑功能协调，气血流通；动作迟缓、僵硬笨拙的患者，可能为脏腑功能失调，气血瘀滞。

⑦检测活动自如性

活动自如性指患者在进行日常活动时肢体的灵活性和协调性。通过观察患者在行走、起坐、转身等动作中的表现，可以判断其筋骨肌肉的功能状态和脏腑功能的协调性。活动自如、无明显障碍的患者，一般脏腑功能正常；活动受限、动作不协调的患者，可能存在脏腑功能失调或筋骨肌肉损伤。

（3）望形的意义

望形是一种重要的诊断方法，通过观察患者的形体、营养发育状态、肥壮、瘦弱、高大、矮小、端正与畸形等特征，来初步了解患者的体质强弱、正气的盛衰以及五脏六腑的状态。

同时，望形也可以与其他诊断方法，如望态（观察患者的动静姿态）等结合使用，以更全面地了解患者的病情。通过望形，医生可以对患者的情况有一个初步的了解，对整体判断病情有帮助。

4.望态

（1）望态的原理

望态，即通过观察患者的体态、姿态及神情等外在表现，以推断其内在脏腑功能状态及病情、病性的中医诊断方法。在中医学中，望态是望诊的重要组成部分，它依赖于医者对阴阳气血理论、脏腑功能以及疾病发生发展规律的深入理解。

①望态与阴阳气血

中医理论认为，人体的生命活动皆由阴阳二气相互作用、相互制约而维持。望态时，医者需仔细观察患者的体态是否平衡协调，以此来判断其阴阳是否调和。同时，气血的盛衰也会直接影响患者的体态。气血不足者，往往体态无力、萎靡不振；气血过盛者，则可能表现为体态亢奋、烦躁不安。

②动静姿态与病性

患者的动静姿态也是望态的重要内容。一般而言，动作迟缓、姿态拘谨者，多属虚证或寒证；动作快捷、姿态奔放者，多属实证或热证。通过观察患者的动作是否协调、流畅，医者可以进一步推断其脏腑功能是否健全。

③望神判断病情

神是人体生命活动的外在表现，也是望态诊断的关键所在。通过观察患者的眼神、面部表情及整体精神状态，医者可以判断其神的盛衰。神旺者病情多轻；神衰者病情多重。此外，神的异常表现，如狂躁不安、神昏谵语等，是病情危重的征兆。

④特殊姿态意义

某些特殊的姿态往往具有特定的诊断意义。例如，患者弯腰驼背、喜暖喜按，多为虚寒证；挺胸伸颈、喜凉恶热，多为实热证。这些特殊姿态反映了患者内在的病理变化，为医者提供了重要的诊断线索。

⑤望态与藏象

中医藏象学说认为，人体的内脏功能状态会通过外在形态表现出来。因此，望态时，医者需结合藏象理论，通过观察患者的形体、四肢等外在形态，来推断其内脏的功能状态。例如，形体肥胖者，多属痰湿内盛；形体消瘦者，则多属气血亏虚。

⑥形体强弱与内脏

形体的强弱不仅反映了患者的体质状况，还与内脏功能密切相关。形体强壮者，内脏功能多健全；形体衰弱者，内脏功能多受损。通过观察患者的形体强弱，医者可以初步评估其内脏功能的强弱，为进一步诊断提供依据。

⑦阴阳邪正消长

望态还可以反映患者体内阴阳、邪正的消长变化。若患者体态由萎靡转为振奋，多为正气渐复、病情向愈的表现；若体态由振奋转为萎靡，多为正气渐衰、病情恶化的征兆。医者需根据望态结果，及时调整治疗方案，以促进患者康复。

⑧望态综合诊断

望态作为中医望诊的重要组成部分，需与其他望诊方法相结合，进行综合诊断。医者需全面观察患者的体态、姿态、神情等外在表现，结合问诊、闻诊、切诊等其他诊断手段，以获取更全面的信息，做出更准确的诊断。

（2）望态的内容

总体望诊是望态的基础，医者需对患者的整体情况进行全面观察，这包括患者的精神状态、面色、体态、动作等多个方面。通过望态诊断，医者可以初步判断患者的体质状况、病情轻重及预后转归。

①望面色变化分析

望面色是望态的重要内容之一。面色的变化往往能够反映出患者内在脏腑功能的变化。例如，面色红润多属健康状态，面色苍白可能为气血不足，面色发黄可能为脾虚湿困等。医者需通过观察患者的面色变化，结合其他症状进行综合分析，以准确判断病情。

②望形体特征判断

形体特征也是望态中的重要内容。通过观察患者的形体胖瘦、高矮、强弱等特征，医者可以初步判断其体质类型及脏腑功能状态。例如，形体肥胖者多属痰湿体质，易患痰饮、消渴等病证；形体瘦弱者则多属气血亏虚，易患虚劳、萎黄等病证。

③姿态动静望诊技巧

姿态动静是望态中的重要观察内容。通过观察患者的动作是否协调、流畅以及姿态是否自然、舒适，医者可以进一步推断其脏腑功能是否健全。例如，动作迟缓、姿态拘谨者可能患有痹症或中风等疾病；动作快捷、姿态奔放者则可能患有热病或狂躁症等。

④异常动作诊断意义

异常动作在望态中具有特殊的诊断意义。一些特殊的动作或姿态往往能够反映患者内在的病理变化。例如，患者频繁地捶胸顿足可能表示其有心胸疼痛或烦躁不安的症状；患者不自觉地摇头晃脑则可能表示其有头晕目眩或神志不清的情况。医者需对这些异常动作进行仔细观察和分析，以揭示患者内在的病情。

（3）望态的分类

望态作为中医学望诊的重要组成部分，是通过观察患者的神态、姿态、动作等外在表现，来推测其内在脏腑功能和病情病性的方法。

①观察神态

神态是望态中的首要内容，通过观察患者的眼神、面部表情及整体精神状态，医者可以判断其神的盛衰及病情变化。例如，眼神明亮、表情自然者，多为神旺、病情较轻；眼神黯淡、表情呆滞者，多为神衰、病情较重。

②分析姿态

分析姿态是望态中的重要环节。通过观察患者的坐姿、站姿等姿态，医者可以判断其脏腑功能状态及体质类型。例如，挺胸抬头、体态舒展者，多属阳气充足；佝偻驼背、体态萎靡者，多属阳气不足或阴邪内盛。

③动作评估

评估动作在望态中具有重要意义。通过观察患者的动作是否协调、流畅，以及是否存在异常动作，医者可以推断其筋骨关节的功能状态以是否存在病变。例如，动作迟缓、不协调者，可能存在痹症或中风等疾病；异常动作频繁者，则可能为神经系统疾病所致。

④辨识步态

辨识步态是望态中的特色内容。通过观察患者的行走姿态和步态特点，医者可以判断其下肢功能状态，以及是否存在病变。例如，行走稳健、步态自然者，多属下肢功能健全；行走蹒跚、步态不稳者，可能存在下肢痹痛或筋骨损伤等病变。

⑤呼吸状态

呼吸状态是望态中不可忽视的一环。通过观察患者的呼吸频率、深浅及是否伴有异常声音，医者可以推断其肺气功能状态以及是否存在呼吸系统疾病。例如，呼吸短促、气息微弱者，可能为肺气不足或呼吸衰竭；呼吸音粗、伴有哮鸣音者，可能为哮喘或慢性支气管炎等疾病。

⑥皮肤色泽

皮肤色泽是望态中的重要观察点。通过观察患者皮肤的颜色、光泽及是否存在异常斑点或斑块，医者可以判断其气血运行状态，以及是否存在皮肤疾病。例如，皮肤红润、光泽自然者，多为气血充足；皮肤苍白、晦暗无泽者，可能为气血不足或血瘀所致。

⑦肌肉状态

肌肉状态是望态中反映患者体质和病情的重要方面。通过观察肌肉的丰满程度、弹性及是否存在萎缩、肿胀等，医者可以判断其脾胃功能状态以及是否存在营养不良或水肿等疾病。例如，肌肉丰满、弹性良好者，多为脾胃功能健全；肌肉萎缩、弹性差者，则可能为脾胃虚弱或久病所致。

⑧四肢活动

四肢活动是望态中评估患者筋骨功能以及是否存在神经系统疾病的重要方面。通过观察四肢的活动范围、灵活度以及是否存在异常姿势或动作，医者可以判断其筋骨关节的功能状态，以及是否存在神经系统损伤。例如，四肢活动自如、灵活度好者，多属筋骨功能健全；四肢活动受限、动作僵硬者，可能为痹症或中风等疾病所致。

（4）望态的意义

望态是医者通过观察患者的动静姿态、体位动作和肢体异常动作，以诊察病情的方法。这种观察能够反映患者机体的阴阳气血消长和寒热虚实变化，对于判断邪正关系、疾病的寒热虚实等具有重要意义，有助于疾病的诊断。

望态可以观察患者的形体强弱胖瘦和躯干肢体外形。这些信息能够反映人体的阴阳、气血，如瘦长者多阴虚阳盛，矮胖者多阳虚阴盛。同时，形体胖瘦还可体现病邪性质，如胖人多痰、瘦人多火等。

望态还可以观察患者的神态、面部表情和动作协调性。通过这些观察，医者可以判断患者的精神状态和脏腑功能状态，从而更全面地了解患者的病情。

总的来说，望态在中医学中具有重要的诊断价值，能够帮助医者更准确地判断患者的病情和体质状况，为制订个性化的治疗方案提供了重要依据。同时，望态也是中医学望诊的重要组成部分，体现了中医学整体观念和辨证论治的特点。

二、局部望诊

1.望头

望头是望诊的重要部分，指对患者头形、头发、头部经络穴位、囟门及头皮病变等多个方面的观察与分析。下面将详细介绍中医望头的主要内容。

(1)头形与动态观察

头形是指头部的形态特点，包括头的大小、形状等。动态观察指观察头部的活动状态，如转动、摇头等。通过头形与动态的观察，可以初步判断个体的体质特征、精神状态，以及是否存在潜在的疾病风险。

(2)头发色泽与质量

头发的色泽和质量是反映人体气血盛衰、脏腑功能强弱的重要指标。中医学认为，发为血之余，头发的生长与气血的滋养密切相关。通过观察头发的色泽、质地，可以推测气血状况。

（3）头部经络与穴位

头部经络与穴位是望头中的重要部分。头部分布着众多的经络和穴位，它们是人体气血运行的重要通道和调节点。通过观察头部经络的走向和穴位的压痛、酸胀等反应，可以推断出人体的气血运行状况以及是否存在脏腑功能的异常。

（4）囟门状态与诊断

囟门是婴儿头顶部的骨缝交接处，其闭合情况可以反映婴儿的生长发育状况和脑部的健康状况。通过观察囟门的大小、闭合时间，以及是否有凹陷或隆起等变化，可以初步判断婴儿是否存在脑部发育不良、颅内压增高等问题。

（5）头皮病变与辨识

头皮病变是望头中需要重点关注的内容之一。常见的头皮病变包括头屑过多、头皮瘙痒、脱发等。通过辨识这些病变的性质、程度和原因，可以进一步了解人体的气血状况和脏腑功能是否正常。

2.望面

望面通过观察患者的面部气色、形态等特征，来推断人体的健康状况和潜在的疾病。以下将从多个方面介绍面部望诊的内容。

（1）面部气色观察

面部气色是反映人体气血盛衰、脏腑功能的重要窗口。正常面色应红润有光泽，若出现苍白、萎黄、赤红、青紫、晦暗等异常气色，则可能有与面色相应的脏腑功能失调或气血不和。

（2）面部反射区辨识

望面还包括对面部反射区的辨识。面部反射区指面部某些特定区域与身体其他部位或脏腑存在对应关系。通过观察这些反射区的色泽、形态等变化，可以推断出相应脏腑的病变。

（3）望面色辨病状

面色的不同变化可以反映出不同的病状。例如，面色苍白可能为气血不足或阳虚；面色萎黄可能为脾虚或湿邪内蕴；面色赤红可能为热邪内盛或阴虚火旺等。

（4）面部皱纹与斑点

面部皱纹和斑点的出现也与健康状况密切相关。皱纹的形成多与脏腑功能衰退、气血不和有关；斑点的出现可能反映出气血瘀滞或脏腑功能失调等问题。

（5）面部浮肿与凹陷

面部浮肿可能由水湿内停、气血运行不畅等引起；面部凹陷可能表明气血不足、脏腑功能衰弱。这些都是面部望诊时需要关注的重要内容。

（6）眼周围症状诊断

眼周围的症状，如黑眼圈、眼袋等也是面部望诊的重要参考。黑眼圈可能为肾虚或水湿内停；眼袋可能与脾虚湿盛或肝肾不足有关。

3.望五官

（1）望目察神形色态

中医学认为，眼睛是心灵的窗户，也是脏腑精气汇聚的场所。通过观察眼睛，可以判断患者的精神状态和脏腑功能的盛衰。眼睑震颤或频繁眨眼，多因肝阳不足或肝阳上亢导致肝风内动，或脾失健运、肌肉失养所致脾虚筋急。目光有神，表示正气尚足，病情较轻；目光无神，则多提示正气虚衰，病情较重。此外，目赤肿痛多为火热之邪上攻，目眦黄染则可能是黄疸之征。

（2）观耳辨色泽厚薄

耳朵作为人体的听觉器官，其形态、色泽的变化也能反映身体的健康状况。耳朵色泽红润、厚实饱满，通常表示气血充足，脏腑功能正常。若耳朵色泽苍白、薄而瘦小，则可能提示气血不足或脏腑功能减弱。同时，耳轮焦黑、干枯萎缩，往往是肾精枯竭的表现。

（3）望鼻审色泽形状

鼻子作为呼吸的门户，其色泽和形状的改变能反映肺脏的功能状态。正常的鼻子应该色泽明亮、形状端正。若鼻头发红，可能是肺热；鼻头苍白，可能是肺气虚弱；鼻翼翕动，常见于肺热炽盛或哮喘等病证。

（4）望口唇形态色泽

口唇的色泽和形态可以反映气血的盛衰和脾胃的功能状态。唇色红润有光泽，表示气血充足、脾胃健运；唇色淡白，多为气血亏虚；唇色深红或紫暗，可能是血瘀或寒凝所致。此外，口唇干裂、脱屑等形态改变，也可能与脾胃功能失调有关。

（5）望齿龈润燥形质

牙齿和牙龈的状态可以反映肾气和胃阴的盛衰。牙齿坚固，牙龈红润，表示肾气充足、胃阴健旺；牙齿松动、脱落，多为肾气不足；牙龈萎缩、出血，可能是胃阴亏虚或胃火上炎。

（6）望咽喉红肿疱疹

咽喉是呼吸和进食的通道，也是外感邪气侵犯人体的门户。通过观察咽喉的色泽和形态，可以判断出病邪的性质和病变的轻重。咽喉红肿疼痛，多为外感风热或火热之邪；咽喉部位出现疱疹或溃疡，可能是热毒炽盛或阴虚火旺。

（7）望舌诊病情变化

舌诊是中医望诊的重要组成部分，指通过观察舌体的色泽、形态、动态以及舌苔的色泽、润燥、厚薄等变化，判断病情的方法。舌诊的原理在于舌体与脏腑经络有着密切的联系，舌体通过经络直接或间接地联系于许多脏腑。脏腑的虚实、气血的盛衰、津液的盈亏、病情的浅深以及预后的好坏，都可以从舌象的变化上反映出来。

①舌质观察与诊断

舌质即舌体，是舌的肌肉脉络组织。观察舌质时，应注意舌质的颜色、形质和动态。正常舌象一般表现为淡红色，舌体柔软灵活，活动自如。若舌质颜色发生改变，如出现淡白舌、红舌、绛舌、青紫舌等，常提示气血阴阳的偏颇。同时，舌质的形质改变，如老嫩、胖瘦、点刺、裂纹等，亦能反映脏腑的虚实及气血的盛衰。

②舌苔变化与意义

舌苔是舌体上附着的一层苔状物，由胃气所生。观察舌苔的厚薄、润燥、腐腻等变化，对于判断病情的轻重、病性的寒热、病邪的性质及胃气的盛衰等具有重要意义。例如，薄苔多主病情较轻，厚苔多示病情较重；润苔多为津液未伤，燥苔则示津液已伤；腐苔多因食积胃肠，腻苔常为湿浊内蕴。

③舌形特点与辨识

舌形指舌体的形状，包括老嫩、胖瘦、芒刺、裂纹等。老舌多主实证、热证；嫩舌多主虚证、寒证；胖大舌多因水湿内停或痰湿热毒上泛；瘦薄舌则示气血两虚或阴虚火旺；芒刺舌多见于热邪亢盛；裂纹舌可由阴虚火旺或血虚不荣所致。

④舌动异常与病因

舌动异常指舌体的活动状态发生改变，如舌体痿软、强硬、颤动、歪斜等。痿软舌多见于伤阴或气血俱虚；强硬舌可由热入心包或痰浊内阻引起；颤动舌多因肝风内动或气血两虚；歪斜舌常由风中经络所致。

⑤舌下脉络与健康

观察舌下脉络的颜色、形态等变化，可辅助判断病情。如舌下脉络色淡，多提示气血不足；色深红或紫暗，则示血热或血瘀。此外，舌下脉络的曲张、扩张等改变，亦可反映气血运行的状况。

舌诊在中医临床中具有广泛的应用价值。通过综合分析舌质、舌苔、舌形、舌动及舌下脉络等方面的信息，可以对病情进行全面评估，为辨证施治提供依据。同时，舌诊还可用于判断疾病的转归和预后，指导临床用药和调整治疗方案。

4.望躯体

望躯体作为望诊的重要组成部分，包括颈项、胸胁、腹部、腰背部、四肢以及皮肤等多个方面。

（1）望颈项外形动态

颈项是人体的重要部位，连接着头部和躯干，其外形动态的变化往往能反映出身体的健康状况。观察颈项时，需注意其是否有僵硬、疼痛、活动不便等现象。例如，颈项强直可能是风寒湿邪侵入或者颈部疾病；颈项前倾可能是肺气不足或肾虚。

（2）望胸胁形态色泽

胸胁是脏腑所居之地，其形态色泽的变化能够反映脏腑的功能状态。观察胸胁时，应注意其是否平坦、饱满，有无凹陷或隆起等。同时，还需观察胸胁部位的色泽变化，如是否出现青紫、黄染等异常色泽可能提示有心肺功能异常、肝胆疾病等。

（3）望腹部形态变化

腹部是脾胃所在之处，其形态变化与脾胃功能密切相关。观察腹部时，需注意其是否膨隆、凹陷或有压痛等现象。例如，腹部膨隆可能为水湿停滞或气滞血瘀；腹部凹陷可能为气血亏虚。

（4）望腰背部形态变化

腰背部是人体的重要支撑部位，其形态变化能够反映肾脏及脊柱的健康状况。观察腰背部时，应注意其是否挺直、有无侧弯或驼背等现象。同时，还需观察腰背部是否有压痛、叩击痛等异常感觉。这些变化可能提示着肾虚、脊柱疾病等。

（5）望四肢活动状态

四肢是人体的运动器官，其活动状态能够反映机体的功能活动水平。观察四肢时，需注意其是否有乏力、麻木、疼痛等症状。同时，还需观察四肢肌肉的萎缩或肿胀情况。这些变化可能提示着气血不足、经络阻滞等病理状态。

（6）望皮肤色泽斑点

皮肤是人体的外部屏障，其色泽和斑点的变化能够反映内在脏腑的功能状态。观察皮肤时，应注意其是否红润、有光泽，有无黄染、苍白、青紫等异常色泽。同时，还需观察皮肤上是否有斑点、丘疹等异常表现。这些变化可能提示气血不和、湿热内蕴等病理状态。

5.望四肢

望四肢的主要内容有以下五点。

观察四肢的整体形态，包括是否出现萎缩、肿胀等现象。四肢萎缩可能为气血亏虚或经络闭阻，导致肢体失养；四肢肿胀可能与瘀血、热壅血瘀或水肿等病证有关。应特别注意，若膝关节肿大而股胫消瘦，形如鹤膝，这被称为“鹤膝风”，多因寒湿久留、气血亏虚所致。

（1）观察四肢的色泽变化。正常的四肢应该肤色红润，若出现青紫、苍白等异常色泽，可能提示有血液循环障碍或脏腑功能失调。如足趾皮肤紫黑、溃流败水，可能是脱疽的病证。

（3）注意四肢的动态表现。观察患者是否存在运动不灵、手足颤动、蠕动、拘急及抽搐等症状。这些症状可能提示有神经系统疾病、风湿痹痛或其他脏腑功能异常。此外，对于病重神昏的患者，还应观察其有无抚摸床沿、衣被，或双手伸向空中、手指时分时合等异常动作，这些可能是失神之象。

（4）手掌和指趾也是望四肢的重要内容。观察手掌的厚薄、润燥以及有无脱屑、水疱、皲裂等情况，这些可能与皮肤疾病或脏腑功能失调有关。指趾关节肿大变形、屈伸不便，则可能为风湿久凝、肝肾亏虚。

（5）观察四肢的外形变化。如小腿青筋暴露，可能由寒湿内侵、络脉血瘀所致；下肢畸形，如膝内翻或膝外翻，可能与先天不足或后天失养、肾气不充、发育不良有关。

6.望二阴

望二阴是中医望诊的重要组成部分，通过观察这些部位的形态、色泽、气味等变化，可以推测人体脏腑的功能状态和疾病情况，为中医诊断和治疗提供重要依据。

（1）前阴观察要点

前阴主要包括男性的阴茎、阴囊和女性的外阴部。在望诊时，应注意观察前阴部位的形态是否正常，有无肿胀、畸形、溃疡等异常表现。同时，还需注意其色泽变化，如是否出现发红、发白、发黑等异常色泽。此外，还应观察是否有分泌物，以及分泌物的性状和气味等。

（2）前阴异常表现

前阴的异常表现往往与生殖系统疾病、泌尿系统疾病以及性传播疾病等有关。例如，男性阴茎肿胀、疼痛可能提示有感染或炎症；女性外阴瘙痒、白带异常可能表示有阴道炎或宫颈炎等。医生需注意这些异常表现，并结合其他症状进行进一步诊断和治疗。

（3）后阴观察要点

后阴即肛门部位，是排泄粪便的通道。在望诊时，应注意观察肛门周围的皮肤是否光滑，有无裂口、脱屑等异常表现。同时，还需观察肛门的形状和大小，以及是否有肿块、痔疮等凸出物；此外，还应关注排便时的感觉和大便的性状等。

（4）后阴异常表现

后阴的异常表现多与肛肠疾病有关，如痔疮、肛裂、肛瘘等。这些疾病可能导致肛门疼痛、瘙痒、出血等症状。同时，后阴的异常还可能与肠道疾病有关，如便秘、腹泻、肠道肿瘤等。因此，医生在望诊时需要仔细观察后阴的异常表现，并结合其他症状进行综合分析。

7.望皮肤

观察皮肤的变化是望诊的重要内容之一，通过观察皮肤的色泽、形态，有无斑疹、疮疡、水痘等特征，可以对疾病做出初步的判断。

（1）观察皮肤色泽

皮肤的色泽变化能够反映人体气血的运行状况和脏腑功能，正常的皮肤色泽应红润有光泽。若皮肤色泽苍白，可能表示气血不足；若皮肤发黄，可能为脾虚湿困；若皮肤出现青紫或暗黑，可能暗示有瘀血或寒邪凝滞。

（2）辨识异常形态

皮肤形态的异常变化包括肿胀、凹陷、增厚、变薄等。肿胀可能由气血瘀滞或水湿停留引起；凹陷可能为气血不足或脏腑功能衰退；皮肤增厚可能与痰湿或瘀血有关；皮肤变薄则可能为气血不足。

（3）斑疹特征分析

斑疹是皮肤上出现的色素沉着或红斑、丘疹等病变。不同颜色和形态的斑疹，可以反映不同的病理变化。例如，红斑可能表示热邪内蕴；紫癜可能为血瘀；白色斑疹可能与气血不足或寒邪有关。

（4）疮疡病状诊断

疮疡是皮肤上的化脓性感染或溃疡等病变。通过观察疮疡的形态、色泽、分泌物等特征，可以判断其病因和病情。如疮疡红肿热痛，多为热毒炽盛；疮疡流脓不止，可能为湿热蕴结。

（5）水痘表现识别

水痘是皮肤上出现的水疱样病变，多见于小儿。水痘的多少、大小、形态和色泽等，可以反映病情的轻重和病程的长短。水痘晶莹剔透，多表示病情较轻；水痘浑浊或有脓点，则表示病情较重。

（6）肌肤干枯判断

肌肤干枯是指皮肤失去润泽，变得干燥、粗糙、脱屑。这种情况多与阴液不足或气血亏虚有关。观察肌肤的干枯程度，可以推断出人体阴液的亏损程度和脏腑功能的强弱。

（7）局部白斑观察

局部白斑是皮肤局部出现的色素脱失斑。白斑的大小、形状和位置等特征，可以反映病变的性质和程度。白斑边界清晰，可能表示病情稳定；白斑逐渐扩大或融合，则可能表示病情在发展。

（8）皮肤水肿诊断

皮肤水肿指皮下组织间隙内液体过多积聚而导致的肿胀现象。水肿的轻重程度、分布范围以及伴随症状等，可以反映病变的性质和部位。如水肿按之即起，多为气肿；按之凹陷不起，则多为水肿。

8.望排泄物

排泄物包括大便、小便、汗液等，它们的性状、颜色、气味等都可以反映患者身体的健康状况。

（1）大便的性状与颜色

大便的性状和颜色可以反映肠道的功能状态和病理变化。正常的大便应该是成形、黄色或棕色的。如果大便稀薄如水，可能是脾胃虚弱或湿热下注；如果大便干燥难解，可能是肠道燥热或阴虚火旺。此外，大便颜色异常也可能提示某种疾病，如黑色大便可能与消化道出血有关，白色大便可能与胆道梗阻有关。

（2）排便次数与感觉

排便次数的多少和排便时的感觉也是观察的重要内容。正常情况下，每天排便1～2次或每1～2天排便1次。如果排便次数过多，可能是腹泻；如果排便次数过少，可能是便秘。同时，排便时的感觉也能提供病情线索，如排便困难、疼痛或不畅，可能与肠道疾病有关。

（3）小便清长与短黄

小便的清长与短黄反映了肾与膀胱的功能状态。正常的小便应该是清澈、淡黄色的。如果小便短赤，可能是热邪内蕴或阴虚火旺；如果小便清长，可能是肾阳不足或膀胱气化不利。

（4）尿液色泽与质地

尿液的色泽和质地是判断尿液是否异常的重要依据。尿液的颜色除了正常的淡黄色外，其颜色变化可能提示不同疾病。如尿色深黄可能与黄疸有关；尿色红赤可能与血尿有关。同时，尿液的质地也能反映问题，如尿液浑浊可能与感染或结石有关。

（5）尿血与砂石淋证

尿血指尿液中混有血液，可能是泌尿系统疾病的信号。砂石淋证表现为排尿时疼痛、尿道涩痛，并可能排出砂石样物质，通常与尿路结石有关。

（6）尿液浑浊与气味

尿液浑浊可能是尿路感染、乳糜尿等疾病的表现。尿液的气味也能提供诊断线索，如氨味可能提示慢性膀胱炎，恶臭味可能与严重的感染或肿瘤有关。

（7）汗液量与性质

汗液的量和性质可以反映人体阴阳平衡和气血运行状态。正常情况下，人体应该有一定的出汗量，但如果出汗过多或过少，或者汗液性质异常（如冷汗、热汗、黄汗等），都可能是病理状态的表现。

（8）其他排泄物观察

除了大便、小便和汗液外，中医学还观察其他排泄物，如呕吐物、涎唾、痰液等。这些排泄物的性状、颜色、气味等也能提供诊断依据，帮助医生了解患者的病情。

第二节　闻诊

闻诊是中医四诊中的重要组成部分，主要通过听声音和嗅气味来辅助判断病情。闻诊在中医临床中具有独特的价值，能够帮助医生全面了解患者的身体状况，为后续的辨证施治提供重要依据。

一、听声音辨病情

1.声音能反映人体的生理和病理状态

在闻诊中，医生通过听患者发声的强度、音调、音色等特征，来判断病情的性质和轻重。例如，声音洪亮有力多属实证、热证；声音低微无力多属虚证、寒证。

2.啼哭咳嗽语声察

啼哭、咳嗽和语声是儿童闻诊的重点观察内容。儿童的啼哭声能够反映其疼痛的部位和性质，咳嗽声则可以揭示呼吸系统的疾病状态。此外，通过观察儿童的语言表达方式和语气，可以判断其情绪状态和健康状况。

3.呼吸喷嚏肠鸣声

呼吸、喷嚏和肠鸣声是人体呼吸系统和消化系统正常运作时发出的声音。在闻诊中，医生仔细辨别这些声音的特点和变化，以判断相关脏腑的病变。例如，呼吸急促、喘息声重多属肺脏疾病；肠鸣音亢进或减弱可能为肠道功能异常。

4.语声强弱辨虚实

语声的强弱可以反映人体正气的盛衰。语声高亢洪亮，多属实证、热证，表示患者正气未衰，病情多属轻浅；语声低微无力，多属虚证、寒证，表示患者正气已伤，病情多属深重。医生在诊断时，可根据患者语声的强弱来判断其体内正邪力量的对比情况。

5.呼吸声辨肺病

呼吸声是肺脏功能的外在表现。正常的呼吸声应轻微和缓，若有异常，如呼吸急促、气息短促等，则提示肺脏功能失调。医生可通过观察患者的呼吸节奏、深度以及呼吸声的变化，来判断患者是否存在肺病及其严重程度。

6.咳嗽声辨病位

咳嗽是呼吸系统疾病常见的症状之一。不同的咳嗽声可以反映病邪所在的部位，如咳嗽声重浊，多属外感风寒或痰湿阻肺；咳嗽声清脆，多属外感风热或燥热伤肺。医生可根据咳嗽声的特点，来推断病变的部位和性质。

7.呕吐声辨胃疾

呕吐声是胃气上逆的表现。若呕吐声低微无力，多属脾胃虚寒、胃气不足；若呕吐声高亢有力，多属胃热炽盛、胃气上逆。医生可根据呕吐声的变化，来判断患者胃脏的疾病类型及程度。

8.呃逆声辨气逆

呃逆是胃气上逆、膈肌痉挛所致的一种症状。呃逆声低沉而缓慢，多属虚证，表示胃气虚弱；呃逆声高亢而急促，多属实证，表示胃气上逆较甚。医生可根据呃逆声的特点，来辨别患者气逆的虚实及程度。

9.嗳气声辨胃气

嗳气是胃中气体上出咽喉所发出的声响，多因胃气不和所致。嗳气声低沉而缓慢，多属胃寒；嗳气声高亢而频繁，多属胃热。医生可根据嗳气声的变化，来判断患者胃气的盛衰及病理性质。

10.太息声辨肝郁

太息是患者自觉胸中憋闷而长吁短叹的一种症状。太息声低微而频繁，多属肝气郁结、情志不舒；太息声高亢而有力，多属肝火上炎、气郁化火。医生可根据太息声的特点，来判断患者是否存在肝郁及其程度。

二、嗅气味诊疾病

嗅气味是闻诊的另一重要内容。通过嗅闻患者的排泄物、分泌物和呼出的气体等气味，可以辅助诊断某些疾病。例如，口中腐臭气味多提示胃热炽盛；尿臊味重可能为下焦湿热。

1.病体气味析虚实

病体气味的变化往往能够反映病情的虚实。实证患者体内邪气盛实，其气味多表现为臭秽难闻；虚证患者正气不足，气味可能较为微弱或无特殊气味。医生通过嗅闻病体气味，可以进一步分析病情的虚实状态。

2.病室气味辨环境

病室的气味也可以反映出患者的生活环境和病情发展。例如，病室气味污浊潮湿，可能表明患者居住环境不佳，易受湿气侵袭；病室有霉味，为室内通风不良，容易滋生细菌等微生物。

3.气味结合辨病性

在闻诊中，医生还需要将嗅到的气味与患者的其他临床表现相结合，以全面分析病情。通过气味与其他症状、体征的相互印证，可以更准确地判断疾病的性质、部位和病因。

以下为通过嗅气味诊断疾病的例子。

血腥味：如果病室充满血腥气味，这可能意味着患者曾有大出血，如咯血、呕血、便血或产后大出血等。出血的原因可能是因寒或因热，根据气味的不同可以区分。

腐臭、尸臭味：当病室出现难闻的腐臭或尸臭气味时，这通常表明患者的脏腑功能严重衰竭，病情危重。

烂苹果味：如果病室有烂苹果味，这在现代医学中被称为"酮体味"，通常见于消渴病（糖尿病）的重症患者。此外，重度妊娠恶阻的患者也可能出现这种气味，因为频繁的呕吐会导致胃热炽盛、阴液大伤。

臊臭味：病室中出现的尿臊味可能意味着患者处于水气病的晚期，这通常与脾肾衰败和湿热浊气内蕴有关。

酸腐味：病室内常有酸腐之气，这可能与患者的消化系统疾病有关，如慢性胃炎导致的消化不良。

除了病室的气味，患者的呼吸、口气、汗气、鼻臭以及排泄物的气味等也都可以提供诊断疾病的线索。例如，呼吸时有烂苹果味可能表明糖尿病酮症酸中毒；有氨气味可能意味着肾功能衰竭；口臭可能与口腔疾病或胃肠有热有关；汗气的不同气味也可能反映了不同的疾病状态。

需要注意的是，嗅气味诊病只是中医学诊断方法的一部分，不能仅凭气味就确定疾病的类型和严重程度。正确的诊断还需要结合望诊、问诊、切诊等方法，以及现代医学的检查手段。同时，中医学也强调个体差异和整体观念，因此，在诊断疾病时应综合考虑患者的体质、年龄、性别、生活习惯等因素。

第三节 问诊

问诊的内容主要包括患者基本信息、主诉与现病史、既往病史、家族史、个人生活习惯、用药及过敏史等方面。

一、问诊的内容

1.患者的基本信息

在问诊过程中，医生首先需要了解患者的基本信息，包括姓名、性别、年龄、职业和联系方式等。这些信息有助于医生建立患者档案，为后续的治疗和随访提供依据。

2.主诉与现病史

主诉是患者就诊时的主要症状或不适感，医生需要详细询问患者的主诉，包括症状的性质、发生时间、持续时间及变化规律等。同时，医生还需要了解患者的现病史，即目前的症状表现、病情发展过程，以及这些症状、病情对患者生活和工作的影响。

3.既往病史

既往病史是指患者过去曾经患过的疾病和接受过的治疗情况。医生需要询问患者是否有过重大疾病史、手术史、传染病史等，以及是否接受过特殊检查或治疗。这些信息有助于医生了解患者的健康状况和潜在风险。

4.家族史

家族史是指患者家族中其他成员的疾病情况。医生需要了解患者家族中是否有遗传性疾病、传染病或其他慢性疾病等，以便评估患者是否存在遗传风险或家族性疾病。

5.个人生活习惯

个人生活习惯包括饮食、作息、运动、烟酒嗜好等。医生需要询问患者的饮食习惯、作息规律、运动量，以及是否有烟酒嗜好等，以评估这些因素对患者健康的影响。

6.用药及过敏史

医生需要了解患者目前使用的药物、剂量、用法以及用药效果，同时询问患者是否有药物过敏史。这些信息有助于医生为患者制订合理的用药方案，避免药物不良反应的发生。

二、十问歌

十问歌是中医学中问诊的重要方法，其内容涵盖了患者的全身状况、生活习惯、心理情绪等多方面的信息。通过这十个问题的询问，医生能够初步了解患者的病情，为后续的诊断和治疗提供基础。十问歌的主要内容包括：一问寒热二问汗，三问头身四问便，五问饮食六问胸，七聋八渴俱当辨，九问旧病十问因，再兼服药参机变。这些问题都是围绕患者的身体状况和疾病表现展开的，旨在全面、细致地了解病情。

1.问寒热

在询问患者寒热症状时，中医医生需要详细了解怕冷与发热是否同时出现以及症状的出现时间、轻重程度、持续时间等。此外，还要询问相关兼症，以便更准确地判断病情。

（1）恶寒发热并重

恶寒发热并重指患者同时出现恶寒和发热的症状，且两者程度相当。这种症状多见于外感风寒初期，是机体正气与邪气相争的表现。此时，患者感到寒冷，同时又伴有体温升高，是病邪由表入里的过程。

（2）恶寒重发热轻

恶寒重发热轻即患者恶寒症状明显发热症状相对较轻。这种情况通常出现在外感风寒较重的阶段，表明病邪较盛，正气较弱。患者会感到极度寒冷甚至出现寒战，但体温升高并不显著。

（3）发热重恶寒轻

发热重恶寒轻指患者发热症状明显恶寒症状相对较轻。这种情况多见于外感风热或热邪内盛的情况，表明病邪以热为主。患者体温显著升高，同时可能伴有口渴、烦躁等热象症状。

（4）寒热往来交替

寒热往来交替指患者恶寒与发热症状交替出现，时冷时热。这种情况多见于少阳病或疟疾等病证，是病邪在表里之间进退消长的表现。患者会一会儿怕冷，一会儿又发热，症状反复出现。

（5）但寒不热症状

但寒不热指患者仅出现恶寒症状，无发热表现。这种情况多见于里寒证或阳气虚衰，表明机体缺乏温煦之力。患者会感到持续性的寒冷，即使外界温度适宜，也仍觉寒冷难耐。

（6）但热不寒表现

但热不寒指患者仅出现发热症状，无恶寒表现。这种情况多见于里热证或阴虚火旺，表明机体阳气偏盛或阴液不足。患者体温持续升高，可能伴有口渴、烦躁、便秘等热象症状。

（7）寒热错杂症状

寒热错杂症状指患者在同一时间内既有寒象又有热象的症状表现。这种情况多见于病情复杂或病邪深入脏腑。患者可能同时出现恶寒发热、四肢冰冷而心胸烦热等症状，这是机体阴阳失调、气血不和的反映。

2.问汗

（1）有汗无汗辨病情

观察患者是否有汗，可以初步判断其病情的虚实与寒热。有汗者多为表证或热证，即正气尚存，能与邪气抗争；无汗者多为寒证或表实证，即邪气强盛，正气难以发散。

（2）汗多汗少察虚实

汗液的多少可反映机体正气的盛衰和邪气的轻重。汗多者多为正气不足或邪气强盛，如阳明热盛或阴虚火旺；汗少或无汗者多为正气虚弱或邪气闭阻，如营卫不和或阳气虚衰。

（3）汗出时间定表里

出汗的时间也是判断病情表里的重要依据。日间出汗活动尤甚，多为阳虚自汗，属表虚；夜间出汗，醒时汗止，多为阴虚盗汗，属里虚。

（4）汗出部位明脏腑

出汗的部位可以提示脏腑功能的异常。如头面汗多，多属阳热或胃火上炎；心胸汗多，多因心脾两虚或心肾不交；半身汗出，常见于风中经络或气血不和。

（5）自汗盗汗辨阴阳

自汗与盗汗是两种常见的异常出汗现象，也是判断阴阳失调的重要依据。自汗多为阳虚不固，盗汗多为阴虚内热。

（6）战汗转汗观病势

战汗是指患者先恶寒战栗而后出汗，是邪正交争的表现。若汗出热退，脉静身凉，为邪去正安；若汗出身热不减，甚或脉躁疾，为邪胜正衰之危象。转汗是病情由重转轻的标志，如由大汗转为微汗，或由连绵不断之汗转为时有时无之汗。

（7）黄汗冷汗识病因

黄汗多与湿热内蕴有关，如黄疸病；冷汗多为阳气虚衰或惊恐所致，如亡阳证或惊悸。

（8）异常汗出警病情

除了上述几种常见的汗出异常外，还有其他一些异常出汗现象，如绝汗（病情危重，汗出如油）、偏汗（半身出汗，多见于中风或截瘫患者）等，这些都是病情严重的信号，需要引起高度重视。

3.问头身

（1）描述头身症状

在中医学中，头身症状指患者出现的头部和躯体部位的不适或疼痛感。这些症状可能表现为头痛、头晕、肢体疼痛或麻木等。这些症状可能是急性的，也可能是慢性的，严重程度不一，对患者的生活质量有较大的影响。

（2）分析病因与机理

头身症状的出现往往与多种因素有关。从中医角度来看，可能与外感风邪、内伤情志、饮食失节、劳逸失度等有关。这些因素导致气血运行不畅、经络阻滞，从而产生头身症状。此外，脏腑功能失调、阴阳失衡等也可能是头身症状发生的原因。

（3）辨识虚实与表里

在中医辨证中，头身症状可分为虚实两类。实证多因外感病邪或内伤七情所致，症状表现为头痛剧烈、身痛拘急等，治疗需以祛邪为主。虚证多为脏腑气血阴阳亏虚，症状表现为头痛绵绵、身痛酸软等，治疗需以补虚为主。同时，根据症状的不同表现，还需辨识表里，以确定病变部位和性质。

（4）头痛部位与经络

头痛的部位往往与经络的分布有关。如前额头痛多与阳明经有关，巅顶头痛多与厥阴经有关，两侧头痛多与少阳经有关，后头痛多与太阳经有关。根据头痛部位的不同，可以初步判断病变所涉及的经络，进而指导治疗。

（5）头晕类型与特点

头晕也是头身症状中常见的一种。头晕的类型和特点多种多样，如眩晕、昏沉、头脑不清等。这些头晕症状可能与气血亏虚、肝肾不足、痰浊中阻等因素有关。根据不同的头晕类型和特点，可以辨证施治，以达到标本兼治的效果。

（6）伴随症状与辨证

头身症状往往伴随其他症状出现，如恶心、呕吐、失眠等。这些症状的出现，有助于我们更全面地了解患者的病情，并进行辨证施治。例如，头痛伴恶心呕吐者，多为痰浊中阻或肝阳上亢；头痛伴失眠者，多为阴虚火旺或心神不宁。

（7）肢体关节疼痛

肢体关节疼痛是头身症状中常见的表现形式之一。这些疼痛可能与风寒湿邪侵袭、气血瘀滞、肝肾不足等因素有关。根据疼痛的性质、部位及伴随症状，可以辨证施治，采用祛风散寒、活血通络、补益肝肾等方法进行治疗。

4.问二便

中医学在诊治疾病时，往往重视对人体排泄物的观察与分析，其中二便（大便与小便）的观察更是不可或缺的环节。通过询问患者的二便情况，医生可以初步了解患者的脏腑功能状态、气血津液的运行情况，以及疾病的性质和程度。

（1）二便次数与频率

观察患者的排便与排尿次数及频率，有助于判断其脏腑功能是否正常。正常情况下，大便每日1次或2次，小便次数因饮水量和个体差异而有所不同。排便次数过多、过少，排尿频率异常，都可能提示患者存在脏腑功能失调或病理变化。

（2）便量多少与性状

便量的多少与性状反映了患者的消化功能及肠道健康状况。大便过干、过硬，提示患者可能存在肠道燥热或阴虚火旺；大便过稀、过软，则可能为脾虚湿盛或寒湿内蕴。小便量的多少也与肾阳、肾阴的盛衰有关，量多可能是肾阳不足，量少则可能是肾阴亏虚。

（3）颜色与气味观察

大便与小便的颜色和气味也是判断病情的重要依据。大便颜色发黑或呈柏油样，可能提示消化道出血；小便颜色深黄，可能是热邪内蕴；小便清长，则可能是肾阳不足。同时，气味的变化也能反映病情，如大便恶臭可能是湿热内蕴，小便臊臭可能是下焦湿热。

（4）排便时间与感觉

排便时间的规律性对于判断病情具有重要意义。若患者长期排便时间不规律，或排便时伴有腹痛、肛门坠胀等不适感，都可能提示肠道功能异常。此外，小便的排出是否顺畅，也反映了膀胱和尿道的功能状态。

（5）兼症与伴随症状

在询问二便情况时，医生还会关注患者是否有其他兼症或伴随症状。例如，大便秘结伴有口干舌燥、心烦失眠等症状，可能是阴虚火旺；小便不利伴有腰膝酸软、畏寒肢冷等症状，可能是肾阳虚衰。

（6）大小便失禁情况

大小便失禁是病情较重的表现，可能由多种原因导致，如中风后遗症、脊髓损伤等。对于这类患者，医生需要仔细分析病因，制订相应的治疗方案。

5.问饮食

（1）口渴饮水状况

口渴及饮水状况是反映人体津液代谢和脏腑功能状态的重要指标。问诊时需了解患者口渴的程度、性质（如口燥咽干、渴喜冷饮或热饮等），以及饮水量的多少和饮水频率。这些信息有助于判断患者是否存在阴虚、阳虚、湿热、燥热等病理状态。

（2）进食食欲食量

食欲和食量是衡量脾胃功能强弱的重要标志。问诊时应询问患者的食欲状况（如食欲旺盛、减退或厌食等）以及食量的大小和变化情况。通过这些信息，可以初步判断患者是否存在脾胃虚弱、气滞食积等病理改变。

（3）口味异常变化

口味的异常变化往往与脏腑功能失调有关。问诊时需了解患者口中是否有苦涩、酸甜、咸淡等异常感觉，以及这些感觉出现的频率和持续时间。这些信息有助于揭示肝胆湿热、脾胃不和等病理状态。

（4）喜食偏嗜食物

喜食偏嗜食物可以反映人体的体质特点和病理变化。问诊时应询问患者是否偏好某种食物或口味以及这种偏好的程度和持续时间。这些信息有助于医生了解患者的体质类型，如阳虚体质者多喜食温热食物，阴虚体质者多喜食寒凉食物。

（5）饮食后不适感

饮食后的不适感是诊断脾胃疾病的重要依据。问诊时应详细询问患者进食后是否出现胃胀、胃痛、恶心、呕吐、腹泻等不适症状，以及这些症状的性质和持续时间。这些信息有助于医生判断患者是否存在胃炎、胃溃疡、肠炎等消化系统疾病。

（6）饮食习惯变迁

饮食习惯的变迁往往与人的生活环境、工作压力等因素有关。问诊时应了解患者近期饮食习惯是否有所改变，如饮食结构的调整、饮食时间的改变等。这些信息有助于医生分析患者病情变化的原因，从而制订更为精准的治疗方案。

（7）饮食节制能力

饮食节制能力是衡量一个人的生活习惯是否健康的重要标准。问诊时应询问患者是否具备良好的饮食节制能力，如能否按时定量进食、是否避免暴饮暴食等。这些信息有助于医生评估患者的生活习惯是否健康，进而提出针对性的生活建议。

（8）饮食禁忌遵守

在中医理论中，根据个体差异和病情需要，常常会提出一些饮食禁忌。问诊时应了解患者是否遵守这些饮食禁忌，如避免食用生冷、辛辣、油腻等食物。这些信息有助于医生评估患者的遵医嘱行为，进一步指导患者合理调整饮食结构。

6. 问胸腹

（1）胸闷原因与辨析

胸闷是指胸部感觉闷胀、不适的症状。中医学认为，胸闷的原因主要有虚实两方面。实证胸闷多因痰浊、血瘀、气滞等有形之邪阻滞气机所致；虚证胸闷则多因心肺气虚、宗气不足等无形之邪导致。辨析胸闷的虚实，需结合舌脉及全身症状进行综合分析。

（2）心悸病因与诊断

心悸指心中悸动不安，甚则不能自主的一种病证。其病因多为心失所养、心神不宁、血脉瘀阻等。诊断心悸时需结合患者的年龄、性别、体质及伴随症状进行综合判断。如青年人多因心血不足或心火偏亢；中老年人多因心脉瘀阻或心阳不振。

（3）胁胀症状与鉴别

胁胀指两胁部胀满不适的症状。其症状多与肝胆病变有关，如肝气郁结、肝胆湿热等。鉴别胁胀时，需注意与胃痛、胸痛等症状进行区分。胃痛多位于胃脘部，胁胀主要位于两胁部；胸痛则多表现为胸部的疼痛或不适感。

（4）腹胀机理与识别

腹胀是指腹部胀满不适的症状。腹胀多与脾胃运化功能失常、气机升降失调有关。识别腹胀时，需注意观察腹胀的部位、性质及伴随症状。如腹胀满在上腹部，多因脾胃气滞；若在下腹部，则多因肠道气滞或腹水所致。

（5）胸腹病证的关联

胸腹病证往往相互关联，互为因果。如心肺气虚可导致胸闷、心悸等症状；而肝气郁结则可引起胁胀、腹痛等表现。因此，在诊治胸腹病证时，需综合考虑各脏腑之间的相互影响，以达到全面治疗的目的。

7.问耳目

在中医学中，问诊耳目是诊断疾病的重要环节之一。通过仔细询问患者关于耳目方面的症状，医生可以初步判断患者的脏腑功能状态、气血运行情况以及疾病的性质和程度。下面将从多个方面详细阐述中医学在问诊耳目时的主要内容。

（1）问耳鸣性质与声音

耳鸣是指患者自觉耳内鸣响的症状。在问诊时，医生会询问患者耳鸣的性质（如持续性、间歇性）和声音特点（如嗡嗡声、蝉鸣声），以及是否有其他伴随症状，如听力下降、头晕等。这些信息有助于医生判断耳鸣的病因，如肾虚、肝火旺盛等。

（2）问耳聋程度及起因

耳聋指患者听力减退或丧失的症状。医生会询问患者耳聋的程度（如轻度、中度、重度）以及耳聋的起因，如外伤、感染、药物中毒等。这些信息有助于医生确定耳聋的性质和可能的治疗方法。

（3）耳痛原因及表现

耳痛是指耳部疼痛的症状。医生会询问患者耳痛的原因，如感染、炎症、外伤等，以及疼痛的性质（如刺痛、胀痛）、部位和持续时间。这些信息有助于医生判断耳痛的原因，如中耳炎、外耳道炎等。

（4）重听情况与原因

重听是指患者听力下降，需要重复或加大声音才能听清的症状。医生会询问患者重听的情况，如发生时间、加重因素以及可能的原因，如年老体衰、肾精不足等。这些信息有助于医生了解患者的听力状况，并制订相应的治疗方案。

（5）目眩症状与虚实

目眩是患者自觉眼前发黑或眩晕的症状。医生会询问患者目眩的伴随症状，如耳鸣、耳聋等，以及目眩的虚实情况。虚性目眩多因气血不足或肝肾阴虚所致，实性目眩可能由风火内扰、痰湿蒙蔽等引起。这些信息有助于医生判断目眩的病因，从而制订合适的治疗方案。

（6）目昏雀盲辨病因

目昏是视力模糊的症状，雀盲是夜间视力障碍。医生会询问患者目昏和雀盲的表现及起因，如年龄因素、肝肾阴虚、血虚等。通过对这些症状的综合分析，医生可以初步判断患者的病因，如肝肾亏虚、精血不足等，并据此制订相应的治疗方案。

（7）眼部痛痒与红肿

眼部痛痒和红肿是常见的眼部症状。医生会询问患者这些症状的具体表现，如疼痛的性质、瘙痒的程度，以及红肿的范围和持续时间。同时，医生还会询问是否有其他伴随症状，如流泪、畏光等。这些信息有助于医生判断眼部疾病的性质，如结膜炎、角膜炎等，并制订相应的治疗措施。

（8）视觉障碍及其他

除了上述症状外，医生还会询问患者是否有其他视觉障碍，如视物变形、视野缺损等。同时，还会关注患者是否有其他与耳目相关的症状，如头晕、头痛等。这些信息有助于医生全面了解患者的病情，从而制订更为准确和有效的治疗方案。

8.问睡眠

睡眠是人体重要的生理活动，其质量直接影响到人的身心健康。在中医问诊中，对睡眠状况的详细了解是评估患者整体健康状态的重要依据。

（1）失眠表现特点

失眠是指入睡困难、睡眠浅、易醒或早醒等症状。在中医问诊中，医生需要了解患者失眠的持续时间、发作频率以及伴随症状，如心烦、多梦、盗汗等。同时，还需关注患者的生活作息、饮食习惯以及心理状态，以便进行综合分析。

（2）嗜睡表现特点

嗜睡指白天过度困倦、睡眠时间过长或随时入睡等症状。中医问诊中，需询问患者嗜睡的时间、程度及伴随症状，如头晕、乏力、食欲不振等。医生还需关注患者的生活习惯、睡眠质量，以及潜在疾病。

（3）睡眠时间长短

睡眠时间长短是评估睡眠质量的重要指标。在中医问诊中，医生需了解患者每晚的平均睡眠时间，以及是否存在睡眠时间过长或过短的情况。这有助于医生判断患者的睡眠状况是否正常，并进一步了解可能影响睡眠的因素。

（4）入睡难易程度

入睡难易程度反映了患者的睡眠启动能力。中医问诊时，需询问患者入睡所需时间，以及是否存在难以入睡的情况。对于入睡困难的患者，医生还需关注其心理状态、生活压力以及环境因素等可能的原因。

（5）多梦情况询问

多梦是睡眠过程中常见的现象，但过多或过于频繁的多梦可能会影响睡眠质量。在中医问诊中，医生需询问患者多梦的程度、内容以及伴随症状，如噩梦、惊恐等。这有助于医生了解患者的心理状态及睡眠质量，为后续治疗提供依据。

（6）兼症鉴别诊断

在询问睡眠状况时，医生还需关注患者是否存在其他兼症，如夜间盗汗、呼吸暂停、夜间尿频等。这些兼症可能与患者的睡眠问题密切相关，需要进行鉴别诊断，以便找到潜在的原因并制订相应的治疗方案。

（7）睡眠影响因素

了解睡眠影响因素对于改善睡眠质量具有重要意义。中医问诊中，医生需询问患者的生活习惯、工作压力、情绪状态以及环境因素等可能影响睡眠的因素。通过调整这些因素，有助于改善患者的睡眠状况。

（8）现有疾病关系

现有疾病可能直接或间接影响患者的睡眠状况。在中医问诊中，医生需了解患者是否患有慢性疾病、疼痛疾病或精神疾病等可能影响睡眠的疾病。对于存在这些疾病的患者，医生需在治疗睡眠问题的同时关注疾病的治疗与控制，以达到综合调理的目的。

9.问经带

在中医临床实践中，问诊经带是女性患者诊疗的重要环节。通过详细询问患者关于月经和带下的情况，医生可以了解女性患者的生殖健康状况，从而判断疾病的性质和程度，为制订合适的治疗方案提供依据。

（1）月经周期情况

询问患者月经周期是问诊经带的首要步骤。正常的月经周期一般为28天左右，提前或延后7天内可视为正常。医生会询问患者月经周期是否规律，以及是否有提前、延后或闭经的情况。这些信息有助于医生判断患者的气血运行状况，以及是否存在脏腑功能失调等问题。

（2）经血量与颜色

经血量与颜色是反映女性生殖健康的重要指标。医生会询问患者经血量是否正常，以及经血的颜色是否正常。正常的经血应为暗红色，若颜色过浅或伴有血块，可能提示气血不足或血瘀等问题。

（3）经期腹痛情况

经期腹痛是许多女性的常见症状。医生会询问患者腹痛的性质（如胀痛、刺痛）、部位及持续时间，以及是否伴有其他症状，如恶心、呕吐等。这些信息有助于医生判断腹痛的原因，如气滞血瘀、寒凝胞宫等。

（4）询问带下情况

带下是女性生殖道的一种分泌物。医生会询问患者带下的量、颜色、质地及气味是否正常。正常的带下应为少量、白色、无异味。若带下量多、色黄或伴有异味，可能提示湿热下注、脾虚湿盛等病理变化。

（5）了解崩漏症状

崩漏是妇女不在经期而突然阴道大量出血，或淋漓下血不断。医生会询问患者是否有崩漏的症状，如出血量、出血时间、伴随症状等。崩漏多因血热、脾虚、肾虚等所致，了解这些症状有助于医生判断病因并制订治疗方案。

（6）探究经闭原因

经闭是女子年逾18周岁，月经尚未来潮，或曾来潮而又中断达3个月以上。医生会详细询问患者经闭的病史、伴随症状及可能的原因。经闭的原因多种多样，如先天不足、后天损伤、气血亏虚等，了解这些原因对于制订个性化的治疗方案至关重要。

（7）情绪环境变化影响

情绪和环境因素对女性的月经和带下情况也有重要影响。医生会询问患者最近是否有情绪波动、压力过大或生活环境变化等情况。这些因素可能导致气血运行不畅，从而影响女性的生殖健康。

（8）询问其他相关症状

除了上述内容外，医生还会询问患者是否有其他与经带相关的症状，如乳房胀痛、腰膝酸软、头晕耳鸣等。这些信息有助于医生全面了解患者的病情，为制订综合性的治疗方案提供依据。

10.问小儿

在中医临床实践中，对小儿的问诊是诊断小儿疾病的重要环节。由于小儿年幼，表达能力有限，因此问诊时需要结合家长的描述、医生的观察以及必要的检查手段，以全面了解小儿的病情。

（1）问诊一般状况

首先，医生会询问家长关于小儿的一般状况，包括年龄、性别、体质特点等。这些信息有助于医生初步判断小儿的生理发育阶段和可能存在的个体差异。

（2）询问生产史详情

了解小儿的生产史对于评估其先天禀赋和潜在疾病风险具有重要意义。医生会询问家长小儿的出生情况，如是否足月、出生体重、有无窒息史等。这些信息有助于医生判断小儿是否存在先天不足或潜在疾病。

（3）了解喂养与发育

喂养方式和营养状况对小儿的生长发育至关重要。医生会询问家长关于小儿的喂养方式（母乳喂养、人工喂养或混合喂养）、辅食添加情况，以及小儿的食欲、睡眠等情况。同时，医生还会观察小儿的体格发育情况，如身高、体重等，以评估其营养状况和生长发育水平。

（4）询问预防接种史

预防接种是预防小儿传染病的重要措施。医生会询问家长关于小儿的预防接种情况，包括已接种的疫苗种类、接种时间，以及是否有不良反应等。这有助于医生评估小儿的免疫状况和潜在感染风险。

（5）探究病因与病史

在问诊过程中，医生会仔细询问家长关于小儿的发病经过、症状表现以及可能的原因。这包括起病时间、病情变化情况、伴随症状等。通过了解这些信息，医生可以初步判断小儿的病因和病情严重程度，为后续治疗提供依据。

（6）问诊寒热与汗情

寒热和汗情是反映小儿病情的重要指标。医生会询问家长关于小儿是否发热、发热的程度及持续时间，以及是否有出汗过多或过少的情况。这些信息有助于医生判断小儿是否存在感染、阴虚火旺或气虚不固等病理变化。

（7）观察姿态与表情

小儿的姿态和表情可以反映其健康状况和心理状态。医生会观察小儿的姿态是否自然、表情是否愉悦，以及是否有异常动作或表情。这些观察结果有助于医生了解小儿的身体状况和心理需求，为后续治疗提供参考。

（8）询问其他相关症状

除了上述内容外，医生还会询问家长关于小儿是否存在其他相关症状，如咳嗽、呕吐、腹泻、便秘等。这些症状可能是小儿疾病的重要表现，对于诊断疾病具有重要意义。

第四节　切诊

切诊包括脉诊和按诊两部分，为中医四诊之一，是医生用手指或手掌对患者的某些部位进行触、摸、按、压，从而了解病情、辨别病证的一种诊断方法。切诊是中医诊断体系中的重要组成部分，它通过医生的触觉感知，了解患者身体内部的气血运行、脏腑功能以及病理变化等情况。切诊的意义在于为医生提供直接的客观依据，辅助其他诊法，综合判断患者的病情，为制订治疗方案提供依据。

一、脉诊

脉诊是中医学独特的诊断方法之一，医生通过触摸患者的脉象，能够了解病情、判断疾病性质及病变部位。脉诊对疾病的诊断和治疗具有重要意义。

1.脉诊的原理

脉诊基于中医学整体观念、气血理论、经络学说及脏腑辩证等理论体系。中医认为，人体的生命活动离不开气血的运行，脉象正是气血运行状态的外在表现。通过触摸脉象，医生可以感知气血的盛衰、脏腑的虚实以及病邪的性质等，从而为疾病的诊断和治疗提供依据。

（1）脉象与脏腑关系

脉象与脏腑之间存在着密切的关系。中医认为，脉象的变化可以反映脏腑的功能状态和病理变化。例如，肝脉主弦，若脉象弦硬，则可能提示肝气郁结；心脉主洪，若脉象洪大，则可能提示心火亢盛。因此通过脉象的变化，可以推断出脏腑的病变情况。

（2）疾病部位与性质判断

通过脉诊，医生可以判断疾病的部位和性质。不同部位的病变会导致不同的脉象变化，如头部病变可能导致脉象浮大，胸部病变可能导致脉象沉紧。同时，脉象的变化还可以反映病邪的性质，如寒邪脉象紧束，热邪脉象洪大等。

（3）疾病盛衰与进退推断

脉诊还有助于推断疾病的盛衰和进退。通过观察脉象的强弱、快慢等变化，医生可以判断疾病的发展趋势和预后情况。例如，脉象由弱转强，可能提示病情好转；脉象由快转慢，可能提示病情稳定或有所减轻。

2.脉诊的部位

脉诊的部位多种多样，每个部位都有其独特的诊断价值。

（1）遍诊法的部位

遍诊法是中医学中较为古老的一种脉诊方法，它要求医生触摸患者全身多处动脉，以获取全面的病情信息。遍诊法的部位包括头部、手部、足部等多个动脉搏动处。然而，由于遍诊法操作复杂，现已较少使用。

（2）三部诊法的部位

三部诊法是一种相对简化的脉诊方法，主要触摸患者身体上部、中部和下部三处的脉象。上部诊寸口脉，中部诊人迎脉，下部诊足阳脉。三部诊法能够大致了解患者全身的气血运行状况，但仍不如寸口诊法细致。

（3）寸口诊法的部位

寸口诊法是目前中医学最常用的脉诊方法，其部位位于患者手腕部的桡动脉搏动处。寸口诊法将脉象分为寸、关、尺三部，分别对应人体上、中、下三焦的脏腑功能。通过仔细触摸寸口脉象，医生可以较为准确地判断患者的脏腑病变和气血盛衰。

（4）寸关尺三部定位

寸关尺三部定位是寸口诊法的关键，其具体位置为：寸部在掌后高骨内侧，关部在掌后高骨处，尺部在掌后高骨外侧。三部定位准确与否直接影响脉诊的准确性，因此医生在诊脉时需仔细辨认。

3.脉象要素

脉象是中医学诊断体系中重要的诊断依据之一，通过观察和分析脉象的变化，医生可以获取关于患者体质、病情及病理变化的信息。脉象要素是描述和分析脉象特征的基本指标，包括脉位深浅长短、脉率快慢节律、脉形宽度紧张、脉势强弱流畅等方面。

（1）脉位深浅长短

脉位是脉象所在的位置，包括深浅和长短两个要素。深浅主要反映病情的表里层次。一般来说，脉象浮浅多表示病在表，脉象深沉多表示病在里。长短则反映脉象在寸、关、尺三部之间的分布情况，有助于判断病变所在的脏腑经络。

（2）脉率快慢节律

脉率指脉搏跳动的频率，可以反映患者的阴阳平衡状况及病邪性质。正常情况下，脉率与心跳同步，保持相对稳定。当脉率增快时，多表示热证或虚证；脉率减慢多表示寒证或实证。节律是脉搏跳动的规律性，异常节律如结代脉等，常提示心脏功能异常或气血运行不畅。

（3）脉形宽度紧张

脉形主要描述脉象的形态，包括宽度和紧张度。宽度可反映血管的充盈度，脉形宽大多表示气血充盛，脉形细小多表示气血不足。紧张度反映脉象的柔和与刚硬程度，柔和的脉象多表示气血调和，刚硬的脉象多表示气血不和或病邪较盛。

（4）脉势强弱流畅

脉势是脉象的力度和趋势，脉象的强弱可以反映患者的正气盛衰及病邪轻重。强而有力的脉象多表示正气充盛，弱而无力的脉象多表示正气不足。流畅度指脉象的连续性和顺畅性，流畅的脉象多表示气血运行通畅，涩滞的脉象则多表示气血运行受阻。

（5）综合分析脉象

脉象的综合分析是对脉象要素进行综合判断的过程，需要结合患者的体质、病情及四诊合参进行。通过对脉象要素的综合分析，医生可以判断患者的阴阳平衡状况、脏腑功能状态及病邪性质，为制订治疗方案提供依据。

（6）关联体质病情

脉象与患者的体质和病情密切相关。不同体质的人，脉象特点不同，如体质健壮者脉象多强而有力，体质虚弱者脉象多弱而无力。同时，病情的轻重缓急也会反映在脉象上，病情严重者脉象多异常，病情轻微者脉象则相对平和。

（7）观察脉象变化

脉象的变化是反映病情发展的重要指标之一。通过观察脉象的动态变化，医生可以判断病情的发展趋势和预后情况。如脉象由强转弱可能表示病情恶化，脉象由涩转滑可能表示病情好转。

4.平脉

在中医学中，平脉指身体比较平和、脉象比较平稳的状态，通常表明人体没有阴阳不调的病证，处于一个阴阳调和的状态。平脉的脉象特征表现为一息四至到五至，相当于每分钟70～80次，脉位不浮不沉，脉率不快不慢，脉力不强不弱，脉形从容和缓流利，寸关尺三部均可触及，深取不绝。

(1) 平脉的特点

有胃：脉象有胃气表现为脉位居中，不沉不浮；脉率调匀，不快不慢；脉力充盈，不强不弱；脉道适中，不大不小；脉势从容和缓流利。胃为水谷之海、后天之本，是人体营卫气血之源，脉象是否有胃气能反映脾胃功能的盛衰。

有神：脉象有神表现为脉来应指有力、柔和、节律整齐。心主血而藏神，脉为血之府，气血充盈，心神健旺，脉象是否有神可反映病情的轻重。

有根：脉象有根表现在尺脉有力，沉取不绝。肾为先天之本、元气之根，脉象是否有根可反映肾气的盛衰。

通过平脉，中医能够判断人体的健康状态，以及疾病的部位、性质和预后。脉象的变化可以反映病情的发展，因此，观察脉象的动态变化对于推断疾病的进退、预后具有一定的临床价值。

(2) 平脉的生理变异

平脉代表着人体气血平和、脏腑功能正常的生理状态。然而，在实际诊脉过程中，由于受到多种因素的影响，平脉会表现出一定的生理变异。这些变异并非病理状态，而是人体在不同条件下的正常反应。

①年龄性别差异

年龄和性别是影响脉象的重要因素。不同年龄段的个体，因生理特点的不同，脉象表现也有所不同。例如，儿童脉象多偏快，老年人脉象相对偏慢。此外，男女性别在脉象上也有所体现，女性脉象通常较男性细腻柔和。

②体质形态影响

个体的体质形态对脉象也有显著影响。体质健壮者，脉象多充实有力；体质虚弱者，脉象可能细弱无力。此外，身体肥胖与瘦削的人，脉象也会有所不同，肥胖者脉象多沉实，瘦削者脉象多浮浅。

③情志劳逸变化

情志活动和劳逸状态也会影响脉象。当个体情绪激动或紧张时，脉象可能表现为急促或紧张；情绪平和时，脉象相对平稳。此外，过度劳累或休息不足会导致脉象异常，如劳累后脉象可能偏快，休息充足时脉象较为和缓。

④饮食饥饱作用

饮食状况和饥饱程度同样会影响脉象。饮食过量或过于油腻时，脉象可能表现为滑实；饥饿时，脉象可能细弱无力。因此，在诊脉时，需要考虑患者的饮食状况，以排除其对脉象的影响。

⑤昼夜阴阳消长

昼夜阴阳消长是自然界的基本规律，人体脉象也符合这一规律。一般来说，白天阳气盛，脉象偏于浮大；夜晚阴气盛，脉象偏于沉细。因此，在诊脉时，需要注意时间因素，以便更准确地判断脉象。

⑥四季气候影响

四季气候变化也会对脉象产生影响。春季阳气初升，脉象多偏浮；夏季阳气盛极，脉象多洪大；秋季阳气渐收，脉象多平和；冬季阳气潜藏，脉象多沉细。因此，在诊脉时，需要结合季节特点进行分析。

⑦地理环境因素

地理环境的不同也会导致脉象的变异。例如，生活在高原地区的人，由于空气稀薄、气候寒冷，脉象可能偏于沉细；而生活在沿海地区的人，由于气候湿润、空气湿度大，脉象可能偏于滑实。因此，在诊脉时，需要考虑患者所处地理环境对脉象的影响。

⑧脉位特殊变异

在某些特殊情况下，脉位也可能发生变异。例如，反关脉是指脉象出现在手腕背部而非掌侧的情况，这并非病理现象，而是个体生理结构的一种特殊表现。此外，还有一些特殊的脉位变异，如斜飞脉等，这些都需要在诊脉时加以识别和区分。

二、按诊

按诊，又称触诊，是中医四诊中的重要组成部分。它是医生通过对患者体表的某些部位进行触摸、按压，以了解病情、判断病位、辨别病性的一种诊断方法。按诊具有直观、简便、实用的特点，在中医临床实践中占有重要地位。

按诊的意义在于帮助医生更全面、细致地了解患者的情况。通过按诊，医生可以获取患者体表的变化信息，如肌肉松紧、皮肤温度、疼痛部位等，从而推断出内在脏腑的病变情况。此外，按诊还有助于医生判断病情的轻重缓急，为制订治疗方案提供依据。

按诊的方法主要包括触、按、叩、摸等。触诊时，医生需用指腹或掌面轻轻接触患者体表，感受其温度、湿度等变化；按诊时，医生需用一定的力量按压患者体表，以了解其有无压痛、硬结等情况；叩诊是医生通过敲击患者体表，听其声音以判断脏腑的虚实；摸诊则是医生通过摸索患者体表的轮廓、形态等，以了解其病变情况。

在进行按诊时，医生需要掌握一些技巧，如手指力度适中、触摸面积合适、动作轻柔等。同时，医生还需注意保持手指的温暖和干燥，以免影响诊断的准确性。

按诊的内容十分丰富，主要包括对头部、颈部、胸腹部、四肢等部位的触诊。通过对这些部位的触诊，医生可以了解患者的疼痛部位、压痛程度、肌肉松紧度、皮肤温度等信息，从而推断出脏腑的病变情况。此外，按诊还可用于检查淋巴结、关节、脊柱等部位的异常情况。

1.头部按诊

（1）判断头形大小

在头部按诊中，可以通过观察患者头形的大小来初步判断病情。头大而圆者，多属先天禀赋充足，脑髓发育良好；头小而狭者，则可能脑髓不足，智力发展受限。同时，结合患者年龄、性别等因素，可以进一步分析头形大小与病情的关系。

（2）囟门闭合情况

囟门是婴幼儿头顶部骨缝未合之处，通过触诊囟门的闭合情况，可以了解婴幼儿的生长发育状况。囟门迟闭、过大或过小，都可能提示脑积水、佝偻病等疾病。因此，对囟门的触诊需细致入微，以便及时发现异常情况。

（3）触诊百会穴

百会穴位于头顶正中，是全身阳气汇聚之处。通过触诊百会穴，可以感受其局部的温度、压痛等变化，从而判断患者阳气的盛衰。若百会穴温度较低、压痛明显，可能提示患者阳气不足，需进行温阳散寒的治疗。

（4）按诊头部穴位

除了百会穴外，头部还有许多重要的穴位，如太阳穴、风池穴等。通过对这些穴位的按诊，可以了解经络的通畅情况，判断病邪的所在部位。如太阳穴压痛明显，可能提示肝胆经气不畅；风池穴压痛，可能与外感风寒有关。

（5）观察头面颈项

在头部按诊中，还需注意观察头面颈项的情况。面部色泽、皮肤纹理等变化，可以反映内脏的功能状态；颈项部僵硬、疼痛，可能提示有颈椎病或外感风寒等病证。因此，对头面颈项的观察需全面细致，以便发现潜在的病情。

2.颈部按诊

（1）颈椎触诊查痛点

在颈部按诊中，首先需要对颈椎进行触诊，以查找潜在的痛点。医生需用手指轻压颈椎棘突及两侧，寻找患者感到疼痛或不适的部位。这些痛点可能提示颈椎的病变，如颈椎间盘突出、颈椎骨质增生等。

（2）颈部肌肉紧张度

颈部肌肉的紧张度是颈部按诊中需要关注的重要指标之一。医生通过触摸颈部肌肉，感受其柔软度、弹性及张力，判断肌肉的紧张程度。肌肉紧张度过高可能表明颈部存在慢性劳损、炎症或痉挛等问题。

（3）颈部淋巴结检查

颈部淋巴结是反映全身健康状况的重要窗口。在颈部按诊中，医生需对颈部淋巴结进行仔细检查。检查时应注意淋巴结的大小、质地、活动度及有无压痛等。

（4）颈部血管搏动感

颈部血管搏动感是反映血管功能状态的重要指标。医生在颈部按诊时，可触摸到颈动脉的搏动情况。通过观察搏动强弱、频率及规律性等，可以初步判断血管的健康状况，如是否存在动脉硬化、狭窄等问题。

（5）颈部皮肤温度

颈部皮肤温度也是颈部按诊中需要关注的内容之一。医生通过触摸颈部皮肤，感受其温度变化，以判断局部血液循环情况。皮肤温度过高或过低都可能有炎症、感染或神经病变等问题。

（6）评估颈椎活动度

评估颈椎活动度是颈部按诊中的重要环节。医生通过让患者主动活动颈部，观察颈椎的屈伸、侧屈及旋转等动作，评估颈椎的活动范围及灵活性。活动受限可能表明颈椎存在病变或损伤。

（7）颈椎压痛及放射痛

在颈部按诊中，医生还需注意检查患者有无颈椎压痛及放射痛的情况。压痛通常指患者在医生施加一定压力时感到疼痛，放射痛是指疼痛从一个部位放射到另一个部位。这些疼痛表现可能提示颈椎的病变位置及性质，如神经根受压、脊髓受损等。

3.胸腹部按诊

（1）检查虚里搏动

虚里搏动主要用于判断宗气盛衰及疾病预后。虚里搏动位于左乳下第四、第五肋间，锁骨中线内侧1～2 cm处。在胸部按诊中，医生需观察虚里搏动的位置、强度、节律等，以判断心脏的功能状态。若搏动过强、过弱、节律不齐等，均可能提示心脏病变。

（2）胸胁按诊要点

胸胁部是胸腹部按诊中的重要区域，包括胸骨、肋骨及其周围的软组织。在按诊时，医生需注意胸廓的形态是否对称，肋骨有无压痛、肿胀或畸形。同时，还需观察胸胁部的皮肤色泽、温度及有无皮疹、瘢痕等。胸胁部的异常表现可能与胸肺疾病、外伤等因素有关。

（3）腹部按诊内容

腹部按诊是胸腹部按诊中的重要环节，包括检查腹部的形态、质地、压痛等。医生需对腹部的各个区域进行细致的触诊，以了解腹部的病变情况。同时，还需注意腹部有无包块、腹水等异常体征，以及脐部的形态和压痛情况。

（4）鉴别腹部满痛

在腹部按诊中，医生需对患者腹部的满痛进行鉴别。满痛是腹部胀满并伴有疼痛的症状，其病因可能涉及多个方面，如气滞、血瘀、湿热等。医生需结合患者的病史、症状及舌脉等信息，对满痛的性质、部位及病因进行综合分析，以做出准确的诊断。

（5）检查肿块与腹肌

检查腹部肿块和腹肌情况是腹部按诊中的重要内容。医生需对腹部肿块的位置、大小、形态、质地等进行触诊，以判断其性质及与周围组织的关系。同时，还需检查腹肌的紧张度、压痛及反跳痛等情况，以了解腹肌的病变情况。

在进行胸腹部按诊时，医生需掌握正确的手法和技巧。首先，要确保手指温暖、干燥，以免影响触诊的准确性。其次，要使用适当的力度进行触诊，既要避免用力过猛导致患者不适，又要确保能够触摸到深层的组织结构。最后，还需注意触诊的顺序和范围，确保不遗漏重要的检查部位。

4.四肢按诊

（1）观察手足外形

在四肢按诊中，首先要观察手足的外形。正常的手足应该形态匀称，色泽红润，无畸形或异常肿胀。若出现手足畸形、色泽异常或肿胀等情况，可能提示着相应的病变。例如，手指关节肿大变形可能提示类风湿性关节炎，足部肿胀可能与肾脏疾病或下肢循环障碍有关。

（2）检查肿胀与疼痛

肿胀和疼痛是四肢常见的病证表现，也是四肢按诊中需要重点检查的内容。医生会通过触摸四肢，检查是否存在肿胀和压痛。肿胀可能由多种原因导致，如炎症、外伤或水肿等；疼痛则可能与关节病变、肌肉损伤或神经压迫等有关。通过细致的检查，医生可以初步判断肿胀和疼痛的性质和原因。

（3）诊断膝部异常

膝部是四肢按诊中的重要部位之一。医生会通过触诊膝部，检查膝关节的灵活度、有无压痛和异常声响等。膝部疼痛、僵硬或活动受限可能提示膝关节炎、膝关节损伤或关节积液等问题。对于膝部异常的诊断，医生还需要结合患者的病史、年龄和性别等因素进行综合分析。

(4) 辨识小腿青筋

小腿青筋指小腿部位静脉曲张的现象，通过观察小腿青筋的形态和分布情况，可以初步判断静脉曲张的严重程度。静脉曲张可能与长时间站立、久坐或遗传等因素有关，严重时可能导致下肢疼痛、肿胀和功能障碍。在四肢按诊中，医生会对小腿青筋进行仔细观察和评估，为患者提供针对性的治疗建议。

(5) 分析下肢畸形

下肢畸形是下肢形态异常或结构不对称的情况。常见的下肢畸形包括膝内翻、膝外翻、长短腿等。这些畸形不仅影响患者的外观，还可能导致下肢功能受限和疼痛。在四肢按诊中，医生会对下肢畸形进行详细地分析和评估，以便为患者制订合适的治疗方案。

(6) 评估肌肉松紧

肌肉松紧度是反映肌肉功能状态的重要指标。在四肢按诊中，医生会通过触摸肌肉，评估其松紧度。肌肉过于紧张可能表示肌肉劳损或痉挛；肌肉松弛可能提示肌肉萎缩或神经损伤。通过评估肌肉松紧，医生可以了解肌肉的功能状态，为诊断和治疗提供依据。

(7) 皮肤温度变化

皮肤温度的变化可以反映局部血液循环的情况。在四肢按诊中，医生会用手指轻轻触摸患者的皮肤，感受其温度变化。皮肤温度过高可能有炎症或感染；皮肤温度过低可能与血液循环障碍或神经受损有关。通过观察皮肤的温度变化，医生可以初步判断四肢是否存在病变。

5.皮肤按诊

(1) 诊寒热虚实

通过触摸患者皮肤的温度，可以判断其体内的寒热、虚实。若皮肤温热，多为热证；皮肤发凉，多为寒证。此外，皮肤温度的分布也可作为判断虚实的重要依据。如皮肤局部温度异常升高，且伴有红肿疼痛，多为实热证；若皮肤温度虽高但无明显红肿疼痛，则可能为虚热证。

(2) 诊润燥滑涩

皮肤润燥滑涩的程度可以反映患者体内津液的盈亏及气血的盛衰。皮肤润泽光滑，多为气血充足、津液充盛之象；皮肤干燥粗糙，甚至脱屑，多为气血不足、津液亏损之兆。此外，皮肤的润燥滑涩还可作为判断疾病性质的依据，如皮肤干燥脱屑伴有瘙痒，多为风燥之证。

(3) 诊疼痛深浅

通过按压皮肤，观察患者的疼痛反应，可判断疼痛的深浅及病变的层次。若压痛表浅，多为皮肤或肌肉表层的病变；若压痛深在甚至触及筋骨，可能为深层次的病变。同时，疼痛的性质也可作为判断疾病类型的参考，如刺痛多为血瘀，胀痛多为气滞。

(4) 诊肿胀性质

皮肤肿胀的性质可以反映病变的性质和程度。如肿胀伴有红肿热痛，多为炎症性肿胀；肿胀不红不热，但伴有压痛，可能为瘀血性肿胀。此外，肿胀的部位和范围也可作为判断病变部位和病情轻重的依据。

（5）诊疮疡阴阳

对于皮肤疮疡的诊治，中医学强调辨别阴阳。一般来说，疮疡初起，红肿疼痛，灼热明显，多为阳证；疮疡后期，红肿消退，疼痛减轻，但疮面凹陷，脓液清稀，多为阴证。通过判断疮疡的阴阳属性，可制订相应的治疗策略。

（6）按手足知寒热

手足皮肤的寒热变化可以反映人体阴阳的盛衰和气血的运行状况。如手足心热，多为阴虚火旺；手足心凉，多为阳虚寒凝。通过观察手足皮肤的寒热变化，可为判断病情提供重要依据。

总之，按诊是中医学诊断体系中不可或缺的一部分。熟练掌握和运用按诊技巧，医生可以更准确地判断患者的病情，为患者制订更为合适的治疗方案。

第五节　与中医四诊理论相关的中医护理

望闻问切是辨证基础，护理需结合四诊动态观察病情，通过神色、舌脉等变化判断精气血津液状态，实施个性化调护，达到“司外揣内”的精准护理目标。

一、与望诊理论相关的中医护理

望诊是中医诊断疾病的主要方法之一，能够为中医护理提供全面的病情信息和诊断依据，从而指导护理工作的实施。

1. 中医护理原则

（1）全面观察，综合分析

中医护理强调全面观察患者的神态、面色、形态、舌象、五官及排泄物等，以获取病情信息。在望诊时，护理人员需综合运用中医理论知识，对这些信息进行综合分析，从而准确判断患者的健康状况和病情变化。

（2）注重个体差异

中医认为每个人的体质、病情和病因都是独特的。因此，在望诊时，护理人员需充分考虑患者的个体差异，结合其年龄、性别、体质、生活习惯等因素，进行个性化的观察和判断。

（3）动态观察，及时调整

中医护理强调动态观察患者的病情变化。在望诊过程中，护理人员需密切关注患者的神态、面色、舌象等变化，以及排泄物、分泌物等的情况，及时捕捉病情变化的蛛丝马迹。同时要根据观察结果，及时调整护理方案，确保护理工作的针对性和有效性。

（4）结合其他诊断方法

望诊只是中医诊断疾病的一种方法，其准确性受到多种因素的影响。因此，在中医护理中，护理人员需将望诊与其他诊断方法，如闻诊、问诊、切诊相结合，进行综合判断。通过多方面的观察和诊断，可以更准确地了解患者的病情和病因，为制订合理的护理方案提供依据。

（5）强调预防为主

中医护理注重“治未病”，即以预防为主。在望诊过程中，护理人员需关注患者的体质和潜在的健康问题，通过调整饮食、起居、运动等方式，增强患者的体质和免疫力，预防疾病的发生。

（6）注重情志护理

中医认为，情志因素与疾病的发生和发展密切相关。因此，在望诊过程中，护理人员需关注患者的情绪状态，及时给予心理疏导和安慰。通过情志护理，可以帮助患者缓解焦虑、恐惧等不良情绪，增强其抗病能力和康复信心。

2.中医护理方法

（1）根据望诊结果调整饮食起居

①观察面色与神态：面色苍白可能为气血不足，宜食用具有补益气血作用的食物，如红枣、桂圆等。面色红赤可能为热证，宜食用清淡、易消化的食物，避免食用辛辣、油腻的食物。眼神明亮则正气充足，可适当进行户外活动，以增强体质；眼神暗淡则正气虚弱，需注意休息，避免过度劳累。

②观察舌象：舌苔黄腻可能为湿热内蕴，宜食用清热利湿的食物，如绿豆、冬瓜等。舌苔白厚可能为寒湿内停，宜食用温中散寒的食物，如生姜、羊肉等。

③观察排泄物：尿液黄赤、短涩可能为湿热下注，宜多饮水，避免憋尿。大便稀薄、夹有白色凝块，可能表示内伤乳食，宜调整饮食结构，避免过量摄入不易消化的食物。

（2）根据望诊结果指导运动和锻炼

①气虚患者的望诊表现为面色无华、精神不振等，宜选择低强度运动，如散步、太极拳等，避免剧烈运动导致气虚加重。

②阳虚患者的望诊表现为畏寒肢冷、面色苍白等，宜选择温暖环境下的运动，如日光浴、瑜伽等，避免处于寒冷环境中，导致加重阳虚症状。

③一般患者可根据望诊结果评估患者的体质和病情，制订个性化的运动计划，以提高身体素质和免疫力。

（3）根据望诊结果调整情绪状态

①肝气郁结患者的望诊表现为面色青暗、情绪抑郁等，宜保持心情舒畅，避免情绪波动过大，可通过冥想、听音乐等方式进行情绪调节。

②心火旺盛患者的望诊表现为面色红赤、心烦易怒等，宜保持心态平静，避免过度兴奋和焦虑，可通过深呼吸、瑜伽等方式进行情绪调节。

（4）根据望诊结果进行心理护理

①倾听与安慰：通过望诊观察患者的神态和情绪变化，了解患者的心理状态和需求，采用倾听、安慰等方式缓解患者的焦虑、抑郁等不良情绪。

②鼓励与支持：根据望诊结果，鼓励患者树立战胜疾病的信心，积极配合治疗和护理，提高治疗效果和康复速度。

（5）综合望诊与其他中医护理方法

①结合其他方法综合判断：望诊只是中医诊断疾病的一种方法，需与其他中医护理诊断方法如闻诊、问诊、切诊等相结合，进行综合判断，以提高诊断的准确性和可

靠性。

②制订个性化护理方案：根据望诊及其他中医护理诊断方法的结果，制订个性化的中医护理方案，包括饮食调养、运动锻炼、情志护理等方面，以促进患者康复。

3.注意事项

（1）准备事项

避免化妆：患者应避免化妆，特别是不要抹粉、涂口红等，以免掩盖真正的气色，干扰医者望诊。

保护舌苔：就诊前不要刷舌苔，舌苔的性状是中医辨证的一个重要内容，有时刮舌苔甚至会引起误诊。同时，就诊前不要吃影响舌苔性状的食物，如牛奶、豆浆、橘子等，也不要喝中药，以免舌质及舌苔发生改变。

衣着适宜：患者应穿适合的衣服来就诊，女性不要穿连衣裙，以免不易暴露病位。颈椎病患者最里面的衣服尽量不要穿高领的，以免影响医生查体及治疗。

（2）就诊时保持自然状态

体位选择：望诊时患者应面向自然光线，采取坐位或仰卧位，以便于医者全面观察。

暴露部位：患者体态需自然，充分暴露受检部位，避免衣物遮挡影响观察。

（3）避免干扰：在进行望诊时，医者需保持专注，避免受到外界干扰，以确保观察结果的准确性。

（4）综合判断：望诊结果需与其他诊断方法（如闻诊、问诊、切诊）相结合，进行综合判断，以提高诊断的准确性。

（5）尊重患者：在进行望诊时，医者需尊重患者的隐私和人格尊严，避免造成不必要的尴尬或不适。

二、与闻诊理论相关的中医护理

闻诊是中医诊断疾病的重要手段之一，是通过听声音和嗅气味来了解患者的病情和体质状况的诊断方法。在中医护理中，闻诊同样占据重要地位，闻诊所得信息指导相应的护理决策与实施。闻诊包括听声音和嗅气味。通过听患者的语言、呼吸、咳嗽、呕吐、呃逆等各种声响，来判断疾病的寒热虚实。例如，气息急促可能表示患者有热证或实证，声音嘶哑可能表示患者有咽喉炎等。通过嗅辨患者身体之气、其分泌物、排泄物之气及所居病室之气的变化，来观察疾病。例如，尿液气味重可能表示患者有热证，粪便气味腥臭可能表示患者有消化道出血等。

1.中医护理原则

（1）综合判断，准确识别

闻诊时，需将听声音和嗅气味所得的信息进行综合判断，以准确识别患者的病情和病因。这要求医护人员具备丰富的中医知识和临床经验，能够准确解读声音和气味的异常变化。

（2）注重细节，及时发现

在闻诊过程中，医护人员需要注重细节，以及时发现患者声音和气味的异常变化。例如，注意听辨患者的呼吸声、咳嗽声等，以及嗅辨患者排泄物、分泌物的气味变化，为后续的护理提供依据。

（3）结合其他三诊，全面评估

闻诊只是中医四诊之一，需要与其他三诊相结合，才能全面评估患者的病情和体质状况。因此，在中医护理中，医护人员应充分利用四诊合参的方法，对患者进行全面、系统的评估。

（4）根据闻诊结果制订个性化护理方案

根据闻诊所得信息，结合患者的年龄、性别、体质等因素，制订个性化的中医护理方案。例如，对于声音嘶哑的患者，应采取清热利咽的护理措施；对于尿液气味重的患者，应采取清热利湿的护理措施。

（5）动态观察，及时调整护理方案

中医护理强调动态观察患者的病情变化，根据闻诊结果及时调整护理方案。例如，当发现患者声音的或气味异常或出现新的症状时，要及时调整护理措施，以确保患者的安全。

（6）加强健康教育，提高患者自我保健意识

通过闻诊，医护人员可以向患者及其家属解释病情和病因，提供健康教育和指导，帮助患者了解自己的病情，增强自我保健意识，促进康复。

2. 中医护理方法

（1）闻诊的方法与技巧

①听声音：注意患者的语声、气息、咳嗽、喘息等声音的变化，以及声音高低、缓急、强弱等特征，以此判断病情的寒热虚实。在听声音时，要保持室内安静，避免干扰，同时注意观察患者的神态、姿势和表情。此外，还应注意患者的主观感受，如是否有咽喉不适、鼻塞等症状。

②嗅气味：在嗅气味时，要注意区分气味的来源和性质，如口气、汗气、痰涕之气等，以便更好地辅助诊断。同时应保持嗅觉瓶的清洁和消毒，避免外界因素的干扰。

（2）闻诊的具体内容

①声音：声音高亢多属实证、热证；声音低微多属虚证、寒证。声音洪亮有力多属实证；声音细弱无力多属虚证。咳声重浊多属实证；咳声无力多属虚证；干咳无痰或痰少而黏，多属燥证或热证。

②气味：口臭多属胃热或消化不良；口出酸臭气味多属胃有宿食；口出腐臭气味多属内有溃腐脓疡。汗有腥膻气味多属风湿热久蕴于肌肤；汗有特殊的狐臭味多属遗传所致。痰涕清稀无味多属寒证；痰涕黄稠味臭多属热证。

（3）闻诊在中医护理中的应用

①判断病情：根据闻诊的结果，可以初步判断病情的寒热虚实，为后续的治疗和护理提供依据。

②指导护理：在护理过程中，通过闻诊可以评估病情的变化和治疗效果，及时调整护理方案。

③采取护理措施：针对闻诊发现的异常声音和气味，可以采取相应的护理措施，如保暖、通风、保持呼吸道通畅，以及调节饮食、药物治疗等。

3.注意事项

（1）保持室内安静，避免干扰

在进行闻诊时，应保持室内安静，避免外界的干扰，以便更好地听辨患者的声音变化。

（2）注意个人卫生和消毒

医护人员在闻诊过程中应注意个人卫生和消毒工作，避免发生交叉感染。例如，使用听诊器前应进行清洁和消毒。

（3）尊重患者隐私

在闻诊过程中，应尊重患者的隐私权和人格尊严，避免过度暴露患者的身体部位或询问敏感问题。

（4）及时沟通与交流

在闻诊过程中，医护人员应及时与患者或其家属进行沟通与交流，解释观察结果和护理措施的目的和意义，以取得理解和配合。

（5）综合判断

闻诊只是四诊中的一部分，要结合望诊、问诊和切诊进行综合判断，以提高诊断的准确性。

（6）注意情绪影响

健康人由于情志的变化，也可出现声音改变。因此，在闻诊时要注意有无情绪的不良刺激，区分正常与病态的声音变化。

三、与问诊理论相关的中医护理

问诊是中医诊断疾病的重要手段，通过询问患者的症状、病史、生活习惯等以获取信息，为后续的辨证施治提供依据。在中医护理中，问诊同样占据重要地位，其护理原则主要基于问诊所得信息进行相应的护理决策与实施。

1.中医护理原则

（1）全面、详细地询问

询问症状：询问患者的主观感受，如疼痛、发热、咳嗽、乏力等，以及症状的性质、部位、程度、持续时间等，以了解病情的寒热虚实。

询问病史：了解患者的既往病史、家族史、过敏史等，以判断病情的可能原因和发展趋势。

询问生活习惯：询问患者的饮食、起居、睡眠、情绪等生活习惯，以了解其对病情的影响，并为后续的护理提供依据。

（2）注重个体差异

中医护理强调个体差异，认为每个人的体质、病情、生活习惯等都不同，因此在问诊时需要注重个体差异，根据患者的具体情况进行询问和护理。例如，对于体质虚弱、易感冒的患者，需要询问其饮食、起居等方面的信息，并给予相应的护理建议。

（3）结合望闻切诊，综合判断

问诊只是中医四诊之一，需要与其他三诊相结合，才能全面、准确地判断病情。因此，在中医护理中，医护人员需要充分利用四诊合参的方法，对患者进行全面、系统的评估，以制订个性化的护理方案。

（4）动态观察，及时调整

中医护理强调动态观察患者的病情变化，根据问诊结果及时调整护理方案。例如，当发现患者症状加重或出现新的症状时，需要及时询问患者并调整护理措施，以确保患者的安全。

（5）加强健康教育，提高自我保健意识

通过问诊，医护人员可以向患者解释病情和病因，提供健康教育和指导，帮助患者了解自己的病情和身体状况，增强自我保健意识，以促进康复。同时，也可以向患者传授一些中医养生知识，如饮食调养、情志调节等，以提高患者的生活质量。

（6）尊重患者隐私，保护患者权益

在问诊过程中，医护人员需要尊重患者的隐私权和人格尊严，避免过度询问敏感问题或暴露患者的隐私信息。同时，也需要保护患者的权益，确保问诊过程合法、合规。

2.问诊的中医护理方法

（1）问诊的内容与方法

①一般情况询问：询问患者的姓名、年龄、性别、职业、住址等基本信息，以便建立患者档案，为后续护理提供基础数据。同时也要了解患者的生活习惯、饮食习惯、作息规律等，以判断其对病情的影响。

②主诉与现病史询问：询问患者就诊的主要原因，即主诉，如疼痛、发热、咳嗽等，以及这些症状出现的时间、性质、程度等。同时也要了解患者从起病到就诊时的疾病发生、发展及其诊治经过，包括发病情况、病变过程、诊治措施及效果等。

③询问既往病史与家族史：询问患者过去的健康状况和患病情况，特别是与目前疾病有密切关系的情况，如过敏史、手术史等。同时也要了解患者家族成员的健康状况和患病情况，以判断是否存在家族遗传病史。

④询问现在症：详细询问患者就诊时的症状，如寒热、汗、疼痛、头身胸腹不适、耳目异常、睡眠状况、饮食口味、大小便情况等。针对患者的具体症状，进一步询问其性质、部位、程度、时间及缓解因素等，以便更准确地判断病情。

（2）中医护理方法的实施

①辨证施护：根据问诊所得信息，结合中医理论，对患者的病情进行辨证分析，明确其病因、病性、病位及邪正盛衰等。根据辨证结果，为患者提供个性化的护理方案，如饮食调养、情志护理、运动保健等。

②饮食调养：根据患者的体质和病情，为其制订合适的饮食计划，如寒热体质的患者宜食温热或寒凉食物，以调和阴阳。应指导患者合理搭配饮食，避免偏食或暴饮暴食，以维护脾胃功能。

③情志护理：关注患者的心理状态，及时疏导其不良情绪，如焦虑、抑郁等。通过中医情志相胜法等方法，帮助患者调节情绪，保持心态平和。

④运动保健：根据患者的体质和病情，为其推荐合适的运动方式，如太极拳、八段锦等中医养生运动，以增强体质、提高免疫力。

⑤健康教育：向患者普及中医养生知识，如饮食调养、情志调节、运动保健等方面的内容。应提醒患者注意调整生活习惯，如作息规律、环境卫生等，以预防疾病的发生

和发展。

3.注意事项

（1）尊重患者隐私

在问诊过程中，应尊重患者的隐私权，避免泄露其个人信息和病情。

（2）语言通俗易懂

使用简单明了的语言与患者沟通，避免使用过于专业的术语，以免患者产生困惑或误解。

（3）耐心倾听

在问诊过程中，应耐心倾听患者的陈述，不要打断或插话，以便更全面地了解患者的病情和需求。

（4）及时记录

将问诊所得信息及时、准确地记录在病历中，以便后续治疗和护理时参考。

四、与切诊理论相关的中医护理

切诊为中医四诊之一，是医生用手触摸患者身体特定部位，以了解病情的一种诊断方法，包括脉诊和按诊。在中医护理中，切诊的护理原则主要基于对患者体表及体内状况的全面了解和评估，根据评估结果制订相应的护理措施。

1.中医护理的原则

（1）全面评估，精准诊断

①细致切诊：护士应对患者进行全面的切诊，包括脉诊和按诊，以获取准确的病情信息。在切诊过程中，护士需要仔细感受患者的脉象变化和体表反应，如脉搏的强弱、快慢、节律，以及体表的温度、湿度、压痛等。

②综合分析：将切诊所得信息与望诊、闻诊、问诊所得的信息进行综合分析，以全面评估患者的病情。根据评估结果，明确患者的病因、病性、病位及邪正盛衰等，为后续护理和治疗提供依据。

（2）个体化护理，辨证施护

①制订个性化护理方案：根据患者的体质、病情及切诊结果，为患者制订个性化的护理方案。护理方案应包括饮食调养、情志护理、运动保健等方面的内容，以调节患者的阴阳平衡，促进病情恢复。

②辨证施护：针对患者的不同证型，采取相应的护理措施。例如，对于寒证患者，应加强保暖措施，避免寒凉刺激；对于热证患者，应保持环境凉爽，给予清凉食物等。

（3）动态观察，及时调整

①密切观察病情变化：在护理过程中，护士应密切观察患者的病情变化，如脉象、体表反应等。若发现异常变化，应及时记录并报告医生，以便及时调整护理方案。

②及时调整护理方案：根据患者的病情变化，及时调整护理方案，以确保护理的有效性和安全性。例如，若患者脉象由沉转浮，可能表示病情由里出表，此时应调整护理方案，加强解表散寒的措施。

（4）注重沟通，增进信任

①加强沟通与交流：在切诊及护理过程中，护士应加强与患者的沟通与交流，了解

患者的感受和需求。通过耐心解释和安慰，缓解患者的紧张情绪，增进护患之间的信任与理解。

②提供健康指导：根据患者的病情和体质，为患者提供健康指导，如饮食禁忌、作息规律、运动保健等。通过健康指导，帮助患者树立正确的健康观念，提高其自我保健能力。

2. 中医护理方法

（1）脉诊护理方法

脉诊是通过触摸患者寸口脉象，判断疾病的性质、部位、病势等的方法。在中医护理中，脉诊的护理方法主要包括以下几点。

①准备阶段：确保诊疗环境安静，避免外界干扰。患者取坐位或仰卧位，手臂与心脏近于同一水平，手掌向上，前臂放平，以使血流通畅。

②切脉操作：医生用食指、中指和无名指轻轻搭在患者寸口脉上，即桡动脉腕后浅表部位。以适中的力度按压，同时细心体察脉象变化，包括脉位的深浅、搏动的快慢强弱、节律是否整齐、脉的形态大小及脉形是否流利等。

③观察与记录：密切观察脉象变化，与望诊、闻诊、问诊所得信息进行综合分析。同时，记录脉象特征，为辨证施护提供依据。

④护理指导：根据脉象特征，为患者提供个性化的饮食、情志、作息等方面的护理指导。如脉象显示患者阳气不足，应指导患者注意保暖，避免寒凉刺激。

（2）按诊护理方法

按诊是通过按压患者身体特定部位，了解局部病变情况。在中医护理中，按诊的护理方法主要包括以下几点。

①选择按诊部位：根据患者病情和体质，选择合适的按诊部位，如腹部、胸部、四肢等。

②按压操作：采用指压、掌压等方式，对选定部位进行系统性的按压。应注意按压力度适中，避免造成患者不适。

③观察与评估：仔细观察患者反应，如压痛、反跳痛等。评估局部病变情况，如腹部压痛可能提示脏腑炎症或肿胀。

④护理指导：根据按诊结果，为患者提供针对性的护理指导。如腹部压痛明显，应指导患者注意休息，避免过度劳累，并及时就医检查。

（3）综合护理方法

在中医护理中，切诊往往与其他三诊相结合，以全面评估患者病情。因此，综合护理方法也是切诊中医护理的重要组成部分。具体方法包括以下几点。

①全面评估：综合运用望、闻、问、切四诊，从多个方面了解患者病情。确保诊断的准确性，为后续的治疗和护理提供依据。

②辨证施护：根据患者病情和体质，制订个性化的中医护理方案。如针对寒证患者，应加强保暖措施；针对热证患者，则应保持环境凉爽等。

③动态观察：在护理过程中，密切观察患者病情变化。如发现异常变化，应及时调整护理方案，确保护理的有效性和安全性。

④健康宣教：向患者及其家属普及中医护理知识，以指导患者正确进行饮食调养、

情志护理、运动保健等，促进病情恢复。

3.注意事项

（1）切诊前的准备

①确保环境适宜：切诊应在安静、私密的环境中进行，避免外界干扰和患者紧张。保持诊疗环境整洁，确保患者舒适。

②了解患者情况：在切诊前，应详细询问患者的病史、症状、体质等，以便更准确地判断病情。同时要注意患者的心理状态，给予其必要的心理安慰和疏导。

（2）切诊过程中的注意事项

①切脉方法需正确：切脉时，医生应用食指、中指和无名指轻轻搭在患者寸口脉上，以适中的力度按压。注意指腹的接触面积和按压力度，确保能够准确感知脉象变化。

②观察脉象应全面：切诊时应全面观察脉象的各个方面，包括脉位的深浅、搏动的快慢强弱、节律是否整齐、脉的形态大小及脉形是否流利等。注意脉象的动态变化，应其他三诊所得信息进行综合分析。

③按诊手法应轻柔：在进行按诊时，手法应轻柔、逐渐加压，避免给患者带来不适或疼痛。注意观察患者的反应，患者如有不适，应及时调整按诊力度和范围。切诊过程中，应密切观察患者的表情、神态等反应，以便及时发现异常情况。如患者感到不适或疼痛，应立即停止切诊，并给予必要的处理。

（3）切诊后的护理与指导

①记录脉象特征：切诊后应详细记录脉象特征，为后续的辨证施护提供依据。记录应包括脉象的各个方面，如脉位、搏动、节律、形态等。

②提供个性化护理指导：根据切诊结果，为患者提供个性化的饮食、情志、作息等方面的护理指导。同时向患者及其家属普及中医护理知识，提高他们对中医护理的认识和接受度。医护人员应指导患者正确进行饮食调养、情志护理、运动保健等，以促进病情恢复。

③定期复诊与评估：鼓励患者定期复诊，以便及时了解病情变化。根据复诊结果，调整护理方案，确保护理的有效性和安全性。

本章核心知识点提要

1.中医四诊的基本内容。

中医四诊，即望、闻、问、切四种诊断疾病的方法，是中医学中诊断疾病的基本手段。

望诊：通过观察患者的神、色、形、态等外在表现，以及舌象、脉象等，来初步判断疾病的性质、病位和病情轻重。望诊中，面色、舌苔、舌体等都是重要的观察对象。

闻诊：通过听患者的声音、呼吸声，以及嗅闻患者的体味、口臭等，来进一步判断疾病的性质。例如，咳嗽声、呼吸声的变化，以及体味、口臭的轻重，都可能反映疾病的轻重和病邪的性质。

问诊：通过询问患者的起病情况、症状、饮食、睡眠、二便等，来全面了解病情。问诊是中医四诊中获取信息最为直接和详细的方式，对于疾病的诊断和治疗具有重要意义。

切诊：通过触摸患者的脉象，以及触按患者的腹部、肢体等，来感知疾病的内在变化。切诊中，脉象的变化是反映疾病性质、病位和病情轻重的重要指标。

2. 中医四诊在临床应用中的重要性。

中医四诊在临床应用中具有极高的重要性，主要体现在以下几个方面。

全面诊断：通过中医四诊，医生可以从多个方面获取患者的病情信息，从而对疾病进行全面、细致的诊断。这有助于医生准确把握疾病的性质、病位和病情轻重，为制订治疗方案提供依据。

个体差异：中医四诊强调因人制宜，即根据患者的个体差异来制订治疗方案。通过望、闻、问、切四种方式获取的信息，可以反映出患者的体质、性格、年龄、性别等个体差异，使治疗更加个性化、精准化。

疾病预防：中医四诊不仅可以用于诊断疾病，还可以用于预防疾病。通过对患者进行全面的检查和评估，医生可以及时发现潜在的疾病风险，并采取相应的措施进行干预和预防。

提高疗效：中医四诊的准确性和全面性有助于提高治疗的疗效。通过准确判断疾病的性质、病位和病情轻重，医生可以制订出更加科学、合理的治疗方案，从而提高治疗的针对性和有效性。

3. 望诊、闻诊、问诊、切诊各自的特点和重要性。

望诊的特点：直观、简单、直接。通过观察患者的外在表现，医生可以初步判断疾病的性质和病位。

望诊的重要性：望诊是中医四诊中的首要方法，能为其他三诊提供重要的参考信息。

闻诊的特点：通过声音和气味的变化来判断疾病。听患者的声音、呼吸声等可以反映肺部的功能状态；嗅闻患者的体味、口臭等可以了解病邪的性质和部位。

闻诊的重要性：闻诊可以弥补望诊的不足，进一步了解疾病的性质和病情的轻重。

问诊的特点：信息详细、全面。通过与患者交流，医生可以获取详细的病史、症状等信息，对疾病进行全面的了解。

问诊的重要性：问诊是中医四诊中获取病情信息最为直接和详细的方式，对于疾病的诊断和治疗具有重要意义。

切诊的特点：直观、准确。通过触摸患者的脉象、腹部等，医生可以感知疾病的内在变化，了解病情轻重和病邪性质。

切诊的重要性：切诊是中医四诊中最为直观和准确的方法之一，对于诊断疾病具有重要的参考价值。同时，切诊也是中医治疗过程中调整治疗方案的重要依据之一。

4. 望诊在中医诊断中的重要性。

望诊在中医诊断中具有极其重要的地位，其重要性主要体现在以下几个方面。

直观性：望诊通过观察患者的外在表现，直接获取病情信息，是中医四诊中最为直观的诊断方法。

准确性：通过细致的观察和分析，望诊可以准确地判断疾病的性质、位置和病情的轻重，为治疗提供重要依据。

全面性：望诊不仅观察患者的局部表现，还注重观察整体状况，能够全面了解患者的病情，为治疗提供全面的信息支持。

实用性：望诊操作简单、易行，无需复杂的设备，是中医临床实践中最为常用的诊断方法之一。

5.望诊在中医诊断中的具体应用。

望诊在中医诊断中的具体应用非常丰富，以下是几个典型的例子。

舌诊：通过观察舌体、舌苔的颜色、形态、质地等，可以判断患者的气血状况、脏腑功能以及病邪的性质。例如，舌质红、舌苔黄腻，可能提示患者有湿热内蕴的证候。

面色诊：通过观察患者的面色，可以判断患者的气血盛衰和脏腑功能。例如，面色苍白可能表示气血不足；面色萎黄可能表示脾胃虚弱。

观察排泄物：通过观察患者的大小便、痰液等排泄物，可以判断病邪的性质和位置。例如，大便干燥可能表示患者有内热；小便短赤可能表示患者有湿热下注。

6.望诊需要注意的事项。

在望诊的临床应用中，需要注意以下几个方面。

观察全面：在望诊时要全面、细致地观察患者的各种征象，不要遗漏重要信息。

结合其他诊法：望诊虽然重要，但也需要结合闻诊、问诊、切诊等其他诊法进行综合判断，以提高诊断的准确性。

注重个体差异：在望诊时要充分考虑患者的个体差异，如年龄、性别、体质等因素，避免一刀切的诊断方式。

避免主观臆断：在望诊时要客观、科学地分析病情，避免主观臆断和先入为主的观念影响诊断结果。

7.望面在中医治疗中的应用。

赤色：满面通红者，治疗时可能采用清热泻火的方法；两颧潮红者，治疗时可能采用滋阴降火的方法。

白色：面色苍白者，若属阳虚证，治疗时可能采用温阳散寒的方法；面色苍白且虚浮者，若属阳虚水泛，治疗时可能采用温阳利水的方法。

黄色：面色淡黄而虚浮者，若属脾气虚弱、湿邪内盛，治疗时可能采用健脾利湿的方法。

8.望面需要注意的事项。

避免主观臆断：观察面色时，需结合患者的整体情况和病史，避免仅凭面色做出诊断。

考虑环境因素：如季节、气候、光线等，都可能影响面色的观察，因此需综合考虑。

与其他诊法结合：望面色诊虽然重要，但还需与闻诊、问诊、切诊等其他诊法结合，以提高诊断的准确性。

通过以上问答，我们可以更清晰地了解中医学里望面色诊的相关知识点及其在临床治疗中的应用。

9.望神在中医诊断中的重要性。

望神在中医诊断中具有极高的重要性，主要体现在以下几个方面。

直观反映病情：通过观察患者的精神状态和机能状态，可以直观地反映出患者的病情轻重和预后情况。

诊断疾病的重要方法：望神是中医望诊的重要组成部分，与其他诊法相结合，可以准确诊断疾病。

指导治疗：通过观察患者的望神情况，可以指导医生制订合适的治疗方案，提高治疗效果。

10.望舌诊的定义。

望舌诊，作为中医望诊中的重要内容之一，是通过观察舌体、舌苔、舌色、舌态和舌底的变化，以了解人体健康状况和疾病状态的一种诊断方法。舌通过经络的循行，直接或间接地与五脏六腑相通，与人体的四肢百骸相连，因此舌象能够反映人体内部的病变情况。

11.望舌诊的主要内容。

望舌诊的主要内容包括以下几个方面。

望舌质：观察舌体的形态、颜色、润燥、胖瘦等，以了解气血的盛衰、脏腑的虚实。正常的舌形适中而扁平，颜色淡红而鲜明润泽。舌色淡白可能表示气血亏虚，舌色鲜红或绛红可能表示热证。舌体胖大、舌边有齿痕可能表示脾虚湿盛。

望舌苔：观察舌苔的颜色、厚薄、润燥、腐腻等，以了解病邪的性质和病情的轻重。正常的舌苔薄白而润，透过舌苔能隐隐见到舌质。白苔多主寒证，黄苔常主热证，腐腻苔多主食积、痰浊。舌苔由薄变厚、由润转燥可能表示病情发展，由厚变薄、由燥转润可能表示病情好转。

望舌色：舌体的颜色也能反映脏腑气血的状态，一般分为淡红、淡白、红、绛、青、紫六种。淡红舌为气血调和的征象，常见于正常人。淡白舌可能表示气血两虚或阳虚寒证。红舌、绛舌可能表示热证或阴虚火旺。

望舌态：观察舌体的运动状态和姿态，以了解疾病的性质和脏腑的功能状态。舌体僵硬、运动不灵活，可能表示中风或痰阻经络。舌体震颤可能表示肝风内动或气血两虚。望舌底：观察舌底（舌下络脉）的变化，可以了解心、肾等脏腑的功能状态。舌下络脉青紫、曲张，可能表示血瘀或痰浊阻滞。

12.望舌诊在临床诊断中的重要性。

望舌在临床诊断中具有重要地位，主要表现在以下几个方面。

提供丰富的诊断信息：通过观察舌象，医生可以获取关于患者心、神的病变，脾胃的功能状态，其他脏腑的病变，以及人体气血津液的盛衰等信息。

判断疾病的性质：如通过观察舌苔的颜色、厚薄等，可以初步判断病邪的性质，是寒证还是热证，是实证还是虚证。

推断病情的轻重：舌苔的润燥、腐腻等变化，以及舌体的胖瘦、颜色等，都可以反映病情的轻重和病邪的深浅。

预测病情的发展：通过舌象的变化，可以预测病情的发展趋势和可能的变化，从而及时采取相应的治疗措施。

13. 望舌诊的注意事项。

在进行望舌诊时，需要注意以下几个问题。

伸舌姿势：要求患者把舌伸出口外，充分暴露舌体，舌面应平展舒张，舌尖自然垂向下唇。

光线：应以充足而柔和的自然光线为好，避免有色门窗和周围反光较强的有色物体影响观察。

饮食影响：饮食对舌象有很大影响，如刚刚饮水会使舌面湿润，过冷、过热的饮食以及辛辣等刺激性食物会使舌色改变。因此，在望舌诊前应询问患者近期的饮食情况。

药物影响：某些药物会使舌苔染色，出现假象，称为“染苔”。因此，在望舌诊前应询问患者近期的服药情况。

综合判断：望舌诊虽然重要，但也需要结合其他诊法，如闻诊、问诊、切诊等，进行综合判断，以提高诊断的准确性。

14. 望排泄物在中医诊断中的意义。

望排泄物在中医诊断中具有重要意义，通过观察排泄物的颜色、形状、质地、气味等特征，可以了解人体脏腑的功能状态、病邪的性质以及病情的轻重，为疾病的诊断和治疗提供重要依据。

15. 望排泄物主要内容。

望大便：观察大便的形状（如便溏、便秘）、颜色（如黄色、黑色）、质地（如干硬、黏腻）、气味（如腥臭、恶臭）等，以了解脾胃的消化功能、肠道的传导功能以及病邪的性质。

望小便：观察小便的颜色（如清白、深黄）、透明度（如浑浊、清澈）、气味（如臊臭、腥臭）等，以了解肾、膀胱的功能状态以及津液的盈亏情况。

16. 望大便时，大便的颜色、质地和气味常见的异常变化。

（1）大便的颜色

黄色是正常大便颜色。褐色或黑色可能与消化道出血、服用某些药物或食物有关。灰白色可能与胆道梗阻有关。

（2）大便的质地

干硬：常见于便秘患者，可能与大肠燥热、阴液亏虚等有关。

稀溏：常见于腹泻患者，可能与脾胃虚寒、湿邪内盛等有关。

（3）大便的气味

腥臭：可能与肠道湿热、食积等有关。

恶臭：可能与肠道感染、痢疾等有关。

17. 望小便时，小便的颜色和气味常见的异常变化。

（1）小便的颜色

清白：可能表示肾阳虚衰或寒邪侵袭。

深黄或茶色：可能表示热邪内盛或阴虚火旺。

红色或血尿：可能与泌尿系统感染、结石、肿瘤等有关。

(2) 小便的气味

臊臭：可能与膀胱湿热、尿路感染等有关。

腥臭：可能与泌尿系统感染或肾炎等有关。

18. 望排泄物在临床诊断中的注意事项。

排除饮食和药物的影响：某些食物和药物可能影响排泄物的颜色和质地，因此在观察时应注意排除这些干扰因素。

注意个体差异：不同人的排泄物可能存在一定差异，应结合患者的整体情况和病史进行综合判断。

结合其他诊法：望排泄物虽然是中医诊断中的重要内容，但也需要结合闻诊、问诊、切诊等其他诊法进行综合判断，以提高诊断的准确性。

19. 闻诊时的注意事项。

排除干扰因素：如环境噪声、药物或食物的气味等，以确保观察的准确性。

综合判断：闻诊应结合其他三诊方法（望、问、切）进行，以获得更全面的病情信息。

细致观察：对声音和气味的变化要进行细致的观察和判断，避免主观臆断。

20. 问诊在临床上的应用。

问诊在临床上有广泛的应用，通过问诊可以初步诊断某些疾病，如感冒、咳嗽、头痛等。同时，问诊也可以帮助医生了解患者的病情严重程度、治疗经过等，为制订治疗方案提供依据。此外，对于一些复杂或疑难的疾病，通过详细的问诊，可以为医生提供重要的诊断线索。

21. 十问歌的定义及其在中医诊断中的重要性。

十问歌是中医四诊中问诊的重要方法，通过详细询问患者十个方面的问题，全面收集患者的病情信息，为中医诊断提供重要依据。

十问歌的重要性有以下三点。

全面了解病情：通过十问歌，医生能够系统、全面地了解患者的病情，包括症状、病史、生活习惯、情绪状态等。

判断病因病机：根据患者的回答，医生可以初步判断疾病的病因、病机，为后续的治疗提供依据。

个性化治疗：基于十问歌收集的信息，医生能够制订针对性的治疗方案，实现个性化治疗。

22. 十问歌的具体内容。

一问寒热：询问患者是否有怕冷或发热的感觉，以判断疾病的寒热属性。

二问汗：询问患者的出汗情况，如出汗的量、时间、特征等，有助于判断病证的表里虚实。

三问头身：询问患者的头部和身体的感觉，如头痛、身痛等，常用来判断病证是否与心、肝、脾等脏器有关。

四问便：询问患者的大便和小便的情况，如便色、便质、次数等，有助于了解脾胃的消化功能。

五问饮食：询问患者的饮食情况，如食欲、食量、口味等，可用于判断脾胃的状态和病情的轻重程度。

六问胸腹：询问患者的胸部和腹部的自我感觉，如胸闷、腹痛等，常用于判断脏腑的功能状态。

七聋：询问患者是否有听力下降的症状，大多用于判断肾气的盛衰。

八渴：询问患者是否有口渴的症状，常用于判断肺、胃等脏器的健康和功能。

九问旧病：询问患者的既往病史，有助于了解病因和病情的发展过程。

十问因：询问当前病情的诱因，有助于制订更加精准的治疗方案。

23.十问歌的临床应用。

在临床实践中，医生经常运用十问歌来全面了解患者的病情。例如，在询问患者"一问寒热"时，医生可以了解患者是否有怕冷或发热的感觉，从而初步判断疾病的寒热属性。在"二问汗"时，通过询问患者的出汗情况，医生可以判断病证的表里虚实。在"五问饮食"时，通过询问患者的饮食情况，医生可以了解脾胃的状态和病情的严重程度。通过综合运用十问歌，医生能够系统、全面地了解患者的病情，为制订精准的治疗方案提供依据。

24.问诊技巧的定义及其在中医诊断中的重要性。

问诊技巧是指在中医诊断过程中，医生通过询问患者或与知情者交流，系统、全面、准确地收集患者病情信息的技能和方法。

问诊的重要性有以下三点。

全面获取信息：通过熟练的问诊技巧，医生能够全面获取患者的病情信息，包括主诉、病史、生活习惯、情志状态等，为准确诊断提供重要依据。

指导后续诊断：问诊收集的信息不仅能帮助医生了解当前病情，还能为后续的望、闻、切诊提供线索和方向。

体现人文关怀：良好的问诊技巧能够体现医生的人文关怀，增强医患之间的信任和理解，有助于提升治疗效果。

25.问诊技巧的具体内容。

问诊技巧的具体内容包括但不限于以下几点。

开门见山：首先明确问诊的目的，直截了当地询问患者的主要症状和不适。

顺序提问：按照十问歌的顺序（一问寒热二问汗等），系统、有序地询问病情。

善于倾听：在问诊过程中，医生应善于倾听患者的叙述，不打断患者，给予患者充分的表达空间。

注意观察：在患者回答问题的过程中，医生应注意观察患者的表情、语气和肢体语言，以获取更多非语言信息。

适当引导：当患者表达不清或遗漏重要信息时，医生应适当引导患者补充完整信息。

注意沟通技巧：使用通俗易懂的语言与患者交流，避免使用专业术语；同时，保持语气温和、态度亲切，增强医患之间的信任感。

26.问诊技巧在临床上的应用。

在临床实践中，问诊技巧的应用体现在以下几个方面。

判断病情轻重：通过询问患者的主诉和症状持续时间等信息，医生可以初步判断病情的轻重缓急。

分析病因病机：根据患者的病史、生活习惯等信息，医生可以分析病因病机，为辨证施治提供依据。

指导治疗：问诊收集的信息可以指导医生制订针对性的治疗方案，如选用合适的药物、调整饮食和生活方式等。

例如，在询问患者的饮食习惯时，医生可以通过患者的回答了解患者的饮食偏好、摄入量等信息，从而判断脾胃的功能状态和病情的严重程度。这些信息对于指导治疗具有重要意义。

27.切诊的定义及其在中医诊断中的重要性。

切诊是中医四诊（望、闻、问、切）之一，是医者运用手和指端的触觉，对患者体表的一定部位进行触摸按压，从而了解病情的一种诊断方法。它主要包括切脉（脉诊）和按诊两部分。

重要性：

独特性和简便性：切诊特别是脉诊具有中医的独特特色，简便易行，是中医诊断学中独具特色的一种诊断方法。

了解病情变化：脉象是反映全身脏腑功能和气血盛衰的一个重要标志，切诊能帮助医生及时了解病情的变化。

指导治疗：通过切诊，医生可以判断病情的虚实、阴阳属性等，从而指导后续的治疗。

28.切诊的具体内容。

切诊包括脉诊和按诊两部分。

脉诊是切诊的主要内容，医者通过切按患者的脉搏来探测脉象、了解病情。脉诊部位通常选取在手腕处的桡动脉处，名为“寸口”或“气口”。脉诊时，医者会让患者取坐位或仰卧位，伸出手臂，使腕部与心脏大致处于同一水平，然后医者运用中指、食指和无名指分别按在寸、关、尺三个部位进行切脉。脉诊时，医者会注意脉象的强弱、快慢、节律等特征，以判断病情的虚实、阴阳属性等。

按诊是医者用手切按患者的肌肤、胸腹、手足等部位，以诊察病情的方法。按诊可以进一步了解患者的肌肤温凉、疼痛的部位、肿胀情况等，从而判断病情的性质和部位。

29.切诊时的注意事项

注意患者体位：确保患者处于舒适的体位，手臂自然平放，以便于切脉。

避免情绪干扰：保持安静的环境，减少情绪因素对脉象的干扰。

选择合适的时机：虽然理论上清晨是切脉的理想时间，但实际操作中可根据情况灵活选择。

注意指力运用：在切脉时，要注意指力的轻重，分别进行浮取、中取、沉取，以全面了解脉象。

综合判断：切诊结果需与其他三诊（望、闻、问）结果相结合，进行综合判断。

30.切诊在临床上的具体应用。

切诊在临床上有广泛的应用，包括但不限于以下方面：

判断病情虚实：通过脉象的强弱、快慢等特征，可以初步判断病情的虚实。

辨别疾病阴阳：脉象的阴阳属性与疾病的阴阳属性密切相关，切诊有助于辨别疾病的阴阳属性。

指导治疗：根据切诊结果，医生可以制订针对性的治疗方案，如选用合适的药物、调整治疗方案等。

预测病情发展：脉象的变化可以反映病情的发展趋势，切诊有助于医生预测病情的发展。

31.按诊的定义及其在中医诊断中的重要性。

按诊是中医四诊（望、闻、问、切）中切诊的一部分，指医生用手对患者体表某些部位进行直接触摸或按压，以了解局部冷热、润燥、软硬、压痛、肿块或其他异常变化，从而推断疾病部位、性质和病情轻重等情况的一种诊断方法。

按诊作为中医独特的诊断技术，其重要性体现在以下几个方面。

全面获取病情信息：通过按诊，医生可以系统、全面地收集患者的病情信息，弥补其他诊断方法的不足。

辅助判断病因病机：按诊的结果可以为医生提供关于病因病机的线索，有助于确定疾病的性质和部位。

指导治疗：根据按诊结果，医生可以制订更具针对性的治疗方案，提高治疗效果。

32.按诊的具体内容。

按肌肤：主要观察肌肤的寒热、润燥、肿胀和疮疡。如肌肤寒冷可能代表阳气虚衰，肌肤干燥可能反映津液不足等。

按手足：通过触摸手足的寒热变化，可以探明病证寒热虚实。如手足俱冷属寒证，手足俱热属热证等。

按胸腹：通过触摸、按压或叩击胸前区、胁肋和腹部，可以了解宗气的强弱变化以及心、肺、肝等脏器的病变情况。

按经络腧穴：在经络循行路线和腧穴部位上进行按压、触摸或戳捏等动作，以探寻异常征象，如压痛、硬结等。

33.按诊的主要手法。

触法：指医生用手掌轻轻触摸患者的体表，以感知皮肤的冷热、润燥等。

摸法：用手指轻轻按压患者的体表，以了解皮下组织的软硬、肿胀等情况。

按法：用较大的力度按压患者的体表，常用于检查胸腹等部位的压痛和肿块。

叩法：用手指叩击患者的体表，通过叩击音的变化来判断病变的性质和位置。

34.按诊时的注意事项。

保持手部清洁：在进行按诊前，医生需要确保双手清洁，避免交叉感染。

注意力度：在按诊过程中，医生需要根据患者的病情和部位选择合适的力度，避免给患者带来不必要的痛苦。

结合其他诊断方法：按诊虽然重要，但也需要结合望、闻、问等其他诊断方法，以获得更全面的病情信息。

尊重患者隐私：在进行按诊时，医生需要尊重患者的隐私和尊严，避免给患者带来心理上的不适。

第七章　辨证

“辨证”是中医学认识疾病、指导治疗的核心方法论，亦是中华文明千百年医疗智慧的凝练表达。与“头痛医头，脚痛医脚”的局部思维不同，中医辨证以整体性、动态性为原则，通过“望闻问切”四诊合参，从纷繁的症状中抽丝剥茧，揭示疾病本质的“证候”。

第一节　辨证的概述

辨证是人类认识世界与解决问题的根本方法论，其本质在于揭示事物内在的矛盾运动及其转化规律。无论是东方哲学中的“阴阳相生”还是西方辩证法中的“对立统一”，这一思维模式始终强调动态性、联系性与发展性，通过分析矛盾双方的相互作用，探求现象背后的本质关联。

一、辨证的概念

辨证，即辨识证候，是中医特有的诊断方法。它是通过收集并分析患者的症状、体征、舌象、脉象等信息，结合患者体质、年龄、性别等个体差异，来辨识疾病的本质特征和病理过程。辨证的目的是揭示疾病的内在矛盾和发展规律，为后续的治疗提供准确的依据。

二、辨证的理论基础

1.整体观念

中医学强调人体是一个有机的整体，各脏腑、组织、器官之间相互联系、相互依存。在辨证过程中，中医学注重从整体角度出发，综合分析患者的临床表现，从而得出准确的证候判断。

2.阴阳五行学说

阴阳五行学说是中医学理论的重要组成部分。阴阳学说阐述的是事物对立统一的规律，五行学说则说明了事物互相制约的关系。中医在辨证的整个过程中，根据阴阳失衡、五行偏盛偏衰的情况，判断证候的性质及发展趋势。

3.脏腑经络理论

脏腑经络理论是中医学对人体内部结构及其功能的认识。在辨证过程中，中医学依据脏腑经络的功能特点和相互关系，分析证候产生的机理，从而为治疗提供依据。

三、辨证的内容

1.病因辨证

病因辨证是中医辨证方法之一，它是根据患者所表现出的各种症状、体征，运用中医基础理论，分析、判断疾病发生的原因，从而为治疗提供依据的一种辨证方法。中医认为，疾病的发生是多种因素共同作用的结果，主要包括外感六淫、情志内伤、饮食劳倦、外伤等。病因辨证能够从源头上去认识疾病，对于准确把握疾病的本质，确定相应的治疗原则和方法具有重要意义，体现了中医“治病求本”的思想。

2.八纲辨证

八纲辨证是中医辨证的基本纲领，包括阴、阳、表、里、寒、热、虚、实八纲。医生通过对这八个方面的综合分析，可以判断疾病的性质、部位及病势，为制订治疗方案提供依据。

3.脏腑辨证

脏腑辨证是根据五脏六腑的生理功能和病理变化来辨别证候的一种方法。在中医学中，脏腑是构成生命活动和维持机体稳态的重要基础。通过对脏腑的辨证，医生能够了解疾病对脏腑功能的影响，从而采取相应的治疗措施。

4.经络辨证

经络辨证是根据经络的循行分布及其与脏腑的联系来辨别证候的方法。医生通过对经络的辨证，掌握疾病的经络传变规律，指导针灸、推拿等治疗方法的应用。

5.气血津液辨证

气血津液辨证是根据气血津液的生成、运行和代谢情况来辨别证候的方法。通过对气血津液的辨证，医生能够了解疾病的虚实变化，为治疗提供方向。

6.三焦辨证

三焦辨证是根据上、中、下三焦的生理特点和病理变化来辨别证候的方法。通过对三焦的辨证，医生能够了解疾病在人体不同部位的表现，为治疗提供指导。

7.六经辨证

六经辨证是中医经典《伤寒论》中提出的辨证方法，以辨证外感病为主。通过对六经的辨证，医生可以掌握外感病的发展过程和传变规律，并制订出适宜的治疗方案。

8.卫气营血辨证

卫气营血辨证是对外感温热病的一种辨证方法。它根据温热病邪侵袭人体后引起卫、气、营、血四个层次的病理变化来辨别证候。通过对卫气营血的辨证，医生能够了解温热病的发展阶段和病情轻重。

第二节　八纲辨证

八纲辨证是中医辨证论治的重要方法之一，它将通过望、闻、问、切四诊全面收集患者的症状、体征等信息，按照表里、寒热、虚实、阴阳这八个纲领进行分析、归纳，从而辨别疾病现阶段病变部位的浅深、病情性质的寒热、邪正斗争的盛衰以及病证类别的阴阳，并以此作为辨证论治的依据。

八纲辨证在中医临床实践中具有重要地位，通过辨证准确地了解患者的病情，从而制订合理的治疗方案。同时，八纲辨证也是一个动态的过程，随着患者病情的变化，八纲的属性也会相应发生改变，因此需要不断地进行辨证，以调整治疗方案。

一、表里辨证

表里辨证是八纲辨证（表、里、寒、热、虚、实、阴、阳）之一，主要用于判断病变部位、病情轻重以及病势趋向。这一辨证方法主要基于《黄帝内经》关于外感病邪侵袭人体后病变由浅入深的病变理论。

表证主要指病变在体表，病势较轻。表证多为感受外感六淫邪气所致，其特征是发病急，病程较短。常见症状如发热、寒战、头部疼痛、苔薄白、脉浮。表证的治疗多以“解表”为主，即通过发汗、散寒、祛风等方式，使邪气由表而外散。

里证则指病变在脏腑，病势深重。里证可以由表证发展而来，也可以是一开始就为里证。里证起病或缓或急，病程一般较长。其症状因脏腑病变的性质不同而表现不同，常见的有高热、谵妄、尿少且黄、腹痛、腹泻、舌苔黄厚及脉沉等。里证的治疗则多提倡“治里”，针对脏腑病变的具体情况，采用相应的治疗方法。

在表里辨证中，有一个特殊的情况，即半表半里证，指病邪既不在表，又不达里，是一种介于表里之间的证候。这种证候多见于病情较重的阶段，治疗时需兼顾表里。

1.表证

（1）临床表现

表证是中医八纲辨证之一，主要反映的是疾病初期或病情较浅的病变状态。其临床表现通常表现为起病急、病程短，以恶寒发热为主要症状，同时还伴有外感症状，如头疼、鼻塞、流涕、咳嗽等。表证患者的舌苔通常较薄且白；脉象则表现为浮脉，这是邪气在肌表，正气抗邪于外的反映。

（2）证候分析

表证的形成，主要是外感六淫邪气对人体的侵犯，导致机体正气与邪气在肌表进行交争。这种交争状态使得人体表层的卫气功能失调，从而引发一系列表证症状。

（3）辨证要点

在辨证表证时，我们需要抓住以下几个要点。首先，起病是否急骤，病程是否短暂；其次，是否有恶寒发热的症状，这是表证最典型的表现；再次，观察舌苔和脉象，苔薄白、脉浮是表证的重要体征；最后，考虑是否有外感六淫邪气的致病因素，以及邪正交争于肌表的病理机制。

①起病急病程短

表证的一个显著特点是起病急、病程短，这是因为表证多由外感病邪引起。外感病邪侵袭人体后，往往会迅速引发一系列病理反应，导致患者出现明显的临床症状。同时，由于正气抗邪于外，病邪尚未深入脏腑，因此病程相对较短。

②恶寒发热为主

恶寒发热是表证的主要症状之一。恶寒即患者自觉怕冷，即使在温暖的环境中也无法缓解；发热是机体正气与邪气交争的结果，表现为体温升高。恶寒发热的出现，说明病邪已经侵袭到肌表，导致卫气功能失调。

③苔薄白脉浮

苔薄白、脉浮是表证的典型舌脉表现。苔薄白说明病邪尚浅，未影响到脾胃功能；脉浮反映了正气抗邪于外，邪气在肌表的病理状态。通过观察舌象和脉象，我们可以更准确地判断患者是否患有表证。

④外感六淫邪气

表证的发病原因主要是外感六淫邪气。邪气侵入人体后，会破坏人体的正常生理功能，导致表证的出现。因此，在治疗表证时，需要针对外感病邪进行驱邪解表，以恢复人体的正常生理功能。

⑤邪正交争肌表

邪正交争于肌表是表证的病理基础。在这一过程中，正气努力抗邪于外，邪气则试图侵入人体内部。这种交争状态使得人体表层的卫气功能受损，从而引发一系列表证症状。因此，在治疗表证时，我们需要扶助正气、祛除邪气，以恢复卫气的正常功能。

2.里证

（1）临床表现

里证的临床表现通常较为繁多且复杂，这与其病位在脏腑、病情深重的特点有关。具体症状包括但不限于以下几个方面。

①症状繁多复杂

里证患者往往有多种症状，这些症状可能涉及多个脏腑系统，如消化系统、循环系统、呼吸系统等。腹痛、呕吐、便秘或泄泻等症状在里证中较为常见，反映了脏腑功能失调的病理状态。

②腹痛呕吐便结

里证患者常有腹痛症状，表现为腹部胀满、疼痛或压痛。同时，呕吐和便结也是里证常见的消化道症状，可能与脾胃功能受损有关。

③烦躁口渴舌红

里证患者往往有烦躁不安的情绪状态，这由病情深重，正气与邪气交争激烈所致。同时，口渴和舌红也是里证的常见表现，反映了体内热象的存在。

④脉象沉实有力

里证患者的脉象通常表现为沉实有力，这是病邪深入脏腑，正气与之交争的结果。脉象沉实有力反映了脏腑功能受损但正气尚存的状态。

（2）证候分析

里证的证候分析主要涉及邪正关系和脏腑功能失调两个方面。

①邪深脏腑气血

里证的形成是由于病邪深入脏腑，影响气血的正常运行。这种深层次的病理变化导致了一系列复杂的临床表现。

②实证热象明显

在里证中，实证患者往往表现出明显的热象，如高热、口渴、舌红苔黄等，这是由病邪在脏腑内郁结化热所致。

③虚证则功能弱

相对于实证患者，虚证里证患者表现为脏腑功能减弱，如神疲乏力、气短懒言等，这由正气不足，无法有效抗邪所致。

④脏腑功能失调

里证的本质是脏腑功能失调，无论是实证还是虚证，都反映了脏腑功能受到不同程度的损害。

（3）辨证要点

在辨证里证时，我们需要抓住以下几个要点。

①发热不恶寒

里证患者通常表现为发热而不恶寒，这是与表证的区别之一。发热是里证热象的表现，不恶寒说明病邪已深入脏腑，不再局限于肌表。

②脏腑症状明显

里证的临床表现以脏腑症状为主，如腹痛、呕吐、便秘等。这些症状直接反映了脏腑功能失调的病理状态。

③脉舌表现相应

里证患者的脉象和舌象通常与其临床表现相符。脉象沉实有力，舌象红或暗红，苔黄或厚腻，都是里证的典型症状。

④结合寒热虚实

在辨证里证时，我们还需要结合寒热虚实的概念进行综合分析。里证既可以为实证热象明显，也可以是虚证功能减弱，因此需要根据具体临床表现进行辨证施治。

3.半表半里证

（1）临床表现

半表半里证是中医临床中的一种证候类型，其临床表现主要呈现为病邪既不在表，又未达里，而是介于表里之间的状态。这种证候类型多见于病情较重的阶段，或者病情处于由表入里的转变过程中。

具体而言，半表半里证的患者可能出现以下症状。一是寒热往来，即患者时而感觉寒冷，时而感觉发热，这种寒热交替出现的症状是半表半里证的典型症状。二是胸胁苦满，患者常感胸胁部胀闷不适，甚至有疼痛感。三是默默不欲饮食，患者往往情绪低落，食欲不振。四是心烦喜呕，患者常感心烦意乱，且易出现恶心呕吐的症状。此外，患者还可能出现口苦、咽干、目眩等其他症状。

（2）证候分析

半表半里证的证候形成主要由病邪侵入机体，但尚未深入脏腑所致。这种病理状态使得正气与邪气在半表半里的部位进行交争，从而引发一系列复杂的临床表现。

在此病理过程中，正气的抵抗能力还有，但受到了一定程度的破坏；邪气虽未深入脏腑，但已对肌表及脏腑功能产生一定影响。这种正邪交争的病理状态，使半里证的临床症状既与表证不同，也与里证不同，表现出了独特的证候特征。

（3）辨证要点

在辨证半表半里证的时候，需要把握几个要点。

首先，要关注患者的临床表现，尤其是寒热交流、胸胁苦满等典型症状。这些都是半表半里证非常重要的标志，有助于我们初步判断患者是否属于该证候类型。

其次，要结合患者的病史和病情发展情况进行综合分析。半表半里证多出现在病情较重的阶段或病情由表入里的转变过程中，因此了解患者的病史和病情发展情况有助于我们更准确地判断其证候类型。

最后，要注意排除其他类似证候的可能性。在中医临床中，有些证候的临床表现与半表半里证相似，如少阳证等。因此，在辨证时我们需要仔细区分这些证候的特点和差异，确保辨证准确。

二、寒热辨证

寒热辨证，是八纲辨证的具体内容之一。八纲辨证的特点为对疾病发生和发展过程中完整性、关联性和确定性的把握。寒热是用来区分病因和病性的两个最基本的纲领。

寒证指感受寒邪，或机体阳虚阴盛所表现的证候。寒证分为实寒证和虚寒证。实寒证多因外感寒邪引起。比如，在冬天受了风寒，会出现怕冷、四肢厥冷、脘腹冷痛且疼痛遇冷加剧、脉象紧等症状。就像冰冷的空气直接侵袭人体，导致身体机能出现受寒的反应。虚寒证主要是体内阳气不足。常见症状有面色㿠白、畏寒肢冷、神疲乏力、小便清长、大便溏薄等。这就好比炉灶里的火（阳气）不够旺，不能很好地温暖屋子（身体）。

热证指感受热邪，或机体阴虚阳盛所表现出来的证候。热证也分实热证和虚热证。实热证由外感火热之邪或体内脏腑功能失调产生的阳热过盛导致。例如，患急性扁桃体炎，会有发热、面红目赤、口渴喜冷饮、烦躁不安、大便干结、小便短赤、舌红苔黄、脉数等表现。虚热证主要是因为体内阴液不足，阴虚不能制阳而出现的阳亢发热。比如，一些人长期熬夜后会有午后潮热、盗汗、五心烦热（两手心、两脚心和胸口）、咽干口燥、舌红少苔、脉细数等症状。

1.寒证

（1）临床表现

寒证是临床上十分常见的证候类型之一，其临床表现为明显的寒象特征。具体症状包括但不限于以下几个方面。

①恶寒怕冷

寒证患者常有明显的恶寒感，即使在温暖的环境中也无法缓解，常觉身体寒冷，四肢不温。

②面色苍白

患者面色苍白无华，缺乏红润色泽。面色能反映出体内阳气不足，气血运行不畅的状态。

③疼痛喜温

寒证患者往往有疼痛感，如关节疼痛、胃痛等，且疼痛部位喜温喜按，热敷或按摩后可稍缓解。

④尿液清长

尿液颜色清淡，量多而长，这由寒邪内侵，影响膀胱气化功能所致。

⑤舌淡苔白

寒证患者的舌质淡嫩，舌苔白滑，这是体内阳气不足，寒湿内盛的反映。

（2）证候分析

寒证的证候形成主要由寒邪侵袭机体或体内阳气不足所致。寒邪可来自外界，如感受风寒、饮食生冷等；也可由内生，如阳气虚衰、脏腑功能失调等。无论何种原因，寒邪都会导致机体阳气受损，气血运行受阻，从而出现一系列寒象症状。

在证候分析时，我们还需要注意区分寒证的虚实。实寒证多由外感寒邪所致，病情较重但病程较短；虚寒证多由内生寒邪或阳气虚衰所致，病情较轻但病程较长。因此，在治疗时需根据具体病情进行辨证施治。

（3）辨证要点

在辨证寒证时，我们需要抓住以下几个要点。

①恶寒怕冷

恶寒怕冷是寒证的重要表现之一，需与表证的恶寒相鉴别。寒证的恶寒怕冷往往持续时间较长，且多伴有四肢不温等症状。

②疼痛性质

寒证患者的疼痛多表现为冷痛、隐痛或拘急疼痛，且疼痛部位喜温喜按。这与热证的灼痛、胀痛等性质不同。

③舌脉表现

寒证的舌象多表现为舌淡苔白，脉象多为沉迟或紧脉。这些舌脉表现与热证的舌红苔黄、脉数等特征形成鲜明对比。

④综合分析

在辨证时，还需结合患者的其他资料进行综合分析，如病史、体征、症状等多方面的资料。例如，虚寒证患者往往有阳气虚衰的表现，如神疲乏力、气短懒言等；实寒证患者多有外感寒邪的病史和症状。

2.热证

（1）临床表现

热证是中医临床常见的证候类型，主要表现为体内阳气偏旺或感受热邪，临床表现多种多样，具体可归纳为以下几个方面。

①发热

热证患者常有明显的发热症状或自觉身体灼热，伴有口渴喜冷饮。

②面色赤红

患者面色通常赤红，这由体内热邪亢盛，气血运行加速所致。

③疼痛拒按

热证患者疼痛时往往拒按，疼痛部位喜冷恶热，这是热邪导致气血壅滞，不通则痛。

④尿液短赤

由于热邪损伤津液，热证患者尿液颜色通常偏黄且量少，甚至会出现尿涩痛等症状。

⑤舌红苔黄

热证患者的舌质通常偏红，舌苔黄燥，这是体内热邪炽盛，津液受损的表现。

（2）证候分析

热证主要源于体内阳气亢盛或感受热邪。当人体阳气过盛或受到外界热邪侵袭时，会导致机体阴阳失衡，阳气亢奋，进而引发一系列热象症状。

此外，热邪还可灼伤津液，导致津液亏损，进而引起口渴、尿少、舌红苔黄等症状。在证候分析时，还需注意热证的虚实之分。实热证多由外感热邪或体内阳热亢盛所致，起病急骤，症状较重；虚热证多因阴虚火旺或气血不足，导致虚热内生，病情较轻，但缠绵难愈。

(3) 辨证要点

在辨证热证时，我们需要抓住以下几个要点。

①发热与口渴

热证患者常有发热症状，多伴有口渴喜冷饮；发热与口渴是热证的主要表现之一。

②疼痛性质

热证患者的疼痛通常表现为灼痛、胀痛等，疼痛部位拒按，喜冷恶热。这与寒证的冷痛、隐痛等性质不同，可作为区分二者的关键。

③舌脉表现

热证的舌象多表现为舌红苔黄，脉象多为数脉或洪脉。这些舌脉表现反映了体内热邪亢盛、气血运行加速的病理状态。

④综合分析

在辨证时，还要注意结合患者的病史、体征、症状等多方面的资料综合考虑。例如，实热证患者多起病急骤，症状较重，虚热证患者则起病缓慢，病情缠绵。同时，还需注意热证与其他证候的兼夹情况，如湿热证、燥热证等，以便更准确地制订治疗方案。

三、虚实辨证

虚实辨证是中医八纲辨证中的两个纲领，主要用于辨别疾病过程中邪正双方力量的盛衰情况。

虚证是人体的正气不足，包括气、血、阴、阳等方面的亏虚，导致脏腑经络等组织器官功能减退所表现出的证候。其形成原因多由先天禀赋不足、后天饮食失调、情志劳倦、久病体虚等致，使机体的气血津液等物质基础亏耗，脏腑功能失调。虚证的临床表现多样，常见的症状有：面色淡白或萎黄、精神萎靡、神疲乏力、心悸气短、自汗盗汗、形寒肢冷、五心烦热、舌淡胖嫩或红绛少苔、脉虚无力等。

实证则是邪气亢盛、正气未衰，正邪交争剧烈所表现出的证候。邪气包括外感六淫之邪、疫疠之气以及内生的痰饮、瘀血、食积等病理产物。实证的形成多为外感邪气侵袭人体，或由情志不畅、饮食不节、劳逸失度等，体内气血津液运行失常，病理产物积聚所致。实证的临床表现一般为发热、腹胀痛拒按、胸闷烦躁、呼吸气粗、痰涎壅盛、大便秘结、小便短赤、舌苔厚腻、脉实有力等。

通过虚实辨证，可以准确判断疾病的本质，为确定治疗原则和方法提供重要依据。虚证以扶正为主，实证以祛邪为先，虚实夹杂则需根据具体情况扶正祛邪兼顾。

1.虚证

(1) 临床表现

虚证是指机体正气不足，脏腑功能衰退所表现的证候。其临床表现复杂多样，但常具有以下特点。

①面色无华精神疲

患者面色苍白无华、缺乏光泽，这是因为气血亏虚不能上荣于面。同时，患者精神疲倦，缺乏活力，常感力不从心，这是因为正气不足、脏腑功能衰退。

②头晕心悸气短音

虚证患者常感头晕目眩，这是因为气血不足不能濡养头目。心悸是因为心血不足，心失所养。气短音低是气虚的典型表现，患者往往气息短促，声音低微。

③自汗盗汗手足凉

自汗是不因劳累、炎热、衣着厚或服用发散药物等因素而时时汗出的疾病。盗汗则指睡着后出汗异常，醒后出汗即止的一种情况。这两种症状常见于虚证，反映了患者卫气不足，固摄失常。手足凉则是因为阳气亏虚，不能温煦四肢所致。

④舌淡脉弱食欲减

虚证患者的舌质通常淡嫩，舌苔薄白，这是因为气血津液亏虚，舌体失养。脉象则表现为虚弱无力，反映了正气不足。同时，患者食欲减退，这是因为脾胃虚弱，运化无力。

（2）证候分析

①正气不足脏腑衰

虚证的根本原因是正气不足，这包括气、血、阴、阳等方面的亏虚。正气不足导致脏腑功能衰退，不能正常地维持机体的生理活动。

②气血津液亏虚显

气血津液是维持人体生命活动的基本物质，它们的亏虚是虚证的重要表现。气血亏虚则机体失养，津液亏虚则润燥失司。

③阴虚阳虚各有异

阴虚和阳虚是虚证的两种主要类型。阴虚主要表现为阴液不足，机体失于滋润，虚热内生，患者常有五心烦热、潮热盗汗等症状。阳虚主要表现为阳气不足，机体失于温煦，机能减退，患者常有畏寒肢冷、面色晄白等症状。

（3）辨证要点

①症状虚弱为要点

虚证的核心特点是机体功能的减退和物质基础的亏虚。因此，在辨证时，应着重关注患者是否表现出虚弱的症状，如精神疲倦、体力下降等。

②区分虚实阴阳气

在辨证过程中，要注意区分虚实、阴阳和气血。实证和虚证在临床表现上有明显的区别，阴阳和气血的亏虚也有各自的特点。正确区分这些不同的证候类型，是制订有效治疗方案的关键。

③综合分析定证候

虚证的临床表现多种多样，有时可能同时出现多种症状。因此，在辨证时，需要综合分析患者的症状、舌象、脉象等信息，以确定其具体的证候类型。同时，还要考虑患者的体质、年龄、性别等因素，以便制订个性化的治疗方案。

2.实证

（1）临床表现

实证的临床表现多样，常见症状包括高热、面红目赤、呼吸气粗、痰鸣音亢、烦躁口渴、腹胀疼痛拒按、大便秘结或热结旁流、小便短赤、舌苔厚腻、脉实有力等。这些症状都是体内邪气过盛，正邪斗争激烈的直接表现。

（2）证候分析

①邪气过盛特征

实证的首要特征是邪气过盛。无论是外感六淫还是内伤七情，一旦邪气超过人体的承受能力，就会形成实证。这类致病邪气可为风寒、暑湿及燥火，也可为痰饮、瘀血及积食等病理性的产物。

②正邪斗争剧烈

实证的正邪斗争往往非常剧烈。这种斗争表现在临床上，就是患者出现一系列症状，如高热、烦躁、疼痛等。这些症状是正邪斗争的直接反映，也是实证诊断的重要依据。

③脏腑功能失调

实证常常伴随着脏腑功能失调。邪气侵袭或内生病理产物，都会影响脏腑的正常功能，导致气机不畅、升降失常、代谢障碍等。脏腑功能的失调，会进一步加重病情。

④痰饮瘀血停滞

实证中痰饮、瘀血停滞为十分常见的病理改变。痰饮和瘀血是体内病理产物的代表，它们的停滞会阻碍气血运行，影响脏腑功能，导致一系列症状出现。

（3）实证辨证要点

①临床表现特点

实证的辨证要点要关注临床表现。实证患者通常表现出强烈的抗病反应，症状明显且有力。例如，高热、面红、呼吸气粗等都是实证的典型表现。

②舌苔脉象有力

实证患者的舌苔通常厚腻，脉象有力。这是邪气过盛，正气与之抗争，导致气血充盛，反映在舌苔和脉象上就是有力而实的特征。

③排除虚证可能

在辨证过程中，还需要注意排除虚证的可能性。实证与虚证在临床表现上有明显的区别，实证以有余、亢盛为特点，虚证以不足、衰退为特征。因此，辨证时需要细心推敲、加以辨别。

四、阴阳辨证

阴阳辨证是八纲辨证的内容之一。阴阳辨证是中医学认识及诊断疾病的基础，它反映了中医对人体生理病理的整体理念和辨证思维。

阴证是体内阳气虚衰或寒邪、湿邪等阴邪侵袭人体，导致机体的功能活动衰退，代谢减缓，产热不足，以及病理性代谢产物积聚等表现出的证候。其临床表现多为面色苍白或暗淡，精神萎靡，身重蜷卧，畏寒肢冷，倦怠无力，语声低微，纳差，口淡不渴，大便溏薄，小便清长，舌淡胖嫩，苔白滑，脉沉迟无力等。

阳证则是体内阳气亢盛或热邪等阳邪侵袭人体，致使机体的功能活动亢进，代谢加快，产热过多，以及正气抗邪反应强烈等所呈现的证候。常见的表现有面色红赤，发热，肌肤灼热，烦躁不安，语声高亢，呼吸气粗，口干渴饮，大便干结，小便短赤，舌红绛，苔黄燥或黑干，脉洪数有力等。

1.阴证

阴证是中医辨证论治的重要类型，主要指人体内部因正气虚弱、功能减退，导致寒邪内生或外邪入侵，表现为一系列虚寒症状的证候。

（1）临床表现

①面色暗淡无光

阴证患者通常面色晦暗，缺乏光泽，这是因为机体气血不足，阳气虚衰，无法充分荣养面部肌肤。

②精神萎靡不振

患者常表现为精神萎靡，倦怠无力，缺乏活力，这是因为阴证导致机体功能衰退，脏腑功能低下，不能正常维持生命活动。

③畏寒肢冷倦怠

阴证患者常有畏寒怕冷、四肢不温，甚至冷痛的症状，这是因为体内阳气不足，不能温煦四肢。同时，由于机体功能低下，患者也常感到身体倦怠乏力。

④语音低怯气短

阴证患者的声音通常低微无力，气短不足以息，这是因为肺气虚弱，宗气不足，无法支撑发声功能。

⑤舌淡苔白脉迟

阴证患者的舌质通常淡嫩，舌苔白而厚腻，这是因为机体阳气不足，寒湿内生，舌体失于温养。其脉象则表现为迟而无力，反映出患者气血运行缓慢，正气虚弱。

（2）证候分析

①虚证表现分析

阴证的本质是正气不足，脏腑功能衰退。这种虚损状态不仅表现在面色、精神、声音等方面，还涉及全身各个脏腑的功能。因此，在证候分析时，应着重考虑患者整体的虚损状态。

②里寒症状解读

阴证患者常有畏寒肢冷、喜温喜按等里寒症状。这是因为体内阳气不足，不能温煦机体。在解读这些症状时，应注意区分外感寒邪和内生寒邪的不同，以及寒邪对其他脏腑功能的影响。

③虚寒舌脉特征

阴证患者的舌象和脉象具有明显的虚寒特征。舌淡苔白、脉迟无力是阴证的典型舌脉表现。这些特征不仅反映了机体阳气的虚衰，也揭示了病机的本质。

（3）辨证要点

①辨别阴阳属性

在辨证过程中要明确病变的阴阳属性。阴证主要表现为虚寒症状，与阳证的实热症状形成鲜明对比。通过辨别患者的症状表现，可以初步判断其属于阴证还是阳证。

②分辨虚实寒热

在辨别阴阳属性的基础上，还需进一步分辨病变的虚实和寒热属性。阴证多为虚证和寒证，但也可能存在虚实夹杂或寒热错杂的情况。因此，在辨证时要综合考虑患者的症状、舌象、脉象等信息，以准确判断其证候类型。

③综合证候分析

阴证的临床表现复杂多样，可能涉及多个脏腑和系统的功能障碍。因此，辨证时要全面考虑患者的年龄、性别、体质等多种因素，以制订个性化的治疗方案。

2. 阳证

阳证是反映人体正气充足、功能旺盛、邪热亢盛等状态的证候。阳证的临床表现丰富多样，涉及全身多个方面。

（1）临床表现

阳证患者通常表现为热象明显、功能亢进。具体表现有面色红润或赤红，皮肤温热；发热，体温升高，高烧不退；精神兴奋、烦躁不安、口渴且喜欢冷饮；呼吸粗大，声音洪亮，咳嗽痰黄；口渴多饮，小便短赤，大便秘结。

（2）证候分析

阳证多因外感阳邪（如风热、暑热、燥火）或阳热内生导致阳气亢盛，阴液耗伤。其本质为正邪交争剧烈，机体反应亢奋。这种状态下，人体功能亢进，热象明显，呈现出典型的阳证表现。

①虚实热证表现

阳证可分为实热证和虚热证两类。实热证表现为高热口渴、面红易怒、小便短赤及大便秘结等，舌质红苔黄、脉洪数有力；虚热证表现为低热、盗汗、手足心发热及心烦失眠等，舌质红少苔，脉细数。

②舌脉特征分析

阳证患者的舌象通常表现为舌质红绛，舌苔黄厚干燥；脉象多为洪数、滑数有力。舌象与脉象都反映了热邪亢盛、气血充盛的病理状态。

③综合分析

在辨证过程中要明确患者是否属于阳证范畴。阳证的辨证要点主要包括热象明显、功能亢进以及舌脉特征等方面。通过综合分析患者的临床表现和舌脉特征，可以准确判断其是否属于阳证。

（3）辨证要点

阳证的核心特征是热象明显。因此在辨证过程中，应着重关注患者的热象表现，如体温、面色、口渴、小便颜色等方面，这都是判断阳证的重要依据。

五、八纲证候间的关系

1. 证候相兼

证候相兼，即八纲中相互对立的两纲证候同时并见，这些单一证候相互组合，共同反映疾病某一阶段的病理变化，如表里同病、寒热相谦、虚实夹杂等。例如，风寒加肺证就是风寒之邪侵袭肺卫，患者同时出现风邪袭表的症状以及寒邪客肺的症状，属表寒证与肺寒证相兼。

2. 证候错杂

证候错杂指同一患者身上同时存在两种或两种以上相互关联、相互影响的证候，这些证候之间存在着一定的内在联系，共同反映着疾病复杂的病理状态。

证候相兼与证候错杂有相似之处，都涉及多种证候同时出现，但证候相兼更强调不同证候的简单组合，各证候之间的关系相对较为清晰、独立；而证候错杂中各证候之间的相互关系更为复杂，存在相互影响、相互交织的情况。

具体而言，证候错杂的情况主要有以下几种。

（1）表里同病

表里同病指表证和里证同时出现。例如，一个人外感风寒（表证），出现恶寒、发热、头身痛等症状，同时又因为本身肠胃功能不好，饮食积滞在肠胃（里证），出现脘腹胀满、大便秘结等情况。这就好比外敌（外邪）入侵边境（体表）的同时，内部（脏腑）又出现了叛乱（内生病邪）。如上热下寒证：上部表现为热，如咽喉肿痛、口腔溃疡等热象，下部表现为寒，如腰膝冷痛、大便溏薄等寒象。就像房子的上面（人体上部）着火（热），而下面（人体下部）却很寒冷。

（2）寒热错杂

①表热里寒证

体表有发热、咽痛等热象，但内部脏腑却有腹痛喜暖、小便清长等寒象。如同房子的外表（体表）被太阳晒得很热（热象），屋内（脏腑）却很寒冷（寒象）。

②表寒里热证

这是表有寒邪，如恶寒、无汗等；里有热邪，比如心烦、口渴等。类似房子外面（体表）被冰雪覆盖（寒象），里面（脏腑）却烧着炉火（热象）。

（3）虚实夹杂

①实证夹虚证

以实证为主，夹杂虚证。例如，一个人患了痢疾（实证），腹痛、里急后重、大便脓血，同时因为长期患病，身体虚弱，又出现了气短、乏力等虚证。就好像一个城市（身体）遭受外敌攻击（实邪），同时内部的物资储备（正气）也快耗尽。

②虚证夹实证

以虚证为主，夹杂实证。比如一个人本身气虚（虚证），表现为神疲乏力、自汗，后来又因为饮食不节制，出现了脘腹胀满（实证）的情况。这就像一个体弱的人（虚证），又背负了一些额外的负担（实邪）。

3.证候真假

在中医理论中，“真”是符合本病内在本质的证候，也就是真正反映本病本质的证候；“假”是与疾病本质所反映的常规证候不相符的某种表现，也就是疾病所表现出来的假象。这使得在中医临床中，需要医者认真辨析、去伪存真，才能对病情做出准确的判断。

在辨别证候真伪的时候，医者需要综合考虑患者的整体情况，包括症状、体征、舌象、脉象等多方面因素。同时，还需要结合患者的病史、年龄、体质等因素进行分析，以得出准确的判断。

4.证候转化

这是随着病情的发展，原有的证候性质发生改变，转化为另一种性质的证候。例如，由表入里证，患者初起时表现为表证（如恶寒、发热、脉浮等），随着病情发展，逐渐转化为里证（如高热不退、口渴烦躁、便秘尿黄等）。这一转变反映了患者病情的动态变化过程。

第三节　病性辨证

病性辨证是中医临床实践中一项重要的诊断方法，通过对患者临床表现的细致观察和分析，明确疾病性质，从而制订治疗方案。下面将从辨六淫证候、辨阴阳虚损、辨气血证候、辨津液证候等方面，详细论述病性辨证。

一、辨六淫证候

六淫辨证是中医理论中的一种重要方法，它是根据六邪的致病特点，对疾病发生的性质及原因进行推断，从而为治疗提供依据。这六种病邪在自然界中客观存在，在正常情况下称为“六气”，不会致病；当气候异常变化，超过一定程度，或人体正气不足、且抵抗力下降的时候，六气就可成为致病的因素，侵袭人体致病，这时六气就叫做“六淫”了。

在六淫辨证过程中，需根据患者的具体症状，再结合望、闻、问、切四诊合参的信息，来辨别病邪的性质和病变的深浅，从而制订相应的治疗方案。例如，治疗风淫证可能会采用疏风解表的方法；治疗寒淫证可能会采用散寒解表的方法。

需要注意的是，六淫致病往往不是单一的，而是多种病邪相互交织、相互影响。因此，在辨证时，医生需要全面考虑各种因素，综合分析，才能做出准确的诊断。

总之，六淫辨证是中医理论中的重要内容，对于认识疾病的发生、发展和变化规律具有重要意义。通过六淫辨证，医生可以准确判断病情，制订合理的治疗方案，帮助患者恢复健康。同时，人们也应该加强自我保健意识，积极预防六淫致病。

1.风淫证

（1）临床表现

风淫证多因风邪内扰，惊动血脉，致使机体淫邪泛滥。其临床表现多种多样，主要可以归纳为以下几个方面。

①肢体症状：患者常感四肢关节游走性疼痛，痛无定处，伴有酸楚不适。同时，可能出现肢体麻木、不自主颤动或抽搐，严重者甚至可能导致肌肉瘫痪。

②皮肤症状：皮肤可出现瘙痒、起疹、红斑或风团，这些皮肤表现往往与风邪扰动血脉、血热妄行有关。部分患者可能出现皮肤干燥、脱屑等现象。

③头目症状：风淫证患者常感头目眩晕，甚至可能出现耳鸣耳聋、视物模糊等头目部位的症状。这些症状多与风邪上扰清窍、扰乱神明有关。

④情志症状：患者可能表现出情绪波动大、易怒、焦虑或抑郁等情志异常症状。这些症状与风邪扰动心神、影响情绪有关。

（2）证候分析

风淫证的证候分析主要基于中医理论对风邪性质和致病特点的理解。风为百病之长，善行数变，易侵犯人体上部和阳位，具有动摇性。因此，风淫证的证候特点主要表现为以下几点。

①风邪游走：风邪具有善行数变的特性，故风淫证患者常感疼痛或不适游走不定，难以捉摸。

②血脉不宁：风邪扰动血脉，导致血脉不宁，血热妄行。这解释了风淫证患者出现皮肤症状及头目眩晕等表现的内在机制。

③心神不宁：风邪扰动心神，使人心神不宁，情绪不稳。这解释了风淫证患者出现情志异常的原因。

（3）辨证要点

在辨证施治风淫证时，需把握以下几个要点。

①辨明病邪性质：风淫证以风邪为主要致病因素，故在辨证时需明确风邪的性质及致病特点。

②分清虚实：风淫证既有实证表现（如疼痛剧烈、皮肤起疹等），也有虚证表现（如肢体乏力、头目眩晕等）。在辨证时，需根据患者的具体表现分清虚实，以便制订合适的治疗方案。

③注重整体观念：中医强调整体观念，因此在辨证施治风淫证时，还应该结合患者的体质、年龄及性别等因素综合判断，才能取得最好的治疗效果。

2.寒淫证

（1）临床表现

寒淫证，是寒邪内侵机体，导致体内阳气受损，阴寒之气盛行的病证。其临床表现主要如下。

①四肢症状：患者四肢冷痛，尤其是指尖、脚趾等末梢部位，甚至会出现麻木不仁的现象。在寒冷环境中，这些症状可能更加明显。

②身体表现：整体感觉畏寒怕冷，即使外界气温并不低，患者也常感到寒冷。同时，可能出现面色苍白、唇色青紫等体征。

③消化系统症状：寒淫证患者常有食欲不振、腹胀腹痛、腹泻便溏等消化系统症状。这是因为寒邪损伤脾胃阳气，导致消化功能减弱。

④小便与月经表现：小便清长，即尿量多而颜色淡；对于女性患者，可能出现月经延迟、量少色暗或有血块等月经失调的症状。

（2）证候分析

寒淫证的证候分析，主要围绕寒邪的性质及其对人体阳气的损伤来进行。

①寒邪凝滞：寒邪具有凝滞的特性，容易使气血运行不畅，导致四肢末梢冷痛、麻木等症状。

②阳气受损：寒邪侵袭机体首先损伤阳气，导致体内阳气不足，出现畏寒怕冷、面色苍白等阳气失温的表现。

③脏腑功能失调：寒邪内侵，影响脏腑功能，特别是脾胃功能受损，导致食欲不振、腹胀腹痛等消化系统症状。

（3）辨证要点

在辨证施治寒淫证时，需注意以下几点。

①辨明病邪性质：要确认是寒邪致病，而非其他病邪。这可以通过观察患者的症状、体征，以及询问病史等方式进行。

②判断阳气损伤程度：根据患者的畏寒程度、四肢冷痛程度等，判断其阳气损伤的程度，以便制订合适的治疗方案。

③注重整体观念：在辨证施治时，除了针对寒淫证本身的症状进行治疗外，还需考虑患者的整体状况，如体质、年龄、性别等因素，以实现个体化治疗。

④注意病情发展：寒淫证若治疗不当或不及时，可能会导致阳气进一步受损，甚至引发其他病证。因此，在治疗过程中需密切观察病情变化，及时调整治疗方案。

3.暑淫证

（1）临床表现

暑淫证，是人体感受暑热之邪，导致体内阴阳失调、热邪内蕴的证候。其临床表现主要包括以下几个方面。

①发热症状：患者体温明显升高，出现发热、口渴、烦躁等症状。热邪内盛易伤津液，故患者口渴感明显，饮水量增加。

②出汗异常：暑淫证患者常有出汗过多或汗出不畅的情况。一方面，暑热逼迫津液外泄，导致出汗过多；另一方面，热邪闭阻毛孔，又可出现汗出不畅，甚至无汗的现象。

③头目症状：患者头目昏沉，头目不清，常感头目胀痛、眩晕等。暑热之邪上扰清窍，影响神明，故有此症状。

④消化系统症状：暑淫证患者可能出现恶心、呕吐、食欲不振等消化系统症状。这是因为暑热损伤脾胃，导致脾胃功能失调，运化失常。

⑤小便症状：小便短赤，即尿量减少、颜色深黄。这是因为暑热伤津，尿液浓缩。

（2）证候分析

暑淫证的证候分析主要基于暑邪的性质及其致病特点。

①暑邪性质：暑邪为阳邪，其性炎热，易耗气伤津。暑淫证患者体内暑热炽盛，故有发热、口渴等症状。

②伤津耗气：暑热逼迫津液外泄，导致患者口渴、汗多；同时暑邪耗气，使机体正气受损，从而出现乏力、气短等症状。

③影响脏腑功能：暑邪内蕴，可影响脏腑功能，特别是脾胃功能。

（3）辨证要点

在辨证施治暑淫证的时候，要抓住以下几个要点。

①辨明病邪性质：暑淫证以暑邪为主要致病因素，因此在辨证时需明确暑邪的性质及其致病特点。

②判断津液耗损程度：根据患者口渴程度、汗量多少等，判断其津液耗损的程度，以制订相应的生津止渴措施。

③注意暑邪夹湿：暑邪往往夹湿，导致病情复杂。在辨证时需注意患者是否存在湿邪内蕴的情况，以便进行针对性的治疗。

④调整脏腑功能：暑淫证影响脏腑功能，特别是脾胃功能。在治疗过程中，需注重调整脏腑功能，恢复其正常运化。

4.湿淫证

（1）临床表现

湿邪证是机体受到湿邪的侵袭，导致体内湿气过重、阳气受阻，从而引发一系列临床症状的病证。其主要临床表现如下。

①头重身困倦：患者常会感到头部沉重，如同被重物包裹，身体疲倦乏力，四肢困

重，不愿活动。

②恶寒发热：湿邪阻滞阳气导致卫气防御外邪的功能减弱，患者易感到恶寒，同时伴有低热的症状。

③关节酸痛：湿邪阻滞关节导致关节气血运行不畅，患者会出现酸痛、肿胀、活动受限等症状。

④纳呆呕恶：湿邪困脾影响脾胃运化功能，导致食欲减退，甚至出现恶心、呕吐等消化道症状。

⑤湿疹瘙痒：湿邪浸淫肌肤易导致皮肤出现湿疹、瘙痒、红肿等症状，常见于四肢、躯干等部位。

⑥妇女带下多：湿邪下注影响胞宫，导致妇女带下增多，色白或黄，质地黏稠。

⑦舌厚腻脉濡：舌体胖大，边有齿痕；舌苔厚腻，脉象濡缓，均为湿邪内蕴的典型舌脉表现。

（2）证候分析

湿淫证的证候分析主要围绕湿邪的性质及其致病特点展开。

①湿邪阻滞阳气：湿为阴邪易阻滞阳气，导致阳气不能宣发，从而出现头重身困倦、恶寒发热等症状。

②湿遏卫表不和：湿邪阻滞卫气使卫表失和，导致机体抗邪能力下降，容易出现恶寒发热、关节疼痛等表证。

③湿困脾升降失职：湿邪困脾影响脾胃升降功能，易导致纳呆呕恶、腹胀便溏等消化道症状。

④湿邪浸淫肌肤：湿邪浸淫肌肤会导致出现皮肤湿疹、瘙痒等症状，严重影响患者的生活质量。

⑤湿邪下注脾虚：湿邪下注影响胞宫及下焦，会导致妇女带下增多、小便不利等症状。同时，湿邪损伤脾气，使脾气虚弱，运化失职。

（3）辨证要点

在辨证施治湿淫证时，需把握以下几个要点。

①头沉身重：作为湿淫证的典型症状，头沉身重是湿邪阻滞阳气的直接表现，需重视此症状的辨识。

②关节酸痛：关节酸痛是湿邪阻滞关节的表现，需结合其他症状综合判断湿邪的轻重及部位。

③纳呆呕恶：纳呆呕恶是湿邪困脾、脾胃升降失职的表现，出现纳呆呕恶时需关注患者的脾胃功能状况。

④湿疹瘙痒：湿疹瘙痒是湿邪浸淫肌肤的直观表现，需根据瘙痒的部位、程度及伴随症状判断湿邪的致病特点。

⑤舌脉异常：舌厚腻、脉濡是湿邪内蕴的典型舌脉表现，需结合其他症状进行综合分析。

5.燥淫证

（1）临床表现

燥淫证是机体受燥邪侵扰后，致使体内阴液耗损、阳热偏亢的一种病证。其临床表现主要有以下几个方面。

①口鼻干燥：患者常感口唇干裂、咽喉干痒、鼻腔干燥，甚至会出现流鼻血的情况。这是因为燥邪损伤肺胃之阴，导致口鼻部位缺乏滋润。

②皮肤干燥瘙痒：皮肤干燥、脱屑、瘙痒甚至出现皲裂，是燥淫证的典型症状。燥邪损伤皮肤，会使皮肤失去正常的润泽和弹性。

③大便秘结：患者大便干燥，排便困难，甚至数日一行。这是因为燥邪损伤肠道阴液，导致肠道润滑不足。

④小便短赤：患者小便量少，颜色深黄，排尿时甚至伴有灼热感。这是因为燥邪耗伤体内阴液，使小便浓缩。

⑤心烦失眠：患者经常会感到心烦意乱，难以入睡，或睡眠不实，多梦易醒。这是燥邪扰动心神，导致心神不宁。

（2）证候分析

燥淫证的证候分析主要围绕燥邪的性质及其致病特点进行。

①燥邪损伤阴液：燥邪为阳邪，易耗伤体内阴液。阴液耗损，则口鼻、皮肤、肠道等部位失去滋润，出现干燥症状。

②燥邪扰动心神：燥邪内扰，可使心神不宁，出现心烦失眠等症状。

③肺胃阴虚：燥邪侵袭，首先损伤肺胃之阴。肺主皮毛，胃主津液，肺胃阴虚则皮肤干燥、口鼻干燥等症状明显。

（3）辨证要点

在辨证施治燥淫证时，需把握以下几个要点。

①辨明燥邪性质：燥淫证以燥邪为主要致病因素，因此在辨证时需明确燥邪的性质及其致病特点。

②判断阴液耗损程度：根据患者口鼻干燥、皮肤干燥瘙痒等症状的轻重程度，判断其阴液耗损的程度，以便制订相应的滋阴润燥措施。

③注意润燥与清热并用：燥淫证患者体内往往既有阴液耗损，又有阳热偏亢的情况。因此，在治疗时需注意润燥与清热并用，既要清除燥热，又要滋养阴液。

④调整脏腑功能：燥淫证影响脏腑功能，特别是肺胃功能。在治疗过程中，需注重调整脏腑功能，恢复其正常生理功能。

6.火淫证

（1）临床表现

火淫证以“热、赤、燥、动、乱”为特征，具体表现如下。

①高热：持续发热，面红目赤，恶热喜冷。

②烦躁不安：心神不宁、失眠多梦，甚则狂躁谵语。

③口渴喜冷饮：口干舌燥，喜饮冷水，小便短赤。

④多汗：热迫津泄，汗出较多或夜间盗汗。

⑤头面症状：头痛、目赤肿痛、牙龈肿痛、咽喉红肿、口舌生疮。

⑥出血倾向：鼻衄（鼻出血）、齿衄（牙龈出血）、咯血、吐血、便血等。

⑦皮肤症状：皮肤红肿热痛，疮疡疖肿（如痈、疔、丹毒）。

⑧二便异常：大便秘结干燥，小便短赤灼热。

（2）证候分析

火淫证多因外感火热之邪（如暑热、温毒）或体内阳热过盛（如五志化火、过食辛辣）所致。其病理特点如下。

①火性炎上：火热之邪易上攻头面，故见头痛、目赤、口舌生疮等。

②灼津耗液：火邪煎灼津液，导致口渴喜冷饮、便秘尿黄、舌苔干燥。

③迫血妄行：火热灼伤脉络，迫血外溢，出现各种出血（鼻衄、齿衄等）。

④扰乱心神：火邪内扰心神，轻则烦躁失眠，重则狂躁谵语。

⑤热盛动风：热极生风，筋脉失养，引发抽搐、惊厥（多见于小儿）。

（3）辨证要点

①实火为患：发病急，病程短，热象明显（高热、面红、脉数有力）。

②以“热、赤、燥”为核心：热指全身或局部发热（如皮肤灼热、小便灼热）。

赤指面色红赤、目赤、舌红、出血色鲜红。燥指口干舌燥、大便干结、舌苔干燥。

③病位特点

上焦（头面、心肺）：目赤肿痛、咽喉肿痛、咯血。中焦（脾胃、肝胆）：口臭、牙龈肿痛、胁痛。下焦（肾、膀胱）：尿血、小便短赤。

二、辨阴阳虚损证候

阴阳虚损证候的辨证要依据患者的临床表现、舌象、脉象等信息进行综合分析。阳虚证的临床表现主要包括畏寒肢冷、面色白、神疲乏力、气短懒言等症状。舌象上，阳虚的患者表现为舌质淡而胖，舌苔白而滑；脉象沉迟、没有力量。另外，阳虚患者也可能同时出现气虚的症状，如自汗、脉虚等。这些症状共同构成了阳虚证的辨证要点。阴虚证与阳虚证的临床表现不同，阴虚主要表现为形体瘦弱，口舌咽干，两颧潮红，五心烦热，潮热盗汗，大便干结。阴虚患者舌质红少津、少苔，脉细数。

1.阳虚证

（1）阳虚证的临床表现

阳虚证是机体阳气虚衰、功能衰弱或减退、代谢活动下降、机体反应性低下、阳热不足等病理现象。其临床表现主要有以下几方面。

①畏寒肢冷：患者经常感觉身体怕冷，四肢不温，尤其在冬季或气温较低时更为明显。

②尿便异常：由于气化功能减弱，患者可能会出现小便清长、夜尿增多，大便稀薄甚至泄泻等症状。

③自汗明显：患者容易出汗，尤其在活动或稍劳后即出现自汗现象，且汗质清冷。

④神疲乏力：患者常感精神不振，容易疲劳，活动无耐力。

（2）证候分析

阳虚证的证候分析主要围绕阳气亏虚、温煦失职这一核心展开。阳气是维持机体生命活动的重要能量，具有温煦、气化、固摄等生理功能。当阳气亏虚时，机体的生理功能减退，导致一系列症状的出现。

具体而言，畏寒肢冷由阳气不足，不能温煦肌肤所致；尿便异常是气化功能减弱，水液代谢失常的表现；乏力疲倦是阳气不足，脏腑功能减退，机体活动能力下降的表现。

（3）辨证要点

在辨证阳虚证时，需把握以下几个要点。

①识别阳虚主症：畏寒肢冷是阳虚证的主要症状，也是诊断阳虚证的重要依据。畏寒肢冷作为阳虚证的主要症状，是阳气亏虚、温煦失职的直接体现。患者常会感到身体怕冷，四肢不温，在气温较低或季节变换时更为明显。这一症状不仅影响患者的日常生活，也是判断阳虚证的重要依据。

②观察气化功能：尿便异常是气化功能减退的表现，观察气化功能有助于判断阳虚证的严重程度。由于阳气亏虚，气化功能减弱，患者可能出现尿便异常的症状。小便清长、夜尿增多是阳气不足、水液代谢失常的表现；大便稀薄甚至泄泻是由脾阳不足，运化失职所致。这些症状反映了阳虚证患者气化功能减退的病理状态。

③分析失于固摄现象：自汗明显是阳虚失于固摄的典型表现，有助于进一步确定诊断。阳虚证患者常因阳气亏虚，卫外不固，所以发生自汗。患者活动后或稍微劳动就会出汗，自汗的汗质清冷，这与阴虚证的盗汗症状有所不同。自汗明显反映了阳虚证患者卫外不固的病理特点。

④综合全身症状：神疲乏力等全身症状也是阳虚证的重要表现，需综合考虑以确诊。神疲乏力是阳虚证患者的常见症状之一。由于阳气不足，脏腑功能减退，机体活动能力下降，患者常感精神不振，容易疲劳。这一症状不仅影响患者的日常生活和工作，也是判断阳虚证严重程度的重要指标之一。

阳气亏虚、温煦失职是阳虚证的核心病机。阳气具有温煦肌肤、脏腑的作用，当阳气不足时，机体的温煦功能减弱，导致畏寒肢冷等症状的出现。同时，阳气还参与机体的气化、固摄等生理功能，因此阳气亏虚也会导致尿便异常、自汗明显等症状的出现。在治疗阳虚证时，应注重温阳益气，以恢复阳气的正常生理功能。

2.阴虚证

（1）临床表现

阴虚证是人体的阴液亏虚，不能制阳，滋润、滋养的功能减退而表现出来的证候。其临床表现主要有以下几方面。

①形体瘦弱：患者通常体型瘦小，肌肉单薄。

②口舌咽干：患者经常感觉口干舌燥，咽喉不适，饮水难以缓解。

③两颧潮红：患者面部颧骨部位常呈现红色，尤其午后或劳累后更为明显。

④五心烦热：患者自觉手心、足心及心胸部位烦热不适。

⑤潮热盗汗：患者会感到阵阵发热，热势自面或胸蔓延至全身，并伴有出汗，醒后汗止。

此外，阴虚证患者还会出现大便秘结，小便短赤，舌质红、少苔及脉细数等征象。

（2）证候分析

阴虚证的证候分析主要围绕阴液亏少、虚热内生的病理机制展开。阴液是维持机体正常功能的重要物质，具有滋润、濡养等作用。当阴液亏少时，机体的滋润、濡养作用减弱，导致一系列症状的出现。同时，阴液不足，无以制阳，虚热内生，会进一步加重症状。

（3）辨证要点

在辨证阴虚证时，需把握以下几个要点。

①识别阴虚主症：形体消瘦、口燥咽干、两颧潮红、五心烦热等是阴虚证的主要症状，需仔细观察识别。

②分析虚热表现：潮热盗汗、大便干结等是阴虚证虚热内生的表现，需结合其他症状综合分析。

③排除阳虚证：阴虚证与阳虚证在症状上有所不同，需仔细辨别，以免误诊误治。

3. 亡阳证

（1）临床表现

亡阳证是中医临床中一种十分严重的证候，主要表现为阳气突然大量耗损或脱失。其具体临床表现如下。

①大汗淋漓：患者会出现大量冷汗，全身湿透，甚至汗流如注，这是由阳气骤脱，不能固摄津液所致。

②四肢厥冷：患者四肢末梢冰凉甚至冷到肘膝以上，这是因为阳气丧失，无法温煦四肢。

③精神萎靡不振：患者表现出神情淡漠、意识模糊、精神萎靡不振，严重者甚至昏迷不醒。

④面色苍白：患者面部无血色，呈现苍白无华，这是阳气衰败，气血不荣于面的表现。

⑤气息短促：患者呼吸短促，气息微弱，这是由阳气欲绝，肺失主气功能所致。

⑥脉象微细欲绝：患者脉象微弱，甚至难以触及，为阳气欲绝的征兆。

（2）证候分析

①亡阳证的证候形成，多与久病体虚、阳气不足有关。

②大汗、大吐、大泻、大失血等急剧耗伤阳气。阳气耗损过多，机体的正常生理功能便会受到影响。

（3）辨证要点

在辨证亡阳证时，我们需要抓住以下几个要素。

①四诊合参：通过对患者望、闻、问、切四诊，对资料进行收集并整体分析。特别要注意观察患者的精神状态、面色、汗出情况、四肢温度以及脉象等。

②区分虚实：亡阳证为实证，需注意与阳气虚衰证相鉴别。阳气虚衰证表现为慢性、渐进性的阳气不足，亡阳证为急性、剧烈的阳气耗损或脱失。

③判断病情轻重：亡阳证病情危急，需迅速采取措施救治。通过观察患者的临床表现和脉象等，可以初步判断病情的轻重程度，为治疗方案的制订提供依据。

总之，亡阳证是中医临床中的危急重症，需引起高度重视。在辨证时，应使用四诊合参，准确判断患者病情，为挽救患者的生命及时采取有效、准确的措施。同时，要与患者家属充分解释沟通，说明病情的严重性和治疗风险，共同制订最佳治疗方案。

4. 亡阴证

（1）临床表现

亡阴证是中医临床中的一种严重证候，主要表现为阴液突然大量耗损或丢失，导致机体功能严重失调。其临床表现主要有以下几个方面。

①高热烦躁：患者体温迅速升高，甚至会出现高热，同时烦躁不安，精神恍惚。

②口渴欲饮：患者口渴严重，饮水量大增，但口唇干裂，舌质红绛而干。

③汗出如油：患者皮肤湿润，但汗液黏稠，如油状，汗出不畅。

④小便短少：由于阴液耗损，患者小便量明显减少，甚至无尿。

⑤脉细数疾：患者脉象细而数，甚至疾速无力。

（2）证候分析

对亡阴证的证候分析，主要从阴液耗损、机体失养和阴阳失衡三个方面展开。

①阴液耗损：因高热、大汗等表现，患者体内阴液大量流失，故出现阴液耗损的病理状态。

②机体失养：阴液耗损后，机体失去滋润和濡养，导致脏腑功能失调，出现各种症状。

③阴阳失衡：亡阴证时，阴液耗损严重，导致阴阳失衡，阳气相对偏亢，出现高热、烦躁等症状。

（3）辨证要点

在辨证亡阴证时，需注意以下几个要点。

①抓住主要症状：高热烦渴，汗出如油，小便短赤，脉细数等，为亡阴证的主要临床症状，这些症状是辨证的重要依据。

②亡阴与亡阳的区分：亡阴证与亡阳证都是严重的证候，但在临床表现和病理机制上是不一样的。亡阴证主要表现为阴液耗损，亡阳证主要表现为阳气外脱。在辨证时需仔细区分。

③注意病情变化：亡阴证病情危重，变化迅速，因此需要密切观察患者的病情变化，及时调整治疗方案。

综上所述，亡阴证是一种严重的中医证候，其临床表现主要包括高热烦躁、口渴引饮、汗出如油、小便短少、脉细数疾等。在证候分析上，应关注阴液耗损、机体失养和阴阳失衡等方面。在辨证时，需抓住主要症状，区分亡阴与亡阳，并密切观察病情变化。对于亡阴证的治疗，应迅速采取措施，补充阴液、调整阴阳平衡，以挽救患者生命。

三、辨气血证候

气血证候辨证是中医诊断学中的重要部分，主要运用脏腑学说中有关气血津液的学说，对气血津液的病变进行分析，对其反映的不同证候进行鉴别。

在气病辨证中，常见的证候有气虚、气陷、气脱、气滞、气逆等。其中，气虚证是机体元气不足，常见表现为神疲乏力、少气懒言、自汗，活动后症状加剧等。气陷证主要是气虚无力升举，有头晕目眩、腹部坠胀、内脏下垂（如胃下垂、子宫脱垂等）等症状。气脱证是人体正气（主要为元气）突然大量外脱，导致全身机能严重衰竭，常表现为气息微弱、汗出不止、神志异常等。气滞证是人体气机运行不畅，常出现胸胁、脘腹等处胀闷疼痛，疼痛性质多为胀痛，部位不固定等。气逆证主要是气机上逆，像肺气上逆会咳嗽、气喘，胃气上逆会恶心、呕吐、呃逆等。

血病辨证主要侧重于血的病变，有四种常见证候，如血虚、血瘀、血热、血寒等。血病辨证也分不同类型。血虚证是血液亏虚，不能濡养脏腑、经络等，有面色淡白或萎黄、口唇爪甲色淡、头晕眼花等症状；血瘀证是血液运行不畅，阻滞于脏腑经络，可见疼痛如针刺、痛有定处、夜间加重，还有肿块，口唇舌紫暗等；血热证是热邪侵入血分，会有身热夜甚、心烦、躁扰发狂、各种出血（如吐血、衄血等）症状；血寒证是寒邪客于血脉，致使血脉凝滞，多有手足冷痛、肤色紫暗、得温痛减等情况。临床实际中，气血常常相互影响，还会出现气血同病的证候，比如气血两虚证，既有气虚表现，又有血虚症状。

在进行气血证候辨证的过程中，应根据患者的临床表现，结合气血理论，判断病情是否存在气和血的亏虚或运行障碍。同时，也要考虑患者的体质、年龄、性别等因素，进行综合分析，从而得出准确的辨证结果。

（一）气病辨证

1.气虚证

（1）临床表现

气虚证是中医临床常见的证候之一，主要表现为全身功能活动低下。具体表现如下。

①神疲乏力：患者常感到精神疲倦，四肢乏力，不愿活动。

②气短懒言：说话声音低微，言语无力，常感气短不足以息。

③自汗：不会因为劳累、炎热、衣着过多、服用发散剂等因素自然出汗，尤其是活动后出汗较多。

④头晕目眩：气不上荣头目，偶伴耳鸣。

⑤面色淡白或萎黄：气血不充于面，面色无华或浮肿。

⑥舌淡苔白：舌质淡红，舌苔薄白。

⑦脉象细弱或虚大无力：脉象细弱无力，或虚大无根，重按则无。

此外，根据气虚证的不同脏腑表现，还可出现食欲不振、腹胀便溏、面色萎黄、心悸怔忡、头晕目眩等症状。

（2）证候分析

气虚证的病因主要有先天不足、后天失养、劳伤过度、久病不复等。气虚证的病机在于元气不足，脏腑功能衰退，导致全身功能活动低下。具体表现如下。

①先天不足：禀赋薄弱，体质素虚，元气不足，脏腑功能低下。

②后天失养：由饮食不节、过度劳累、脾胃损伤造成的气血生化无源。

③久病难复：久病耗伤气血，或大病初愈，正气未复，均可导致气虚证。

气虚证的发生与发展与脾、胃、肺、肾等脏腑功能密切相关。气虚证的治疗应以益气为主，兼顾相关脏腑的调理。

（3）辨证要点

在辨证气虚证时，需注意以下几点。

①重视全身症状：气虚证主要表现为全身功能活动低下，因此应着重观察与分析患者的全身症状。

②区分脏腑虚实：气虚证可涉及多个脏腑，应根据具体表现进行区分和辨证。

③结合舌脉：舌淡苔白、脉象细弱或虚大无力是气虚证的典型舌脉表现，舌脉表现有助于辨证的准确性。

2.气陷证

（1）临床表现

①头晕目眩：患者常感头目眩晕，视物模糊，甚至站立不稳。

②神疲乏力：患者精神不振，肢体倦怠，常感疲劳无力。

③脏器下垂：患者常伴有内脏下垂，如胃下垂、子宫脱垂等。

④呼吸气短：患者呼吸短促，气息微弱，稍事活动则气喘吁吁。

⑤声低懒言：患者言语声低，缺乏气力，不愿多言。

（2）证候分析

气陷证多由气虚日久损伤升举之力，或劳倦过度、损伤脾气所致。脾气主升，脾气虚则升举无力，清阳之气不能上升，故见头晕目眩、神疲乏力等症状。脾气虚陷，升举失职，可导致内脏下垂，如胃下垂、子宫脱垂等。气虚还可影响肺的呼吸功能，导致呼吸气短。患者因气虚声低，缺乏气力，故懒于言语。

（3）辨证要点

①辨气虚轻重：气陷证以气虚为本，故在辨证时需注意气虚的轻重程度。轻度气虚者，可通过调理脾胃、益气升阳等方法进行治疗；重度气虚者，需采用大剂量益气药物，甚至配合针灸、艾灸等综合疗法。

②辨脏腑下垂：气陷证常伴有内脏下垂症状，如胃下垂、子宫脱垂等。在辨证时，需结合患者的具体症状，明确下垂的脏腑及其程度。针对不同的脏腑下垂，可采取不同的治疗方法，如健脾益气、升提举陷等。

③辨兼证情况：气陷证可伴有其他证候，如湿邪内蕴、血瘀等。在辨证时，需注意观察患者是否存在兼证，以便在治疗时兼顾各个方面。如有湿邪内蕴者，需辅以祛湿之法；有血瘀者，需活血化瘀。

3.气脱证

（1）临床表现

气脱证是中医临床中一种严重的病理状态，主要表现为全身性气机衰败、脏腑功能衰竭。其具体临床表现如下。

①神志昏迷：患者往往出现意识模糊、神昏谵语甚至昏迷不醒，这是气脱证最为严重的临床表现之一。

②面色苍白：由于气血严重不足，患者面色往往苍白无华，甚至冷汗淋漓。

③呼吸微弱：气脱证患者的呼吸非常微弱，气息短促，甚至呼吸困难。

④肢体厥冷：由于全身气机衰败，四肢末端无法得到充足的气血供应，导致肢体厥冷，甚至僵硬。

⑤脉象微细欲绝：患者脉象微细欲绝，难以触及。这是气脱证的重要体征之一。

（2）证候分析

气脱证的证候分析主要从病因、病机及脏腑功能失调等方面进行阐述。

①病因：气脱证多由久病体虚、年老体衰、外伤出血、过度劳累等因素导致。气脱

证会使人体正气严重耗损，无法维持正常生命活动。

②病机：气脱证的病机主要为气机衰败、脏腑功能衰竭。全身气机衰败导致气血无法正常运行，脏腑功能严重受损，进而引发一系列临床表现。

③脏腑功能失调：气脱证可影响全身多个脏腑，尤其是心、肺、脾、肾等脏器的功能。这些脏腑在维持人体生命活动中起着关键作用，一旦功能失调，则会导致严重后果。

（3）辨证要点

在辨证气脱证时，需要注意以下几点。

①观察神志变化：神志昏迷是气脱证的重要表现，需要密切关注患者的意识状态，以便及时判断病情严重程度。

②注意面色与脉象：面色苍白、脉象微细欲绝是气脱证的典型体征，需仔细观察并记录症状，以便进一步分析病情。

③分析病因与病机：在辨证过程中，要详细了解患者的病史、生活习惯等，以分析其病因和病机，从而制订针对性的治疗方案。

④综合判断：气脱证的临床表现较为复杂，需要综合考虑患者的症状、体征及病因、病机等方面，才能进行准确的辨证诊断。

4.气滞证

（1）临床表现

气滞证，是机体某一部位或脏腑的气机阻滞、运行不畅，出现气滞的一种表现。临床表现多种多样，主要体现在气机受阻，脏腑功能紊乱等方面。患者常感到身体某一部位胀闷不适，疼痛游走不定，情绪波动大，脉象、舌象也呈现出相应的变化。

①疼痛特点：气滞证患者常感到身体某部位胀闷不适，如胸胁、脘腹等。疼痛多呈游走性，无固定痛点，疼痛程度时轻时重。疼痛性质多为胀痛、窜痛或者攻痛，患者情绪起伏会加重疼痛。

②情绪影响症状：气滞证患者的症状常受到情绪的影响。情绪波动大，易怒、焦虑、抑郁等负面情绪均可导致症状加重。此外，患者还可能出现失眠、多梦等神经衰弱症状。

③脉象舌象变化：气滞证患者的脉象多为弦脉，即脉象如琴弦般紧绷有力。患者舌苔薄白或薄黄，舌质暗红或有瘀点。这些表现均反映出患者体内气机运行不畅、脏腑功能失调。

（2）证候分析

气滞证的证候分析要点主要包括：基本病因包括情志不舒，导致肝失疏泄，气机郁滞；饮食失调导致脾胃损伤，脾胃运化失常，气机不畅；外邪侵袭导致气机阻滞经络，气血运行受阻；外伤、痰饮、瘀血等病理产物阻滞经络，影响气机运行。

（3）辨证要点

在辨证气滞证时，需综合考虑患者的临床表现、情绪影响、脉象舌象变化以及病机原因。要重点观察胀闷疼痛的特点、情绪变化对症状的影响，以及脉象舌象的特异性表现。同时，结合患者的生活习惯、饮食情况等因素进行综合分析，以准确判断病机和证候类型。

5. 气逆证

（1）临床表现

气逆证是气机升降异常导致的一种证候。其临床表现多种多样，但主要表现为气机逆乱，脏腑功能紊乱。具体表现包括以下几个方面。

①咳嗽气喘：气逆证患者常表现为咳嗽、气喘，气息急促甚至呼吸困难。这是由肺气上逆，影响呼吸功能所致。

②恶心呕吐：患者可能出现恶心呕吐的症状，胃气上逆会导致胃内容物反流至食管，引起不适感。

③头痛眩晕：气逆证患者可能伴有头痛、眩晕等头部症状，这是因为气血上冲，影响头部血液循环。

④嗳气呃逆：患者可能出现频繁的嗳气、呃逆等症状，这由胃气不和，胃气上逆所致。

⑤其他症状：根据病情轻重和个体差异，患者还可能表现为胸闷、心悸、失眠、多梦等症状。

（2）证候分析

气逆证的形成多与情志失调、饮食不节、外感六淫等因素有关。其证候分析如下。

①情志失调：情绪不稳定、焦虑易怒等因素可能导致肝气郁结，气机疏泄失常，从而引发气逆证。

②饮食不节：暴饮暴食、过食生冷油腻的食物，可能使脾胃功能受损，导致胃气不和，进而出现气逆的症状。

③外感六淫：风、寒、暑、湿、燥、火等外感邪气侵袭人体，可能影响气机运行，进而引发气逆证。此外，脏腑功能失调也是气逆证的重要成因。如肺气虚弱、肾不纳气等，均可导致气机升降失常，形成气逆证。

（3）辨证要点

在辨证气逆证时，应注意以下几点。

①辨明脏腑病位：根据患者的具体临床表现，确定病位在肺、胃或其他脏腑，从而明确病变部位。

②区分虚实寒热：气逆证有虚实之分，实证多由情志失调、饮食不节等因素所致，虚证多由脏腑功能虚弱引起。同时，还要辨明寒热属性，以指导用药。

③注意兼症与并发症：气逆证患者可能伴有其他兼症或并发症，如咳嗽气喘患者可能伴有痰饮内停等。在辨证时，应综合考虑这些因素，以制订全面的治疗方案。

（二）血病辨证

1. 血虚证

（1）临床表现

血虚证是体内血液亏虚，脏腑百脉失养而引起全身一系列虚弱的证候。其临床表现主要有以下几方面。

①面色淡白无华：血虚会导致面部肌肤失养，面色淡白无华，缺乏红润光泽。

②唇舌爪甲色淡：唇舌爪甲作为血液循环的末梢，血虚时血液无法充分供应，故色

泽淡白。

③头晕心悸多梦：血虚不能上荣头目导致头晕；心血不足、心神失养则心悸多梦。

④手足发麻眼花：血虚不能滋养四肢及眼目，易引起手足发麻、视物昏花。

⑤月经量少色淡：女人血虚的时候，容易引起冲任失养，血海不足，从而导致经量少色淡。

（2）证候分析

①营血亏虚冲任不充：血虚证的基本病理是营血亏虚，导致冲任二脉失养，进而影响到女子的生殖功能。

②血海不足溢经量少：血虚导致血海不足，无法充盈经脉，故月经量减少。

③血虚赤色不足质稀：血虚时，血液颜色淡红，质地稀薄，这反映出血液成分和质量的改变。

④血虚不能上荣头面：血虚不能滋养头目，导致面色无华、头晕眼花等症状。

⑤血虚不能养心故少寐：心血不足、心神失养，故心悸失眠、多梦易醒。

（3）辨证要点

①面睑唇舌色淡：血虚证患者面部、眼睑、口唇及舌体色泽淡白，是血虚证的典型表现。

②爪甲淡白脉细：血虚证患者的指甲淡白无华，脉象细弱无力，这是血虚证的辅助诊断依据。

辨证时，需要结合患者的病史、症状和体征等多方面的信息，进行综合分析判断，这样才能保证辨证的准确可靠。治疗血虚证，应根据病情轻重及个体差异选用合适的中药方剂，同时也要注重饮食调养和情志调节，以达到标本兼治的目的。

2. 血瘀证

（1）临床表现

血瘀证指因为体内的血液运行不通畅，或者血液淤滞于脏腑经脉而引起的症状和体征。其主要临床表现包括以下几个方面。

①疼痛：疼痛是血瘀证最常见的症状，疼痛部位常见于胸胁、腹部、头面、四肢等，表现为刺痛、固定痛或夜间剧烈疼痛。

②肌肤症状：皮肤可出现紫斑、青紫、面色晦暗或黧黑，唇舌紫暗或有瘀点瘀斑，皮肤粗糙或干燥，部分可见静脉曲张。

③肢体症状：肢体麻木甚至半身不遂，舌体青紫或舌边有瘀点，舌强语謇或失语。

④脉象：脉象多表现为细涩、沉弦或结代。

（2）证候分析

血瘀证的证候分析主要涉及以下几个方面。

①病因病机：血瘀证多由情志不畅、饮食不节、劳逸失调、外伤等诸多因素，使气血运行不畅，血液瘀滞于脏腑经脉。其病机关键在于血行不畅，气血瘀滞。

②脏腑经络：血瘀证可影响全身脏腑经络，但以心、肝、肾三脏及脉络为主。心血瘀阻则胸痛心悸；肝血瘀滞则胁痛痞块；肾血瘀阻则腰痛尿血；脉络瘀阻则见半身不遂、肢体麻木等。

③体质因素：血瘀证的发病与个体体质有一定关系，如气滞血瘀体质者更易发生血

瘀证。

（3）辨证要点

在辨证血瘀证时，应抓住以下几个要点。

①疼痛特点：血瘀证的疼痛多为刺痛、固定痛或夜间痛重，疼痛部位固定不移。

②望诊体征：观察患者皮肤是否有紫斑、青紫、面色晦暗或黧黑等体征，以及舌象是否有紫暗、瘀点、瘀斑等表现。

③病史及诱因：了解患者是否有情志不遂、外伤、劳累等病史及诱因，这有助于判断血瘀证的病因及发病机理。

④脉象特点：血瘀证的脉象多表现为细涩、沉弦或结代，对于判断血瘀证的病情轻重及预后有一定帮助。

3. 血热证

（1）临床表现

血热证是热邪侵入血分，导致血液循环加快，血液温度升高的病理状态。临床表现多样，具体症状包括以下几点。

①皮肤表现：皮肤潮红，可见红色斑疹、丘疹或紫癜，常见于面部、颈部、四肢等部位。患者可能感到皮肤瘙痒、灼热或有刺痛感。

②情绪症状：患者往往烦躁不安，易怒易躁，甚至出现失眠、多梦等睡眠质量下降的情况。

③出血倾向：血热易导致血行不畅，患者可能出现鼻衄、齿衄、咯血、便血等出血症状。

④全身症状：包括发热、口干喜饮、小便短赤、大便干结、舌质红苔黄、脉数等。

（2）证候分析

血热证的证候形成，多与外感热邪、情志过度、过度食用辛辣等因素有关。具体分析如下。

①外感热邪：外感风热、暑热等邪气，侵入血分，导致血液循环加速，血热内生。血分指血液运行的范围与状态，与气分相对。血分的正常与否，关系到人体各脏腑组织的功能活动。

②情志过极：长期情志不畅，如愤怒、忧郁等，易导致肝气郁结，气郁化火，火热之邪侵及血分，形成血热证。

③饮食因素：过食辛辣、炙煿之品或长期饮酒，均可导致热邪内生，损伤血络，形成血热证。

（3）辨证要点

在辨证血热证时，需把握以下几个要点。

①辨热邪性质：血热证的热邪性质可分为实热与虚热。实热多因血热炽盛，虚热多由阴虚火旺所致。辨明热邪性质，有助于准确选用清热凉血或滋阴降火的治疗方法。

②辨病位所在：血热证可涉及多个脏腑，如心、肝、肺、胃等。根据临床表现，如心悸、失眠、烦躁等多与心火亢盛有关；头痛、目赤、口苦等多与肝火旺盛相关；咳嗽、咯血、胸痛等多与肺热炽盛有关；口渴、口臭、消谷善饥等多与胃火炽盛有关。辨明病位所在，有助于针对病因进行治疗。

③辨虚实夹杂：在血热证中，常见虚实夹杂的情况。如患者既有热邪炽盛的表现，又伴有气血不足、阴虚火旺等虚证症状。此时需综合考虑，既要清热凉血，又要兼顾补虚养阴，以达到标本兼治的目的。

4.血寒证

（1）临床表现

血寒证是中医临床上常见的证候之一，其主要表现为血液循环不畅，体内阳气不足，致使血液失去温暖，寒凝血脉。其具体临床表现如下。

①肢体冷痛：患者常感到四肢末端，如手指、脚趾等部位冷痛明显，尤其在冬季或天气寒冷时更为显著。

②肤色青紫：由于血液循环不畅，患者皮肤颜色可能出现青紫，尤其是面部、唇舌等末梢部位。

③月经异常：女性患者可出现月经迟迟不来，量少，颜色发暗或有血块，以及痛经等症状。

④疼痛固定不移：血寒证所致的疼痛通常位置固定，不随体位改变而变化，且痛感较为剧烈。

⑤畏寒喜暖：患者常常感到寒冷，喜温喜暖，对寒冷刺激较为敏感。

（2）证候分析

血寒证的证候分析主要涉及病因、病机和病理变化等方面。

①病因：血寒证多因体质虚弱、阳气不足或外感寒邪侵入血脉，导致血液失去温暖，出现寒凝血脉的病理状态。

②病机：阳气虚弱不能温煦血脉，致使血行不畅、血液凝滞，从而形成血寒证。

③病理变化：血寒证可导致血液循环障碍，组织缺氧，细胞代谢减缓，进而引起一系列的临床症状。

（3）辨证要点

在血寒证的辨证过程中，需要注意以下几点。

①观察症状：重点观察患者是否有肢体冷痛、肤色青紫、月经异常等典型症状，这些症状是判断血寒证的重要依据。

②辨析病因：需要辨析患者血寒证的病因，是体质虚弱还是外感寒邪，以便制订针对性的治疗方案。

③结合舌脉：观察患者舌苔脉象，舌质紫暗或有瘀斑，脉象沉迟或涩，有助于进一步明确诊断。

（三）气血同病辨证

气血同病辨证是中医临床辨证的重要内容，涉及气血的相互关系及病理变化。气虚血瘀证是气虚与血瘀并存的病理状态。气虚指机体正气不足，血瘀指血液运行不畅。此证多因久病耗气、年老体弱等因素导致气虚，无力推动血行，形成血瘀。临床表现可见乏力、气短、面色晦暗等症状。气血两虚证是气血同时不足的病理状态。此证多因久病不愈、失血过多、脾胃虚弱等因素导致气血生化无源，脏腑功能衰退。临床表现主要为面色无华、头晕目眩、心悸气短等。气不摄血证是气虚不能统摄血液，导致血溢脉外的病理状态。此证多因久病体虚、劳倦过度等因素导致气虚无力固摄血液。临床上主要表现为吐血、呕血、皮下出血等。气随血脱证是在大量出血时，气亦随之亡失的病理状态。此证多因外伤、崩漏等大量出血导致气血耗损。临床表现主要为面色苍白、四肢厥冷、大汗淋漓等危重症状。

1.气虚血瘀证

（1）临床表现

①面色淡白或晦滞：因气血不足或瘀阻，面部失去荣润，呈现苍白或暗沉。

②身倦乏力、少气懒言：气虚导致脏腑功能减退，能量不足，表现为体力不支、精神萎靡、不愿多言。

③自汗、心悸：气弱无法固摄津液，易出汗；心气不足则心悸。

④疼痛如刺，痛处固定不移：常见于胸胁部位，疼痛性质为刺痛，按压时加重，提示局部血行瘀阻。

⑤肢体麻木或僵硬：经络气血不畅，四肢失养，可伴麻木或活动受限。

⑥舌象与脉象：舌质淡暗或有紫斑，舌下静脉青紫；脉沉涩或细弱，反映气血运行不畅。

（2）证候分析

①病机本质：本虚标实，以气虚为本，血瘀为标。气虚无力推动血液运行，导致血行迟缓，瘀阻脉络，形成虚实夹杂的病理状态。

②气血互损：气为血之帅，气虚则血行无力，渐致血瘀；血瘀又可阻碍气机，加重气虚，形成恶性循环。

③脏腑关联：病变多累及心、肝，如胸胁疼痛与心脉瘀阻、肝气不舒相关；心悸胸闷则提示心气不足。

（3）辨证要点

①气虚与血瘀并见：需同时满足气虚（如乏力、气短）和血瘀（如刺痛、舌紫暗）的特征。

②疼痛特点：疼痛部位固定、性质如刺、拒按，是血瘀的典型标志。

③舌脉特征：舌淡暗或紫斑、脉沉涩是重要依据，尤其舌下静脉迂曲青紫为血瘀的直观表现。

④病程与诱因：多见于久病体虚、劳累过度或慢性疾病患者，符合“久病必虚”“久病入络”的规律。

2.气血两虚证

（1）临床表现

气血两虚证是中医学中常见的一种证候，机体主要表现为气血不足。患者常有以下几点表现。

①面色苍白无华：气血不足导致面部血液循环减弱，面色苍白甚至萎黄无华。

②神疲乏力：由于气血不足，脏腑功能减退，患者常感体力不支，神疲乏力，懒于言语。

③心悸失眠：心血不充，心神失养，以致心悸过度，失眠多梦。

④头晕目眩：气血亏虚，脑部供血不足，常有头晕目眩之感。

⑤舌淡苔薄白：舌象和脉象常表现为舌淡苔薄白，脉象细弱或虚大无力。

（2）证候分析

气血两虚证的形成，往往由长期的气血不足或消耗过度所导致。气血不足，脏腑经络失去濡养，功能减退，进而出现一系列的临床表现。其中，气虚主要表现为脏腑功能衰退，血虚主要表现为濡养作用减弱。

（3）辨证要点

在辨证气血两虚证时，应抓住以下要点。

①观察面色：面色苍白无华是气血两虚的重要表现，需结合其他症状进行综合判断。

②询问病史：了解患者的病史、饮食起居等情况，有助于判断气血两虚的原因。

③舌脉合参：舌淡苔薄白、脉象细弱或虚大无力，是气血两虚证的典型舌脉表现。

3.气滞血瘀证

（1）临床表现

气滞血瘀证是中医临床上常见的一种证候类型，其临床表现主要包括以下几点。

①疼痛：气滞血瘀患者常表现为疼痛部位固定不移，疼痛常在夜间加重，且疼痛性质多为刺痛、绞痛或胀痛，疼痛范围可涉及胸胁、腹部、腰背及四肢等部位。

②肿块：气滞血瘀患者可能出现体表或体内的肿块，质地较硬，推之不移。这些肿块多因气血瘀滞而成，常见于乳房、腹部、颈部等部位。

③面色晦暗：患者面色往往晦暗无光，甚至可出现青紫、瘀斑。这是因为气滞血瘀导致血液循环不畅，从而影响面色。

④舌质紫暗：患者舌质紫暗，或有瘀点、瘀斑，舌苔薄白或薄黄。舌象的变化反映了体内气血运行状况。

⑤脉象弦涩：脉象弦涩是气滞血瘀证的典型表现，弦脉反映气机郁滞，涩脉则表明血行不畅。

（2）证候分析

气滞血瘀证的形成，多与情志不畅、饮食失调、外邪侵袭等因素有关。情志不畅导致气机郁滞，气机不畅则影响血行，血行不畅则形成血瘀。饮食失调，损伤脾胃，运化失职，导致气血生化不足，血行缓慢而形成血瘀。外邪侵袭，损伤脉络，气血运行受阻，亦可形成血瘀。

在病机上，气滞与血瘀互为因果，相互影响。气滞可致血瘀，血瘀又可加重气滞。此外，气滞血瘀证还可影响其他脏腑功能。

（3）辨证要点

在辨证气滞血瘀证时，应把握以下几个要点。

①疼痛特点：疼痛是气滞血瘀证的主要表现，其特点是刺痛、绞痛或胀痛，疼痛部位固定不移，夜间加重。

②肿块特征：体表或体内的肿块，质地较硬，推之不移，这些都是气滞血瘀证的典型征象。

③舌脉表现：舌质紫暗或有瘀点、瘀斑，脉象弦涩，这是气滞血瘀的典型舌脉表现。

④结合其他症状：在辨证时，还应结合患者的其他症状，如面色晦暗、心悸失眠、肢体麻木等，以全面分析病情。

4.气不统血证

（1）临床表现

①多部位出血：常见皮下紫斑、鼻衄、齿衄、吐血、便血、尿血、月经过多或崩漏等，出血颜色多暗淡。

②全身虚弱：神疲乏力、少气懒言、倦怠嗜卧、动则气短。

③面色与舌脉：面色苍白或萎黄，舌质淡白，苔薄白，脉细弱或虚大无力。

（2）证候分析：

①病因病机：脾气虚弱，统摄血液功能失职，导致血不循经而溢于脉外。

②脾虚为本：脾主统血，脾气虚则固摄无权，血液失于约束。

③气血互损：气虚日久导致血虚，血虚又加重气虚，形成恶性循环。

④脏腑受累：脾虚可波及心、肝、肾，如心气不足加重心悸，肾气不固致尿血。

⑤虚实夹杂：若出血未及时控制，可进一步发展为气血两虚或阴阳两虚。

（3）辨证要点

①出血症状与气虚症状同时存在，且出血无明显热象（如血色鲜红、舌红脉数）。

②舌脉特征：舌淡白、苔薄，脉细弱或虚大无力，舌下静脉无明显迂曲。

③多见于慢性病、体弱或长期失血患者，符合“久病多虚”的规律。

5.气随血脱证

（1）临床表现

①突发大出血：如外伤出血、崩漏、产后大出血、内脏破裂出血等，表现为大量血液外溢。

②面色苍白或青灰：气血骤脱，面部失荣，呈现无华或青紫。

③大汗淋漓：阳气外脱，津液失固，冷汗如珠。

④四肢厥冷：阳气不达四末，手足冰冷甚至僵硬。

⑤呼吸微弱或急促：宗气不足，呼吸功能衰竭。

⑥意识障碍：轻者神情淡漠，重者晕厥、昏迷。

⑦舌脉：舌质淡白无华，舌苔薄或无苔；脉微细欲绝或浮大而散。

（2）证候分析

①气血互根失衡：血为气之母，气依附于血。大量失血导致气无所依，阳气随之暴脱，形成“气血并脱”的危急状态。

②阴阳离决风险：气脱则阳亡，若未及时救治，可发展为休克或死亡。

③气脱加剧血脱：气不摄血，加重出血；血脱进一步耗气，形成恶性循环。

④脏腑功能衰竭：心阳衰则脉微欲绝，肺气绝则呼吸微弱，肾气败则四肢厥冷。

（3）辨证要点

①大出血与气脱并存：同时存在急性失血和阳气暴脱症状。

②病程急骤：起病突然，病情进展迅速，多见于外伤、产后等突发性失血事件。

四、辨津液证候

辨津液证候是中医诊断学中的一个重要环节，主要包括津液不足和津液输布排泄障碍两方面。

1.痰证

痰证是中医临床上常见的证候之一，主要表现为体内痰湿内生或外感痰湿之邪，导致痰浊阻滞气机，引起一系列的临床症状。痰证的发生与多种因素相关，例如脏腑功能紊乱、感染外邪等。

（1）临床表现

痰证的临床表现多种多样，主要有以下几个方面。

①咳嗽咳痰：患者常表现为咳嗽频繁，咳声重浊，痰量多且黏稠，难以咳出。痰的颜色可因病情不同而有所差异，一般为白色或黄色。

②胸闷气短：痰浊阻滞气机，导致胸中气机不畅，患者常感胸闷、气短，活动后加重。

③苔腻脉滑：舌苔常表现为厚腻或滑腻，脉象多为滑脉或弦滑脉。

④其他症状：根据个体差异和病情轻重，痰证患者还可能出现食欲不振、头晕目眩、肢体沉重等症状。

（2）证候分析

痰证的证候分析主要基于中医理论，下面从病因、病机和脏腑功能等方面进行分析。

①病因分析：痰证的发生多与外感湿邪、饮食不节、情志失调等因素有关。湿邪侵袭人体或饮食不当导致脾胃受损，运化失常，均可产生痰湿。此外，情志失调也可影响气机运行，导致痰浊内生。

②病机分析：痰证的病机主要为痰湿阻滞气机。痰湿内生后易阻滞气机，导致气机不畅，脏腑功能失调。痰浊可随气机升降出入于全身各处，引起多种症状。

③脏腑功能分析：痰证与多个脏腑功能失调密切相关，如肺、脾、肾。肺失宣降则容易生痰；脾虚运化失职则痰湿内生；肾虚水液代谢失常也易产生痰湿。

（3）辨证要点

在辨证痰证时，医生需注意以下几个方面。

①辨痰色痰质：痰的颜色和质地可反映病情的轻重和病因。白色痰多为寒湿，黄色痰多为湿热，黏稠痰多为痰热，稀薄痰多为痰湿。医者需根据痰的色和质来判断病因和病情。

②辨伴随症状：痰证患者常伴随其他症状，如咳嗽、胸闷、气促等。医者需结合伴随症状进行综合分析，以明确病情。

③辨舌脉：舌苔和脉象是反映痰证的重要体征。医者需仔细观察患者的舌苔和脉象，以判断痰证的虚实和病情的轻重。

④辨脏腑虚实：痰证的发生与多个脏腑功能失调有关，医者需根据患者的症状和体征，判断是哪个脏腑功能失调导致痰证的发生，从而制订针对性的治疗方案。

2.饮证

饮证是中医证候之一，其临床表现多样，涉及多个脏腑和部位。其主要特征为体内水液代谢失常，导致水湿内停，形成饮邪。患者常出现咳嗽、气喘、胸闷、心悸、胃肠症状以及肢体浮肿酸困等症状。

（1）临床表现

①咳嗽气喘痰稀：饮证患者常出现咳嗽症状，表现为咳嗽声重浊，痰液量多且稀薄。这是由饮邪阻滞肺气，导致肺气宣降失常所致。同时，患者可能伴有气喘，呼吸短促，活动后加重。这些症状是饮邪阻碍气机，影响肺脏功能的表现。

②胸闷心悸不适：饮邪阻滞胸中气机，可导致患者出现胸闷症状。患者常感胸部憋闷，呼吸不畅。此外，饮证还可能影响心脏功能，导致心悸、心律不齐等症状。这些症状是饮邪干扰心肺气机，影响气血运行的表现。

③胃肠症状分析：饮邪内停，可影响脾胃运化功能，使患者出现肠胃的症状。常见临床症状有食欲下降、腹胀腹泻、恶心呕吐等。这些症状是脾胃受损，运化失职的表现。同时，饮邪还可能影响水液代谢，导致水肿、小便不利等症状。

④肢体浮肿酸困：饮邪阻滞气机，导致水液代谢失常，患者可能出现肢体浮肿的症状。浮肿多见于下肢，表现为皮肤肿胀、发亮，按之凹陷。同时，患者可能感到肢体酸困，活动不便。这些症状是由饮邪内停，阻滞气血运行，导致水湿泛滥所致。

⑤苔白滑脉弦象：饮证患者的舌苔常表现为白而滑腻，这是由于饮邪内停，湿浊之气上泛所致。脉象方面，患者多表现为弦脉或滑脉，反映了饮邪阻滞气机的病理状态。苔白滑，脉弦象是饮证患者常见的舌脉特征。

（2）证候分析

饮证作为中医临床中常见的证候，其发生与体内水液代谢失常密切相关。

①饮停部位与症状：饮邪可停聚于体内不同部位，引起相应的症状。例如，饮停于肺，则表现为咳嗽气喘、痰稀量多；饮停于胃，则出现恶心呕吐、食欲不振等症状；饮停于肠，则导致腹胀腹泻、肠鸣音亢进等。此外，饮邪还可停聚于胸胁、四肢等部位，引起胸胁胀满、肢体浮肿等症状。

②饮邪对脏腑影响：饮邪内停，不仅对进行水液代谢的脏腑，如肺、脾、肾等有直接影响，还对其他脏腑的功能有间接影响。如饮邪阻滞肺气，可导致肺失宣降；影响脾胃运化，则出现纳呆腹胀；干扰肾主水液代谢，则引起小便不利等。这些脏腑功能的失调，进一步加剧了饮证的症状表现。

③饮邪阻滞气机表现：饮邪内停，必然阻滞气机，导致气机升降出入失常。患者常表现为胸闷、气短、呼吸不畅等症状。同时，气机阻滞还可影响气血运行，导致局部疼痛、麻木等不适。

④饮邪内阻与头目眩晕：饮邪内阻，上犯清窍，可致头目眩晕。这是由于饮邪干扰清阳之气上升，导致头目失养。患者常感头晕目眩，严重时甚至可出现站立不稳、视物模糊等症状。

⑤饮邪导致的舌脉变化：饮证患者的舌脉变化也是证候分析的重要依据。饮邪内停的患者常表现为舌苔白滑或腻，反映了体内湿浊之气的存在。饮邪阻滞气机，患者多表现为弦脉或滑脉，弦脉主痛主饮，滑脉主痰主食滞。

（3）辨证要点

在辨证饮证时，医者需综合考虑患者的症状、体征以及舌脉变化。

①要明确饮邪的停聚部位及其引起的相应症状。

②要分析饮邪对脏腑功能的影响。

③要结合舌脉变化，判断饮邪的性质及病情的轻重。

④针对不同的饮证类型，采取相应的治疗方法，如温化寒饮、清热化痰等，以祛除饮邪，恢复脏腑功能。通过综合分析，医者能够准确辨证，为制订有效的治疗方案提供依据。

3.水停证

（1）临床表现

水停证是中医临床上的常见证候之一，主要表现为人体内水液代谢异常，导致水湿内停。患者常出现肢体浮肿、小便不利、腹大胀满等症状，同时伴有舌淡苔白等舌象变化。这些症状和体征是水停证的主要临床表现，对于诊断和辨证具有重要的指导意义。

①肢体浮肿：水停证患者最常见的体征之一是肢体浮肿。这种浮肿多表现为皮肤肿胀、发亮，按之凹陷，且往往以下肢为甚。这是由于水湿内停，阻滞气机，使气血运行不畅，水液无法正常排出而积聚于肌肤之间所致。

②小便不利：小便不利是水停证的又一重要表现。患者常感到排尿不畅，尿量减少，甚至出现尿闭。这是由于水湿内停，阻滞膀胱气化功能，使尿液排出受阻。小便不利不仅反映了水液代谢的失常，也是水停证病情加重的重要标志。

③腹大胀满：部分水停证患者还会出现腹大胀满的症状。患者自觉腹部胀满不适，严重者甚至可出现腹部膨隆。这是由于水湿内停，阻滞气机，使气机升降失常，腹部气机壅滞所致。腹大胀满提示水湿已影响到脾胃的运化功能。

④舌淡苔白：水停证患者的舌象多表现为舌淡苔白。舌淡反映了气血不足，苔白则代表水湿内蕴。舌淡苔白的舌象变化，是水停证患者体内水湿内停、气血运行不畅的直观体现。

（2）证候分析

水停证的证候分析主要基于中医理论，下面从病因、病机和脏腑功能等方面进行分析。

①病因：水停证多因外邪内侵、脏腑功能失调等因素导致水液代谢失常。

②病机：水湿内停，阻滞气机，影响气血运行和脏腑功能。

③脏腑功能：水停证与肺、脾、肾等脏腑功能失调密切相关。

水停证的发生与外邪内虚密切相关。外邪如风寒湿热等侵袭人体，可影响水液代谢；内虚指脏腑功能失调。外邪内虚相互影响，共同导致水停证的发生。

（3）辨证要点

在辨证水停证时，医者需注意以下几个要点。

①要仔细观察患者的症状和体征，尤其是关肢体浮肿、小便不利、腹大胀满等典型表现。

②要结合舌象变化进行分析，舌淡苔白是水停证的典型舌象。

③应综合分析病因、病机及脏腑功能紊乱等诸多因素，辨明证候类型和病情的

轻重。

4.津液亏虚证

（1）临床表现

津液亏虚证是中医证候学中的一种病理状态，主要表现为体内津液的不足或丧失。患者常有以下表现。

①口干咽燥：唾液分泌减少，口腔及咽喉部位干燥不适，严重时影响进食和言语。

②皮肤干燥：皮肤失去光泽，变得粗糙、脱屑，甚至出现瘙痒或裂纹。

③尿少便干：尿液减少且颜色偏深，大便干燥，排便困难。

④眼睛干涩：眼部分泌物减少，眼球转动不灵活，视物模糊，易产生疲劳感。

⑤精神疲乏：于津液不足，导致身体机能下降，患者常感到精神不振、乏力倦怠。

此外，津液亏虚还可能表现为心悸、失眠、舌质红绛、苔少或无苔等症状，具体表现因个体差异而不同。

（2）证候分析

津液亏虚证证候的形成，多因热病伤津、饮食不节、情志失调等因素导致。其证候分析如下。

①热病伤津：高热或久病消耗体内津液，导致津液亏虚。

②饮食不节：长期饮食偏辣、偏燥，或饮水不足，均易导致津液亏虚。

③情志失调：情志内伤，过度忧思、焦虑，易耗伤阴液，造成津液不足。

在证候发展过程中，津液的不足会导致机体各部位失去滋润和濡养，进而出现上述临床表现。

（3）辨证要点

在辨证津液亏虚证时，需结合患者的临床表现、舌象、脉象等信息进行综合分析。以下为辨证要点。

①观察症状：重点观察患者是否有口干咽燥、皮肤干燥、尿少便干等津液不足的症状。

②查看舌象：舌质红绛、苔少或无苔，为津液亏虚的典型舌象。

③把握脉象：脉象细数，为阴虚内热之象，有助于判断是否为津液亏虚证。

在辨证过程中，还需注意排除其他类似证候的干扰，如血虚证、阴虚证等，以便准确诊断津液亏虚证。

第四节　脏腑辨证

脏腑辨证是临床上使用最多的一种辨证方法，是以脏腑的生理、病理为依据，综合分析四诊（望、闻、问、切）所得的病情资料，从而判断疾病所在的脏腑部位、病因、病性等，为临床治疗提供依据的一种辨证方法。它的特点是结论具体，定位、定性清楚，指导治疗明确。脏腑辨证的理论基础主要包括脏象学说和气血津液理论。脏象学说阐述了脏腑的生理功能及其相互关系，而气血津液理论则解释了人体生命活动的基本物质及其运行规律。这些理论为脏腑辨证提供了坚实的理论基础。脏腑辨证的基本方法是根据患者的症状、体征，结合脏腑的生理功能和病理特点进行分析判断。脏腑辨证的具体内容包括脏病辨证、腑病辨证及脏腑兼病辨证等。以下是一些常见的脏腑辨证类型及其临床表现。

一、辨心病证候

在中医理论中，心被视为“五脏六腑之大主”，其位置被描述为位于胸中，膈膜之上。这里的“心”并非单纯指解剖结构上的心脏，而是涵盖了更为广泛的功能概念。从解剖学角度来看，心脏位于胸腔中纵隔内，两肺之间而偏左，被心包所包裹。

心主血脉，主神志，开窍于舌。心的病理变化涉及多个方面。首先，心主阳气、主血脉、主神志，因此其病理变化首先体现在阳气的亏损上，随后可能影响血脉和神志。以下为具体的病理变化。

1.心血虚证

（1）临床表现

①心悸怔忡：患者感觉自己心跳加快或减慢，有时伴有心慌不安，情绪紧张时更为明显。

②失眠多梦：心血不足，心神失养，导致睡眠质量下降，表现为入睡困难、易醒多梦，严重时可能导致失眠。

③健忘：记忆力减退，容易忘记事情，尤其是近期发生的事情。

④面色淡白无华或萎黄：心血不足，面部血液供应减少，表现为面色苍白无华或萎黄。

⑤唇舌色淡：舌为心之苗，心血不足则舌体失养，表现为舌色淡白。

⑥脉细弱：心血虚则脉象细弱无力，有时可伴有结代脉。

（2）证候分析

心血虚证的证候分析主要围绕心血不足、心神失养两个方面展开。心血不足的原因可能包括先天禀赋不足、后天失养、劳累过度、久病耗伤等因素。心神失养则表现为心神不宁、烦躁不安、精神萎靡等症状。此外，心血虚还可导致其他脏腑功能失调，如脾失健运、肝失疏泄等，从而形成虚实夹杂的复杂证候。

（3）辨证要点

心血虚证的辨证要点主要包括以下几个方面。

①辨病位：心血虚证主要病位在心，症状表现有心悸、失眠、健忘等。

②辨虚实：心血虚证为虚证，主要表现为正气不足，而非邪气亢盛。

③辨轻重：心血虚证的轻重程度可因个体差异而异，轻者症状较轻，重者症状明显，影响生活质量。

④辨兼证：心血虚证可伴有其他脏腑功能失调的症状，如脾失健运导致的食欲不振、肝失疏泄导致的情志抑郁等。因此，在辨证时需综合考虑患者的整体情况，避免遗漏重要信息。

综上所述，心血虚证的临床表现主要包括心悸怔忡、失眠多梦、健忘等症状，证候分析需围绕心血不足、心神失养进行，辨证要点则包括病位、虚实、轻重及兼证等方面。同时，加强患者的心理疏导和生活调护，也有助于改善心血虚证的症状表现。

2.心阴虚证

（1）临床表现

①心悸：患者常感心跳异常，或快或慢，或有力或无力，有时伴有胸闷、气短等症状。

②失眠多梦：患者夜间难以入睡，或睡眠不实，易醒，梦多，睡眠质量差。

③头晕目眩：患者常感头目眩晕，视物模糊，严重者甚至出现晕厥。

④口燥咽干：患者口舌干燥，咽喉不适，常需饮水以缓解。

⑤手足心热：患者手足心常有发热感，有时伴有出汗。

⑥盗汗：患者夜间睡眠时出汗，醒后汗止。

（2）证候分析

心阴虚证的形成多与劳神过度、耗伤阴液或失血过多、久病体虚等因素有关。阴液亏损，心失所养，故见心悸；阴虚则阳亢，虚热内生，扰动心神，故失眠多梦；阴液不足，头目失养，故见头晕目眩；阴液不润，故见口燥咽干；阴虚内热，故见手足心热、盗汗。

（3）辨证要点

①抓住核心症状：心悸、失眠多梦、头晕目眩、口燥咽干、手足心热、盗汗等是心阴虚证的核心症状，这些症状的出现对于诊断心阴虚证具有重要意义。

②结合全身症状：在诊断心阴虚证时，还应结合全身症状进行分析，如患者是否有面色潮红、舌质红绛、少苔或无苔、脉细数等阴虚内热的体征。

③排除其他证候：在诊断心阴虚证时，还需注意排除其他类似证候，如心血虚证、心阳虚证等，以免误诊误治。

3.心气虚证

（1）临床表现

①心悸：患者常感到心中悸动不安，有时伴有心跳加快或心跳不规律。

②气短：患者感觉呼吸短促，稍一活动即感气不够用，需要休息。

③乏力：全身疲乏无力，活动后更加明显，严重时甚至无法站立或行走。

④面色苍白：面部肤色苍白无华，缺乏光泽。

⑤自汗：无故出汗，尤其是活动后或劳累时。

此外，心气虚证患者还可能出现失眠多梦、健忘、头晕目眩等症状。这些症状可能因个体差异而有所不同，但总体上反映了心脏功能减退的状态。

（2）证候分析

心气虚证的证候分析主要从以下几个方面进行。

①病因病机：心气虚证多因先天禀赋不足、年老体衰、久病耗伤等因素导致心脏气血亏虚，功能减退。此外，劳累过度、情志失调等也可诱发或加重心气虚证。

②脏腑关系：心主血脉，血液的循环依靠心气的推动力。心气虚则血脉流通不畅，全身各脏腑得不到充足的血液滋养，导致脏腑功能减退。

③阴阳失调：心气虚证往往伴随阴阳失调，阳气不足则温煦推动无力，阴气偏盛则易生寒象。

（3）辨证要点

①以心悸、气短、乏力为主要症状，这些症状是诊断心气虚证的重要依据。

②注意面色、舌象和脉象的变化。心气虚证患者面色多苍白无华，舌淡苔薄白，脉象多为虚弱无力。

③结合患者的病史、体质和生活习惯等综合分析。了解患者是否有先天禀赋不足、久病耗伤等因素，以及是否存在劳累过度、情志失调等诱因。

通过以上三个方面的辨证分析，可以较准确地判断患者是否患有心气虚证，并制订相应的治疗方案。在治疗过程中，应注重补益心气、调和阴阳、调整脏腑功能等方面，以期达到恢复心脏功能、改善患者生活质量的目的。同时，患者也应注意保持良好的生活习惯和心态，避免过度劳累和情志失调，以促进病情的好转。

4.心阳虚证

（1）临床表现

①心悸怔忡：患者感到自己心跳异常，心慌烦躁，不能自主。心跳或快或慢，心跳时重时轻，甚至出现持续性的心慌。

②胸闷胸痛：患者胸部常感闷胀不适，或伴有疼痛感，疼痛部位常固定不移，劳累或情绪激动时疼痛加剧。

③畏寒肢冷：患者常感畏寒怕冷，四肢不温，即使在温暖的环境中也无法缓解。

④神疲乏力：患者精神状态差，容易疲劳，即使休息也难以恢复体力。

⑤面色苍白：患者面色苍白无华，口唇色淡，舌体胖嫩，苔白。

（2）证候分析

①心阳推动无力：心阳虚弱，导致心脏搏动无力，血液循环不畅，进而引发心悸怔忡、胸闷胸痛等症状。

②温煦功能减退：心阳不足，失去温煦作用，致使全身脏腑机能减退，畏寒肢冷、神疲乏力等症状随之出现。

③血运障碍：心阳推动无力，血液运行不畅，造成血瘀，面色苍白、舌体胖嫩、苔白等均为血运障碍的表现。

④卫外不固：心阳虚弱，卫气不足，机体抵抗力下降，容易受到外邪侵袭。

（3）辨证要点

在心阳虚证的辨证过程中，应把握其以心悸怔忡为主的特征。心悸怔忡是心阳虚证的主要表现，其他症状多围绕此展开。因此，在辨证时应以心悸怔忡为重要依据。兼见阳虚症状，即除了心悸怔忡外，患者还应具备畏寒肢冷、神疲乏力等阳虚症状。这些症状的出现，更加确定了心阳虚证的诊断。

5.心阳暴脱证

（1）临床表现

①心悸怔忡：患者常感心悸不安，心跳快速而有力，甚至自觉心跳欲出胸膛。

②胸闷气短：患者常感胸闷，呼吸短促，气短，甚至呼吸困难。

③冷汗淋漓：突发全身大汗淋漓，尤其是额部和手心，伴有体温不升或降低。

④面色苍白或青紫：患者面色突然苍白或青紫，口唇、指甲紫绀。

⑤神志改变：轻者神情淡漠，重者出现意识模糊、昏迷等神志改变。

⑥四肢厥冷：患者四肢冰冷，末梢循环障碍，严重者甚至可出现厥脱现象。

（2）证候分析

①心阳衰竭：心阳是人体生命活动的原动力，当心阳衰竭时，心脏的泵血功能受到严重影响，导致全身血液循环障碍。此时，患者会出现心悸怔忡、胸闷气短等症状。

②阳气欲脱：阳气是人体生命活动的外在表现，当心阳暴脱时，阳气欲脱，全身机能急剧下降。此时，患者常出现冷汗淋漓、面色苍白或青紫、四肢厥冷等症状。同时，阳气欲脱也会影响神志，导致患者出现神志改变。

（3）辨证要点

①辨病情轻重：心阳暴脱证的病情轻重不一，轻者可通过及时救治恢复，重者可能危及生命。因此，在辨证过程中，需要仔细辨别病情的轻重程度，以便采取相应的治疗措施。

②辨病因病机：心阳暴脱证的病因复杂多样，外感六淫、内伤七情等均可导致心阳受损。在辨证过程中，需要结合患者的病史、症状及体征等综合分析，以明确病因病机。

③辨伴随症状：心阳暴脱证常伴随其他脏腑功能失调的症状，如脾肾阳虚、肝肾阴虚等。在辨证过程中，需关注这些伴随症状。

6.心火亢盛证

（1）临床表现

①心烦失眠：心火亢盛证患者常感到心烦意乱，难以平静。这种烦躁情绪会影响睡眠质量，导致失眠或多梦。由于心主神志，心火过旺会扰动心神，患者难以入眠。长期失眠又会进一步加重心烦症状，形成恶性循环。

②口舌生疮：心火上炎，口舌受灼，患者常出现口舌生疮、溃疡等症状。这些溃疡疼痛明显，影响进食和说话。同时，由于心火内扰，患者还可能伴有口干、口苦等不适感。

③尿黄赤痛：心火亢盛导致热邪下注膀胱，影响尿液的正常排泄。患者尿液呈黄色或赤黄色，排尿时感到尿道灼热、疼痛。这种症状反映了心火亢盛对泌尿系统的影响。

④口渴便秘：心火亢盛证患者由于热邪灼伤津液，常感到口渴。同时，肠道受热邪影响，蠕动减缓，导致便秘。这些症状进一步加剧了患者的不适感。

（2）证候分析

心火亢盛证的证候分析主要围绕情志火热内侵和脏腑功能失调两个方面进行。

①情志因素如情绪烦躁、焦虑等可导致心火过旺。情志因素在心火亢盛证的发病中起着重要作用。长期的情绪烦躁、焦虑等负面情绪可导致心火内扰，进一步加剧症状。因此，在治疗过程中，应关注患者的心理状态，通过心理疏导、调节情绪等方法缓解情志因素对病情的影响。

②脏腑功能失调则可能表现为心火亢盛，影响其他脏腑的正常功能。

③外感热邪、饮食不节等因素，也可能诱发或加重心火亢盛证。

（3）辨证要点

心火亢盛证的辨证要点主要包括以下几个方面。

①根据患者的临床表现，如心烦失眠、口舌生疮等，初步判断是否存在心火亢盛的

可能。

②结合患者的体质、生活习惯等因素，分析心火亢盛的成因。

③通过望闻问切四诊合参，综合判断患者的病情，制订合适的治疗方案。

7.心脉痹阻证

（1）临床表现

①心痛：患者常感心胸部位疼痛，疼痛性质可为闷痛、刺痛或绞痛，发作时间不定，可持续数分钟至数小时不等。疼痛可放射至肩背、手臂等部位。

②心悸：患者自觉心中悸动不安，心跳加速，严重时可有濒死感。

③胸闷：患者胸部感觉憋闷，呼吸不畅，常伴有气短、喘息等症状。

④舌脉异常：患者舌质发紫或有瘀点、瘀斑，脉象多为弦涩或结代。

⑤其他症状：如面色苍白、自出冷汗、四肢厥冷等全身症状。

（2）证候分析

心脉痹阻证的证候形成，多与心血瘀阻、心气不足、心阳不振等因素有关。具体分析如下。

①心血瘀阻：多因情志失调、劳倦过度、饮食不节等因素导致心脉受损，血行不畅，形成瘀血，痹阻心脉。

②心气不足：心气是推动血液运行的动力，心气不足则血行无力，容易导致心脉痹阻。

③心阳不振：心阳具有温煦血脉、推动血液运行的作用，心阳不振则血脉失于温煦，血行凝滞，导致心脉痹阻。

（3）辨证要点

①辨疼痛性质：心痛是心脉痹阻证的主要症状，需仔细辨别疼痛的性质、部位及持续时间，以区分不同的病因病机。

②辨伴随症状：心悸、胸闷、舌脉异常等症状是心脉痹阻证的常见伴随表现，需结合其他症状进行综合分析。

③辨体质因素：患者的体质因素也是影响心脉痹阻证发展的重要因素，如年老体弱、久病体虚等患者更易出现心脉痹阻证。

④辨病程长短：病程的长短对于判断病情轻重及预后具有重要意义，病程较长者往往病情较重，预后较差。

8.痰蒙心神证

（1）临床表现

①神志昏糊错乱：患者常出现神志不清、意识模糊的状态，表现为思维混乱、行为异常，甚至可能出现嗜睡或短暂的昏迷。

②头重胸闷健忘：患者常感到头部沉重如裹，伴有胸闷不舒，记忆力减退，注意力不集中等症状。

③言语颠倒失常：患者可能出现言语不清、词不达意、语无伦次，甚至会出现胡言乱语、喃喃自语的现象。

④痰浊内停表现：患者往往有咳嗽、痰多、喉中痰鸣等痰浊内停的症状，同时可能伴有食欲不振、大便溏泄等脾胃功能失调的表现。

（2）证候分析

①痰浊蒙蔽心窍：痰浊之邪，易阻滞气机，蒙蔽心窍，导致心神失守，出现神志昏糊、思维混乱等症状。

②痰浊闭阻神明：痰浊内停，阻碍清阳之气上升，神明失养，故出现头重胸闷、健忘等症状。

③肝风挟痰发作：在痰浊蒙蔽心神的基础上，若伴有肝风内动，则可出现言语颠倒失常、抽搐痉挛等症状。

④清阳不升浊气泛：痰浊内阻，导致清阳之气不能上升；浊气上泛，从而引发头重胸闷、嗜睡等临床表现。

（3）辨证要点

①抑郁痴呆症状：患者在神志昏糊错乱的同时，常伴有郁郁寡欢、表情淡漠、痴呆无知等情绪和行为上的异常表现。

②痰浊内盛之征：痰浊内盛是痰蒙心神的重要病理基础，因此，在辨证过程中应重点观察患者是否存在咳嗽痰多、喉中痰鸣、苔腻脉滑等痰浊内盛的典型症状。

此外，在辨证过程中还需注意结合患者的体质、年龄、性别等因素进行综合判断，以便准确把握痰蒙心神的证候特点，为制订合理有效的治疗方案提供依据。

9.痰火扰神证

（1）临床表现

①神志异常：患者可能出现烦躁不安、心神不宁、易惊易怒、甚至狂躁妄动、胡言乱语等神志异常的症状。

②失眠多梦：痰火扰神可导致睡眠障碍，患者往往夜寐不安，失眠多梦，睡眠质量差。

③头晕目眩：痰火上扰，清阳不升，患者常感头晕目眩，视物模糊，甚至可能出现幻觉。

④口干口苦：痰火内蕴，热邪伤津，故患者常感口干口苦，口中黏腻不爽。

⑤舌红苔黄腻：痰火扰神证患者舌象多表现为舌红苔黄腻，脉象滑数。

（2）证候分析

痰火扰神证的证候分析主要围绕痰浊与火热两个方面进行。

①痰浊内蕴，郁而化热，痰火互结，是本病的主要病理机制。痰浊阻滞气机，扰乱神明，导致心神不宁，神志异常。

②火热之邪耗伤津液，致使口干口苦，舌红苔黄腻。痰火互结，上扰清窍，故见头晕目眩，视物模糊。

（3）辨证要点

①辨神志：痰火扰神证以神志异常为主要表现，应仔细辨别患者的神志状况，以确定是否为痰火扰神证。

②辨舌脉：痰火扰神证患者舌象多表现为舌红苔黄腻，脉象滑数。这是诊断痰火扰神证的重要依据。

③辨兼症：痰火扰神证常可兼见咳嗽痰多、胸闷憋气等痰浊内蕴的症状，以及口干口苦、小便黄赤等火热内盛的症状。这些兼症有助于进一步确定证候类型。

二、辨小肠病证候

小肠病的证候主要根据具体疾病来分析和描述。

1.肠梗阻

（1）临床表现

①腹痛：当肠道内发生梗阻时，肠道内容物通过受阻，肠管痉挛收缩，导致腹部出现阵发性或持续性疼痛。疼痛的部位和性质因梗阻部位和程度而异，多表现为绞痛或胀痛。

②呕吐：肠梗阻时，肠内容物反流入胃，引起呕吐。呕吐物开始为胃内容物，随着梗阻时间的延长，可能出现胆汁、肠液等。

③腹胀：由于肠道内容物积聚和肠道扩张，患者会出现明显的腹胀。

④停止排气排便：肠梗阻时，肠道内容物无法继续向下推进，因此患者停止排气排便或排便量明显减少。此外，肠梗阻患者还可能出现体温升高、心率加快、血压下降等全身表现，严重者可出现休克。

（2）证候分析

肠梗阻的证候分析主要从病因、病位两方面入手。

①病因：肠梗阻可由肠道内异物、炎症、肿瘤等多种原因引起。

②病位：肠梗阻可发生于小肠或大肠的不同部位，临床表现因部位不同而有所差异。

不同类型的肠梗阻，其证候表现和治疗原则也有所不同。

（3）辨证要点

①辨病因：首先要明确肠梗阻的病因，是由肠道内异物、炎症、肿瘤还是其他原因引起。这有助于针对病因进行相应的治疗。

②辨病位：其次要确定肠梗阻的具体部位，判断是在小肠还是大肠，以及具体在哪个部位。这有助于判断病情的严重程度和预后。

③辨病性：再次要分辨肠梗阻的类型，是机械性、动力性还是血管性肠梗阻。不同类型的肠梗阻，其治疗原则和方法有所不同。

④辨症状：最后要仔细观察患者的临床表现，包括腹痛、呕吐、腹胀、停止排气排便等症状，以及全身表现，如体温升高、心率加快等。这些症状有助于判断病情的轻重缓急，指导治疗方案的制订。

2.小肠炎

（1）临床表现

小肠炎是小肠黏膜发生炎症的一种疾病，其临床表现因炎症程度、病因及个体差异而有所不同。以下是常见的临床表现。

①腹痛：小肠炎患者常出现腹痛，表现为阵发性或持续性的绞痛或隐痛，腹痛部位多位于脐周或下腹部。腹痛程度轻重不一，严重者可影响日常活动。

②腹泻：腹泻是小肠炎的常见症状之一，患者大便次数增多，大便性状多为水样、糊状或黏液便。腹泻程度也因个体差异而异，严重者可出现水样便或血便。

③恶心与呕吐：一部分患者会发生恶心、呕吐的症状，呕吐物多为胃内容物，可能伴有胆汁。

④发热：炎症反应可导致患者出现发热症状，体温可升高至中等程度。

此外，患者还可能出现食欲减退、乏力、体重下降等全身症状，严重者可出现脱水、电解质紊乱等并发症。

（2）证候分析

小肠炎的证候分析主要围绕病因、病理改变及临床表现进行。

①从病因来看，小肠炎可由感染、免疫、药物等多种因素引起。

②在病理改变方面来看，小肠炎主要表现为小肠黏膜的水肿、充血、溃疡、糜烂等。

③小肠炎表现出的典型症状有腹痛、腹泻、恶心、呕吐等。

（3）辨证要点

①辨病因：首先要分析小肠炎的病因，是由感染或是非感染因素所致。感染因素包括细菌、病毒等微生物感染，非感染因素包括药物、自身免疫等。了解病因有助于针对性地制订治疗方案。

②辨轻重：其次要判断小肠炎的轻重程度。轻度炎症可能仅表现为轻微腹痛和腹泻，重度炎症可能导致严重的腹痛、腹泻、发热等症状。根据病情的轻重程度，可以决定治疗措施的紧急性和强度。

③辨虚实：小肠炎的虚实辨证也是关键之一。实证多表现为炎症急性发作，症状明显，如腹痛剧烈、腹泻频繁等。虚证可能表现为病程较长或反复发作的慢性小肠炎，患者可能出现乏力、消瘦等全身症状。根据虚实辨证，可以制订补益或驱邪的治疗方案。

④辨并发症：此外，还需要注意小肠炎可能引起的并发症，如脱水、电解质紊乱等。这些并发症会加重患者的病情。因此，在辨证过程中要密切关注患者的整体状况，及时发现并处理并发症。

3.小肠肿瘤

（1）临床表现

①腹痛与腹胀：小肠肿瘤患者常出现腹痛与腹胀的症状。腹痛多表现为阵发性或持续性的隐痛、胀痛或绞痛，疼痛部位可能因肿瘤位置不同而有所差异。腹胀是由于肿瘤占据肠道空间，使肠道内容物通过受阻，引起肠道扩张和胀气。

②肠道出血症状：肠道出血是小肠肿瘤的常见表现之一。患者可能出现便血或黑便，这是肿瘤表面破溃或侵犯血管导致的出血。出血量因个体差异和肿瘤情况而异，严重时可导致贫血。

③肠梗阻的表现：随着肿瘤的增大，肠道的通畅性受到影响，可能出现肠梗阻的表现。肠梗阻会导致肠道内容物无法顺利通过，进而引起腹痛、呕吐、便秘或腹泻等症状。严重的肠梗阻可能导致肠道缺血和坏死。

④腹内肿块触感：部分小肠肿瘤患者可在腹部触及肿块。肿块通常质地较硬，边界不清，活动度差。触诊时应注意与正常肠管和其他腹部肿块相鉴别。

⑤肠穿孔与腹膜炎：在某些情况下，小肠肿瘤可能导致肠穿孔。肠穿孔时，肠道内容物进入腹腔，易引起腹膜炎症，表现为腹痛、腹肌紧张、压痛和反跳痛等症状。

⑥类癌综合征症状：在小肠肿瘤中，部分患者可能出现类癌综合征症状。这包括面部潮红、腹泻、哮喘等症状，是由肿瘤分泌的活性物质所致。

（2）证候分析

①要结合患者的临床症状、病史及影像学检查等资料，对肿瘤的性质、位置和大小进行整体评估。

②应注意与其他疾病如炎症性肠病、肠梗阻等进行鉴别，以明确诊断。

（3）辨证要点

辨证要点主要包括以下几个方面。

①根据腹痛、腹胀、肠道出血等症状，判断是否患有小肠肿瘤的可能性。

②结合触诊、影像学检查等手段，确定肿瘤的位置、大小和性质。

③根据肿瘤的类型和分期，制订相应的治疗方案。

4.小肠出血

（1）临床表现

①黑便与血便：小肠出血时，患者常常出现黑便或血便的症状。这些症状的轻重程度与出血量及出血速度密切相关。

②腹痛与腹泻：腹痛是小肠出血的常见症状，表现为阵发性或持续性的钝痛、绞痛或隐痛。腹痛的部位可能因出血位置的不同而有所差异。同时，部分患者可能伴有腹泻，大便次数增多、质地稀薄等症状。

③贫血与乏力：由于血液的不断流失，小肠出血患者常出现贫血症状，如面色苍白、头晕、乏力等。贫血的严重程度与出血量及持续时间成正比。

④恶心与呕吐：部分患者在小肠出血的同时，会出现恶心、呕吐等消化道症状。这些症状可能与出血导致的肠道功能紊乱有关。

⑤病因相关症状：小肠出血的病因较多样，包括炎症、血管病变、肿瘤等。因此，患者可能伴有与病因相关的其他症状，如发热、体重下降、腹部肿块等。

（2）证候分析

①湿热致便红：湿热内蕴是小肠出血的常见证候之一。湿热内蕴导致肠道功能失调，血液循环障碍，从而引发出血。此时，患者大便常呈红色或暗红色，伴有腹痛、腹泻等症状。

②气血虚弱症：小肠长期出血可导致气血虚弱，表现为面色苍白、头晕乏力、心悸气短等症状。这是由于血液流失过多，导致气血生化不足。

（3）辨证要点

①观察粪便特征：观察粪便的颜色、性状和气味，对于判断小肠出血的部位和程度具有重要意义。黑便或血便是小肠出血的典型表现，但还需结合其他症状进行综合分析。

②评估出血量与速度：根据患者的黑便或血便情况，结合血红蛋白、红细胞计数等实验室检查指标，评估出血的量和速度。这有助于判断病情的严重程度，为制订治疗方案提供依据。

③分析伴随症状：详细询问患者的腹痛、腹泻、恶心、呕吐等症状，分析其与小肠出血的关联。同时，关注病因相关症状，以便明确出血的原因和机制。

④确定病因与机制：结合患者的临床表现、各种检查检验结果，确定小肠出血的病因和机制。这有助于制订针对性的治疗方案，提高治疗效果。

三、辨肺病证候

肺位于胸腔内，纵膈的两侧，左右各一，与心脏相邻，负责呼吸运动。肺主气司呼吸，与自然界息息相通。肺的功能不仅体现在呼吸作用上，还涉及血液的生成、运行以及水液代谢等。肺的基本病理变化主要包括肺气虚、肺阴虚、肺阳虚以及肺气宣降失常等。这些病理变化往往相互关联，互为因果。肺气虚可能导致肺气宣降失常，进而引发痰饮内生；肺阴虚则可能导致肺失滋润，进而引发干咳无痰等症状。

1. 肺气虚证

（1）临床表现

①咳喘无力：患者常常感到咳嗽无力，咳声低微，无法将痰液咳出或痰液清稀、量多。

②自汗畏风：患者容易出汗，尤其是白天自汗，稍一活动或稍有劳作便出汗不止。

③畏风明显：患者对寒冷刺激敏感，稍感凉意便觉不适。

④体质虚弱：患者整体表现为体力不足，疲乏无力，精神萎靡；食欲不振，食量减少，甚至出现消化不良的症状。伴有睡眠质量下降，多梦易醒，醒后难以入睡等症状。

（2）证候分析

肺气虚证的产生多因先天禀赋不足，或后天调养失宜导致肺脏气虚。肺主气司呼吸，肺气虚则呼吸功能减弱，表现为咳喘无力、呼吸困难等。同时，肺气虚导致卫气不足，无法固护肌表，出现自汗畏风等症状。此外，肺气虚还可导致机体整体功能下降，表现出体质虚弱、食欲不振等症状。

3. 辨证要点

①咳喘无力：这是肺气虚证的主要症状之一，表现为咳嗽无力、咳声低微、呼吸困难等。在辨证时，需与其他原因，如痰湿、痰热等引起的咳嗽进行鉴别。

②自汗畏风：自汗畏风是肺气虚证的又一典型症状。自汗表现为白天无故出汗，畏风表现为对寒冷刺激敏感。在辨证时，需注意与阴虚火旺引起的盗汗进行区分。

③体质虚弱：肺气虚证患者常表现为体质虚弱，包括体力不足、精神萎靡、食欲不振等症状。在辨证时，需结合整体情况进行判断，如脉象、舌象等。

④脉象与舌象：肺气虚证患者的脉象多为虚弱无力，舌象可能为舌淡苔薄白等。这些脉象和舌象的变化，可作为辨证的参考依据。

2. 肺阴虚证

（1）临床表现

①咳嗽无痰或者痰少而黏：患者常有干咳症状，痰量较少且质地黏稠，不易咳出。

②咽干口燥：患者口腔缺乏津液，常感咽部干燥，可能伴有口舌生疮。

③声音嘶哑：由于咽喉干燥，声带得不到充分滋润，患者声音常显嘶哑。

④午后潮热：患者在午后或夜间常有低热现象，表现为面部潮红、身体发热等。

⑤盗汗：患者夜间入睡后常有出汗现象，醒后汗止。

⑥舌红少苔：患者舌体红赤，舌苔少或无苔，表现为阴虚火旺之象。

（2）证候分析

①阴液不足：肺脏阴液不足是肺阴虚证的核心病机。阴液不足，肺脏无法得到充分

滋润，导致患者出现干咳无痰、口干舌燥等症状。

②阴虚生内热：是由于阴液不足，肺脏内部阳气相对亢盛，产生内热。这种内热表现为午后潮热、盗汗等。

③虚火上炎：肺阴虚时，虚火上升影响咽喉部位，导致患者出现咽干、声嘶等症状。

④阴不制阳：由于阴液不足无法制约阳气，阳气偏亢，出现舌质红、少苔等阴虚火旺之象。

（3）辨证要点

①肺阴虚证的主要症状之一，就是干咳无痰或痰少而黏。这是肺脏阴液不足的直接表现。

②午后潮热和盗汗：这两个症状与阴虚生内热有关，是阴虚火旺的典型表现。

③舌红少苔：这是阴虚火旺在舌象上的反映，可作为辨证的重要依据。

除了上述症状外，还应考虑患者的整体症状，如体质虚弱、食欲不振等，以便综合评估患者的病情。

3.肺阳虚证

（1）临床表现

①呼吸系统症状：咳嗽声低微，以清晨或受凉后加重，咳痰清稀色白、量多易咳；活动后气短明显，甚至喘息。痰液稀薄如涎沫，量多（日痰量可达100毫升以上，夜间或清晨加重）。

②全身症状：四肢不温，背部发冷，易受风寒侵袭；动则自汗，反复感冒；面色㿠白或虚浮，唇色淡白，精神萎靡。

③舌象：舌质淡胖，边有齿痕，苔白滑或白润。

④脉象：脉虚弱无力，或沉迟、迟缓。

（2）证候分析

①阳气虚损，温煦失职：肺阳不足，卫外不固，机体失于温煦，故畏寒肢冷、易感风寒；肺气虚弱，宣降失常，导致气短、咳嗽、喘息。

②津液不化，痰饮内停：阳虚不能温化水液，水湿聚而成痰，故痰液清稀量多；痰饮上逆于肺，加重咳喘症状，尤其在寒冷或活动后明显。

③久病耗伤，肺脏虚寒：多因久咳、久哮或慢性肺病耗伤肺气，发展为肺阳亏虚；气虚及阳，导致肺脏虚寒，功能衰退（如呼吸无力、水液代谢障碍）。

（3）辨证要点

①主症结合：以久咳、痰多清稀、畏寒肢冷为核心症状。

②舌脉特征：舌淡胖嫩、苔白滑，脉虚弱或沉迟。

③兼症辅助：自汗、面色㿠白、易感冒等全身虚寒表现。

4.肺气宣降失常

（1）临床表现

①呼吸系统症状：以阵发性咳嗽为主，可能为干咳或咳痰，痰多时质稀或黏稠，严重时出现气喘、呼吸急促，甚至鼻翼扇动；胸部有压迫感或胀满感，活动后加重，伴呼吸不畅、吸气困难或呼气费力。常见于外感初期，表现为鼻塞、流清涕或浊涕，喷嚏

频繁。

②全身症状：易感外邪，出现恶寒发热、无汗、头痛等表证；痰饮内停导致痰多黏腻，或小便不利、尿少便秘；唇甲青紫（缺氧）、身倦无力、头晕心悸，严重时影响血液循环。

③舌象：舌苔白腻或薄白，舌质淡或偏红。

④脉象：脉浮紧、滑数或沉迟。

（2）证候分析

①外邪侵袭，肺气壅遏：风寒、风热等外邪束表，肺气失宣，气道壅塞，导致鼻塞、咳嗽、恶寒发热等表证；若邪气郁而化热，可致痰黄黏稠、气喘等。

②痰饮内阻，气机逆乱：肺失肃降，津液不布，聚而成痰，痰饮上逆引发咳嗽、胸闷、痰多；痰阻气道，加重呼吸困难和喘息，活动后气短更甚。

③气机升降失调：肺气不降则浊气上逆，出现干咳、胸胁胀痛；不宣则清气不升，导致头昏、乏力；长期失调可累及他脏，如影响脾胃运化（食欲不振、便秘）或心肾（心悸、水肿）。

（3）辨证要点

①主症为核心：以咳嗽、气喘、胸闷为关键症状，结合痰液性状（清稀或黏稠）及外感病史；若伴鼻塞流涕、恶寒无汗，多属肺气不宣（外邪束表）；若以气喘、咳痰不利为主，多属肺气不降。

②舌脉辅助鉴别：苔白腻、脉浮紧提示风寒袭肺；苔黄腻、脉滑数提示痰热壅肺；舌淡胖、脉沉迟则为虚寒。

③病机与兼症结合：外感初期多为实证（如风寒、风热）；久病或反复发作多为虚实夹杂（如痰饮内停兼肺气虚）。

四、辨大肠病证候

大肠位于人体腹腔内，其上段与小肠相连，下段连接肛门，形如弯月，宛如古道盘踞。它不仅承担着传化糟粕的重要职责，还通过经络与肺、肾等脏腑紧密相连。

1.大肠实热证

（1）临床表现

①大肠实热证的临床表现多样，主要包括腹部胀痛、大便秘结、小便短赤、肛门灼烧等症状。

②患者还可能伴有心烦易怒、口干思饮、舌红苔黄腻等次要症状。这些症状的出现，皆因大肠热盛，耗伤体内阴液，致使机体失去润泽，出现干燥、疼痛等症状。

（2）证候分析

大肠实热证的证候形成，是多种因素相互作用的结果。

①素体阳盛火旺，或过食辛辣燥热之品，导致体内火热之气过盛；

②外感热邪或肺移热于大肠，使大肠热盛更加严重。火热之邪蕴结于大肠，灼伤津液，导致大肠传导功能失常，出现大便干结、腹部胀满疼痛等症状。

③火热之邪上炎，耗伤体内阴液，致使患者出现口干、心烦等症状。

（3）辨证要点

在辨证论治大肠实热证的过程中，需要注意以下几点。

①要准确判断证候的虚实属性，避免耽误病情。

②还要要根据患者的具体情况选择合适的方药进行治疗。

③要注重调整饮食结构和生活方式，以加速机体的恢复。

2.肠燥津亏证

（1）临床表现

①大便秘结，干燥难解：大便燥结难下是肠燥津亏证最典型的表现，它直接反映了肠道津液的匮乏状态。

②口臭、头晕：口干、口臭等症状提示了阴液亏损已波及全身，而头晕则可能是由于秽浊之气上逆所致。

（2）证候分析

肠燥津亏证的证候分析，需要深入探讨各种临床表现之间的内在联系。

①肠道津液的不足是导致大便燥结难下的直接原因。

②肠道津液的亏损，可能与年老体衰、阴血不足、久病耗伤等因素有关。

这些症状共同构成了肠燥津亏证的证候群，体现了肠道津液不足、干燥失润的核心病机。

（3）辨证要点

对于肠燥津亏证的辨证要点，主要包括舌象、脉象等方面。

①舌象方面：舌红少津、苔黄燥是肠燥津亏的典型表现。这种舌象提示了阴液亏损、内热炽盛的病理状态。

②脉象方面：脉细涩则反映了阴液不足、血脉不畅的病理变化。

3.大肠湿热证

（1）临床表现

大肠湿热证的临床表现多样，主要包括腹泻、痢疾、里急后重等症状。

①腹泻：多为水样或稀烂便，伴有肛门灼热感.

②痢疾：表现为腹痛、里急后重、大便脓血等

③里急后重：指大便后有不尽感，肛门坠胀。

（2）证候分析

导致大肠湿热证的病因多种多样，主要包括以下因素：

①外感湿热：夏秋季节，暑湿或湿热之邪侵袭，经口鼻或皮毛入里，直犯肠胃，湿热蕴结于大肠。

②饮食不节：过食辛辣、油腻、生冷或腐败不洁食物，损伤脾胃运化功能，湿热内生，下注大肠。

（3）辨证要点

对大肠湿热证的识别与判断至关重要。

①通过观察患者面色、舌苔等，可初步判断湿热之邪的轻重。

②通过询问病史、症状等，了解病因及病程。

③通过脉诊、腹诊等，进一步确认证候。

五、辨肝病证候

肝位于腹部，横膈之下，右胁下而稍偏左。肝与肺、肾、心、脾等脏腑相互关联。肝主疏泄指肝气具有疏通、畅达全身气机的作用。肝气的疏泄功能是维持肝脏本身及相关脏腑的功能协调有序的重要条件。肝藏血指肝具有储藏血液、调节血量和防止出血的功能。

1.肝血虚证

（1）临床表现

肝血虚证是中医的一种证候，以肝血的濡养功能减退或失常为主要特征。其临床表现多种多样，主要包括以下几个方面。

①头目失养：肝血不足，不能上荣头目，表现为头晕耳鸣，面白无华。

②目失所养：肝开窍于目，肝血不足则目失濡养，从而出现两眼干涩，视物模糊甚至夜盲等症状。

③筋脉失养：肝主筋，肝血不足则筋脉失养，表现为肢体麻木不仁，关节屈伸不利，爪甲干枯脆薄。

④神魂不安：肝藏魂，肝血不足则魂无所舍，导致夜寐多梦，失眠健忘。

⑤月经失调：女子以血为本，肝血不足则血海空虚，冲任失充，表现为月经量少，色淡甚至闭经。

⑥其他表现：包括皮肤瘙痒，舌淡苔白，脉弦细等症状。

（2）证候分析

肝血虚证的形成原因多样，主要包括以下几点。

①脾胃亏虚：脾胃为气血生化之源，若脾胃虚弱，饮食减少，运化失常，则生血之源不足。

②慢性疾病：各种慢性疾病长期消耗，导致肝血逐渐耗伤。

③失血过多：失血过多如外伤出血、月经过多等，均可直接损伤肝血。

④过度劳累：过劳会耗伤肝血，使肝的濡养功能减退。这些原因共同作用，导致肝血虚证的形成。

（3）辨证要点

①脉象：肝血虚证患者的脉象多细弱无力，反映了肝血不足的病理状态。

②舌象：舌淡苔薄白是肝血虚证的重要体征之一。

③症状：若出现面色苍白、头晕目眩、视物模糊等症状，需结合脉象、舌象等综合分析，以明确诊断。

2.肝阴虚证

（1）临床表现

肝阴虚证的临床表现多样，主要包括以下几方面。

①眼部症状：肝开窍于目，肝阴不足会导致眼睛失去足够的滋养。患者可能出现眼睛干涩、畏光、视力模糊或夜盲等症状。

②口咽症状：肝阴不足，体内津液匮乏无法上承于口咽，导致口干咽燥。同时，肝主疏泄，肝阴不足易致肝气郁结，进而引发烦躁易怒的情绪。

③睡眠障碍：肝藏魂，肝阴不足则魂不守舍，导致夜间难以入眠或睡眠质量差，频繁做梦。失眠多梦不仅影响患者的精神状态，还能进一步加重肝阴虚的症状，形成恶性循环。

④头晕目眩：肝阴不足，无法滋养头目导致头晕目眩。症状较轻时可能仅表现为偶尔的眩晕，但随着病情加重，可能影响患者的行走和站立。

⑤胁肋疼痛：肝经循行于胁肋部，肝阴不足导致经络失养，进而引发胁肋疼痛。此外，患者还可能出现肢体麻木、肌肉不自主抽动等表现。

⑥阴虚火旺：肝阴虚还可能引发阴虚火旺的病理变化，表现为面色深红、自觉面部烘热、手脚心烦热、潮热盗汗等虚火症状。此外，舌红少苔、脉弦细数也是肝阴虚证的常见舌脉表现。

⑦月经异常：女性患者还可能出现月经推迟、量少或闭经月经异常等症状。

⑧其他症状：包括头痛、耳鸣、急躁易怒、四肢皮肤与指甲颜色没有光泽等。部分患者可能有肢体麻木、偏瘫等肢体不适症状，这表明病情已经较为严重，需及时就医治疗。

（2）证候分析

肝阴虚证与多种因素有关，主要由情志不舒、精神刺激等因素诱发，情志抑郁或恼怒易导致肝气郁结，进而化火伤阴。温热病后期、肾阴不足等因素也可导致肝阴耗伤。这些因素相互作用，导致肝脏阴液不足，虚火内生，从而引发一系列病理变化。

（3）辨证要点

在辨证施治过程中，关键在于从临床表现中准确识别肝阴虚证。

①要关注患者的症状表现，如头晕耳鸣、两目干涩等。

②要注意患者的舌象和脉象，如舌红少津、脉细数等。

3.肝郁气滞证

（1）临床表现

肝郁气滞证的临床表现形式多样，情志抑郁、情绪不宁、善太息。胸胁或少腹胀闷窜痛，疼痛部位不固定，时轻时重，且常随情绪变化而增减。食欲不振，胃脘胀满，嗳气频作等症状。女性患者可出现月经不调，经行不畅，经前乳房胀痛等。

（2）证候分析

肝郁气滞证有其独特的证候特征。

通过对比其他相关证候，如肝火上炎、脾虚湿困等，可以发现肝郁气滞证在情志、疼痛等方面具有独特的临床表现。肝郁气滞证在脉象上多表现为弦脉，这是由于肝气郁结，脉气紧张所致。从舌象表现看，肝郁气滞证患者往往苔薄白或苔薄黄，这是肝气郁结影响脾胃功能，导致水谷运化能力减弱的表现。

（3）辨证要点

在辨证施治时，我们需要从复杂多变而又相互联系、兼夹交错的实际病例中抓住主要问题进行辨证论治。

①我们需要关注患者的情志状态，通过调节情绪、缓解压力来改善肝脏的疏泄功能。

②我们需要根据患者的具体症状、体征和舌脉等四诊信息，选用合适的中药方剂进行治疗。

4.肝火炽盛证

（1）临床表现

①实火症状：表现为头晕胀痛，疼痛较为剧烈，常伴有面红目赤，还可见口苦口干，自觉口腔及咽喉干燥等症状。

②情绪异常：情绪急躁易怒，常因小事而大发雷霆，难以控制自己的情绪。

③睡眠问题：失眠多梦、入睡困难，睡眠质量差，易醒，梦境较多且多与烦躁、愤怒等情绪相关。

④二便改变：小便短黄大便干结，排便困难。

⑤舌脉特征：舌红苔黄，脉弦数。

⑥其他表现：还可能有胁肋灼痛、耳鸣如潮等症状。

（2）证候分析

①肝主升发，肝火循经上攻头目，气血壅滞脉络，故出现头晕胀痛、面红目赤等症状。

②因肝经连目系，肝火上炎，易导致眼睛发红、结膜充血等。

③肝与胆互为表里，肝火内盛，胆气上逆，胆汁排泄失常，故口苦。热邪灼伤津液，导致口干。

④肝在志为怒，肝火旺盛，条达失职，故情绪易于激动，表现为急躁易怒。

⑤肝火扰动心神，神不守舍，从而出现失眠多梦的症状，且梦境多与烦躁、愤怒等情绪有关。

⑥肝的经脉布于两胁，肝火炽盛，气血郁滞于肝经，故胁肋部出现灼痛。

⑦火热之邪灼伤津液，津液亏少，故小便短黄。肠道失润，传导失常，导致大便干结。

⑧舌红苔黄为热象的表现，脉弦数是肝火炽盛之征，弦脉主肝病，数脉主热证。

⑨肝火循经上扰于耳，导致耳鸣如潮。

（3）辨证要点

在辨证过程中，需注意以下几方面。

①以头晕头痛、烦躁易怒、耳鸣、胁肋灼痛等实热症状为主要表现。

②需要关注患者的情志变化，因为情志不遂是导致肝火炽盛的重要原因之一。

③还需要结合脉象、舌象等体征进行综合判断。在鉴别诊断方面，需要注意与肝郁气滞证、肝阳上亢证等相似证候进行区分。

5.肝阳上亢证

（1）临床表现

①头晕、头痛、面红目赤、急躁易怒、失眠多梦等。

②还可能出现耳鸣、胁肋胀痛、口苦咽干、舌红苔黄等症状。

（2）证候分析

肝阳上亢证主要涉及肝阴不足和肝气郁结两个方面。

①肝阴不足导致肝脏的滋润和濡养作用减弱，使得肝脏的阳气相对偏亢。

②肝气郁结则使得肝气的疏泄功能受阻，气血运行不畅，进一步加剧了肝阳上亢的病理状态。

（3）辨证要点

在辨证过程中，我们需要从复杂多样的临床表现中把握肝阳上亢证的本质。

①要关注患者的头晕、头痛、面红目赤等主要症状，这些症状是肝阳上亢的直接表现。

②要观察患者的舌象和脉象，舌红苔黄、脉弦数等脉象、舌象是肝阳上亢的重要体征。

③还要结合患者的病史、体质、情绪等因素进行综合分析，以确定是否存在肝阴不足或肝气郁结等病机。

6.肝阳化风证

（1）临床表现

①肝阳化风证的临床表现多样且复杂，主要包括眩晕欲仆、头痛、肢体震颤、言语謇涩、手足麻木、步履不正等症状。这些症状的出现，往往与肝阳亢逆、肝风内动密切相关。

②患者还可能表现出急躁易怒、面红目赤、口苦咽干等肝火旺盛的症状。

③在某些严重的情况下，患者甚至可能出现突然昏倒、口眼歪斜、半身不遂等中风症状。

（2）证候分析

肝阳化风证的病因主要归结为肝肾阴液不足，肝阳化风证是在肝阳上亢的基础上发展而来，其证候分析如下。

①肝阳上亢，气血上逆，肝为刚脏，体阴用阳，若肝肾之阴不足，阴不制阳，则肝阳上亢。肝阳亢逆，气血随之上冲，故出现眩晕欲仆、头痛且胀等症状，多以巅顶部位为甚，此乃气血上逆，壅滞于头部所致。

②肝风内动，筋脉失养，肝阳亢极化风，风性善动，内风窜扰经络筋脉，导致筋脉失养。筋脉失养则出现肢体震颤、手足麻木等表现。

③风邪阻滞经络，气血运行不畅，还会致使言语謇涩、步履不正，影响人体正常的语言表达和肢体运动功能。

④风痰阻络，蒙蔽清窍，肝阳化风，易夹痰浊上扰，风痰阻络，蒙蔽清窍，轻者可出现头晕、头痛等症状加重，重者则会突然昏倒、不省人事。若风痰阻滞经络，气血运行不畅，还可导致口眼歪斜、半身不遂等。

（3）辨证要点

①舌象：舌红苔白或腻，舌红为肝阳偏盛，肝肾阴虚之征；苔白或腻说明有痰浊内生，风痰阻络。

②脉象：脉弦细有力，脉弦主肝病，细为阴虚，有力表示邪气盛，综合体现了肝阳化风证虚实夹杂的病理特点。

7.热极生风证

（1）临床表现

热极生风证是指邪热炽盛，燔灼肝经，引动肝风所表现的证候，其临床表现如下。

①高热神昏，患者体温极高，常超过39℃甚至在40℃以上，同时伴有神志昏迷，意识不清。

②全身或局部的肌肉出现不自主的强直性收缩和抽动，四肢尤为明显。颈项部肌肉僵硬，活动受限，头向后仰，难以屈伸。双眼向上凝视，眼球固定，不能转动。牙关紧咬，难以张开，身体呈弓形向后仰，背部肌肉极度紧张，如弓之弦。

（2）证候分析

热极生风证的原因多种多样，大多是因外感温热病邪的侵袭。

①当邪热亢盛，热闭心神，燔灼筋膜时，便会引动肝风，导致患者出现一系列症状。

②素体阴血亏损的患者，在复感温邪后，也容易出现动风症状。这是因为阴血亏损导致筋脉失养，而温邪的侵袭则进一步加剧了这一病理过程。

（3）辨证要点

在诊断热极生风证时，脉象和舌象是重要的辨证依据。①舌象：舌红或绛。

②脉象：脉弦数。

脉象和舌象特点反映了热邪亢盛、热闭心神、燔灼肝经的病理状态。

8.阴虚动风证

（1）临床表现

阴虚动风证是指阴液亏虚，筋脉失养，虚风内动所表现的证候。阴虚动风证以阴虚与动风的症状并见为特点，与其他风证有明显区别，治疗当以滋阴潜阳息风为主。以下是具体临床表现。

①手足蠕动，患者手足出现幅度较小、动作较缓的不自主抽动，如蚯蚓在泥土中缓慢爬行。

②眩晕耳鸣。潮热盗汗，潮热指按时发热，或热势定时加重。

③形体消瘦。

④咽干口燥。

⑤舌红少苔，脉细数。舌红少苔为阴虚内热之征，脉细数也是阴虚有热的典型脉象，细主阴虚，数主有热。

（2）证候分析

阴虚动风证的原因很多，主要都是由阴液亏虚，筋脉失养所致。

①阴液亏虚：温热病（如春温）灼伤肝肾阴液，阴不制阳，虚风内动；慢性疾病（如肝病、肾病）或过度劳累、房事不节，导致肝阴肾精亏损。

②筋脉失养：汗、吐、下法过度使用，耗损体内阴液，筋脉失养。

（3）辨证要点

①在辨证过程中，要明确患者是否有阴液亏虚和筋脉失养等核心病变。

②要注意观察患者是否有手足震颤、蠕动，肢体抽搐等风象。

③是否有眩晕耳鸣、口燥咽干、五心烦热等阴虚内热的表现。

④结合患者的舌脉情况，综合判断证候的轻重和类型。

9.血虚生风证

血虚生风证是指因血液亏虚，筋脉失于濡养，导致虚风内动，出现一系列肢体麻木、抽搐、震颤等症状的病理状态。其病因主要包括失血过多、贫血、肝血不足等，这些因素导致血液无法滋养脏腑经络，从而产生血虚生风证。在中医理论中，血属于阴，具有滋润、濡养的作用，血虚则会导致脏腑经络失养，进而产生各种疾病。

（1）临床表现

①血虚生风证的临床表现多种多样，典型症状包括手足颤抖、肢体麻木、头晕眼花、失眠多梦、夜盲等。

②还可能出现皮肤瘙痒、爪甲不荣、面唇淡白等兼夹症状。

（2）证候分析

对血虚生风证进行证候分析，可以看出其本质在于血虚导致筋脉失养，从而引发虚风内动。

①血液具有濡养筋脉的作用，当血虚时，筋脉得不到充足的血液滋养，就会出现肢体麻木、手足拘挛等症状。

②血虚则不能上荣头目，导致脑部供血不足，从而出现头晕眼花的症状。同时，肝血亏少也会导致头目失养，出现头晕眼花、夜盲等症状。

③血虚生风，风邪内生，风性善行而数变，游走于肌肤之间，导致皮肤瘙痒。

④血虚还会影响心神，导致失眠多梦等症状。

（3）辨证要点

在辨证血虚生风证时，应注意以下几点。

①要仔细观察患者的症状表现，特别是手足震颤、肢体麻木等典型症状。

②要注意分析患者的舌象和脉象，如舌淡苔白、脉细弱等血虚之象。

③要结合患者的病史和体质等因素进行综合分析，以确定是否为血虚生风证。

六、辨胆病证候

肝胆湿热证是湿热之邪蕴结于肝胆，导致肝胆疏泄功能失常，进而引发一系列临床症状的病理过程。

1.肝胆湿热证

（1）临床表现

肝胆湿热证的临床表现多样，主要有以下几种，

①黄疸：黄疸表现为全身皮肤、巩膜黄染，色鲜明如橘子色。

②胁痛：胁痛则表现为胁肋部胀痛或灼痛，可伴有痞块。

③口苦：口苦表现为口中自觉苦味。

④腹胀、纳呆：腹胀和纳呆则分别表现为腹部胀满不适和食欲减退。

（2）证候分析

①肝胆疏泄失常，肝主疏泄，性喜条达，若湿热蕴结肝胆，肝失疏泄，则会出现胁肋胀痛的症状，且疼痛常随情绪变化而增减。

②胆汁由肝之精气所化生，贮存于胆，在肝的疏泄作用下排泄至小肠，以助饮食消化。湿热阻滞胆道，胆汁排泄失常，可出现口苦、黄疸等表现，黄疸表现为身目发黄，黄色鲜明如橘皮色，这是因为湿热熏蒸，胆汁外溢所致。

（3）辨证要点

①在辨证要点上，应重点关注患者是否具备湿热蕴结肝胆的特征性临床表现。具体而言，应从黄疸、胁痛、口苦、腹胀、纳呆等症状入手。

②结合舌红苔黄腻、脉弦数等体征进行综合判断。

③应注意与其他相似证候进行鉴别，如肝郁气滞证、肝胆火旺证等。

④在辨证过程中，应充分考虑患者的体质、病情轻重、病程长短等因素，综合分析判断。

七、辨脾病证候

1.脾气虚证

脾气虚证指脾胃功能衰弱，气血生化无源，以致脾气不足，难以完成其正常生理功能所表现出的证候。脾主运化，为后天之本，气血生化之源。因此，脾气虚证不仅影响胃肠道的消化吸收，还关联着全身气血的生成与运行。

（1）临床表现

脾气虚证的临床表现多样，但以消化系统症状为主。这些症状的出现，都反映了脾气虚弱，运化无力的病理状态。

①常见的症状包括食欲减退，腹胀满闷，进食后尤为明显。

②大便稀溏，甚至腹泻。

③面色萎黄、神疲乏力。

④舌淡苔白、脉细弱。

（2）证候分析

脾气虚证的成因复杂，可能与饮食不节、情志失调、过度劳累等多种因素有关。

①饮食不节：长期过饥过饱、嗜食生冷或油腻，损伤脾胃运化功能。

②劳倦过度：体力或脑力过度消耗，耗伤脾气，常见于长期劳累者.。

（3）辨证要点

在辨证脾气虚证时，两大重要的依据分别是舌象和脉象，反映了脾气虚弱，气血不足的病理状态。

①舌象：舌淡苔白，舌体胖大或有齿痕。

②脉象：脉象细弱无力。

③还应结合患者的整体情况，如年龄、性别、体质等因素，进行个体化判断。

2.脾虚气陷证

（1）临床表现

①食欲减退、腹胀、腹泻：患者常感食欲不振，食量减少，进食后腹胀满闷，大便稀溏，甚至伴有下坠感。

②头晕目眩、神疲乏力、气短懒言等全身症状。

（2）证候分析

导致脾虚气陷证的原因多种多样，主要包括饮食不节、过度劳累、情志失调等。

①长期饮食不规律，暴饮暴食或过度节食，都会损伤脾胃功能，导致脾气虚弱。

②过度劳累则会使脾气耗损，无力升举。

③情志不畅，如长期忧虑、抑郁等，也会影响脾胃的运化功能，使脾气受损。

（3）辨证要点

在辨证脾虚气陷证时，需要通过四诊合参的方法，全面了解患者的病史、症状、体征等信息。

①望诊时，注意观察患者的面色、舌苔、舌体等.

②闻诊时，仔细听取患者的声音、气味等信息。

③问诊时，详细了解患者的饮食、作息、情志等情况。

④切诊时，注意感受患者的脉象。通过综合分析这些信息，可以判断患者是否患有脾虚气陷证。

⑤其辨证要点主要包括：面色萎黄或苍白，脉细弱无力，舌淡苔白；腹胀满闷，食后加重；大便稀溏，甚至有下坠感；伴有头晕目眩、神疲乏力、气短懒言等症状。

3.脾阳虚证

（1）临床表现

①腹胀、纳差：患者常常感到腹部胀满，食欲不振，食量减少，尤其进食生冷食物后症状更为明显。

②四肢不温：由于阳气不足，患者往往四肢发凉，畏寒怕冷，即使在温暖的环境中也难以缓解。

③患者还可能伴有面色萎黄、精神不振、大便稀溏等症状。

（2）证候分析

①饮食不节：长期嗜食生冷、暴饮暴食，损伤脾胃阳气。

②久病或劳倦：慢性疾病或过度劳累，耗伤脾阳。

（3）辨证要点

①舌象：脾阳虚患者舌质淡胖，边有齿痕，舌苔白滑。这些舌象特点反映了脾阳虚弱、水湿内停的情况。

②脉象：脉象沉细无力，有时可能伴有迟脉。这种脉象表明阳气不足，推动力量减弱。

③伴随症状：除了上述症状外，患者还可能伴有其他伴随症状，如体重下降、神疲乏力、气短懒言等。这些症状有助于进一步明确诊断。

4.脾不统血证

（1）临床表现

①出血：常出现便血、尿血、崩漏（女性月经大量出血）等症状。

②伴随有面色苍白、乏力疲倦、食欲不振、心悸气短等气血亏虚的表现。

（2）证候分析

脾不统血证的证候分析，要从脾的功能失调入手。

①脾主运化，当脾气虚弱时，运化功能受损，气血生化无源，导致气血不足。

②脾还有统摄血液的功能，当脾气不足时，统摄无力，血液便会溢出脉外，形成出血症状。

③脾不统血证的形成还与饮食不节、过度劳累、情志不畅等因素有关。这些因素损伤了脾胃，从而导致脾气虚弱，引起脾不统血证。

（3）辨证要点

在辨证脾不统血证时，我们需要通过四诊合参的方法进行综合分析。

①要观察患者的面色、舌苔、脉象等体征。脾不统血证患者面色常苍白无华，舌苔淡白，脉象细弱无力。

②询问患者的病史、症状及生活习惯等，了解导致脾气虚弱的原因。

③根据患者的整体情况，结合中医的脏腑经络理论，综合分析判断是否为脾不统血证。

④在辨证过程中，我们还需要注意以下几点：一是要区分脾不统血证与其他出血证，如血热证、血瘀证等；二是要关注患者的整体状况，从全局出发进行辨证施治；三是要结合现代医学检查手段，如血常规、尿常规等，确定诊断。

5.寒湿困脾证

（1）临床表现

①腹胀：以脘腹（上腹部）胀满为主，进食后加重，按压无明显硬块，多因寒湿阻滞中焦气机所致。

②食欲不振：食欲减退，进食后易腹胀，甚至厌恶油腻。

③头身困重：头重如裹，四肢乏力，活动后加重。

④口淡不渴：因寒湿内盛，无热邪伤津，故口不渴或喜热饮。

⑤舌象：舌体胖大或有齿痕，舌质淡，苔白腻或白滑，提示寒湿内盛。

⑥脉象：脉濡缓或沉细，反映湿邪阻滞、阳气不足。

（2）证候分析

寒湿困脾证的变化多端，与患者体质、环境等因素密切相关。

①湿邪具有重浊、黏滞、趋下的特性，容易困阻气机，阻滞血脉。

②寒邪则具有凝滞、收引的特性，容易使气机不畅，血脉收缩。

因此，寒湿困脾证的患者往往会出现气机不畅、血脉收缩、水湿内停等病理变化。同时，患者体质的强弱、环境的寒热湿燥等因素，也会对证候的发展产生影响。

（3）辨证要点

①针对寒湿困脾证的辨证施治，要通过望、闻、问、切，全面了解患者的症状、体征、病史等信息。

②深入分析病因病机，明确寒湿邪气在体内的分布、性质及与其他病邪的相互关系。

③要根据辨证结果，制订个性化的治疗方案，以温中化湿为主要治疗原则，同时兼顾其他病机变化。

④在临床实践中，辨证要点包括以下几个方面：一是要区分寒湿困脾证与其他证候的区别，如湿热困脾、脾虚湿困等；二是要关注患者的整体状况，从全局出发进行辨证施治；三是要结合现代医学检查手段，如血常规、生化检查等。

6.湿热蕴脾证

（1）临床表现

①主要表现：脘腹胀闷，纳呆，恶心欲呕，便溏不爽等。

②舌脉：舌红苔黄腻，脉濡数。舌红为热象，苔黄腻为湿热内蕴之征，脉濡数也是湿热之邪在脾胃的典型脉象，濡主湿，数主热。

这些症状和体征是湿热邪气困阻脾胃，导致气机不畅、升降失常的直接体现。湿热蕴脾证是指湿热内蕴中焦，脾胃纳运功能失职所表现的证候。

（2）证候分析

①饮食不节：过食肥甘厚味、辛辣酒醴，酿生湿热，内蕴脾胃。

②外感湿热：夏季暑湿或湿热邪气侵袭，经口鼻或肌表入里，直犯中焦。

这些都会导致脾胃功能的损伤，湿热邪气内蕴。湿热邪气具有热性和湿性的特点，热性会导致气血运行加快，湿性则会导致气机不畅、水液代谢失常。因此，湿热蕴脾证与脾胃功能、气血运行等方面密切相关。

（3）辨证要点

在辨别湿热蕴脾证时，我们需要关注以下几点。

①区分湿热蕴脾证与寒湿困脾证。寒湿困脾证主要表现为脘腹冷痛、舌苔白腻等症状，而湿热蕴脾证则表现为脘腹胀满、口苦口干等症状。

②关注湿热邪气在体内的分布和性质。湿热邪气可以分布在脾胃、肝胆等多个脏腑中，且其性质也会随着病情的发展而发生变化。

八、辨胃病证候

1. 胃气虚证

（1）临床表现

①患者多表现为食少纳呆、脘腹胀满、餐后尤甚、大便溏薄、倦怠乏力等。这些症状是胃气虚证的核心表现，反映了胃受纳和腐熟功能的减弱。

②患者还可能出现面色萎黄、舌淡苔白、脉细弱等体征。这些症状虽不如主要症状明显，但同样反映了胃气虚证的存在。

③长期胃气虚证可能导致营养不良、贫血、消瘦等并发症，甚至引发慢性胃炎、胃溃疡等消化系统疾病。

（2）证候分析

①胃气虚证的病因主要包括饮食失节、劳累过度、情志不畅等。这些因素会导致脾胃功能失调，进而引发胃气虚证。

②胃气虚证的发展过程通常表现为从轻到重、从单一症状到多种症状并存的过程。在初期阶段，患者可能仅表现为食少纳呆、脘腹胀满等症状；随着病情的加重，患者可能出现面色萎黄、舌淡苔白、脉细弱等体征；若病情进一步发展，则可能引发多种并发症。

（3）辨证要点

①脏腑功能失调：胃气虚证的本质是胃的功能状态低下，主要是指胃气不足，胃的受纳、腐熟及和降功能失常所表现出的证候。

②气血津液不足：胃气虚证往往伴随着气血津液不足的表现。胃的受纳、腐熟功能减弱，食物中的营养物质不能被充分吸收利用，导致气血津液生成不足，出现神疲乏力、面色萎黄等症状。

③个体化诊断：在辨证过程中，应充分考虑患者的体质、病情、年龄、性别等因素，进行个体化诊断。不同患者之间的胃气虚证可能存在差异，因此需要结合患者的具体情况进行辨证施治。

2. 胃阳虚证

（1）临床表现

①脘腹冷痛、喜温喜按：患者往往自觉胃脘部冷痛不适，得温则减，按压可缓解疼痛。

②食少纳呆：患者食欲下降，食量减少，进食后常有饱胀感。

③畏寒肢冷、大便溏薄、舌淡苔白。

（2）证候分析

胃阳虚证的证候分析需要从病机和发展过程入手。

①胃阳虚证的病机主要是胃的阳气不足，导致胃的温煦、腐熟功能减弱，虚寒内生。

②胃阳虚证的发展过程往往与饮食不节、过度劳累、情志不畅等因素有关。这些因素会进一步损伤胃的阳气，加重胃阳虚证的症状。

③在证候分析时，我们还需要注意胃阳虚证与其他证候之间的区别与联系。例如，胃阴虚证与胃阳虚证在临床表现上有些相似，但病机却截然不同。胃阴虚证主要表现为胃阴不足，胃的滋润、濡养功能减弱；而胃阳虚证则主要表现为胃的阳气不足，胃的温煦、腐熟功能减弱。

（3）辨证要点

针对胃阳虚证的辨证，主要包括舌象、脉象两个方面。

①舌象方面：胃阳虚证的患者往往舌淡苔白，舌边有齿痕。这是由于胃的阳气不足，导致舌体失于温煦、濡养所致。

②脉象方面：胃阳虚证的患者脉象多表现为沉迟无力。这是由于胃的阳气不足，气血推动无力所致。

3. 胃阴虚证

（1）临床表现

①口干咽燥、饥不欲食：患者常感到口干舌燥，喜欢饮水，但饮水量却不大，且饮水后不能缓解口干症状。患者食欲下降，即使感到饥饿，也常因进食后胃部不适而拒绝进食。

②胃脘隐痛或灼痛、大便干结：:患者还可能出现胃脘部隐痛或灼痛、大便干结等症状。

（2）证候分析

导致胃阴虚证产生的原因有很多，主要包括饮食不节、情志不畅、劳倦过度等。

①长期饮食辛辣、油腻、生冷等刺激性食物，会损伤胃阴；

②情志不畅，如长期抑郁、焦虑等，也会导致胃阴不足；

③劳倦过度，如长期熬夜、过度劳累等，也会耗伤胃阴。

④胃阴虚证还可能与其他证候相伴而行，如胃热证、胃实证等。这些证候之间相互作用，使得病情更加复杂。

⑤胃阴虚证患者的舌象多表现为舌红少苔或无苔，脉象多表现为细数。

⑥我们还需要注意与其他证候的鉴别，如胃热证患者的舌象多表现为舌红苔黄，脉象多表现为滑数；胃实证患者则表现为舌苔厚腻，脉象多表现为实大有力。

（3）辨证要点

在辨证过程中，我们需要从多个角度综合考虑，以准确辨识出胃阴虚证患者。

①我们需要观察患者的临床表现，如口干咽燥、饥不欲食、胃脘隐痛或灼痛等症状。

②我们需要分析患者的舌象和脉象，以判断胃阴是否充足。

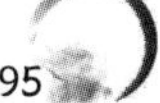

③我们还需要考虑患者的体质、年龄、性别等因素，以及病情的轻重缓急等具体情况。

④在具体判断时，我们可以结合患者的具体情况进行综合评估。例如，一个年轻女性患者长期熬夜加班，导致胃阴不足，出现口干咽燥、食欲下降等症状。我们可以结合她的临床表现、舌象、脉象等因素进行辨证施治，采用养阴清热的方法进行治疗。

4. 胃热炽盛证

（1）临床表现

①胃脘部灼热疼痛：患者常感到胃脘部灼热不适，疼痛呈灼热感或烧灼感，有时伴有嘈杂声。

②谷善饥：食欲亢进，但进食后常有饱胀感。

③口渴喜冷饮：渴症状明显，喜饮冷饮以解渴。

④口臭：口臭明显，伴有口苦、咽干等症状。

⑤大便秘结，有时伴有肛门灼热感。

⑥心烦易怒、小便短赤、舌红苔黄。

（2）证候分析

胃热炽盛证的证候分析，需要从脏腑功能失调和病理生理机制两方面进行。

①在脏腑功能方面，胃热炽盛主要反映了胃的阴阳失衡、火热过盛。胃的受纳、腐熟功能受到影响，导致食物消化不良、胃气上逆等症状。

②在病理生理机制方面，胃热炽盛可引发胃黏膜充血、水肿、糜烂等病变，进而加重临床症状。

③胃热炽盛还可影响其他脏腑的功能，如心火亢盛、肝火上炎等，从而引发一系列相关症状。

（3）辨证要点

在胃热炽盛证的诊断与治疗中，辨证要点是关键。医生需要根据患者的临床表现、舌象、脉象等因素进行综合判断，以明确证候类型。

①舌象：舌质红，苔黄厚或黄腻，提示热邪壅盛、津液耗伤。

②脉象：脉滑数或洪数，反映实热内盛、气血运行加速。

5. 食滞胃脘证

（1）临床表现

①食滞胃脘证的主要症状包括胃脘胀满疼痛、嗳气反酸、恶心呕吐等。这些症状在西医诊断中可能与消化不良、胃炎等胃肠道问题相对应。

②患者还可能伴有食欲减退、大便秘结或腹泻等次要症状。这些症状的出现与胃内食物停留过久刺激胃黏膜有关，同时也与脾胃的运化功能减弱有关。

（2）证候分析

食滞胃脘证的病理机制主要在于胃气失和，升降失调。

①食物停积胃脘，阻滞气机，胃气不得降则上逆，出现恶心、呕吐、嗳腐吞酸等症状。

②食积内阻，腐败生热，影响脾的运化功能，导致水湿不化，湿热内生，形成湿热蕴脾的病理变化。

（3）辨证要点

在辨证施治食滞胃脘证时，脉象和舌象是重要的辨证依据，反映了食积内阻、胃气失和的病理状态。

①舌象：舌苔厚腻。

②脉象：脉滑或沉实。

③还需注意患者的病史、饮食习惯等因素。

6.寒滞胃脘证

因为寒邪侵犯导致胃脘气血凝滞、功能受阻所致。这一证候多见于过食生冷食物或胃脘部受寒的患者，其特点在于脘部冷痛、实寒症状明显。

（1）临床表现

①胃脘冷痛：胃脘部突然疼痛，拘急剧痛，疼痛剧烈，得温则减，遇寒加重。

②恶心、呕吐：寒邪犯胃，胃气上逆，从而出现恶心、呕吐等症状。

③味觉减退，饮食无味，且不感觉口渴。

④畏寒怕冷，四肢不温：寒滞胃脘，多伴有全身阳气受损，不能温煦肢体，故出现畏寒怕冷，四肢不温的症状。

⑤舌苔白滑，脉沉迟或弦紧。

（2）证候分析

寒滞胃脘证的成因复杂，多与寒邪侵袭、脾胃虚寒、饮食生冷等因素有关。

①当寒邪侵袭胃脘时，胃中阳气被遏，气血凝滞，不通则痛，表现为脘部冷痛。

②寒邪使胃失和降，胃气上逆，引发恶心呕吐等症状。在实际案例中，我们常发现一些患者长期饮食生冷，或胃脘受凉，导致寒邪滞留胃中，形成寒滞胃脘证。

（3）辨证要点

①舌象：患者舌苔多白润，这是阴寒内盛、阳气不足的表现。

②脉象：脉象弦紧或沉紧，反映了气血凝滞、阳气被遏的状态。

③疼痛特点：寒滞胃脘证的典型表现为脘部冷痛，得温痛减，遇寒加重。

九、辨肾病证候

1.肾阳虚证

肾阳虚证是肾阳虚弱、功能减退的病理状态。肾阳，作为人体生命活动的原动力，对维持体内阴阳平衡、促进气血生成和运行起着至关重要的作用。

（1）临床表现

肾阳虚证是指肾阳亏虚，机体失却温煦，以腰膝酸冷、性欲减退、夜尿多为主要表现的虚寒证候，其临床表现如下：

①男性可出现阳痿、早泄，女性则可见宫寒不孕。

②小便频数，尤其是夜尿增多，大便则常表现为久泻不止，完谷不化。

③腰膝酸冷、疼痛，下肢尤甚，患者常伴有神疲乏力、精神萎靡、面色皖白或黧黑等表现。

（3）证候分析

①舌淡胖苔白，脉沉弱而迟。舌淡胖是阳虚水湿内停之象，苔白为寒象，脉沉弱而

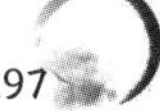

迟则是肾阳虚衰，鼓动无力的典型脉象。这是肾阳虚弱导致的机体代谢减缓、温煦功能减弱和气化功能不足等病理生理机制。

②畏寒和肢冷是肾阳虚证最典型的表现之一，因为肾阳是人体阳气的根本，当肾阳不足时，机体的温煦功能便会减弱，表现为对寒冷刺激异常敏感。同时，肾阳不足也会影响气血的生成和运行，导致出现腰膝酸软、神疲乏力等症状。此外，肾阳还参与水液代谢的过程，当肾阳不足时，水液代谢会出现障碍，表现为小便清长、夜尿频多等症状。

（3）辨证要点

结合四诊合参信息进行整体分析。可以从以下几个方面进行辨证：

①望诊：观察患者的面色、舌象、脉象等体征。肾阳虚证的患者面色多㿠白或晦暗无华，舌苔白而水滑或边有齿痕，脉象多沉细无力。

②闻诊：听患者的声音、嗅其气味。肾阳虚证的患者声音多低微无力，气息短促或伴有喘息声；气味上多无特殊变化或伴有轻微的腥臭味。

③问诊：询问患者的病史、症状、生活习惯等。肾阳虚证的患者多有长期慢性病史或不良生活习惯，如熬夜、过度劳累等；症状上多表现为畏寒肢冷、腰膝酸软等典型的阳虚症状。

④切诊：通过触诊和按诊了解患者的病情。肾阳虚证的患者在触诊时多表现为肌肤不温或冰冷；按诊时腰部多酸软无力或有明显压痛感。

2. 肾虚水泛证

肾虚水泛证指肾阳虚，导致水液泛滥而形成的证候。肾调节水液代谢。当肾阳不足，气化无力时，水液无法正常代谢，便会泛滥成灾，形成水湿内停的病理状态。其病因主要包括年老体衰、久病伤肾、房劳过度等，导致肾气虚弱，气化功能减退。

（1）临床表现

①水肿：由于肾阳虚导致气化功能失调，体内水液代谢障碍，水湿泛滥，使得身体出现水肿。这种水肿通常表现为腰以下肿甚，按之凹陷不起，且可能反复消长不已。面浮身肿也是常见的症状，尤其是腰以下部位的水肿更为明显。

②小便异常：肾阳虚衰致膀胱气化无权，可能出现小便不利、尿少或尿量减少的情况。然而，在某些情况下，也可能出现尿量反多的现象，这可能与水湿泛滥、水液代谢异常有关。

③畏寒肢冷：由于肾阳虚不能充分发挥温煦作用，患者会出现怕冷、手脚不温等症状。肾处于人体的下焦，水湿之邪趋于下部，因此肾阳虚所引起的畏寒肢冷症状可能更为明显。

④腰膝酸软：肾气亏虚，腰膝的肌肉组织失去了肾阳的濡养，可能会出现酸痛、乏力的症状。

⑤其他症状：除了上述主要症状外，肾虚水泛证还可能伴有咳嗽气喘、心慌心悸、头晕、痰多清稀色白、腹胀满、喘咳痰鸣、舌淡胖嫩有齿痕、苔白滑、脉沉细或沉迟无力等症状。这些症状的出现可能与水湿泛滥、心阳受损、脾失健运等因素有关。

（2）证候分析

①从中医五行理论来看，肾属水，与金相生，与火相克。当肾阳虚弱时，金生水的

能力减弱，而水对火的克制作用增强，导致体内阴阳失衡。同时，水湿内停会进一步阻碍气机运行，形成恶性循环。这种病理变化不仅影响肾脏本身的功能，还会累及全身脏腑，导致一系列复杂的症状和体征。

②在病理生理机制方面，肾虚水泛证主要涉及以下几个方面：一是肾阳虚弱，气化功能减退，导致水液无法正常代谢；二是水湿内停，阻碍气机运行，导致全身脏腑功能失调；三是水湿泛滥，侵犯肌肤和经络，导致肢体水肿和疼痛等症状。

（3）辨证要点

在辨证时，我们需要重点关注患者的舌象、脉象等信息。

①对于肾虚水泛证的患者来说，舌象多表现为舌淡胖苔白滑，这是因为水湿内停导致舌体肿大、舌苔滑腻。脉象则多表现为脉沉细或沉迟无力，这是因为肾阳虚弱、气血运行不畅所致。

②我们还需要注意区分肾虚水泛证与其他类似虚损类疾病（如肾阳虚证）。虽然两者都有肾阳虚弱的表现，但肾虚水泛证更侧重于水液泛滥的病理特点，因此在临床表现、证候分析和治疗原则上有所不同。

3.肾阴虚证

（1）临床表现

①腰膝酸软疼痛：腰部酸软无力，膝盖乏力，活动后加重，因肾阴不足、骨骼失养所致。

②头晕耳鸣：头部昏沉感，耳内持续性鸣响（如蝉鸣），安静时更明显，因肾阴亏虚、髓海失充。

③潮热盗汗：午后或夜间自觉身热（潮热），入睡后汗出（盗汗），醒后汗止，因阴虚生内热、津液外泄。

④五心烦热：手心、脚心及心胸烦热感，常伴口干咽燥，因虚热内扰、津液不足。

⑤失眠多梦：入睡困难、睡眠浅、多梦易醒，因阴虚火旺、心神不宁。

（2）证候分析

①久病伤阴：慢性疾病（如糖尿病、肺结核）或热病后期，耗伤肾阴。

②房劳过度：频繁性生活或手淫，耗损肾精。

这些因素均可导致肾阴亏损，失去滋养和濡润的功能。当肾阴不足时，机体内的阴阳平衡被打破，虚热内生，从而产生一系列的临床症状。同时，肾阴亏损还会影响其他脏腑的功能，如心火旺盛、肝阳上亢等，进一步加重病情。

（3）辨证要点

根据患者的临床表现和体征，结合四诊合参（望、闻、问、切）进行综合分析。

①舌象：肾阴虚证患者的舌象多表现为舌红绛无苔或苔少而干，这是因为肾阴不足，舌体失于滋养所致。脉象：脉象多表现为细数无力，这是因为肾阴亏损，气血运行不畅所致。

②症状：潮热盗汗、五心烦热等症状是肾阴虚证的典型表现，需要在辨证时予以重视。

③病史：询问患者的病史，了解其是否有先天禀赋不足、后天劳累过度等病史，有助于更准确地判断病情。肾精不足证

4. 肾精不足证

肾精不足证是肾精亏虚，不能滋养全身脏腑器官，导致生长发育迟缓、性功能减退等一系列临床表现的证候。在中医理论中，肾精被视为先天之本，主骨生髓，通脑养发，肾精不足则会影响人体的生长发育、生殖能力以及精神状态等。

（1）临床表现

①生长发育迟缓：儿童期表现为生长缓慢、智力低下、动作迟缓等；成人期则可能出现骨骼发育不良、身材矮小等症状。

②性功能减退：男性表现为性欲减退、阳痿早泄、精子质量下降等；女性则可能出现月经不调、闭经、不孕等症状。

③其他症状还包括耳鸣耳聋、腰膝酸软、头发早白、牙齿松动等症状。

（2）证候分析

①先天禀赋不足：遗传因素或孕期营养不良等原因，导致胎儿先天肾精不足。

②后天失养：长期饮食不规律、营养不良、劳累过度等原因，导致肾精逐渐耗损。

③疾病因素：如慢性疾病长期消耗肾精，或因误治、滥用药物等原因损伤肾精。

④结合具体临床表现，我们可以发现肾精不足证患者多表现为阴液不足、阳气虚衰的状态。肾精不足导致肾阴亏虚，无法滋养全身脏腑器官，从而导致一系列临床表现的出现。

（3）辨证要点

①脉象：肾精不足证患者脉象多表现为细弱无力或沉细而迟。这是因为肾精亏虚，气血生化无源所致。

②舌象：患者舌象多表现为舌质淡嫩、苔薄白或无苔。这是因为肾精不足，无法滋养舌体所致。

③全身症状：结合患者全身症状如生长发育迟缓、性功能减退等进行综合分析判断。

5. 肾气不固证

肾气不固证，是指由于肾气亏虚，不能固摄人体精微物质和维持正常生理功能而出现的一系列症状。

（1）临床表现

肾气不固证的临床表现主要为以下几个方面：

①腰膝酸软：肾气亏虚，不能滋养腰膝，导致腰膝酸软无力。

②畏寒怕冷：肾阳不足，无法温煦身体，表现为畏寒怕冷，四肢不温。

③小便频数：肾气不足，膀胱气化功能减弱，导致小便频数、清长，甚至遗尿。

④听力下降、耳鸣：肾开窍于耳，肾气不固，可影响听力，出现耳鸣等症状。

⑤遗精早泄、月经不调：肾气不足，无法固摄精微物质，男性可出现遗精早泄，女性则表现为月经不调。

（2）证候分析

①肾阳亏虚：肾阳不足，无法温煦身体，导致出现一系列寒象症状。同时，肾阳亏虚还会影响膀胱的气化功能，导致小便频数等问题。

②肾阴不足：肾阴亏虚，无法制约肾阳，导致虚火内生。虚火内扰，可引发耳鸣、遗精等症状。此外，肾阴不足还可导致精液失于固摄，表现为早泄等问题。

（3）辨证要点

①肾气虚损的患者舌象表现为舌淡苔薄或无苔。这是由肾气不足，无法滋养舌体所致。

②脉象：肾气虚损的脉象多表现为沉细无力或沉迟。这是因为肾气亏虚，气血运行不畅所致。

③伴随症状：除了上述主要症状外，还需关注患者是否伴有其他相关症状，如耳鸣、遗尿等。这些症状有助于我们更准确地判断病情。

十、辨膀胱病证候

1.膀胱湿热证

（1）临床表现

①尿频、尿急：患者常感排尿次数增多，且排尿时迫不及待。尿道灼热感：排尿时尿道有灼热感，甚至疼痛。

②尿色黄赤：尿液颜色偏黄，有时带有浑浊。

③小腹坠胀：膀胱湿热者常感小腹坠胀不适。

④全身症状：部分患者可伴有口渴、口苦、尿臭等症状，舌苔黄腻，脉滑数或弦数。

（2）证候分析

导致膀胱湿热证的主要原因包括生活作息不规律、饮食不节等。

①长期熬夜、过度劳累会损伤人体正气，使湿热邪气乘虚而入；

②饮食不节，如过食辛辣、油腻食物，会助长湿热邪气。

③病情发展过程中，湿热邪气蕴结于膀胱，影响膀胱气化功能，出现尿频、尿急、尿道灼热感等症状。如不及时治疗，湿热邪气还可能上行至肾，导致肾盂肾炎等并发症。

（3）辨证要点

①望诊：观察患者面色、舌苔。膀胱湿热者面色多红赤，舌苔黄腻。

②闻诊：听取患者声音并嗅其气味。膀胱湿热者口气多臭，尿味重。

③问诊：详细了解患者病史、症状及生活习惯。

④切诊：感受患者脉象。膀胱湿热者脉象多滑数或弦数。

⑤在诊断过程中，还可结合现代医学检查结果，以提高辨析准确性。

十一、辨脏腑兼病证候

1.心肾不交证

心肾不交证是心与肾之间的水火不相济，阴阳失调，导致的一系列病理变化。当心肾之间出现失衡时，就会表现为心肾不交证。

（1）临床表现

心肾不交证的临床表现多种多样，主要包括以下几个方面。

①失眠多梦：心主神明，心火亢盛则神不安，表现为失眠多梦。

②心悸不安：心阳不振，则心动不安，表现为心悸。

③健忘头晕：肾主藏精，肾精不足则脑海空虚，表现为健忘头晕。潮热盗汗：阴虚

火旺，内热自生，表现为潮热盗汗。

④腰膝酸软：肾主骨生髓，肾精亏损则腰膝酸软无力。

（2）证候分析

导致心肾不交证的原因多种多样，主要包括情志不畅、房事过度、久病伤阴等。以上原因都会导致心火亢盛，肾水不足，从而形成心肾不交的局面。

①情志不畅会导致肝气郁结，进而影响心火。

②房事过度则直接损伤肾精，导致肾水不足。

③久病伤阴则使体内阴液亏损，无法制约心火。

（3）辨证要点

在辨证心肾不交证时，需综合考虑以下几个方面。

①望诊：观察患者面色、舌苔等。心肾不交者面色多红赤或晦暗，舌苔少或无苔。闻诊：听取患者声音及气味。心肾不交者声音多低沉或急躁，口气多臭。

②问诊：详细了解患者病史、症状及生活习惯。特别注意询问患者的睡眠、情绪及性生活等情况。切诊：感受患者脉象。心肾不交者脉象多细数或弦数。

2.心肺气虚证

心肺气虚证，即心肺两脏气虚所致的证候。心肺同居上焦，心主血脉，肺主气司呼吸，心肺密切配合，共同维持人体正常的气血运行和呼吸功能。若心气不足，鼓动无力，会影响肺的呼吸功能，导致肺气亦虚；反之，肺气虚弱，宗气生成不足，也会影响心的行血功能，从而形成心肺气虚证。

（1）临床表现

①心悸：是心肺气虚的典型症状，表现为心跳加快、心中不安。

②气短：表现为呼吸急促、呼吸深度不足。

③自汗：是气虚不能固摄汗液所致。

④面色淡白或萎黄：是气血不足、无法荣养肌肤所致。

（2）证候分析

①病因：心肺气虚证的发生多与先天禀赋不足、后天失养、久病耗伤等因素有关。

②病机：心肺气虚证的病理变化主要涉及心肺两脏功能的衰退和气血生化无源。随着病情的发展，心肺气虚证还可能引发其他并发症，如肺心病、心力衰竭等。在中西医结合治疗方面，可针对气虚、血虚等病理环节进行干预，如补气、养血等。

（3）辨证要点

在辨证心肺气虚证时，需掌握以下关键技巧和方法。

①通过观察患者的面色、舌苔、脉象等体征，听取患者的声音并闻其气味，询问患者的病史和症状，以及触摸患者的肌肤和脉象等，全面了解患者的病情。

②辨证时需与其他类似证候进行鉴别，如心阴虚证、心血虚证等。这些证候在临床表现上有相似之处，但病因病机和治疗原则各不相同。

③结合患者的体质、年龄、性别等因素，以及病情轻重、病程长短等情况，综合分析判断是否为心肺气虚证。

3.心脾两虚证

心脾两虚证，是心血不足和脾气虚弱并存的病理状态。心血不足，心神失养，则会出现心悸、失眠等症状；脾气虚弱，运化失职，则会导致食欲不振、乏力等症状。这种证候类型在中医临床上较为常见，尤其在中老年人和长期劳累的人群中更为普遍。

（1）临床表现

心脾两虚证的临床表现如下。

①心悸：患者常感到心跳加速、心慌不安，尤其在劳累或情绪激动时更为明显。

②失眠：患者入睡困难或睡眠质量差，容易醒来或多梦。

③食欲不振：患者食欲不佳，食量减少，甚至出现厌食症状。

④乏力：患者常感到疲倦无力，精神萎靡不振，难以胜任日常工作。

⑤患者还可能伴有面色萎黄、舌质淡白、脉象细弱等体征。

（2）证候分析

导致心脾两虚证出现的原因主要有两个方面。

①先天禀赋不足或后天失养导致的心血不足和脾气虚弱。

②久病耗伤或过度劳累等因素导致的心血和脾气进一步耗损。在病理变化过程中，心血不足与脾气虚弱相互影响、相互作用，共同导致了心悸、失眠、食欲不振、乏力等临床表现。

（3）辨证要点

在对心脾两虚证进行辨证时，需要注意以下几个关键点。

①脉象：心脾两虚证的脉象多为细弱无力，反映了心血不足和脾气虚弱的病理状态。

②舌象：舌质淡白、舌苔薄白或无苔，提示心血不足和脾气虚弱。

③症状表现：心悸、失眠、食欲不振、乏力等症状是心脾两虚证的典型表现，需要综合考虑这些症状的出现频率、严重程度以及持续时间等因素进行辨证。

④在实际运用中，应结合患者的具体情况进行综合分析，排除其他类似证候的可能性，从而准确判断是否为心脾两虚证。

4.脾肺气虚证

脾肺气虚证是脾、肺两脏气虚，功能减退所表现的虚弱证候。脾肺气虚证既是多种疾病的病理基础，也是中医辨证施治的重要依据。脾胃气虚证是指脾胃之气不足，受纳、腐熟、运化功能失职所表现的证候。

（1）临床表现

①呼吸气短：患者常自觉呼吸短促，少气懒言，活动后加剧。这是因为肺主气司呼吸，肺气不足则呼吸功能减弱；脾为生气之源，脾气虚则宗气生成不足，导致气短乏力。

②咳嗽咳痰：咳嗽声低，咳痰清稀，量多易咯。肺气虚弱，宣降失常，故咳嗽；脾虚失运，水湿内生，聚而为痰，上渍于肺，故咳痰清稀量多。

③食欲不振：脾胃为后天之本，脾气虚则运化无力，受纳失职，故食欲不振，食少腹胀，大便溏薄等。

④声低懒言：因脾肺气虚，气血生化不足，鼓动无力，故声音低微，懒得说话，精神萎靡。 自汗：气虚卫外不固，津液外泄，故自汗出，且活动后汗出更甚。这些症状虽各有所指，但皆因脾肺气虚所致，彼此之间相互关联，共同构成了脾肺气虚证的临床

表现。

（2）证候分析

脾肺气虚证的证候分析，主要从病因、病机、病理变化等方面进行。这些因素相互作用，共同导致了脾肺气虚证的临床表现。

①病因多为先天禀赋不足、后天失养、久病耗伤等。

②病机则为脾肺两脏气虚、功能减弱、生化无权。

③病理变化则表现为气血生成不足、运行不畅。

④在脾肺气虚证中，脾气虚弱会导致运化功能减退，从而影响到气血的生成和运化；肺气虚弱则会导致呼吸功能减弱，进而影响到气血的输布和调节。因此，脾肺气虚证的临床表现中，消化系统症状和呼吸系统症状尤为突出。

（3）辨证要点

在辨证脾肺气虚证时，需要注意以下几点。

①观察脉象：脾肺气虚证的脉象多为细弱无力，反映了气血虚弱的状态。

②舌象分析：舌淡苔白，反映了脾肺气虚的病理特征。

③症状综合：需综合考虑患者的全身症状及伴随症状，如乏力、倦怠、面色萎黄等；

④病因病机：需明确患者的病因病机，如先天禀赋不足、后天失养等。

5.肺肾气虚证

肺肾气虚证是因久病体虚、劳逸失度、先天禀赋不足等因素，导致肺肾两脏气虚衰竭，不能维持正常生理功能所出现的一系列证候。在中医理论中，肺主气司呼吸，肾藏精，主纳气，肺肾二脏共同调节人体的呼吸与气机运行。一旦二者功能失调，就会引发肺肾气虚证，严重影响患者的生活质量。

（1）临床表现

①主要包括咳嗽无力、喘息气短、动则尤甚、乏力自汗、腰膝酸软等。这些症状不仅反映了肺肾二脏功能的下降，也暗示了患者体内气血的严重失衡。

②患者还可能出现夜尿频数、舌淡苔白、脉沉细等体征，这些都是肺肾气虚证的典型表现。

（2）证候分析

导致肺肾气虚证的主要病因包括久病体虚、劳逸失度、先天禀赋不足等。这些因素共同作用，导致肺肾二脏气虚，气机不畅，进而引发各种临床症状。

①久病体虚，肺肾二脏长期受到疾病的侵袭，导致气虚衰竭。

②劳逸失度，过度劳累或长期缺乏运动，使得肺肾二脏得不到足够的休息和恢复。

③先天禀赋不足，则是由于患者自身体质虚弱，脏腑功能先天不足。

（3）辨证要点

在中医临床中，对肺肾气虚证的辨证要点主要包括望、闻、问、切四诊合参。

①通过观察患者的面色、舌苔、脉象等体征，听取患者的主诉和家属的描述，询问患者的病史和生活习惯，以及进行详细的体格检查，综合判断患者是否患有肺肾气虚证。

②在具体辨证过程中，还需注意区分肺气虚和肾气虚的不同表现，以及肺肾气虚与

其他类似证候的鉴别。

6.肝火犯肺证

肝火犯肺证作为一种常见而独特的证候，不仅反映了肝与肺两大脏腑间气血失调的复杂关系，更体现了中医辨证施治原则的精妙。

（1）临床表现

①患者常出现咳嗽、气喘、胸闷等症状，且咳嗽时痰多为黄色黏稠状，严重时甚至可能咯血。

②还常伴有面红目赤、口干口苦、心烦易怒、头晕目眩等全身症状。这些症状不仅影响了患者的日常生活和工作，也给中医辨证施治带来了挑战。

（2）证候分析

肝火犯肺证的发生与肝、肺两脏的功能失调密切相关。

①肝主疏泄，调畅气机，若肝气郁结不畅，则会导致气机逆乱，火邪内生。

②火邪循经犯肺，使肺失清肃，肺气上逆，引发咳嗽、气喘等。同时，火邪灼伤肺络，炼液成痰，痰热互结，使得痰液黄稠难咳。此外，火邪内炽，还会引发面红目赤、口干口苦、心烦易怒等全身症状。

（3）辨证要点

在辨证过程中，需要注意以下几点。

①观察患者的脉象和舌象。肝火犯肺证患者的脉象多为弦数，舌象则表现为舌红苔薄黄。

②要注意患者的伴随症状。如咳嗽、气喘、胸闷等症状的严重程度和持续时间，以及面红目赤、口干口苦等全身症状的表现。

③要结合患者的病史和体质进行综合分析，以准确判断证候类型。

7.肝胆湿热证

肝胆湿热证，是湿热蕴结肝胆，导致肝胆疏泄功能失常所表现出的证候。多因外感湿热之邪，或嗜食肥甘厚味，酿生湿热，蕴结于肝胆所致；也可因脾胃运化失常，湿邪内生，郁而化热，熏蒸肝胆而成。

（1）临床表现

①肝胆局部症状：黄疸、胁痛。湿热邪气蕴结于肝胆，导致肝胆疏泄功能失常，气机不畅，湿热内蕴。气机不畅则会导致胁痛。

②消化系统症状：纳呆、口苦、尿黄。湿热邪气还会影响脾胃的运化功能，导致纳呆、腹胀等症状。

（2）证候分析

在证候分析方面，需要考虑导致肝胆湿热证的相关因素及其相互关系。

①外感湿热邪气是引起肝胆湿热证的重要原因之一。

②饮食不节、情志不畅等因素也会导致湿热内生。

③肝胆湿热证还常常与脾胃湿热证相互交织，形成复杂的病理变化。因此，在治疗过程中，我们需要综合考虑各种因素，采取针对性的治疗措施。

（3）辨证要点

在中医辨证方法中，我们首先要明确患者是否属于肝胆湿热证。这需要通过详细询问病史、观察症状体征、辨析舌脉象等方式进行辨证。

①舌象：舌质红，苔黄腻或黄厚，舌体偏大，提示湿热内盛。

②脉象：脉弦滑数或弦数，反映肝胆气机郁滞、湿热壅盛。

8.肝胃不和证

肝胃不和证是肝失疏泄，胃失和降所表现的证候。其多因情志不舒，肝气郁结，横逆犯胃所致。肝主疏泄，调畅气机，有助于脾胃的运化功能。若情志不畅，肝郁气滞。疏泄失常时，容易影响胃的收纳腐熟功能，导致胃失和降，气机逆乱，胃气上逆，胃中气机阻滞。

（1）临床表现

肝胃不和证的临床表现主要包括以下几个方面。

①胃痛：患者常感胃部不适，疼痛时作时止，多与情绪波动有关。

②嗳气：患者常感胃中气逆上冲，发出声响。

③呕吐：部分患者可出现呕吐症状，呕吐物多为酸腐食物残渣。

④食欲不振：患者食欲减退，食量减少，严重者甚至厌食。

⑤情绪波动：患者情绪不稳定，易怒或抑郁。

（2）证候分析

导致肝胃不和证出现的原因主要有情志不畅和饮食不节两个方面。这两个因素相互作用，最终形成了肝胃不和证。

①情志不畅：如长期抑郁、焦虑、愤怒等，容易导致肝气郁结，疏泄失常。

②饮食不节：如暴饮暴食、过食辛辣等，容易损伤胃腑，导致胃失和降。

（3）辨证要点

在辨证过程中，我们需要关注患者的临床表现、舌脉象等体征，并结合患者的病史和生活习惯进行综合分析。

①舌象：舌质偏红或淡红，苔薄白或薄黄。

②脉象：脉弦（主肝气郁滞）或弦数（兼有热象），部分患者脉弦细（兼气血不足）。

第五节　卫气营血辨证

卫气营血辩证不仅是中医外感病学的重要里程碑，其“分阶段、析病机、定治则”的思维模式，至今仍广泛应用于流感、麻疹、流脑等传染病的诊治。通过这一理论，实现了中医辨证从“寒邪”到“温邪”、从“六经”到“四层”的突破，彰显了中医理论在应对疫病中的科学性与生命力。

一、卫气营血辨证的概念

卫气营血辩证是中医学中的一个重要理论，是由清代医家叶天士所创立的一种外感温热病的辨证方法。它将外感温病由浅入深或由轻而重的病理过程，分为卫分、气分、营分、血分四个阶段。

二、阶段特点

1. 卫分证

卫分证是温热病邪初犯人体尚未深入里层的病理阶段。卫分被视为人体抵御外邪的第一道防线，其功能是护卫人体，防止外邪入侵。

（1）阶段

外感热病初期。

（2）病位

肺与皮毛。

（3）临床表现

卫分证主要表现为发热、头痛、咳嗽等，一般为发热重，恶寒轻，患者自觉轻微怕冷，常欲加衣被以缓解不适。头痛多为胀痛或前额痛。咳嗽也是卫分证的常见症状之一，常伴有咯痰不爽。患者常感觉口干。

（4）治疗原则

以宣肺解表为主。具体治法因病邪的不同而有所区别，如风热犯卫宜辛凉解表，暑湿犯卫宜清暑化湿等。

（5）证候分析

卫分证可根据邪气性质不同及患者体质差异，细分为五种亚型。

①风热犯卫型：患者多表现为发热、头痛、咳嗽等症状，治疗上宜采用辛凉解表法。

②暑湿犯卫型：则多伴有胸闷、恶心等症状，治疗上需清热解暑、化湿和中。

③燥热犯卫型：干咳少痰，或痰黏难咯，鼻咽干燥，唇干口渴，发热微恶寒，头痛无汗，治疗上需辛凉甘润，疏表润燥。

④湿热犯卫证：身热不扬，午后明显，微恶寒。头重如裹，肢体酸楚，胸闷纳呆，大便黏滞，治疗上需宣表化湿，清热透邪。

⑤风寒化热犯卫证：恶寒渐轻，发热增重，无汗或微汗。咽痛，咳嗽痰黄，口渴，小便黄。治疗上需解表清里，疏风透热。

在病理生理机制上，卫分证主要是由于外邪侵袭，使卫气功能受损，正气与邪气在肌表交争所致。

（6）辨证要点

在临床实践中，辨证施治对于卫分证患者至关重要。首先，要准确辨识证候类型，根据患者的具体症状、体征及舌脉表现，判断是否属于卫分证及其亚型。其次，要选择合适的治疗方法，如辛凉解表、清热解暑等，针对病因病机进行干预。最后，还需注意调和正气，增强患者的抗病能力，以提高治疗效果。

2. 气分证

气分证为中医外感热病理论体系中的核心证候之一，是温热病邪由卫分传入脏腑的实热阶段，以里热炽盛、津液耗伤为主要特点。气分证在疾病进程中处于重要转折阶段，对于病情的恶化或缓解具有决定性作用。

（1）阶段

气分证是温热病邪由表入里，阳热亢盛的里热证候。

（2）病位

肺、胸膈、胆、三焦、胃、肠等脏腑。

（3）临床表现

身体壮热、不恶寒、反恶热、汗出而热不解、舌红苔黄、脉数等。气分病变涉及的脏腑较多，证候类型亦较复杂，如邪热壅肺、热扰胸膈、热在肺胃等。此外，患者还可能出现头痛、咳嗽、咽喉肿痛等症状，严重者可伴有谵语、抽搐等热扰心神的表现。体征上，可见呼吸粗促、胸部憋闷、皮肤潮红、口干欲饮等表现。

（4）治疗原则

以清热生津为主。临床上常用石膏、知母等治疗，如白虎汤、竹叶石膏汤等。

（5）证候分析

气分证的发病原因主要为外感温热邪气或内生郁热，如未及时得到治疗，邪气逐渐深入，导致脏腑气血功能失调。病变过程中，热邪炽盛，气血壅滞，可出现高热、口渴、汗出等症状；热邪伤津，则见舌红苔黄、脉洪大有力等体征。此外，气分证还可能伴有痰湿、瘀血等并发症，进一步加重病情。

（6）辨证要点

①病因：外感温热邪气或内生郁热是气分证的主要病因。外感邪气通过皮肤毛窍入侵，内生郁热则源于脏腑功能失调。

②病机：气分证的病机主要为热邪充斥于脏腑经络，影响气血的正常运行。热邪炽盛，导致气血壅滞，出现高热、口渴等症状。热邪蒸腾津液，使津液亏损，出现脉洪大等表现。

③症状：除了高热、口渴等典型症状外，还需关注患者的整体状况，如精神状态、饮食起居等，以全面了解病情。

在气分证的辨证过程中，需运用四诊合参的方法，全面收集患者信息。综合分析患者的病因、病机及病情轻重。

3. 营分证

营分证是温热病邪内陷，劫灼营阴，心神被扰所表现的证候，是温热病病情发展过程中的深重阶段。

（1）阶段

温热病邪内陷营阴的深重阶段。

（2）病位

心与心包络。

（3）临床表现

身热夜甚、心烦不寐、口干反不甚渴、斑疹隐隐、舌质红绛少苔、脉细数等。若热入心包则见神昏谵语，其中心烦不寐、神昏谵语等表现，是营分证最为典型的症状。

（4）治疗原则

清营泄热，冀其透热转出气分而解。临床上常用清营汤、安宫牛黄丸等治疗。

（5）证候分析

营分证的证候分析主要包括热伤营阴证和热入心包证两种。热伤营阴证主要表现为邪热入营，灼伤营阴，导致夜间发热、口干不欲饮、心烦不寐等症状。热入心包证则表现为卫分邪热直接内陷心包，导致高热、时有谵语等症状。

（6）辨证要点

营分证患者的舌象通常表现为舌质红绛，舌面干燥无津，或有裂纹，反映营阴受损，热邪内盛。脉象多表现为细数或弦细，这是营阴不足、热邪内扰的脉象特征。除上述典型症状外，患者还可能出现手足心热、小便短赤、大便秘结等症状，这些症状对于辨证营分证具有重要的参考价值。辨证时需要综合考虑舌象、脉象等多方面的信息，以准确判断营分证的证候类型和程度。

4.血分证

血分证是热邪深入血分耗血动血，影响脏腑功能的病证。在中医理论中，血分证涵盖了多种复杂的病理变化，涉及血脉、心、肝等多个脏腑系统。

（1）阶段

卫气营血病变的最后阶段，也是温热病发展演变过程中最为深重的阶段。

（2）病位

以心、肝、肾为主。

（3）临床表现

身热夜甚、躁扰不安、神昏谵狂、吐血、衄血、便血、尿血、斑疹密布、舌质深绛、脉细数等。这些症状反映了热邪深入血分，耗伤阴液，扰动心神的特点。患者脉多细数或弦数，舌色深红或紫绛，或有瘀点瘀斑。这些体征进一步印证了血分证的诊断。

（4）治疗原则

凉血散血。若热动肝风则见神昏、抽搐等症状，治以凉肝熄风；若虚风内动则以滋阴熄风为主，常用地黄、芍药等治疗，如犀角地黄汤。

（5）证候分析

血分证多因外感热邪或内伤七情，导致热邪深入血分，耗伤阴液，扰动心神。此外，瘀血、痰湿等邪气也可能成为血分证的兼夹邪气。在病变过程中，热邪可能由气分传入血分，或由卫分直接传入血分。随着病情的发展，热邪可能进一步耗伤阴液，导致阴液枯竭，心神不宁。在血分证中，常见的兼夹邪气有瘀血、痰湿等。这些邪气可能进一步加重病情，影响治疗效果。

（6）辨证要点

血分证患者的脉象多细数或弦数，反映了热邪深入血分，耗伤阴液的特点。同时，脉象的细微变化也可能提示病情的变化和转归。舌色深红或紫绛，或有瘀点瘀斑，是血分证的重要舌象表现。通过观察舌象，可以了解病情的严重程度和病变部位。在辨证过程中，需要综合考虑患者的症状，如身热夜甚、躁扰不宁、口渴不欲饮等。这些症状对于判断病情的轻重和证候类型具有重要参考价值。

三、卫气营血的传变

卫气营血是中医对人体气血运行状态的精妙描述。其中，“卫气”是人体阳气的一种，具有固摄和防御作用，能够护卫体表，抵御外邪入侵；“营血”是人体内血液运行的营养物质，为身体提供滋养和能量。卫气与营血之间相互滋生、相互依存。

1.卫气营血的传变规律

卫气营血的传变规律是中医疾病发展过程中气血状态变化的重要体现。它分为顺传和逆传两种形式。顺传是疾病从卫分到气分，再到营分、血分，逐渐深入的过程；逆传则是邪气过于强盛或正气大虚，导致邪气直接深入营分、血分，病情迅速恶化。这一传变规律反映了疾病由浅入深、由表及里的发展趋势。

2.影响卫气营血传变的因素

影响卫气营血传变的因素众多，包括体质、年龄、性别、外邪等。体质虚弱、年龄较大的人群，往往更容易发生卫气营血的逆传。外感风寒、湿热等邪气，也会加速卫气营血的传变过程。

四、临床意义

卫气营血辨证对于指导温病的临床治疗具有重要意义。它能指导各阶段的治疗，提高疗效，预判转归，为急危重症提供救治思路。

综上所述，卫气营血辨证是中医学中一种重要的辨证方法，它以外感温病由浅入深或由轻而重的病理过程为基础，将疾病分为卫分、气分、营分、血分四个阶段，并据此指导临床治疗。

第六节 与中医辨证理论相关的中医护理

中医辨证是中医认识疾病和论治疾病的基础，贯穿于护理工作的各个环节，对提高护理质量、促进患者康复具有重要意义。

一、病情观察

通过辨证能对患者的症状、体征等进行全面观察和分析，可以更准确地判断病情变化。如观察面色、神志、舌象、脉象等，若患者面色萎黄、神疲乏力、舌淡苔白、脉细弱，可辨证为气血不足，护理时需重点关注患者的体力状况。如对于发热患者，若伴有恶寒、无汗、脉浮紧，属表寒证，护理时应注意保暖；若伴有高热、大汗、口渴、脉洪大，属阳明经证，需密切观察患者的津液耗损情况，及时补充水分。

二、护理诊断

依据辨证结果确定护理诊断，例如不寐，即失眠，表现为入睡困难、睡眠浅易醒等。中医可分析为肝火扰心、心神失守；气血不足、心神失养；痰热扰心、神不守舍；饮食不节、胃中不和等原因。根据辨证结果，为后续护理措施的制订提供方向。

三、护理计划制订

根据辨证结果制订个性化护理计划。阳虚证患者的护理计划中应包括保暖措施、饮食中增加温阳食物等内容；湿热证患者的护理计划需保持环境干燥、饮食清淡等，以改善患者的湿热状态。

四、护理措施实施

1.生活起居护理

根据辨证结果调整患者的生活起居。对阴虚火旺者应安排安静、凉爽的居住环境，保证患者的充足睡眠；对阳虚寒盛者应注意室内温暖，避免受寒。

2.饮食护理

依据辨证结果指导患者饮食。肺热咳嗽患者，可多食清热润肺的食物，如梨、百合等。脾胃虚寒证患者应避免食用生冷食物，可多吃一些温热、易消化的食物，如羊肉、山药等。湿热内蕴证患者则应少食辛辣、油腻、甘甜之品，多吃清热利湿的食物，如冬瓜、薏米等。

3.情志护理

运用中医情志相胜理论进行护理。如忧思过度的患者，可通过让其欣赏欢快的音乐、参加娱乐活动等方式，以喜胜忧，调节情志，改善其心理状态。

4.用药护理

根据辨证结果指导患者正确用药。如服用解表药时，应告知患者趁热服用，服后适当加盖衣被，以助药力发散。同时观察患者用药后的反应，若服用清热药后出现腹泻，需判断是药物的正常反应还是不良反应，以便及时调整护理措施。

五、护理效果评价

以中医辨证为依据评价护理效果。如对于中风患者，若经过护理后肢体活动逐渐恢复、语言表达清晰、舌象脉象好转等，说明护理措施有效，反之则需调整护理方案。

六、中医辨证在临床实践中的具体应用

1.感冒

（1）案例

某患者出现发热、恶寒、无汗、头痛身痛、鼻塞流清涕、舌苔薄白、脉浮紧等症状。

（2）辨证分析

此为风寒感冒，因风寒之邪侵袭肌表，导致肺气失宣。发热、恶寒、无汗是风寒束表，卫阳被遏的表现；头痛身痛为经络不通；鼻塞流清涕是肺气失宣；苔薄白、脉浮紧皆为风寒之象。

（3）治疗方法

采用辛温解表法，用麻黄汤加减，宣肺散寒，使风寒之邪随汗而解。

（4）护理要点

避免直接吹风，以防再次受寒。患者应注意休息，保证充足的睡眠，减少体力消耗。适当增添衣物，注意保暖，尤其是头部、颈部、背部等部位，避免受寒加重病情。

（5）饮食护理

饮食宜清淡易消化，可多吃温热性食物。避免食用生冷、油腻、辛辣等刺激性食物。

（6）病情观察

密切关注患者的体温、脉搏、呼吸、血压等生命体征，若患者出现高热不退、呼吸急促、咳嗽加剧等异常情况，应及时告知医生。注意观察患者的出汗情况，若出汗过多，应及时擦干，更换汗湿的衣物，避免着凉。

2.咳嗽

（1）案例

某患者咳嗽反复发作，咯痰色白量多，胸脘痞闷，食少便溏，舌苔白腻，脉濡滑。

（2）辨证分析

此为痰湿蕴肺型咳嗽。脾失健运，痰湿内生，上渍于肺，导致肺气失宣。咯痰色白量多、胸脘痞闷等均为痰湿内盛之征；食少便溏是脾虚之象；苔白腻、脉濡滑为痰湿之候。

（3）治疗方法

燥湿化痰，理气止咳，用二陈汤合三子养亲汤加减，以健脾燥湿，化痰止咳。

（4）护理要点

保持室内空气清新流通，温度和湿度适宜，一般温度控制在 18 ℃～22 ℃，湿度保持在 50%～60%。患者应注意休息，保证充足的睡眠。

（5）饮食调护

饮食宜清淡易消化，可多吃具有健脾燥湿、化痰止咳作用的食物。避免食用生冷、油腻、辛辣、甜腻等刺激性食物，以防助湿生痰，加重咳嗽症状。适量饮用温水或温茶，有助于稀释痰液，促进痰液排出。

（6）病情观察

密切观察患者的咳嗽频率、程度、音色以及痰液的量、色、质等变化，若咳嗽加剧、痰中带血、出现呼吸困难等异常情况，应及时告知医生。

（7）排痰护理

教授患者正确的咳痰方法，鼓励其尽量将痰液咳出。患者可采取坐位或半卧位，深吸气后屏气 3 秒，然后用力咳出痰液。对于痰液黏稠不易咳出者，可遵医嘱给予雾化吸入治疗，以稀释痰液，促进痰液排出。同时，可轻轻拍打患者背部，从下往上、由外向内，按照一定节奏进行，以协助痰液排出。

3. 胃脘痛

（1）案例

某患者胃脘部疼痛，痛势急迫，脘闷灼热，口干口苦，口渴而不欲饮，纳呆恶心，小便色黄，大便不畅，舌红，苔黄腻，脉滑数。

（2）辨证分析

此乃湿热中阻型胃脘痛。湿热之邪蕴结胃脘，导致气机不畅。胃脘疼痛、灼热是热邪犯胃；脘闷、纳呆、恶心为湿阻中焦；口干口苦等是湿热之象。

（3）治疗方法

清化湿热，理气和胃，用清中汤加减，以清热燥湿、理气止痛，恢复脾胃功能。

（4）护理要点

为患者提供安静、整洁、舒适的病房环境。

（5）饮食护理

饮食宜清淡、易消化，多吃清热利湿的食物，避免食用辛辣、油腻、甜腻、生冷等刺激性食物，以防助湿生热、加重病情。患者应定时进餐，少食多餐，避免暴饮暴食。

（6）病情观察

密切观察患者胃脘痛的部位、性质、程度、发作频率、持续时间等，以及是否伴有恶心、呕吐、嗳气、反酸等症状，若疼痛加剧、出现呕血、黑便等异常情况，应及时告知医生。注意观察患者的体温、脉象、舌象等变化，以便及时调整护理措施和治疗方案。

4.失眠

（1）案例

某患者难以入睡，多梦易醒，心悸健忘，神疲食少，头晕目眩，四肢倦怠，腹胀便溏，面色少华，舌淡苔薄，脉细无力。

（2）辨证分析

属于心脾两虚型失眠。心脾两虚，气血不足，心神失养。难以入睡是心神不宁之象；心悸健忘为心血不足；神疲食少是脾虚之象。

（3）治疗方法

补益心脾，养血安神，用归脾汤加减，以养心安神、健脾益气，改善睡眠。

（4）护理要点

为患者营造安静、舒适、温湿度适宜的睡眠环境，保持室内光线柔和，固定上床睡觉和起床时间，避免熬夜和白天过长时间午睡。鼓励患者适当参加体育锻炼，但应在睡前2～3小时完成。

（5）饮食护理

饮食宜清淡易消化，多吃具有补益心脾作用的食物，避免食用辛辣、油腻、刺激性食物，改正晚餐过饱或睡前进食等不良饮食习惯。

（6）病情观察

密切观察患者的睡眠情况，包括入睡时间、睡眠时间、睡眠深度、夜间觉醒次数等，以及是否伴有心悸、健忘、神疲乏力等症状，及时记录并反馈给医生。关注患者的情绪变化和心理状态，若患者因失眠而出现焦虑、抑郁等情绪问题，应及时给予心理疏导和支持。

5.眩晕

（1）案例

某患者眩晕耳鸣，头痛且胀，遇劳、恼怒加重，肢麻震颤，失眠多梦，舌红苔黄，脉弦细数。

（2）辨证分析

此为肝阳上亢型眩晕。肝肾阴虚，肝阳上亢，上扰清窍。眩晕耳鸣是肝阳上扰；头痛且胀为阳亢之象；遇劳、恼怒加重与情志有关；舌红苔黄为阴虚阳亢。

（3）治疗方法

平肝潜阳，滋养肝肾，用天麻钩藤饮加减，以平抑肝阳，滋养肝肾之阴，缓解眩晕症状。

（4）护理要点

居住环境应避免强光和噪声刺激，保证患者有充足的休息和睡眠，以缓解头晕症状。

（5）饮食护理

饮食宜清淡，多吃平肝潜阳、滋阴降火的食物，避免食用辛辣、肥甘厚味、过咸等刺激性食物，以防助阳生火，加重肝阳上亢。

（6）病情观察

密切观察患者眩晕的发作频率、程度、持续时间，以及是否伴有头痛、耳鸣、视物模糊、恶心呕吐等症状。

（7）情志护理

关心患者的心理状态，多与患者沟通交流，了解其情绪变化的原因，给予心理疏导和安慰，帮助患者保持心情舒畅，避免情绪过激，如愤怒、焦虑等，以防止肝阳上亢加重。

6.哮喘

（1）案例

某患者有反复发作的喘息、气急、胸闷或咳嗽等症状，发作时喉中哮鸣有声，呼吸急促困难，咳痰清稀色白，呈泡沫状，口不渴，形寒怕冷，天冷或受寒易发，舌淡苔白滑，脉弦紧。

（2）辨证分析

此乃寒哮证，因寒痰伏肺，遇感触发，痰升气阻，肺失宣畅所致。咳痰清稀、口不渴、形寒怕冷等均为寒象。

（3）治疗方法

温肺散寒，化痰平喘，常以射干麻黄汤加减治疗。

（4）护理要点

室内温度一般为18 ℃～22 ℃，湿度一般为50%～60%。在哮喘发作期，应卧床休息，采取半卧位或端坐位。

（5）饮食护理

饮食宜清淡易消化，多吃富含维生素、矿物质和蛋白质的食物，避免食用辛辣、油腻、刺激性食物，以及过冷、过热食物，以防诱发哮喘发作。对于已知的食物过敏原，应严格避免食用。

（6）病情观察

密切观察患者的呼吸频率、节律、深度，以及喘息、咳嗽、咳痰等症状的变化。

（7）康复指导

指导患者进行呼吸功能锻炼，如缩唇呼吸、腹式呼吸等，以增强呼吸肌功能，改善肺通气。在缓解期，鼓励患者适当进行体育锻炼，运动强度应循序渐进，以不引起哮喘发作为宜。

7.泄泻

（1）案例

某患者腹痛肠鸣，泻下粪便臭如败卵，伴有不消化食物，泻后痛减，脘腹胀满，嗳腐酸臭，不思饮食，舌苔垢浊或厚腻，脉滑实。

（2）辨证分析

此为食滞肠胃型泄泻。饮食不节，宿食内停，阻滞肠胃，传化失常，泻下物臭如败卵等是食积之征。

（3）治疗方法

消食导滞，和中止泻，保和丸为常用方剂。

（4）护理要点

急性泄泻患者应卧床休息。同时，要注意腹部保暖，避免受寒。

（5）饮食护理

饮食宜清淡易消化，以流食或半流食为主，避免食用辛辣、油腻、生冷、粗糙等刺激性食物，以防加重胃肠负担，导致泄泻加重。对于严重泄泻患者，可暂时禁食，给予静脉补液，以维持体内水、电解质的平衡。待病情缓解后，再逐渐恢复饮食，遵循由少到多、由稀到稠的原则。

（6）病情观察

密切观察患者的大便次数、性状、颜色、量等变化，注意观察患者的生命体征变化。

（7）肛周皮肤护理

因泄泻患者大便次数增多，易导致肛周皮肤受损，因此要注意肛周皮肤的护理。每次便后用温水清洗肛周，保持肛周皮肤清洁干燥，可涂抹凡士林、氧化锌软膏等保护皮肤，防止肛周皮肤发生糜烂、溃疡。

8.头痛

（1）案例

某患者头痛如裹，肢体困重，胸闷纳呆，大便溏薄，苔白腻，脉濡。

（2）辨证分析

此属风湿头痛。风湿之邪外袭，上犯巅顶，清阳之气受阻。头痛如裹是湿邪重浊之象。

（3）治疗方法

祛风胜湿通窍，以羌活胜湿汤加减可有效治疗。

（4）护理要点

为患者提供安静、舒适、温暖且干燥的居住环境。应注意休息，保证充足的睡眠。头痛发作时可卧床休息，缓解疼痛。注意头部保暖，避免吹风受寒，可佩戴帽子等。

（5）饮食护理

饮食宜清淡易消化，多吃具有祛湿作用的食物，可煮粥或炖汤。避免食用生冷、油腻、辛辣等刺激性食物。

（6）病情观察

密切观察患者头痛的部位、性质、程度、发作频率、持续时间等，以及是否伴有头晕、肢体困重、胸闷、恶心等症状，若头痛加剧或出现呕吐、视物模糊等异常情况，应及时告知医生。

9.水肿

（1）案例

某患者全身水肿，下肢尤为明显，按之没指，小便短少，身体困重，胸闷，纳呆，泛恶，苔白腻，脉沉缓。

（2）辨证分析

此为水湿浸渍型水肿。水湿内侵，脾气受困，脾阳不振。全身水肿等是水湿泛溢之象。

（3）治疗方法

运脾化湿，通阳利水，五皮饮合胃苓汤加减为常用治法。

（4）护理要点

重度水肿患者需卧床休息。同时，要避免长时间站立或久坐，防止加重水肿。对于水肿严重且皮肤菲薄处，可使用气垫床等减压设备。

（5）饮食护理

饮食宜清淡易消化，应限制钠盐的摄入，一般每日食盐量不超过2克，遵循“量出为入”的原则，即摄入水量为前一日尿量加500毫升左右。可适当增加蛋白质摄入。

（6）病情观察

密切观察患者水肿的部位、程度、范围、皮肤色泽等变化，准确记录患者的24小时出入量，定期测量患者的体重、腹围，一般每周测量2～3次，以观察水肿的消长情况。

10.中风

（1）案例

某患者半身不遂，口舌歪斜，言语謇涩，偏身麻木，头晕目眩，舌质暗淡，舌苔薄白或白腻，脉弦滑。

（2）辨证分析

证属风痰入络型中风。脉络空虚，风痰乘虚入中，气血闭阻。半身不遂等是经络阻滞之症。

（3）治疗方法

祛风化痰通络，真方白丸子加减有较好的疗效。

（4）护理要点

患者需卧床休息，取舒适体位，避免长时间压迫患侧肢体，可适当使用软枕等辅助工具保持肢体功能位，防止关节变形。要注意保持皮肤清洁干燥，及时更换汗湿衣物和床单。饮食护理：饮食宜清淡、易消化，避免食用肥甘厚味、辛辣、生冷等刺激性食物。可多吃化痰祛湿、健脾通络的食物。进食时应取坐位或半卧位，防止食物反流误吸。对于吞咽困难者，可给予糊状食物或半流质食物，并根据患者吞咽功能调整食物性状和进食速度。病情观察：密切观察患者的意识状态、瞳孔大小及对光反射、生命体征变化。康复护理：病情稳定后，可先从简单的肢体被动运动开始，如屈伸、旋转等关节活动，每次20～30分钟，每天2～3次，逐渐增加活动幅度和强度。鼓励患者进行主动运动，如抬手、抬腿、握拳等，提高肢体的协调性和肌肉力量。

七、中医辨证在皮肤病临床中的应用举例

1.湿疹

（1）案例

某患者皮肤出现红斑、丘疹、水疱，瘙痒剧烈，抓破后有渗液，伴有口干口苦，大便干结，小便黄赤，舌红苔黄腻，脉滑数。

（2）辨证分析

此为湿热浸淫型湿疹。湿热之邪蕴结肌肤，浸淫成疮，故出现红斑、水疱等；湿热内盛则口干口苦等。

（3）治疗方法

清热利湿止痒，常用龙胆泻肝汤加减，以清利湿热，缓解症状。

（4）护理要点

患者的居住环境不宜潮湿闷热，应穿着宽松、透气的棉质衣物，避免穿着化纤、毛织等材质的衣物，防止刺激皮肤。同时，要勤换洗衣物，保持皮肤清洁。适量运动，避免剧烈运动导致出汗过多，加重湿热症状。

（5）饮食护理

饮食以清淡为主，多吃清热利湿的食物，避免食用辛辣、油腻、甜腻、生冷等刺激性食物，以防助湿生热。

（6）病情观察

密切观察患者湿疹的部位、面积、形态、颜色、渗出情况等变化。

（7）皮肤护理

避免患者搔抓皮肤，以防抓破皮肤引起感染。可通过轻轻拍打或冷敷等方式缓解瘙痒症状。

2.银屑病

（1）案例

某患者皮肤出现红色斑块，上覆有银白色鳞屑，边界清楚，常伴有瘙痒，心烦易怒，口干咽燥，舌红少苔，脉弦细数。

（2）辨证分析

证属血虚风燥型银屑病。营血亏虚，生风化燥，肌肤失养。皮肤症状及心烦为血虚风燥之象。

（3）治疗方法

养血滋阴，润肤熄风，用当归饮子加减，以滋养营血，润燥止痒。

（4）护理要点

日常活动中要注意避免皮肤损伤，防止银屑病同形反应的发生。

（5）饮食护理

饮食宜清淡易消化，多吃具有养血滋阴、润燥止痒作用的食物，避免食用辛辣、油腻、刺激性食物。

（6）皮肤护理

指导患者正确使用外用药物，涂抹药膏时动作要轻柔，避免过度用力损伤皮肤。一般可选用滋润、保湿、止痒的药膏或油剂，以缓解皮肤干燥和瘙痒。避免使用强碱性肥皂或沐浴露，可选用温和、滋润型的洗浴用品，洗澡时间不宜过长，以减少对皮肤的刺激。

（7）病情观察

密切观察患者皮肤鳞屑、红斑、瘙痒等症状的变化，以及是否有新的皮损出现，及时记录并告知医生。

3.痤疮

（1）案例

某患者面部粉刺、丘疹、脓疱较多，色红，疼痛明显，伴有口干口臭，大便秘结，小便短赤，舌红苔黄腻，脉滑数。

（2）辨证分析

此为肺胃湿热型痤疮。肺经风热，熏蒸肌肤，加之过食辛辣，脾胃湿热内生，蕴于肌肤。

（3）护理要点

患者应规律作息，保证充足的睡眠，每晚尽量保证7～8小时的睡眠时间，避免熬夜。日常应注意皮肤清洁，选择温和、无刺激的洁面产品，早晚各清洁面部一次，保持毛孔通畅，但要避免过度清洁导致皮肤屏障受损。

（4）饮食护理

饮食宜清淡，多吃清热利湿、解毒的食物。避免食用辛辣、油腻、甜腻、刺激性食物。

（5）皮肤护理

指导患者避免挤压痤疮，以免引起炎症扩散、加重病情，甚至留下疤痕。对于痤疮部位，可遵医嘱使用具有清热解毒、消肿散结作用的中药面膜或外用药物，但要注意观察皮肤有无过敏等不良反应。注意观察患者的情绪状态，若患者因痤疮影响外貌美观出现焦虑、自卑等情绪，需及时给予心理疏导。

本章核心知识点提要

1.辨证的定义以及它在中医学中的地位。

定义：辨证，是对疾病的证候分析与鉴别，是中医认识和诊断疾病的基本方法。它能通过详细审视患者的症状、体征和病史等信息，进行全面的分析和判断，找出疾病的本质和所处的阶段。

地位：辨证在中医学中占据极其重要的地位，是中医学区别于现代医学的重要标志之一。它是中医理论在临床实践中的具体应用，也是中医学术体系的核心内容。

2.辨证的过程和原则。

辨证的过程就是诊断的过程，医生首先通过观察患者的面色、舌苔、脉象等，听取患者的主诉和病史，再进行综合分析，对疾病的病因、病位、病性、正邪盛衰变化等进行判断，从而做出诊断。

辨证的原则主要包括个体化治疗、综合治疗及预防保健三个方面。个体化治疗强调因人而异的治疗原则，即针对每位患者的病情特点和身体状况进行个性化治疗；综合治疗注重综合分析，将病证和病机视为一个整体来考虑；预防保健则通过中医辨证的方法，发现体内的亚健康状态，并及时采取相应的调理措施，提高人体的抵抗力，预防疾病的发生。

3.辨证在临床上的应用。

在临床实践中，辨证的应用非常广泛。例如，在诊断感冒时，医生可以通过辨证判断感冒的类型（如风寒感冒、风热感冒等），然后选择相应的治疗方法（如散寒解表、清热解毒等）。此外，在治疗慢性疾病时，医生也可以通过辨证分析患者的病情，制订针对性的治疗方案，如针对气血不足的患者，可以采用补气养血的方法进行治疗。这些都充分体现了辨证在中医学中的重要作用。

4.八纲辨证的具体内容。

阴阳：八纲辨证的总纲是阴阳，用于辨别疾病的性质。阴证多表现为虚证、寒证，阳证多表现为实证、热证。

表里：通过表里辨证，可以明确病变位于浅表部位还是身体的内部。表证多表现为外感病初期，里证则多表现为脏腑病变。

寒热：寒热辨证用于判断疾病的性质。寒证多表现为寒象，如怕冷、肢凉；热证多表现为热象，如发热、口渴。虚实：虚实辨证用于判断正邪双方斗争的消长情况。虚证多表现为正气不足，实证多表现为邪气盛实。

5.八纲辨证在临床上的应用。

在临床实践中，八纲辨证广泛应用于各类疾病的诊断和治疗。例如，对于发热的患者，医生首先会通过望、闻、问、切四诊收集患者的症状、体征等信息，然后进行八纲辨证。如果患者表现为高热、口渴、脉数等热象，同时舌苔黄腻，则判断为阳证、热证；如果患者表现为低热、畏寒、肢凉等寒象，同时舌苔白滑，则判断为阴证、寒证。根据不同的辨证结果，医生会采取相应的治疗方法，如清热泻火、温阳散寒等。

6.八纲辨证在中医学中的地位。

八纲辨证在中医学中占据极其重要的地位。它是中医认识及诊断疾病的基本方法之一，也是中医治疗疾病的前提和基础。通过八纲辨证，医生可以全面、系统地了解患者的病情，明确疾病的性质、病位、邪正斗争的消长情况以及阴阳的消长变化，从而制订出针对性的治疗方案。因此，八纲辨证对于提高中医临床治疗效果具有重要意义。

7.肺病辨证的定义及其重要性。

肺病辨证是中医学中针对肺部疾病所进行的一种证候分析和判断的方法。它基于中医的阴阳五行、脏腑经络等理论，通过观察和分析患者的症状、体征等信息，对肺部疾病的病因、病性、病位以及正邪斗争的消长情况等进行判断，为制订针对性的治疗方案提供依据。

重要性：肺病辨证的重要性在于它能够精准地把握肺部疾病的本质和特点，从而为治疗提供科学依据。通过肺病辨证，医生可以更加准确地判断疾病的虚实、寒热、表里等属性，进而选择恰当的治疗方法，提高治疗效果。

8.肺病辨证的主要内容。

肺病辨证的主要内容主要包括以下几个方面。

辨虚实：根据患者的症状、体征等信息，判断疾病的虚实属性。例如，咳嗽无力、气短、声低懒言等属虚证；咳嗽有力、声高气粗等属实证。

辨寒热：观察患者的发热情况、痰液性质等，判断疾病的寒热属性。如咳嗽痰白、清稀为寒证；咳嗽痰黄、黏稠为热证。辨表里：依据疾病的起病急缓、病程长短等，判断疾病的病位深浅。如起病急、病程短属于表证；起病缓、病程长属里证。

辨气血：根据患者的面色、脉象等信息，判断疾病的气血状况。如面色苍白、脉细弱属气血两虚；面色潮红、脉数有力属气血两实。

9.肺病辨证在临床上的应用。

肺病辨证在临床上的应用十分广泛。例如，在治疗感冒时，医生可以根据患者的症状表现进行肺病辨证。风寒感冒患者，其症状表现为恶寒发热、无汗、鼻塞流涕等，治疗时应选用辛温解表的药物，如麻黄汤、桂枝汤等；风热感冒患者，其症状表现为发热重、恶寒轻、有汗、咳嗽等，治疗时应选用辛凉解表的药物，如银翘散、桑菊饮等。通过肺病辨证，医生可以更加精准地选择药物和治疗方法，提高治疗效果。

10.肺病辨证时的注意事项。

在进行肺病辨证时，需要注意以下几项。

全面观察：要全面观察患者的症状、体征等信息，不要仅凭某一症状就做出诊断。

综合考虑：要综合考虑患者的年龄、性别及体质等相关因素，以及疾病的起病、病程等多种因素，综合分析判断。反复辨证：由于疾病的复杂性和动态性，需要在治疗过程中反复进行辨证，及时调整临床治疗方案。

注意个体差异：每个人的体质及病情都有所差异，因此在进行肺病辨证时要注重个体差异，选择适合患者的治疗方案。

11.中医辨证脾胃病证的定义。

中医辨证脾胃病证，是根据中医的脏腑经络理论，结合患者的症状、体征、舌象、脉象等信息，对脾胃功能失调所导致的各种病证进行辨证分析，从而确定疾病的性质、病位、病机和正邪盛衰状况的过程。

12.脾胃病证的辨证要点。

辨证脾胃病证时，需关注以下几点。

望诊：观察患者的面色、舌象等，如面色苍白或萎黄可能表示脾胃虚弱，舌苔黄腻可能表示脾胃湿热。闻诊：听取患者的声音、呼吸等，如声音低微可能表示气虚。

问诊：询问患者的症状、病史等，如食欲不振、腹胀、胃痛等是脾胃病证的常见症状。

切诊：通过脉诊和腹诊等手法，判断疾病的虚实、寒热、表里等属性。如脉弱可能表示气虚，脉数有力可能表示气血两实。

13.针对脾胃病证的辨证的原则。

针对脾胃病证的辨证治疗，应遵循以下原则。

补益脾胃：对于脾胃虚弱的患者，宜选用党参、白术等有补益作用的药物，以增强脾胃功能。

温中散寒：对于脾胃虚寒的患者，应使用温中散寒的药物，如干姜、附子等，以温暖脾胃、驱散寒邪。清热利湿：对于脾胃湿热的患者，应使用清热利湿的药物，如黄连、黄芩等，以清热泻火、利湿通便。

疏肝理气：对于脾胃气滞的患者，应使用疏肝理气的药物，宜选用柴胡、香附等疏肝解郁、理气止痛的药物。

14.心与小肠病证的中医辨证要点。

心悸：是心脏病证的重要表现，不论心气不足、心血不足还是小肠实热，都可以看到心悸症状。

舌象与脉象：心开窍于舌，心的病变常反映于舌象，如心血虚可见舌淡；小肠实热则舌红苔黄。脉象亦能提供重要信息，如心气虚脉细弱，心血虚脉细无力，小肠实热脉数。

伴随症状：心病证常伴有失眠、多梦、健忘等神志方面的症状；小肠病证则多伴有小便异常，如尿赤灼痛等。

整体观念：中医辨证强调整体观念，需要综合考虑患者的体质、病因及病程等因素，以及心与小肠之间的相互作用。

15.心和小肠病证的治疗原则。

调和阴阳：根据心与小肠病证的阴阳属性，调和阴阳失衡。补养气血：针对心血虚、心气虚等虚证，采用补养气血的方法，以补充心气、心血。清热泻火：针对小肠实热等实证，采用清热泻火的方法，以消除热邪。

注重情志调理：心病证与情志密切相关，需注重情志调理，如舒肝解郁、安神定志等。

调和脏腑功能：通过调和脏腑功能，特别是心与小肠之间的关系，达到治疗疾病的目的。

16.肾与膀胱在中医理论中的生理病理关系。

在中医理论中，肾与膀胱是互为表里的脏腑关系。肾藏精，主水液代谢，主纳气，为先天之本，寓元阴元阳，与膀胱相表里。膀胱主气化，有储存和排泄尿液的功能，与肾相通，共同完成水液代谢过程。当肾的生理功能出现异常时，常会波及膀胱，膀胱气化失司，造成尿量、次数和排尿时间的改变；相反，膀胱的病变还会通过经络对肾的功能产生影响。

17.肾和膀胱病证中医辨证要点。

症状体征：观察患者是否有腰膝酸软、畏寒肢冷、尿频尿急等症状，以及舌象、脉象等信息。

虚实寒热：根据患者的症状表现，判断疾病的虚实、寒热属性。如腰膝酸软、畏寒肢冷多为虚证、寒证；尿频尿急、尿短赤多为实证、热证。病因病机：结合患者的体质、病史等因素，分析病因病机，如肾阳虚多由机体阳虚、久病伤肾等因素引起。

18.肾和膀胱病证基本的治疗原则。

调整阴阳：根据患者的阴阳失衡情况，采用补阴或补阳的方法，以调整阴阳平衡。补益气血：对于气血亏虚的患者，采用补益气血的方法，以增强机体的抗病能力。清热利湿：对于膀胱湿热等实证患者，采用清热利湿的方法，以消除热邪、利湿通淋。温阳散寒：对于肾阳虚等寒证患者，采用温阳散寒的方法，以温补肾阳、驱散寒邪。

调和脏腑功能：注重调和脏腑之间的功能关系，特别是肾与膀胱之间的关系，以达到治疗疾病的目的。

19.肾与膀胱病证中医辨证要点。

症状体征：观察患者是否有腰膝酸软、畏寒肢冷、尿频尿急等症状，以及舌象、脉象等信息。

虚实寒热：根据患者的症状表现，判断疾病的虚实、寒热属性。如腰膝酸软、畏寒肢冷多为虚证、寒证；尿频尿急、尿短赤多为实证、热证。

病因病机：结合患者的体质、病史等因素，分析病因病机，如肾阳虚多由于机体阳虚、久病伤肾等因素而引起的。

20. 中医治疗肾和膀胱病证的基本治疗原则。

调整阴阳：根据患者的阴阳失衡情况，采用补阴或补阳的方法，以调整阴阳平衡。

补益气血：对于气血亏虚的患者，采用补益气血的方法，以增强机体的抗病能力。

清热利湿：对于膀胱湿热等实证患者，采用清热利湿的方法，以消除热邪、利湿通淋。

温阳散寒：对于肾阳虚等寒证患者，采用温阳散寒的方法，以温补肾阳、驱散寒邪。

调和脏腑功能：注重调和脏腑之间的功能关系，特别是肾与膀胱之间的关系，以达到治疗疾病的目的。

21. 肝胆病证中医辨证要点。

望诊：观察面色、舌象，如面色萎黄、舌红苔黄，可能指示肝胆湿热。

闻诊：注意听患者的声音，声音低微可能反映气血不足。

问诊：询问症状如胁痛、黄疸、口苦等，以及情绪状态、饮食情况等。

切诊：脉象有助于判断虚实，如弦脉多主肝病，数脉多主热证。

22. 中医治疗肝胆病证的基本治疗原则。

疏肝解郁：对于肝气郁结证，通过疏肝理气的方法，如使用柴胡疏肝散等方剂，以调畅气机。

清热利湿：对于肝胆湿热的证候，采用清热利湿的方法，例如使用龙胆泻肝汤之类的方剂，以清热泻火、利湿通淋。清肝泻火：对于肝火上炎证，通过清肝泻火的方法，如使用黄连上清丸等方剂，以清除肝火。

养肝柔肝：对于肝阴不足证，通过养肝柔肝的方法，如使用一贯煎等方剂，以滋养肝阴、柔肝止痛。

23. 治疗肝胆病证的注意事项。

情志调护：肝胆病证多与情志内伤有关，因此情志调护至关重要，患者应保持心情愉悦，避免过度抑郁或愤怒。

饮食调养：避免过食辛辣、油腻之品，以免助火生痰；多食用清淡、易消化、富含营养的食物。适度运动：适当运动有助于调畅气机、增强体质，但需避免过度劳累。

遵医嘱服药：按医嘱服用药物，不可随意更改剂量或停药。

24. 中医治疗不同证型气血津液的基本治疗原则。

补益气血：对于气血亏损的证型，如气虚证、血虚证等，应采用补益气血的方法进行治疗，如使用四君子汤、四物汤等方剂。行气活血：对于气滞血瘀的证型，应采用行气活血的方法进行治疗，如使用血府逐瘀汤、柴胡疏肝散等方剂。

生津润燥：对于津液不足的证型，应采用生津润燥的方法进行治疗，如使用沙参麦冬汤、增液汤等方剂。利水渗湿：对于水液停聚的证型，应采用利水渗湿的方法进行治疗，如使用五苓散、真武汤等方剂。

25. 气血同源的基本概念。

在中医理论中，气血同源是指气和血在生理、病理上的密切联系和相互依存的关系。具体表现为，气和血都是人体的精所化，都是根源于肾中的精气，在脾胃化生的水谷精微和肺吸入的清气中滋生出来的。

26.气血同源的生理意义。

气血同源的生理意义是为了维持人体生命活动的正常进行。人体生命活动的物质基础是气血，二者相互依存、相互资生，共同承担着营养和滋润全身脏腑组织的作用。气血充足，则人体生命活动旺盛，脏腑功能正常；气血不足或运行不畅，则会导致各种疾病的发生。

27.病理状态下气血同源的变化。

在病理状态下，气血同源的变化主要表现在以下几方面。

气血亏虚：脾胃虚弱、饮食不足、失血过多等原因，导致气血生化无源或耗散过多，出现气血亏虚的病理状态。表现为神疲乏力、面色苍白、头晕眼花等症状。

气滞血瘀：情志不畅、饮食不节等原因，导致气机不畅或血液运行受阻，出现气滞血瘀的病理状态。表现为局部疼痛、肿胀、面色晦暗等症状。

气血逆乱：在某些病理情况下，如情绪剧烈波动等，会出现气血逆乱的病理状态。表现为心悸失眠、胸闷胸痛等症状。

28.中医治疗气血同源病证的治疗原则。

针对气血同源的病理变化，中医的治疗原则主要包括以下几方面。

补益气血：对于气血亏虚的病理状态，应采用补益气血的方法进行治疗。如使用四君子汤、四物汤等方剂进行补益。

行气活血：对于气滞血瘀的病理状态，应采用行气活血的方法进行治疗。如使用血府逐瘀汤、柴胡疏肝散等方剂进行活血化瘀。

调畅气机：针对气血逆乱的病理状态，应注重调畅气机。通过情志调护、饮食调养等方法使气机得以调畅。

29.卫气营血辨证在中医临床中的意义。

指导治疗：卫气营血辨证为中医临床治疗外感温热病提供了理论基础，有助于医生根据病变阶段和证候特点，选择合适的治法和方药。预防疾病发展：通过及时的卫气营血辨证，医生可以预测疾病的发展趋势，采取相应措施防止疾病进一步恶化。

判断预后：卫气营血辨证还有助于医生判断疾病的预后转归，为临床治疗提供参考依据。

第八章　辨证施护

辨证施护是将中医辨证论治理论与护理实践相结合的方法，强调根据患者的具体情况制订适宜的护理方案，其核心在于“因证施护，因人制宜”。

第一节　八纲辨证施护

八纲辨证施护的核心依据在于结合人体的生理特性与病理状态，从整体和局部进行辨证分析，以判断疾病发展的性质和变化规律。具体而言，就是通过望、闻、问、切四诊法收集患者的信息，分析其阴阳、表里、寒热、虚实的状况，从而确定治疗方案和护理措施。针对不同症状，采用正确的治法与护理措施是八纲辨证施护的核心。例如，对于表证患者，应采用辛散解表的方法，同时注意生活起居护理，保持环境安静、空气清新。对于里证患者，需深入脏腑进行调理，通过扶正祛邪、调和阴阳等手段达到治疗目的。在实际应用中，八纲辨证施护不仅关注疾病本身，更注重患者的整体状况和身心健康，实现了治疗与护理的有机结合。

在实际案例中，八纲辨证施护可能会遇到许多复杂病情。例如，在某些复杂病例中，患者可能同时表现出多种证候，如表里同病、虚实夹杂等。此时，医生需要运用八纲辨证施护的思维，综合分析病情，制订个性化的治疗方案和护理措施。通过精准辨证、细致施护，最终实现疾病的治愈和患者身心的和谐。

一、表寒证辨证施护

表寒证为中医特有的一种证候，是由寒邪侵入体表所引发的一系列症状。其典型表现为重度恶寒、轻度发热、头身疼痛、无汗、舌苔薄白湿润及脉象浮紧。此证候多出现在感冒、流感等外感疾病的初期阶段。

1.病情观察

在监测过程中，需仔细关注患者的症状表现、舌苔变化及脉象特征。若观察到患者恶寒明显、发热较轻，并伴有头身疼痛和无汗症状，舌苔通常为薄白而湿润，脉象浮紧，可诊断为表寒证。观察病情变化有助于及时判断治疗效果和是否需要调整治疗方案。

2.生活起居护理

在生活起居护理方面，应为患者提供舒适的环境，保持室内温度适宜，适当增加衣物被褥，避免患者再次受寒。同时，要确保患者有充足的休息，避免熬夜和劳累。注意保暖。

3.饮食调养

建议表寒证患者的饮食偏向温热性质，并忌口生冷食品。推荐食用温热性质的汤品，如生姜红糖水、葱白汤等。同时，要保证营养均衡，多摄入新鲜蔬菜和水果，以补充维生素和矿物质。

4.用药护理

表寒证常用中成药如正柴胡饮颗粒、感冒清热颗粒等，草药如麻黄、桂枝等。在使用这些药物时，应遵循中医用药原则，合理配伍，留意药物剂量与服用时间，密切监控患者用药后的反应，一旦发现不良反应，须立即采取应对措施。

5.对症处理

表寒证患者常见的发热、恶寒等症状，可采取相应措施进行缓解。发热时，可采取物理方式降温，比如用湿毛巾擦身、增加水分摄入；恶寒时，可增添衣物、被褥或提升室内温度等。同时，可配合针灸、拔罐等中医特色疗法进行辅助治疗。

6.康复原则

为预防表寒证，应强化锻炼、增强体质、提升免疫力。寒冷季节需特别注意保暖，防止寒气侵袭。已患病者在康复期间要注意饮食调理和休息，避免过度劳累和食用生冷食物。同时，要保持乐观的心态，积极配合治疗，以促进身体恢复。

二、表热证辨证施护

表热证指热邪侵袭肌表，卫气被郁所表现的证候。常见于感冒、发热等疾病的初期阶段。患者常表现为发热、恶寒、头痛、无汗或汗出不畅、口渴、咽喉肿痛、舌红苔黄等症状。

1.病情观察

在护理表热证患者时，要密切观察患者的病情变化。具体包括体温、汗液、舌象、脉象等指标的监测。体温是衡量病情严重程度的重要指标，需定时记录；观察患者汗液是否通畅，有无无汗或汗出不畅的情况；舌象和脉象的变化能反映疾病的内在变化，需仔细辨别。此外，还要关注患者的精神状态、食欲、睡眠等情况。

2.生活起居护理

保持室内空气流通，防止患者受风吹袭以免病情加重，保持患者身体清爽，汗湿衣物要及时替换以防感冒。患者应适当休息，保持充足的睡眠以恢复体力。同时，要根据天气变化灵活调整衣物，避免受寒或过热。

3.饮食调养

建议选择清淡易消化的食物，不可食用油腻、辛辣及生冷食品，以免加剧体内热象。监督患者多饮水，以补充体内流失的水分，加速新陈代谢。同时，可适当摄入具有清热功效的食物，例如绿豆、苦瓜及冬瓜等。

4.用药护理

遵医嘱给予清热解毒药物，例如银翘解毒片、板蓝根颗粒等药物。在用药期间，需密切关注药物的疗效及可能出现的不良反应，一旦发现异常，应立即通知医生处理。同时，应注意药物的正确服用方法和剂量，防止误服或过量。

5.个性化治疗

依据患者的具体状况，实施针对性的治疗措施。例如，对于持续高热的患者，可采用物理降温或药物降温；头痛剧烈者，可提供止痛药物。同时，加强患者的心理关怀，

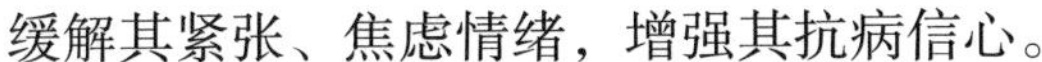

缓解其紧张、焦虑情绪，增强其抗病信心。

6.康复指导

在康复阶段，建议患者适度锻炼，锻炼方式如散步、打太极拳等，以强化体质，加速恢复。康复后，应继续保持良好的生活与饮食习惯，预防疾病复发。

三、表虚证辨证施护

表虚证主要由外邪袭表，导致人体的腠理不固，营卫之气失和引起。

1.病情观察

主要观察患者是否有自汗或汗出恶风、脉浮缓等症状，这些症状是表虚证的主要表现。面色淡白、气短、体倦乏力、舌淡苔白、脉细弱等，这些体征反映了表虚证的严重程度。

2.生活起居护理

患者既要适当休息，避免过度劳累，以免加重病情；也要适当活动，以增强体质，促进康复。提醒患者要根据天气变化，适量增减衣物，由于表虚证患者易感受外邪，因此需要注意预防感冒。

3.饮食护理

患者宜食温热食物，如白粥、烩面片等，避免食用辛辣、生冷、刺激性食物。多摄入富含蛋白质的食物，如乳制品、豆制品、肉类等，以满足身体的营养需求。同时要注意饮食卫生，避免食用不洁食物。

4.用药护理

表虚证的经典方剂为玉屏风散、桂枝汤等，也可服用其中成药，在服用这些药物时需遵循医嘱，按时服药，避免长期过量服用，留意药物产生的反应，一旦发现异常或不良反应，立即向医生报告。

5.对症处理

对于自汗或汗出恶风等症状，可采用调和营卫、解肌发表的治则，常用方剂如桂枝汤。对于其他症状，如心悸失眠、手足发麻等，应根据具体病情进行对症治疗。

6.康复指导方

综合考量病情监测、日常起居照护、饮食调养、药物治疗等多个维度进行全面调理，旨在防范感冒、强化体质，降低疾病复发的风险。同时，依据患者个体差异制订专属的治疗计划，以优化治疗效果。

四、里寒证辨证施护

里寒证指寒邪侵入人体内部，停留于脏腑经络之间，导致阴寒内盛或阳气虚衰的病理状态。其临床表现丰富多样，诸如面色苍白、体寒肢冷、口渴感淡、偏好温暖蜷缩、尿液清长、舌淡且苔白、脉象沉迟或平缓，以及四肢感觉寒冷等，均为里寒证的典型症状。

1.病情观察

医护人员应仔细观察患者的面色、舌苔、脉象以及四肢温度等体征，同时注意患者的自我感受，如畏寒程度、疼痛部位等。通过全面细致的病情观察，可以准确判断里寒证的轻重程度并及时发现可能出现的并发症，为临床治疗提供有力依据。

2.生活起居护理

在生活起居护理方面，首先要确保患者居住环境温暖、干燥，避免寒冷刺激。室内温度可适度偏高，保持空气流通。患者衣着要厚实，注意保暖，避免受凉。此外，应适当增加室内光照，以促进患者体内阳气的生发。

3.饮食护理

里寒证患者的饮食护理也至关重要。饮食应以温热为主，如适量食用羊肉、鸡肉、韭菜等温性食物，有助于温中散寒。同时，要避免食用生冷寒凉的食物，如西瓜、黄瓜等，以免加重病情。在烹饪方式上，多采用炖、煮等方法，以保持食物的温热性。

4.用药护理

常用的温中祛寒药物有小建中汤、理中丸等，能缓解里寒证的症状表现。服药期间，务必遵医嘱，准确按时服药。同时，要密切观察患者用药后的状况，一旦发生不良反应，应立即告知医生。

5.对症处理

对里寒证患者可能出现的具体问题，如发热、腹泻等，应采取相应的处理措施。如发热时，可适当增加衣物保暖，避免使用寒性药物；腹泻时，应注意补充水分和电解质，避免脱水。

6.康复原则

在康复阶段，患者应保持良好的生活习惯，适当进行体育锻炼，增强体质，促进阳气生发。同时，要注意情志调护，保持愉悦的心情，以利于疾病的康复。

五、里热证辨证施护

里热证是中医学中描述因外感热邪或其他原因导致的体内热邪炽盛的证候。其临床表现包括高热、口渴难耐、面部潮红、眼睛充血、心情烦躁导致失眠、大便干燥秘结、小便短且色赤、舌红且苔呈黄色、脉搏快速等症状。

1.病情观察

医护人员需密切观察患者的体温变化，特别是高热的持续时间和波动范围。同时，还需关注患者的出汗情况、心率、呼吸频率等生命体征，以及患者的精神状态、食欲和睡眠质量等。通过观察这些指标，可以判断里热证的严重程度和进展情况，为治疗提供参考。

2.生活起居护理

里热证患者生活起居护理的重点在于保持环境的凉爽和舒适。患者应住在空气流通、温度适中的房间里，远离阳光直射和过热的环境。同时，患者应保持充足的休息和睡眠，避免熬夜和过度劳累。在衣着方面，应选择轻薄、透气的衣物，避免穿着厚重。

3.饮食护理

饮食护理在里热证的治疗中起着重要作用。患者应以清淡易消化、富含营养的食物为主，例如绿豆、冬瓜、苦瓜等具有清热效果的食物。同时，患者需增加水分摄入，弥补因高热而流失的水分。辛辣、油腻及煎炸类食品则应忌口，以免加重病情。在饮食方式上，应采用少食多餐的方式，以减轻胃肠负担。

4.用药护理

常用的清热泻火药物，如银翘解毒片、清热解毒颗粒等，能够有效缓解里热证的症状。患者在用药时，必须严格遵守医生的指导，准确、按时并足量服药。同时，需密切关注药物的效果及可能出现的不良反应，一旦发现异常，应立即通知医生。服用中药时，患者还需注意煎煮的正确方法及适宜的服用时间，以保障药效的最大发挥。

5.对症处理

针对里热证患者可能出现的问题，如高热不退、烦躁不安等，应采取相应的处理措施。如高热时可使用物理降温方法，如冰敷、酒精擦浴等；烦躁不安时可适当给予镇静药物以缓解症状。

6.康复原则

在康复阶段，患者应保持良好的生活习惯和作息规律，适当进行体育锻炼以增强体质。同时，还需注意情志调护，保持平和的心态和愉悦的心情，以利于疾病的康复。此外，定期随访和复查也是康复过程中不可或缺的一部分。

六、实寒证辨证施护

实寒证，顾名思义，是因外感寒邪或其他因素导致人体内寒气过盛，形成的一种病理状态。这种寒气不是由人体阳气虚弱而内生，而是由外邪侵袭所致，故称为实寒。实寒证的主要症状包括畏寒、四肢厥冷、面色苍白、舌苔白滑、脉象沉紧等。这些症状之间存在着密切的联系。

畏寒是实寒证最典型的表现之一，患者会感到身体寒冷，即使是在温暖的环境中也无法缓解。四肢厥冷则是由寒邪凝滞于经络，气血流通不畅，无法到达四肢末梢所致。面色苍白、舌苔白滑则是由寒邪阻滞气血，气血无法上荣于面所致。脉象沉紧则是由于寒邪凝滞脉道，脉道收缩、血流不畅所致。

1.病情观察

实寒证患者通常会出现畏寒怕冷的症状，需持续监测患者的体温波动，特别是四肢末端的温度情况。面色青白、舌苔白腻是实寒证的典型表现，应定期检查并记录。实寒证患者的脉象通常表现为沉紧，通过观察脉象有助于判断病情的严重程度。大便稀薄、小便清长也可能是实寒证的表现，应留意并记录。

2.生活起居护理

患者所处环境应温暖、干燥，避免受凉。室温可适度偏高，以保证患者舒适度。根据患者病情和体力状况，鼓励其进行适度的活动，如散步、打太极拳等，以增强体质。确保获得足够的睡眠，避免晚睡和过度工作。

3.饮食护理

患者饮食应以温热为主，如羊肉、狗肉、鸡肉等温性食物，有助于温中散寒。避免食用生冷、寒凉的食物，如冷饮、冰淇淋、西瓜等，以免加重病情。主食与副食应合理搭配，保证营养均衡。推荐多食用姜、葱、胡椒等辛散之品，以助驱寒。

4.用药护理

患者应严格遵循医嘱，按时按量服药。常用药物包括理中丸、四逆汤等，具有温中散寒的功效。服药期间注意观察药物反应，如有不良反应应及时向医生反馈。

5.对症处理

对于风寒痹证患者出现的关节疼痛，可采用针灸、拔罐、热熨等方法进行处理，同时注意保暖。针对脾胃虚寒引发的胃痛、呕吐、腹泻等症状，可通过艾灸中脘穴、关元穴、足三里穴等穴位来缓解不适。

6.康复原则

实寒证的康复需要综合调理，涵盖饮食、生活作息、情绪管理等多个层面。患者应维持积极乐观的心态，主动配合治疗进程。依据个人健康状况进行恰当的运动，例如散步、太极拳等，以增强体质，提高抵抗力。定期进行身体检查，关注病情变化，及时调整治疗方案。

七、虚寒证辨证施护

1.病情监测

虚寒证患者需细心留意体温、面色、精神状态、四肢状况、排泄情况、舌苔变化及脉象等体征及其动态变化，以便及时发现病情的变化。

2.生活起居护理

虚寒证患者应选择温暖向阳的房间居住，室温可适当调高，并对肢体局部进行热敷或采取保暖措施。日常生活中要加强防寒，多添衣物，避免长时间处于阴冷潮湿的环境中。同时要确保有足够的休息与睡眠，培养良好的起居习惯。

3.饮食调养

饮食应以温热为主，可适量食用羊肉、狗肉等温阳之品，也可适量食用红参等补品。避免食用生冷瓜果、凉性食物、油腻之品，以免损伤脾胃阳气。另外，虚寒证患者可适当增加营养摄入，多食用具有温补作用的食物，如山药、糯米、鲢鱼、猪肚、生姜等。

4.用药护理

虚寒证患者服用汤药时，应以温热为主，避免冷服影响药效。在医生指导下规范用药，按时按量服药，不可自行增减剂量或停药。服用温阳散寒药物时，需留意药物可能带来的副作用，一旦出现不适，应立即寻求医生帮助。

5.症状缓解措施

针对风寒痹证导致的关节疼痛，可采取针灸、拔罐、热敷等方法治疗。对于虚寒引起的严重胃脘痛、呕吐、泄泻，可通过艾灸中脘穴、关元穴、足三里穴等穴位来缓解。

6.康复指导方针

虚寒证的康复应遵循综合调理的原则，包括饮食调理、运动调理、药物调理等多方面内容。康复过程中需要持之以恒，不可急于求成，应在医生指导下逐步改善病情。在康复过程中应注意避免不良的生活习惯和饮食习惯，以免病情复发。

八、实热证辨证施护

1.病情观察

实热证的患者表现为发热、口干口渴、便秘、舌红苔黄燥、脉洪数或滑数有力。注意观察患者的体温，可能伴有出汗不畅或恶寒等症状，查看患者是否有口干舌燥的症状，需要频繁饮水来缓解不适，注意脉搏的跳动频率，是否超过正常范围，及时了解排便情况，询问患者是否有排便困难、大便干结的现象。

2.生活起居护理

保持病室温度在22 ℃～26 ℃，但实热证患者可能需要低一些，可以保持在18 ℃～

20 ℃，以保持舒适。湿度维持在50%～60%之间，超出或低于这个范围均会降低患者的舒适度，保持病室阳光充足，有助于患者保持愉悦的心情，定期清洁皮肤，避免因过度出汗导致感染。

3.饮食调养

优先选择清淡且易于消化的食物，并确保充足的水分摄入，远离辛辣、油腻、烟酒等刺激性强的食品，食用绿豆汤、西瓜、苦瓜等有助于清热泻火。

4.用药护理

根据医生的建议选择合适的药物治疗，如清热解毒口服液、牛黄解毒片等。若选择自煎中药时，须遵医嘱选择合适的煎服方法，如白虎汤中的生石膏应先煎等，服用药物后若有不适应及时告知医生。

5.对症处理

对于发热患者可选择物理降温，如使用冰袋、退热贴等；而对于便秘患者可给予润肠通便的药物或食物，如蜂蜜、香蕉等；鼓励口干的患者多喝水，也可使用润唇膏缓解。

6.康复原则

调理身心，保持良好的心态，避免焦虑、紧张等情绪的干扰，有助于病情的康复。保持良好的饮食和生活习惯，避免过度劳累和熬夜。根据身体情况适当进行锻炼，增强体质和免疫力。遵医嘱定期复查，以了解病情的变化和治疗效果。

九、虚热证辨证施护

1.病情观察

虚热证患者可能出现心烦不眠、口燥咽干、潮热盗汗、大便秘结等症状。观察患者舌象，可能有舌红、脉细数等症状。注意患者体温的变化，虚热证虽热但体温通常不高，表现为自觉发热而体温正常或稍高。患者可能伴随盗汗或自汗等症状，需留意患者出汗情况。

2.生活起居护理

保持居住环境安静、舒适，避免过度吵闹或紧张氛围，保持室内温度和湿度适宜。确保患者有充足的休息时间，避免晚睡。患者可适度参与轻度活动。

3.饮食调养

选择清淡且易于消化的食物，避免食用油腻、辛辣等刺激性食品，以免加重病情。多吃甘凉滋润的食物，如冰糖雪梨水、甘蔗汁、百合银耳莲子羹等。避免食用温燥、热性的食物，如辣椒、花椒、羊肉等。

4.药物管理

遵循医嘱，按时服用药物，不可随意增减剂量或停药。服用中药时，要注意药物的煎服方法和服用时间。观察用药后的反应和病情变化，如有不适应及时告知医生。注意药物的不良反应和相互作用，避免药物之间的不良反应。

5.对症处理

对于虚热证引起的低热，可采用物理降温的方法，如使用退热贴、冰袋等。避免使用过于寒凉的退热药物，以免损伤正气。有盗汗时，需保持床褥干燥、整洁，同时可使用止汗药物或食疗方法，如糯稻根须煎水代茶饮等。根据患者的具体症状进行对症处理，如口腔溃疡可使用清热解毒的药物进行治疗。

6.康复原则

通过饮食、药物等方法调和患者体内阴阳失衡的状态。保持良好的作息习惯和生活方式，适当进行体育锻炼以增强体质和免疫力。保持良好的心态和情绪，定期复查，了解病情变化和治疗效果，及时调整治疗方案。

十、气虚证辨证施护

1.病情观察

观察患者是否有气短乏力、少言懒语的表现，这种表现可能会在活动后加重。另外，气虚证患者还可能出现自汗、食欲减退、面色苍白或萎黄等症状。注意患者声音是否低微，有无自汗现象。气虚证患者舌象表现为舌淡嫩胖有齿痕，脉虚无力。

2.生活起居护理

保持居住环境的安静和舒适，避免噪声和过度拥挤。室温保持适宜，避免过冷或过热。保证患者有充足的休息时间，避免剧烈运动或长时间劳作，可适当进行散步、太极拳等轻度运动，增强体质。患者外出时应注意保暖，避免受凉。

3.饮食护理

宜清淡易消化，可多食用补气健脾的食物，如山药、莲子、红枣、小米等。应忌口生冷寒凉之物，如冰饮、西瓜等易损伤脾胃阳气，肥肉、油炸食品等也会加重脾胃负担，应增加蛋白质的摄取，例如瘦肉、鱼类、鸡肉等温补食品。注意食物的合理搭配，保持饮食规律，避免暴饮暴食。

4.药物管理

务必遵循医生开具的处方用药，不可擅自调整剂量或中断治疗，服用中药时，注意药物的煎服方法和服用时间，用药期间观察患者的反应和病情变化，如有不适及时告知医生，补气药可能会引起腹胀，可配伍陈皮或砂仁理气。

5.对症处理

针对不同类型的气虚证（如肺气虚、心气虚等），采取相应的补气治疗方法，常用药物包括人参、党参、黄芪等，具体用药需在医生指导下进行，也可采用针灸、推拿等中医传统疗法辅助治疗，拔罐、刮痧等对改善气虚证也有一定效果，但需根据个人情况选择合适的方法。

6.康复原则

针对气虚证患者的具体情况，从饮食、运动、作息等多方面进行综合调理。保持情绪稳定和良好的心态，有助于机体的调节和恢复。根据患者的年龄、体质、病情等因素进行个体化调整，制订合适的康复方案，推荐八段锦、太极拳等舒缓运动，逐步增强患者体质。保持规律的生活习惯和作息时间，避免熬夜和过度劳累。气虚证患者需进行长期管理，定期到医院进行检查和评估，在医生指导下进行必要的药物治疗和康复锻炼，提高生活质量。

十一、血虚证辨证施护

1.病情监测

观察患者面部是否苍白或萎黄，口唇、眼睑及指甲颜色是否偏淡，以及是否伴有心悸多梦、手足麻木、头晕目眩等症状。女性患者需注意月经情况，如经量少色淡、经期延迟甚至闭经等。舌淡、脉细为血虚证的典型表现。

2.生活起居护理

保持居住环境的安静和舒适，避免过度劳累。女性在经期时应注意保暖，不宜冒雨涉水，避免过食生冷寒凉食物。保证充足的睡眠，避免晚睡。适度参与有氧运动，例如散步、太极拳等，但要防止过度疲劳。维持情绪平稳，远离情绪刺激。

3.饮食护理

饮食应以温热为主，避免生冷食物。多吃补气血的食物，如动物内脏、阿胶、菠菜等。 增加铁、叶酸和维生素B_{12}的摄入，它们能促进血红蛋白生成，缓解血虚状况。增加摄入红色和黑色食品，例如红糖、红枣、红小豆、乌鸡等，它们具有补血及滋养肾脏的功效。避免食用辛辣、油炸等耗气伤血的食物。

4.用药护理

服用补血的药物，如阿胶、当归、熟地黄等，应在医生指导下进行。可选择中成药进行治疗，如复方阿胶浆、当归补血丸等。服药后注意观察症状是否改善，以及有无不良反应。

5.对症处理

针对血虚症状如心悸、失眠多梦等，可在医生指导下使用养血安神的药物。针对血虚证的并发症如血虚引起月经失调，需及时就医处理。

6.康复原则

血虚证的治疗和康复都需要综合调理，包括饮食、用药、休息等多方面。血虚证可能需要长期治疗，患者应按时服药，并遵循医嘱进行复查。通过保持良好的生活习惯和饮食习惯，预防血虚证的发生。

十二、阴虚证辨证施护

1.病情监测

阴虚证患者主要表现为心烦失眠、午后潮热、夜间盗汗、口干咽燥、皮肤干燥等，阴虚者脉象多细数，舌体瘦小，舌质红，舌苔少或无。注意患者是否有胸口不适、情绪波动、难以集中注意力以及夜间易惊醒失眠等情况，检查患者手心、脚心是否有异常发热，皮肤是否干燥无华，面色不佳。

2.生活起居护理

选择安静、凉爽的居住环境，避免高温酷暑，保持规律的作息时间，保证充足的睡眠，中午应保持一定的午休时间。进行适量的中低强度运动，如太极、瑜伽、步行等，避免高强度的锻炼和体力透支。阴虚体质者需适度控制房事，以防过度损耗精气。

3.饮食调养

阴虚证患者侧重于滋阴清热、滋养肝肾，多摄入甘凉滋润、生津养阴的食品，优先银耳、百合黑芝麻等，可食用银耳莲子羹、黑豆枸杞粥。避免摄入辛辣、煎炸、高脂高糖的食物以及浓茶咖啡等。

4.药物管理

宜选用具有滋阴润燥功效的药材，例如沙参、百合、麦冬、天冬、枸杞子、五味子等，中成药可根据症状选用，如六味地黄丸、大补阴丸等，需注意的是，六味地黄丸宜饭前空腹服用，避免与萝卜同服以免影响药效。在服药过程中若有不适，应立即向医生反馈。

5.对症处理

失眠可通过按摩穴位（如神门穴、内关穴）、听舒缓音乐等方法促进睡眠。皮肤干燥者可用滋阴润肤的护肤品，保持皮肤湿润。头晕易累者应适当休息，避免过度劳累，保持良好的心态。

6.康复原则

调整生活习惯：保持良好的作息时间和饮食习惯，避免长时间熬夜和过度劳累。

增强体质：适当进行锻炼，增强个人体质，提高抵抗力。

心理调适：保持积极乐观的心态，避免情绪波动过大。

定期复查：遵医嘱定期复查，了解病情恢复情况。

第二节　脏腑辨证护理

脏腑辨证是以脏腑的生理功能以及病理变化为基础，剖析疾病发生的位置及变化趋势，并根据这些制订个性化的护理方案。

一、心与小肠病辨证护理

心与小肠之间存在着密切的关联，它们被视为一个相互作用的系统。心负责调控血液在全身的流动，扮演着统领的角色，而小肠则负责食物的消化和吸收。两者通过经络的连接形成了表里相应的关系。当心与小肠的功能失调时，便可能引发一系列的心与小肠病。针对心与小肠病，中医强调辨证施护。这意味着针对患者的实际病情，需制订专属的护理方案与治疗手段。例如，对于心火过旺导致的小肠热证，我们可以通过清热泻火的方法来治疗；而对于心阳不足引起的小肠虚寒，则需要采用温补心阳的方法来改善。

1.病情观察

询问患者有无心烦失眠的表现，同时排尿时尿量减少，颜色深黄伴有尿不尽、尿痛的感觉，此种症状与心火下移小肠有关；而小肠热上时表现为患者心神不宁伴随尿频尿急。

2.生活起居护理

对于心与小肠病的患者，应保持规律的作息时间，早睡早起，避免熬夜和过度劳累。同时，适当的午休也有助于恢复体力和精神。避免过度激动，焦虑，指导患者练习静坐、冥想以安定神志，嘱患者注意腹部保暖。

3.饮食护理

饮食调理是辨证施护重要的一环，通过调整患者的饮食习惯和饮食结构，达到辅助治疗、缓解症状的目的。如心火亢盛型患者，建议饮食清淡，推荐食用绿豆莲子汤、苦瓜炒蛋等，避免食用辛辣、油腻、刺激性食物，以免加重心火亢盛的症状，忌烟、酒、咖啡等刺激性物质，以免损伤心血，加重心悸、失眠等症状。还可食用具有养心安神作用的食物，如红枣、桂圆、猪肝等。小肠湿热型患者，建议饮食清淡易消化，多食用具有清热利湿作用的食物，如冬瓜、薏米、赤小豆等。推荐食用冬瓜薏米排骨汤、赤小豆粥等，避免食用生冷、油腻等难消化的食物，以免加重病情。

4.用药护理

针对不同类型心与小肠病的药物治疗方案。心火亢盛型患者以清热泻火、养心安神为主要治疗原则，常用药物如黄连、黄芩、栀子等，方剂如黄连解毒汤、导赤散等。心血不足型患者以补气养血、安神定志为主要治疗原则，常用药物如人参、当归、酸枣仁等，方剂如归脾汤、天王补心丹等。小肠湿热型患者以清热利湿、解毒为主要治疗原则，常用药物如茯苓、猪苓、泽泻等，方剂如八正散、六一散等。根据患者的体质、病情严重程度和对药物的反应情况，适时调整药物剂量，确保药物安全有效。注意避免同时使用可能产生相互作用的药物，以免影响药效或增加不良反应风险。密切观察患者用药后的反应，如出现不适症状或过敏反应等，应立即停止用药并通知医生处理。

5.情志护理

情志调节与平衡是情志护理的重要内容。患者可通过冥想、深呼吸等方法来调节情志。冥想可以帮助患者放松身心，缓解焦虑、抑郁等情绪；深呼吸有助于患者调节呼吸，缓解紧张情绪。护理人员在情志护理中扮演着重要角色。首先，护理人员应保持良好的沟通技巧，耐心倾听患者的诉求和感受，给予患者足够的关注和支持。其次，护理人员应根据患者的具体情况制订个性化的情志护理方案，并提供相应的指导和帮助。此外，护理人员还应关注患者的心理健康状况，及时发现并处理患者可能出现的情志问题。

6.对症护理

中医特色疗法可以疏通经络，调和气血；推拿可以舒筋活血，缓解疼痛。应用这些疗法时需依据患者的状况挑选恰当的疗法。在治疗过程中要密切观察患者的反应，避免出现不良反应。针对不同类型的心与小肠病，需要提供个性化的护理方案。例如，对于心血虚者，应强调补血安神；对于小肠湿热者，需清热祛湿。

二、肺与大肠病证的辨证护理

肺司呼吸，主气之宣发与肃降，调控水道，朝会百脉，主宰节律。大肠负责传导糟粕与主持津液。两者构成表里关系，通过经脉相互络属。肺的肃降功能有助于大肠传导，而大肠功能正常又促进肺的肃降。因此，在肺与大肠疾病的治疗中，需充分考虑其相互关系，遵循“辨证施护”的原则。这意味着需依据患者的具体临床表现、病因及病机等因素，制订个体化的护理和治疗方案。深入分析病因病机，为患者提供精准的治疗措施，以期取得显著的治疗效果。

1.病情监测

留意患者的呼吸状况，注意其是否有咳嗽、气喘、胸闷、胸痛等症状，以及症状的轻重和持续时间。观察大便情况，是否有便秘、泄泻、便血等症状，以及大便的性状、颜色、量等。观测患者的体温、脉搏、血压等生命体征，并收集舌象、脉象等信息。

2.生活起居护理

保持室内空气流通，避免吸入烟尘等刺激性物质，保证患者呼吸顺畅。根据患者的病情和体力状况，合理安排患者的休息和活动时间，避免过度劳累。应叮嘱患者注意保暖，避免受凉感冒，以免加重病情。

3.饮食调养

应选择清淡且易于消化的食物，忌食辛辣、油腻、生冷等刺激性食物，以缓解胃肠压力。肺气虚弱的患者可适当食用山药、梨等具有润肺作用的食物。大肠功能不好的患者可适当食用小米粥、南瓜等容易消化的食物，以滋补脾胃，调理大肠。

4.药物管理

务必遵循医嘱使用药物，不可擅自调整剂量或更换药品。留意服药后的身体反应，一旦产生不适，应立即向医生反馈。对于中药汤剂，应根据病情和体质选择合适的煎药方法和服药时间。

5.情志护理

积极与患者沟通交流，了解其心理状态和需求，提供心理慰藉与援助。协助患者树立积极乐观的心态，提升抗病信心。鼓励患者参与社交互动，保持良好的人际关系，减轻孤独感和焦虑情绪。

6.对症护理

根据患者的病情和体质选择合适的穴位进行针刺治疗来调和阴阳，促进气血通畅，调理脏腑功能。艾灸可温通经脉、散寒止痛、调和气血阴阳，通过对特定穴位施灸实现温通经脉、散寒止痛、调和阴阳等作用。拔罐疗法则通过拔罐疏通经络、去除瘀血，达到调整气血平衡的效果。对于肺与大肠病的治疗具有一定的辅助作用。

三、肝与胆病辨证施护

肝与胆作为人体内的两个重要器官，不仅有着复杂而精细的生理功能，还在中医理论中占据着举足轻重的地位。肝主疏泄、藏血，有“将军之官”之称，胆负责胆汁的储存与排放，辅助脾胃消化食物。两者协同维护人体健康与平衡。依据中医理论，针对肝胆疾病的不同类型，遵循“辨证施护”的原则，综合考虑个体、病证及证候间的关联，实施个性化治疗策略。这要求在治疗过程中，既要考虑疾病的共性特征，又要根据患者的个体差异和病情轻重进行有针对性的治疗与护理。

1.病情监测

留意患者神志、面色等体征变化，准确区分阴黄与阳黄，以精确评估病情。同时，观察患者疼痛的具体位置、性质、强度、发作时段及其与气候、饮食、情绪、劳累的关联，为后续治疗提供依据。

2.生活环境调适

为患者提供宁静、光线温和且温湿度适宜的环境。依据患者体质，如寒滞肝脉者偏好温暖，故室内温度应调高；肝阳上亢、肝火上炎及肝阴虚者偏爱凉爽，室内温度则需适当降低。确保患者有充足的休息时间，并依据病情指导其进行适度运动，如散步、打太极拳，以提升身体抵抗力。

3.饮食调养

肝胆疾病患者饮食宜清淡易消化，避免食用油腻、辛辣及易上火的食物，同时要戒

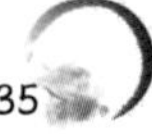

烟酒。情绪激动时不宜进食，防止气食交阻。依据病情差异，采取个性化的饮食方案。例如，肝血虚者宜增加补血食物，如动物肝脏、红枣等；肝气郁结者宜食用疏肝理气的食物，如佛手、金橘等；肝火旺盛者则宜选择清泻肝火的食物，如芹菜、茶叶、绿豆等。

4.用药护理

用药期间需定期复查肝功能，掌握药物疗效与可能出现的不良反应。在煎煮中药时需注意方法，对于质地坚硬的药物，如龙骨、牡蛎、羚羊角等，需先煎以保证药效。依据患者状况和药物特性，指导其合理服用。例如，滋阴养肝的汤剂宜慢火久煎，并建议在空腹时饮用；治疗肝郁脾虚的方剂宜温热服用，恶心呕吐的患者，建议浓煎后分次频服。

6.对症治疗

可通过针刺穴位调和气血、疏通经络，实现肝胆病的治疗。或通过推拿按摩手法作用于特定身体部位，调整生理功能，达成肝胆病的治疗与预防目标。拔罐是利用负压原理使罐体吸附在皮肤上，以改善局部血液循环和代谢功能，从而缓解肝胆病的症状。

四、脾与胃病辨证施护

脾与胃被视为“后天之本”，共同承担着运化水谷精微、化生气血的重要职责。脾负责运化与统摄血液，胃主管接纳食物并消化。两者相互依存，功能紧密相关，任何一方功能异常都可能引发消化系统疾病，进而影响全身健康。常见的脾胃疾病包括脾胃虚弱、胃热、胃寒、脾虚湿盛等。

脾胃虚弱者往往面色萎黄、舌淡苔白、脉弱无力；胃热者则表现为口臭、口渴、舌红苔黄、脉数有力等。胃寒者胃部冷痛不适，喜热饮，喜按揉胃脘部；脾虚湿盛者纳呆食少，饭后腹胀，便溏或腹泻，全身困重，面色萎黄或浮肿。

1.病情观察

仔细观察患者的面色、舌苔和脉象，以了解脾胃功能的整体状况。观察患者是否有面色萎黄、苍白或潮红的症状，这些症状都可能与脾胃功能失调有关。舌苔的颜色、厚薄、润燥程度等都能反映脾胃的状态，如舌苔白腻可能提示脾虚湿盛。脉象的强弱、快慢、浮沉等也是评估脾胃功能的重要指标。询问患者的症状，如食欲、消化、大便等情况，以判断其脾胃功能。食欲不振、食后腹胀等是脾胃不和的常见表现。观察食物消化情况，如有无反酸、嗳气、胃痛等。观察大便的形状、颜色、次数等，也是评估脾胃功能的重要指标。

2.生活起居护理

保持病室安静、整洁，温湿度适宜，为患者提供良好的休息环境。建议患者维持规律生活，平衡工作与休息，进行适量运动，并保持充足的睡眠。同时，提醒患者注意防寒保暖，尤其是腹部，要根据天气变化适时调整着装。

3.饮食调养

饮食宜软烂、低渣、易消化，应规律进食、分次少量。进食时应细嚼慢咽，以减少胃部负担。可针对患者状况定制食谱，例如脾胃虚弱者可选择红枣、山药、扁豆等；胃热者宜食用梨、藕、甘蔗等生津甘寒食物。避免辛辣、油腻、重口味、过酸、生冷食物以及烟酒、浓茶、咖啡等刺激性饮品。

4.药物管理

遵循医嘱精确给药，留意药物的特性、使用方式、剂量及可能出现的不良反应。向患者解释药物功效、使用须知及潜在副作用，以提升其用药配合度。督促患者按时服药，并密切留意服药后的病情动态。

5.心理关怀

责任护士应加强与患者的交流，洞察其心理状态，引导其保持积极心态。推荐患者采用注意力转移法，以减轻负面情绪。倡导家属增加陪伴时间，为患者提供心理慰藉。同时，促进病友间的交流，分享疾病防治心得，增进认知，强化治疗信念。

6.对症护理

运用电针疗法刺激选定的经络穴位，以调节气血循环，能有效缓解胃痛、腹泻等症状。使用艾条，在体表腧穴部位进行温灸，辅助治疗虚寒类疾病，提高机体免疫力。运用拔罐疗法，促进局部血液循环，祛除体内湿气，缓解肌肉酸痛等症状。

五、肾与膀胱病辨证施护

肾与膀胱作为水液代谢的重要脏腑，共同维持着人体水液代谢的平衡。肾主水液代谢，膀胱则贮存并排泄尿液。当肾与膀胱的功能出现失调时，便可能导致一系列疾病，如水肿、尿频、尿急、尿痛等。本文旨在探讨肾与膀胱病的辨证施护方法，以期提高治疗效果及患者生活质量。肾主藏精，生髓化血，开窍于耳及二阴，肾负责水液代谢的调控，并主宰膀胱的开合功能。膀胱作为尿液的储存与排放器官，与肾相互协作，共同保持体内水液平衡。针对患者的症状、体质及病因等个体差异，进行综合考量，制订个性化的治疗计划。在肾与膀胱疾病的诊疗中，实施辨证施护策略尤为关键。

1.病情监测

观察患者是否有腰膝不适、疼痛，耳鸣、听力下降，牙齿松动、脱发，性功能减退、生育障碍，水肿，呼吸急促伴喘息，以及大小便异常等症状。尤其要区分肾阳虚（如畏寒肢冷、夜尿频繁）与肾阴虚（如手心脚心发热、尿黄便干）的不同表现。

2.生活调理指导

急性期患者需卧床休息，尽量避免活动，确保休息充分。进入缓解期后，可适度下床活动，但需避免高强度运动。泌尿系疾病患者免疫力较弱，易感染，需加强预防感染措施。病房应定期消毒，限制访客数量，实施保护性隔离。天气变化时，患者应及时调整衣物，避免直接暴露于冷风或空调直吹，以防受寒。

3.饮食调养

控制钠盐摄入，不可食用高盐食品，如罐头和腌制品。推荐适量优质蛋白、高维生素及易消化食物。肾功能不全患者需限制蛋白质，选择优质低蛋白饮食。泌尿系感染患者应增加饮水量，每日至少2 000 ml，以维持体液平衡并确保充足尿量排出。

4.药物管理

务必遵循医嘱，按时且按量服用糖皮质激素类药物，应在餐后立即服用，以减轻对胃的刺激。在用药期间，需密切监测是否出现，如消化道出血、高血压等不良反应。

5.心理关怀

加强对患者的心理疏导，细致地向患者解释病情，缓解其心理压力，以提高其治疗

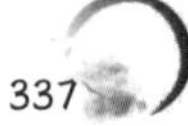

配合度。对患者可能遭遇的焦虑、抑郁情绪进行针对性干预。

6.对症护理

根据辨证结果，选取相应穴位进行艾灸治疗，以调节气血运行，缓解症状。推拿按摩相关经络穴位，如肾俞穴、命门穴等，可以疏通经络、调和气血。根据患者的状况，选用具备温补肾阳、散寒通络、活血化瘀等作用的中药进行熏洗疗法，以减轻局部疼痛。

六、心包与三焦病辨证施护

心包与三焦在中医理论中占据重要地位。心包络作为心脏的外围组织，具有护卫心脏、代心受邪的功能；三焦是上、中、下三焦的总称，具有通行元气、运行水液的作用。

1.病情监测

心包与三焦的病变往往涉及水液代谢的异常，因此病情监测应重点关注患者的水液平衡状况。注意观察患者是否有肌肤肿胀、小便不利、腹中胀满等症状，同时监测患者的脉象和舌苔变化，以判断病情的发展趋势。对于心包络的病变，还需关注患者的心悸、失眠、健忘等神志方面的症状。

2. 生活调理指导

保持心包与三焦的健康，需要良好的生活习惯。建议患者保持规律的作息时间，避免熬夜和过度劳累。同时，应适当进行体育锻炼，如散步、慢跑、瑜伽等，以增强体质，提高免疫力。另外，应保持室内通风，避免潮湿和寒冷的环境，有助于减少心包与三焦的病变。

3. 饮食调养

饮食调养对于心包与三焦的健康至关重要。建议患者保持清淡易消化的饮食，多吃蔬菜水果、全谷类、豆类等富含营养的食物，避免摄入油腻、辛辣、生冷、刺激性食物。适量饮水，保持体内水分平衡，有助于水液的正常代谢。对于心包络的病变，可适当食用一些养心安神的食物，如红枣、莲子等。

4. 药物管理

针对心包与三焦的病变，药物治疗是不可或缺的一环。根据辨证施治的原则，选择合适的药物进行治疗。对于水液代谢异常的病变，可选用具有利水渗湿功效的药物，如茯苓、泽泻等。对于心包络的病变，可选用养心安神的药物，如酸枣仁、柏子仁等。在药物使用过程中，应严格按照医嘱进行，避免自行增减剂量或停药。

5. 心理关怀

心包与三焦的病变往往与情志因素密切相关。焦虑、忧虑等负面情绪会影响三焦的通畅，导致气机郁结，水液代谢失常。因此，心理关怀是辨证施护的重要组成部分。建议患者释放压力，保持心态平和，避免情绪波动。同时，家人和朋友也应给予患者足够的关心和支持，帮助其树立战胜疾病的信心。

6. 对症护理

中医适宜技术在心包与三焦的辨证施护中发挥着重要作用。针灸、按摩、拍打等中医手法可以促进气血流通，排出脏腑中的毒素和垃圾，从而达到保健养生的目的。对于心包与三焦的病变，可选用相应的穴位进行针灸治疗，如内关、三阴交等。同时，按摩心包经和三焦经也有助于缓解相关症状。

第三节　卫气营血辨证施护

卫气营血是中医对人体生命活动的四大基本物质，它们具有独特的生理功能和相互之间的密切联系。卫气负责护卫肌表，抵御外邪；气则主持身体的气化过程，推动血液的循环和保持脏腑功能；营血则滋养全身，维持生命的正常运行。医生通过观察患者的症状、体征，结合脉象、舌象等信息，判断患者的卫气营血状态，从而进行疾病的诊断和预后。对于卫气不足的患者，应加强保暖，避免风寒侵袭，同时通过饮食调养和药物调理，增强卫气功能。个性化施护是卫气营血辨证施护的重要特点。对于气血不足的患者，应注重补益气血，通过食疗、药膳和药物等方式，增加体内气血的储备和供应。对于营血热盛的患者，应清热凉血，通过清热药物、冷敷等方法降低体温，减轻局部症状。

1. 病情监测

仔细观察并记录患者的体温波动，特别是卫分证与气分证患者，发热为其重要的临床表现。卫分证患者需留意发热、轻微恶寒、头痛、无汗或少汗、轻度口渴等症状；气分证患者需重点关注发热、无畏寒、明显口渴、舌苔黄等体征。

2. 生活环境调适

确保病室环境整洁、宁静，维持适宜的温湿度，营造舒适的修养氛围。针对发热患者，建议穿着适度，避免厚重衣被妨碍散热。引导患者遵循规律的作息，防止过度劳累，确保充足的休息与睡眠。同时，提醒患者重视个人卫生习惯，如勤洗手、勤更换衣物，以降低感染概率。

3. 饮食调养

建议选择清淡、易于消化且营养丰富的食物，例如新鲜蔬果、粥品等作为主食。

4. 用药护理

根据医嘱和药物特性，合理安排用药时间，确保药物能够充分发挥其疗效。服用解表发汗汤剂时，宜趁热饮用，并随后多饮温开水，卧床并加盖被子以促进发汗，同时应避免直接受风，以防外邪再侵。使用退热药时应注意不可连续服用，应依据体温波动适时调整药物剂量与服用频率，关注患者服药后的反应。

5. 情志护理

给予患者充分的心理支持和安慰，减轻其焦虑、恐惧等不良情绪。指导患者通过深呼吸、放松训练等方法调节情绪，保持平和的心态。耐心听取患者的感受和想法，鼓励其表达自己的需求和顾虑，积极与患者进行沟通交流。

6. 中医适宜技术使用

根据辨证结果和患者具体情况，选择合适的穴位进行针灸治疗，以疏通经络、调和气血。通过推拿按摩相关经络穴位，如肺俞穴、肾俞穴等，以调和气血、疏通经络、缓解症状。在辨证施护的基础上，可以考虑使用拔罐疗法辅助治疗，以祛邪外出、调和气血。

第四节 与辨证施护理论相关的中医护理

辨证施护在中医护理中扮演着十分重要的角色，它将中医辨证理论与护理实践相结合。辨证施护以患者为中心，强调“个性化”施护，即根据患者的实际情况制订合理的护理方案。以下是辨证施护的具体环节。

一、精准评估

准确的辨证评估是辨证施护的第一步，也是最关键的部分，评估是辨证的应用基础。

1.四诊合参，采集信息

望诊通过观察患者的外部特征，包括面色、表情、舌苔及排泄物等，以推断疾病的性质及部位。

闻诊包括听觉和嗅觉两方面。听觉指听声音，如咳嗽、呼吸、呕吐等异常声响。嗅觉指嗅气味，如口臭、体味或分泌物气味等，以此来判断疾病。例如酮症酸中毒患者呼吸呈“烂苹果”味，有机磷中毒患者呼出的气体或呕吐的分泌物有“蒜臭味”等。

问诊指询问患者的症状，病史、生活习惯等，如当前有哪些不适，有无既往病史，以及诊疗过程。

切诊切脉，常见的脉有浮脉、数脉、滑脉、弦脉等。

2.归纳总结，辨证分析

运用八纲辨证、脏腑辨证、卫气营血辨正等辨证方法，对收集到的信息进行综合分析，以判断疾病证型，明确病因、病位、病性、病势等。

二、制订个性化护理计划

1.确定护理原则

（1）针对病性：寒者热之（风寒感冒宜辛温解表）、热者寒之（实热证宜清热）、虚者补之（气虚证宜补气）、实者泻之（食积宜消食导滞）。

（2）针对病位：病在表宜解表发汗（积极服药、保暖发汗），病在里需清里或攻下（如清热、通便等相应护理）。

（3）针对病势：急则治标（先处理危急病症），缓则治本（慢性病根据病因调理）。

2.实施个性化护理措施

（1）饮食调护：体质偏寒的患者宜食用温热食物，如羊肉、狗肉、鸡肉等；体质偏热的患者宜食用凉性食物，如绿豆、苦瓜、西瓜等。

（2）情志调护：思虑伤脾者宜健脾宁心，避免忧思过虑；肝郁气滞者宜舒肝解气。

（3）起居与环境：心火亢盛者需清心泻火，在条件允许的情况下适当锻炼，可消散不良情绪，缓解心火旺的症状。

（4）中医特色疗法：寒湿体质者可选择拔罐，通过温热刺激和负压吸附，驱散体表寒气，改善怕冷症状；气滞血瘀者可选择艾灸，艾灸可舒筋活络，祛寒除湿。

三、护理评价与动态调节

1. 评价护理效果

定期进行护理效果评价，评估给予患者护理措施后，患者的症状、体征、生活质量等是否达到预期目标。

2. 动态调节

患者的证候会随着病情的发展而变化，需要再次进行辨证，收集新的信息，根据新的证候及时调整患者的护理措施。

四、价值与意义

1. 实现个性化精确护理

针对病因护理能最大程度满足患者的个人需要，精准缓解患者的不适症状，促进疾病康复，预防并发症的发生，大大提升中医护理的效果，改善患者的就医体验。

2. 保证医疗安全

辨证护理能直达病因，有效提升护理质量，快速识别禁忌，降低护理风险。

3. 突出中医优势

中医辨证护理体现了中医的整体观念和恒动观念，体现出了中医的独特魅力。

4. 提升患者满意度

通过对患者整体疾病的认识和理解，能够提供更精确、更有说服力的护理方案，大大提升患者的信任度和满意度。

五、辨证护理在糖尿病中的应用

1. 证候

患者消瘦，口干多饮不明显，畏寒肢冷，腰膝酸软，头晕耳鸣，尿频量多，或下肢浮肿，大便溏薄，舌淡胖有齿痕，苔白滑，脉沉细无力。

2. 辨证

阴阳两虚证。

3. 护理措施

（1）环境护理：糖尿病患者肢冷畏寒症状明显，应保持房间向阳，避免去阴冷潮湿的地方。护理时应根据季节及气温适当增加衣物，尤其要注意腰部、腹部和下肢的保暖，可佩戴护腰、穿厚袜子。睡前用温水泡脚，出汗后及时擦干，避免受凉，避免空调、风扇直吹。

（2）运动调护：有氧运动已经被证实在血糖控制以及炎症调节方面有巨大作用，例如太极拳、八段锦可有效降低糖化血红蛋白，降低胰岛素的敏感性，但要避免剧烈运动、熬夜等损伤元气的活动。

（3）休息与体位：糖尿病患者通常存在睡眠障碍，睡眠质量低下可加剧糖代谢紊乱，降低胰岛素抵抗，心脑血管疾病发生的风险也将增加。因此，患者夜间要保证充足的睡眠，避免过度劳累。下肢水肿明显者，卧床休息时可适当抬高下肢，促进下肢血液回流减轻水肿。

（4）情志护理：糖尿病的病程较长、并发症较多，给部分患者带来巨大的经济压

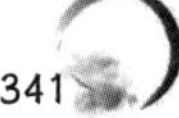

力，因此患者易产生悲观、消极的情绪。护理人员需耐心地倾听患者需求，向患者解释病情的发展轨迹以及护理措施，强调疾病三分治七分养的重要性。鼓励患者坚持糖尿病饮食，坚持每天锻炼，鼓舞家属打造温馨和谐的家庭氛围，多陪伴病人。

（5）饮食护理：糖尿病饮食要控制总热量，均衡营养，低脂低糖，以补充优质蛋白为主，在这一原则下注重平补阴阳，温而不燥。推荐多食用牛肉、虾仁、山药、南瓜等性温平的食物，主食以杂粮饭为主，比如燕麦、糙米、藜麦等，注意控制总量。忌食生冷寒凉以及过温过燥的食物，温燥辛辣食物有伤阴助火之效，明显水肿或高血压患者应控制盐的摄入，严格低盐饮食。

（6）用药护理：阴阳两虚者常用金匮肾气丸和健脾益气药，汤药宜温服，以助药力；补肾药推荐饭前空腹服用，利于吸收，若胃肠道有反应者，可在饭后1小时服用，具体需遵医嘱。中间若需服西药，应与中药间隔1～2小时。用药后观察患者肢冷畏寒、腰膝酸软、夜尿频多、乏力倦怠症状是否缓解，同时也需要观察患者有无不良反应，如温阳药过量可导致口干咽燥、牙龈肿痛、便秘等。

（7）预防并发症：严密监测患者血压、血糖、心率，注意观察患者有无心慌气短、头晕头痛、胸痛等症状。建议患者多食粗纤维食物，保持大便通畅，避免便秘。糖尿病、肾病患者应严格记录24小时出入量，尤其是尿量，定期监测肾功能、尿蛋白；有糖尿病视网膜病变的患者应及时检查视力，定期眼科检查。糖尿病患者平时应选择宽松透气的鞋袜，每日温水洗脚，不易温度过高，避免双足受伤。

（8）中医特色疗法：可选择中药泡洗，温经通络方（艾叶、桂枝、红花、花椒适量）煎汤温泡双脚，可改善下肢循环，缓解双下肢麻木等症状，严格控制水温，不宜超过37 ℃。泡脚时间不宜过长，泡完后立即擦干双脚，避免着凉。

本章核心知识点提要

1.表里辨证的基本概念。

表里辨证是中医八纲辨证方法之一，用于辨别病变部位内外、病情深浅等情况。它主要根据病变所在部位，将疾病分为表证和里证两大类。表证一般指病变部位在肌肤、经络等浅层组织，病情相对较轻；里证指病变部位在脏腑、气血等深层组织，病情相对较重。

2.表里辨证的特点。

部位内外：表证病位浅在肌肤、经络等外层组织，里证病位深在脏腑、气血等深层组织。

病情深浅：表证病情相对轻，起病急、病程短；里证病情相对较重，起病缓、病程长。

病情轻重：表证病势轻，里证病势重。

3.表里辨证施护的原则。

表证施护原则：注重祛邪解表，使病邪从外而散；注意保护机体正气，防止邪气进一步深入；饮食上宜清淡，忌辛辣、油腻食物，以免助热生痰。

里证施护原则：根据病变脏腑和具体证候，采取相应的治疗方法，如清热、解毒、扶正等；注意调护脏腑功能，促进气血流通，排除体内瘀血、痰湿等病邪；饮食上宜根据病情选用营养丰富、易于消化的食物，避免过度劳累和情绪波动。

4.表里辨证施护的具体措施。

表证具体措施：对于表证患者，可采用中药解表法，如使用桂枝汤、麻黄汤等方剂。针灸、拔罐等中医外治法也有助于祛除表邪。生活上注意保暖，避免风寒侵袭，加重病情。

里证具体措施：根据病变脏腑和具体证候，选用相应的中药方剂进行治疗，如清热解毒的黄连解毒汤、扶正祛邪的四君子汤等。注意饮食调养，根据病情选用营养丰富、易于消化的食物，如蛋类、瘦肉等。进行适度的体育锻炼，可以强化体魄，增强对疾病的抵抗力。保持良好的心态，防止情绪波动导致病情恶化。

5.寒热辨证的概念。

寒热辨证属于中医八纲辨证法（涵盖阴阳、表里、寒热、虚实四大类及八小类证候）的一个重要组成部分，主要用于区分疾病的成因和性质。具体而言，寒证源于感受寒邪或体内阳气虚弱，表现为寒性证候；而热证则因感受热邪或阳气过盛、阴液亏损，呈现热性证候。

6.寒证的主要特点和表现。

特点：寒证以冷、淡、稀、润、静为特征，表现为体内阳气不足和寒邪侵袭。

主要表现：患者自觉寒冷，喜欢温暖，常有恶寒或畏寒感。肢体温度偏低，皮肤苍白或青紫。口淡不渴，或喜热饮。舌苔白，脉象沉紧或迟缓。可能出现腹痛、腹泻、关节疼痛等症状。

7.热证的主要特征与表现。

特征：热证以温热感、色泽赤红、质地稠厚、干燥以及活动亢进为主要标志，表现为体内阳气的亢盛或热邪的侵袭。

主要表现：患者自觉发热，常有恶热喜凉的感觉。皮肤潮红，体温上升，口渴欲冷饮，喜食冷饮。舌红苔黄，脉象滑数。可能出现咽痛、口腔溃疡、便秘、尿黄等症状。

8.寒证和热证的区别。

观察症状：寒证患者多有怕冷、喜欢温暖、舌淡苔白等症状；热证患者则有发热、恶热喜凉、舌红苔黄等症状。

探究病因时，我们发现：寒证往往源于寒邪侵袭或体内阳气亏损；相反，热证则多由热邪入侵或阳气过旺、阴液匮乏所致。

在脉象与舌象方面，寒证常表现为脉象沉紧或迟缓，舌苔呈现白色；而热证的脉象则多为滑数，舌红且苔黄。

9.寒热错杂与转化的定义。

寒热错杂是指在一个患者体内，同时并存寒证与热证的症状，例如既表现出恶寒又伴有发热的现象。既有腹痛喜温又有口渴喜冷饮等。

寒热转化：指疾病发展过程中，寒证和热证之间相互转化的现象。例如，寒证可转化为热证，表现为先出现恶寒等症状，后出现发热等症状；热证也可转化为寒证，表现为先出现发热等症状，后出现恶寒等症状。

10.虚实辨证的基本概念。

虚实辨证是中医学中的重要辨证方法之一，可以明确疾病的本质和病机的深浅，为施护和治疗提供理论依据。

11.虚证的主要特点和施护原则。

（1）特点

正气不足，表现为全身或某一脏腑的功能低下。患者往往表现出面色无华、神疲乏力、气短懒言、自汗盗汗等症状。脉象多表现为细弱无力，舌质淡白。

（2）施护原则

补益正气：通过饮食调养、中药补益等方法，增强患者的正气，提高机体的抗病能力。

调整生活方式：保证充足的睡眠和适当的休息，避免过度劳累。同时，进行适当的体育锻炼，如太极拳、八段锦等，以增强体质。

心理护理：针对患者可能存在的焦虑、抑郁等情绪问题，进行积极的心理疏导，帮助患者建立战胜疾病的信心。

12.实证的主要特点和施护原则。

（1）特点

邪气亢盛，表现为全身或某一脏腑的功能亢进。患者往往表现出高热、烦躁、口渴、便秘等症状。脉象多表现为洪大有力，舌质红绛。

（2）施护原则

祛邪泄实：通过清热解毒、攻邪泄实等方法，祛除体内的邪气，减轻病情。清热解毒：使用黄连、黄芩等清热解毒药物进行治疗。攻邪泄实：根据患者具体病情，采用针灸、拔罐等物理疗法进行泄实治疗。

13.虚实错杂病情的施护原则。

对于虚实错杂的病情，需要综合考虑虚证和实证的表现，采取补虚泻实、攻补兼施的施护原则。既要补益正气，提高机体的抗病能力，又要祛除体内的邪气，减轻病情。具体施护方法需根据患者具体病情和体质进行个性化制订。

14.阴阳辨证的基本概念。

阴阳辨证作为中医辨证学的基石，同时也是八纲辨证的关键构成，其核心在于剖析疾病过程中的阴阳失衡状态，从而明确病变的本质、位置以及正邪力量的对比，为后续的护理与治疗奠定理论基础。

15.阴阳辨证的核心构成。

阴阳辨证的基本框架涵盖以下要点。

阴阳属性的界定：具备“阳”之特性的证候，诸如表证、热证、实证等，均归类为阳证。展现“阴”之特征的证候，如里证、寒证、虚证等，则归入阴证范畴。临床表现的特异性：阳证表现为精神兴奋、面色红赤、声高气粗、口渴喜冷饮、脉洪数有力等。阴证表现为精神萎靡、面色苍白、声低气短、口不渴喜热饮、脉沉迟无力等。

阴证与阳证的鉴别：

望诊：阳证患者面色多红赤，阴证患者面色多苍白或晦暗。

闻诊：阳证患者声音洪亮，阴证患者声音低微。

切诊：阳证患者脉象洪数有力，阴证患者脉象沉迟无力。

16.阴阳辨证的施护原则。

对于阳证患者。采取清热泻火、解表散邪等方法。对于阴证患者。采取温阳散寒、补虚扶正等方法。

调和阴阳：通过调整饮食、起居、情志等方面，促进阴阳平衡。

饮食调养：阳证患者饮食宜清淡、寒凉，如绿豆、西瓜等；阴证患者饮食宜温热、滋补，如羊肉、鸡肉等。

起居调适：阳证患者应避免过度运动，保持充足休息；阴证患者应适当活动，促进血液循环。

个体化施护：根据患者的体质、病情、年龄等因素，制订个性化的施护方案。

17.阴阳辨证施护过程中的注意事项。

在阴阳辨证施护过程中需要注意以下几点。

细致观察：密切观察患者的病情变化，及时调整施护方案。

全面评估：综合考虑患者的体质、病情、环境等因素，制订全面的施护计划。

个体化施护：根据患者的具体情况，制订个性化的施护措施，确保施护效果。

心理支持：给予患者充分的心理支持和关心，减轻其心理压力和负担。

18.阴阳辨证施护在临床中的应用。

阴阳辨证施护在临床中有广泛的应用，如感冒、咳嗽、胃痛、泄泻等常见疾病的施护过程中，都需要根据阴阳辨证的结果采取相应的施护措施。同时，在慢性病管理、康复护理等方面也有重要的应用价值。通过阴阳辨证施护，可以更有效地提高治疗效果和患者的生活质量。

19.心与小肠的生理病理关系。

生理层面：心脏位于胸腔中央，负责调控血液运行与精神活动；小肠则负责接收食物并分化清浊。两者借助经络相连，形成密切的内外对应关系。心脏的气血经由特定经脉滋养小肠，而小肠处理食物后的精华也通过经脉回流至心脏，共同维护心脏调控血液与精神的功能。

病理方面：心脏与小肠的健康状态彼此关联。例如，心脏火旺时，热量可能传递到小肠，导致小肠实热；反之，小肠积热也可能沿经脉影响心脏，引发心烦意乱、舌红、脉搏加速等症状。

20.心与小肠病证的主要类别。

心部病证涵盖心血亏损、心阴不足、心气虚弱、心阳衰弱及心火过旺等多种类型。其中，心血亏损的具体表现有心悸不宁、睡眠障碍、多梦及面色苍白等。

心阴虚证表现为心悸、心烦、失眠、潮热盗汗等；心气虚证表现为心悸、气短、神疲乏力等；心阳虚证表现为心悸怔忡、畏寒肢冷等；心火亢盛证表现为心胸烦热、失眠、面赤口渴等。

21.心与小肠病证的辨证施护原则。

心病证施护原则：

针对心血虚证、心阴虚证，采用滋阴养血、安神定志的施护方法，如给予营养丰富、易于消化的食物，避免过度劳累和情绪波动。

针对心气虚证、心阳虚证，采用温阳补气、益心养神的施护方法，如注意保暖，避免风寒侵袭，适当进行体育锻炼以增强体质。

针对心火亢盛证，采用清心泻火、安神定志的施护方法，如保持情绪稳定，避免急躁易怒，适当食用清热解毒的食物。

小肠病证施护原则：

针对小肠实热证，采用清热泻火、利尿通淋的施护方法，如多喝水以促进排尿，避免食用辛辣刺激性食物，保持大便通畅。

22.心与小肠病证辨证施护时的注意事项。

密切观察病情变化，根据证候的虚实、寒热、阴阳变化及时调整施护方案。强调情志调护，帮助患者树立战胜疾病的信心，保持乐观情绪。注重饮食调护，根据病情选择合适的食物，避免饮食不当加重病情。鼓励患者进行适当的体育锻炼，以增强体质和提高抗病能力。

23.肺与大肠的生理病理关系。

生理关系：肺司呼吸，调控气血运行于全身，同时主宰体内节律。大肠则负责传导排泄废物。两者经络相连，形成表里相应的关系。肺气的顺畅下行有助于大肠的正常排泄，而大肠功能的正常也反过来促进肺气的通畅。

从病理角度看，肺与大肠相互影响显著。若肺功能失调，气机不畅，可能阻碍大肠的排泄功能，导致便秘等问题；相反，若大肠功能受阻，废物滞留，也会影响肺气的正常下行，进而引发胸闷、咳嗽等症状。

24.肺与大肠病证的主要类型。

肺部的病证主要包括肺气虚证、肺阴虚证、风寒束肺证、风热犯肺证、燥邪犯肺证、痰热壅肺证以及痰湿阻肺证等。这些病证各有不同的临床表现，例如，肺气虚证可能表现为咳喘无力、动则气短等；而肺阴虚证则可能出现干咳无痰、口干咽燥等症状。

大肠的病证则主要有大肠湿热证、大肠液亏证以及大肠结热证等。大肠湿热证可能表现为腹痛、泄泻等症状；大肠液亏证则可能出现便秘、大便干结等问题；大肠结热证则可能伴有身热口渴、腹部胀满等症状。

肺病的主要类型有如下几种：

肺气虚证：表现为咳喘无力、少气、自汗等。

肺阴虚证：表现为干咳无痰、潮热盗汗等。

风寒犯肺证：表现为咳嗽、咳痰稀白、恶风寒等。

风热犯肺证：表现为咳嗽、痰少而黄、咽喉肿痛等。

痰热壅肺证：表现为咳嗽、咯痰黄稠而量多、气喘息粗等。

大肠病的主要类型为大肠实热证，多表现为腹痛拒按、大便秘结、里急后重等。

25.肺与大肠病证的辨证施护原则

肺病证的施护原则如下。

对于肺气虚证，宜采用补益肺气、止咳平喘的护理措施，如加强呼吸锻炼、注意保暖、给予补益肺气的食物或中药。

对于肺阴虚证，应采用养阴润肺、清热止咳的护理措施，如保持室内空气湿润、避免过度劳累、食用滋阴润燥的食物。

对于风寒犯肺证，需采取祛风散寒、宣肺止咳的护理措施，如保持室内空气流通、注意保暖、食用温性食物。

对于风热犯肺证和痰热壅肺证，应采用清热化痰、止咳平喘的护理措施，如多饮温开水、食用清热解毒的食物或中药。

大肠病证的施护原则如下。

对于大肠实热证，需采用清热泻火、通利大肠的护理措施，如保持大便通畅、多饮水、避免食用辛辣刺激性食物。

26.肺与大肠病证辨证施护时的注意事项。

观察病情变化：密切观察患者的病情变化，注意证候的虚实、寒热、阴阳变化，及时调整施护方案。

情志调护：情志不畅可影响肺与大肠的功能，故应重视患者的情志调护，帮助患者保持心情舒畅。

饮食调护：饮食调护对于肺与大肠病证的治疗至关重要。应根据患者的具体病情和体质，制订合理的饮食方案。

起居调护：保持良好的起居习惯，如保持室内空气流通、避免过度劳累、注意保暖等，有助于肺与大肠病证的治疗和恢复。

27.肝胆的生理病理关系。

生理关系：在中医理论中，肝主疏泄、藏血，具有调畅气机、调节情志、促进消化吸收等功能。胆附于肝，内藏胆汁，胆汁具有助消化作用，与肝通过经络相互络属，构成表里关系。

病理关系：当肝胆出现病变时，常相互影响。如肝气郁结可影响胆汁的分泌和排泄，导致胆汁淤积；胆汁排泄不畅又可反过来影响肝的疏泄功能，加重肝气郁结。此外，肝火上炎也可影响胆的功能，导致胆热上扰等。

28.肝胆病证的主要类型。

肝气郁结：表现为胁痛（胀痛或走窜痛）、呃逆（频繁嗳气、打嗝）、腹痛泄泻（便后不爽）、积聚（肿块）、食欲不振、情绪易怒等。

肝火上炎：表现为胁痛（灼痛而烦躁）、呕吐苦水、眩晕、头痛、易怒、暴怒、头昏耳鸣、耳红目赤、吐血和衄血（鼻孔出血）等。

湿热蕴结型：多见于肝炎、胆囊炎等，表现为身热不扬、黄疸、小便短赤、大便不爽等。

肝肾阴虚型：表现为胁痛隐隐、头晕目眩、耳鸣耳聋、腰膝酸软等。

29.肝胆病证的辨证施护原则

肝气郁结的施护原则：疏肝理气、解郁舒肝。

具体措施：保持环境安静幽雅，患者应保证充足的休息，避免劳倦；饮食宜清淡易消化，忌辛辣、刺激、肥甘厚味之品；可给予疏肝解郁的方剂，如柴胡疏肝散加减。

肝火上炎的施护原则：清肝泻火、解郁。

具体措施：患者宜安静休息，避免情绪激动；饮食宜清淡易消化，避免过热、辛辣之品；可给予清肝泻火的方剂，如龙胆泻肝汤加减治疗。

湿热蕴结型的施护原则：清热利湿、解毒。

具体措施：病室保持安静整洁，室温偏低；饮食宜清淡易消化，可多食用清热祛湿的食物，如绿豆、冬瓜等；给予清热利湿的方剂治疗。

肝肾阴虚型施护原则：滋补肝肾、养阴。

具体措施：注意休息，劳逸结合；饮食宜清淡易消化，可多食用补养阴血的食物，如大枣、母鸡等；给予滋补肝肾的方剂治疗。

30.肝胆病证辨证施护时的注意事项。

密切观察病情：注意患者病情变化，及时调整施护方案。

情志调护：重视情志因素对肝胆病证的影响，帮助患者调节情绪，避免情绪波动。

饮食调护：饮食宜清淡易消化，根据病证选择合适的食物，避免因饮食不当而加重病情。

中药治疗：在医生指导下合理使用中药方剂，避免自行用药。

通过以上的辨证施护，可以更好地针对肝胆病证进行治疗和护理，提高治疗效果和患者的生活质量。

31.脾胃生理和病理的关系。

生理关系：脾胃同居中焦，互为表里，脾主运化升清，胃主受纳降浊，共同协作完成水谷的消化吸收，为“后天之本”“气血生化之源”。

病理关系：脾胃在病理上相互影响，脾失健运则胃纳不化，胃失和降则脾升失常，常导致消化吸收功能障碍，引起多种病证。

32.脾胃病证的主要类型及表现

脾胃虚弱证的表现：面色萎黄、食欲不振、食后腹胀、大便溏泄、神疲乏力、舌淡苔白、脉细弱等。

辨证要点：以食少、腹胀、便溏、乏力为主要表现，属虚证。

脾胃湿热证表现：口苦咽干、腹胀便秘、纳呆恶心、大便不畅或泄泻腹痛、泻而不爽、肛门灼热、舌质红、苔黄腻、脉滑数等。

辨证要点：口苦、腹胀、苔黄腻、脉滑数为湿热之象。

脾胃气虚证表现：面色苍白或萎黄、食少纳呆、腹胀腹痛、大便溏薄、神疲乏力、舌淡苔白、脉细弱等。

辨证要点：面色苍白、食少、腹胀、大便溏薄为主要表现，属气虚证。

33.脾胃病证的辨证施护原则。

脾胃虚弱证的施护原则：健脾益气，助运化湿。

施护方法具体如下。

饮食：宜食健脾益气的食物，如山药、红枣、粳米等。

中药：可选用四君子汤、参苓白术散等方剂。

针灸：针灸足三里、中脘等穴位。

脾胃湿热证的施护原则：清热利湿，调和脾胃。

施护方法具体如下。

饮食：宜食清淡易消化食物，避免辛辣、油腻之品。

中药：可选用三仁汤、连朴饮等方剂。

拔罐：在相应穴位进行拔罐治疗，以祛湿热。

脾胃气虚证的施护原则：健脾益气，固本培元。

施护方法具体如下。

饮食：多摄入蛋白质丰富的食物，如瘦肉、蛋类等。

中药：可选用四君子汤、补中益气汤等方剂。

艾灸：艾灸足三里、关元等穴位，温补阳气。

34.脾胃病证辨证施护的注意事项。

饮食调护：脾胃病证与饮食关系密切，应根据病情调整饮食结构，避免过饥过饱、生冷油腻之品。

情志调护：情志不畅可影响脾胃功能，应注意调节患者情绪，保持心情舒畅。

生活调护：注意生活规律，劳逸结合，避免过度劳累。

中药应用：在医生指导下合理使用中药，避免自行用药。

病情观察：密切观察病情变化，如症状加重或出现新症状，应及时就医。

35.肾与膀胱的生理病理关系。

生理关系：在中医理论中，肾主水液代谢，具有藏精、主生长发育、生殖及骨髓造血等功能。膀胱则主贮藏和排泄尿液，为水液代谢之腑。两者通过经络相互络属，构成表里关系。肾气的盛衰直接影响到膀胱的气化功能，而膀胱的贮尿和排尿功能也反映了肾气的盛衰。

病理关系：当肾出现病变时，如肾气不足或肾阳虚衰，会导致膀胱气化不利，出现尿频、尿急、尿少或水肿等症状。同样，膀胱的病变也会反过来影响到肾，如膀胱湿热，长期不愈会耗伤肾阴，导致肾阴虚证。

36.肾与膀胱病证的主要类型及表现。

肾阳虚证表现的症状包括腰膝酸软疼痛，面色苍白或暗黑，身体及四肢寒冷，尤其是下肢感觉更为明显。男性可能出现阳痿、滑精、精液稀薄，女性则可能遭遇宫寒不孕、性欲降低的情况。此外，还可能出现早晨腹泻、尿液清澈且量多特别是在夜间，以及舌淡苔白、脉沉弱等体征。其发病机制多源于个体本身体质阳虚、年龄增长导致的肾精亏损、长期疾病对肾脏的损伤、以及过度的性生活等因素。

肾阴虚证则表现为腰膝酸软疼痛，但伴随头晕耳鸣、失眠多梦、手心脚心发热、阵发性热潮红及夜间盗汗、遗精早泄、咽喉干燥、颧骨发红、舌红少苔或无苔、脉细数等症状。其病因多为先天不足、长期疾病损伤肾脏、性生活过度、或过度服用温热且伤阴的药物等。

膀胱湿热证的症状包括尿频尿急、尿道有灼热感、尿液黄赤且量少、小腹胀满，有时伴有发热和腰痛，舌红苔黄腻，脉滑数等。其发病多因感受湿热邪气、饮食不规律导致湿热内生，并向下影响膀胱。

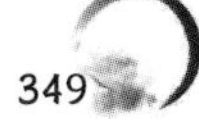

37. 肾与膀胱病证的辨证施护原则。

肾阳虚证的施护原则：温补肾阳，固摄下元。

施护方法：饮食上应多食温热食物，如羊肉、鸡肉、韭菜等；中药可选用金匮肾气丸、右归丸等温补肾阳之剂；生活起居注意保暖，避免受凉。

肾阴虚证的施护原则：滋阴降火，补养肝肾。

施护方法：饮食应清淡易消化，可食用黑芝麻、核桃、百合等滋阴润燥之品；中药可选用左归丸、六味地黄丸等滋阴降火之剂；保持心情愉悦，避免情绪波动。

膀胱湿热证的施护原则：清热利湿，通利水道。

施护方法：饮食宜清淡易消化，忌辛辣、油腻之品；中药可选用八正散、三金片等清热利湿之剂；注意个人卫生，勤换内衣裤。

38. 肾与膀胱病证在辨证施护的注意事项。

饮食调护：根据病情选择合适的食物，避免饮食不当加重病情。

情志调护：情志不畅可影响肾与膀胱的功能，应注意调节患者情绪，保持心情舒畅。

生活调护：注意生活规律，避免劳累过度，注意保暖防寒。

用药安全：在医生指导下合理用药，避免自行使用不当药物或保健品。

病情观察：密切观察病情变化，如症状加重或出现新症状，应及时就医。

39. 卫分证的基本含义。

卫分证，作为中医的一个特定病证名称，描述的是温热病邪侵入体表，导致卫气功能出现异常，进而影响肺的宣发与肃降功能。其主要临床表现包括发热、轻微恶寒、口渴感、舌边尖呈现红色、舌苔薄白以及脉象浮数等，这些均为体表热证的典型表现，常见于感冒、温病等病证中。

40. 卫分证的辨证关键。

在辨证卫分证时，需关注以下几个关键点。

发热：作为卫分证的显著症状，通常表现为中等程度的体温升高，大约在38°C。

微恶风寒：患者常自觉轻度畏寒，但又不像风寒感冒那样严重，同时可能伴有轻微的头痛或身体疼痛。

口微渴：由于热邪耗伤津液，患者常感到口渴，但口渴程度较轻。

舌边尖红：舌质红，尤其是舌边尖部更为明显，这是热邪侵袭的表现。

苔薄白：舌苔一般较薄，颜色偏白，这反映了热邪尚未深入内部，仍在表浅的层次。

脉浮数：脉象浮而数，即脉象轻按即得，搏动较快，这表示热邪在表，正邪相争激烈。

41. 卫分证的施护原则。

清热解表：使用具有清热解毒、解表散寒功效的中药方剂，如银翘散、桑菊饮等，以清除热邪，驱散风寒。

调和营卫：在清热解表的同时，要注意调和营卫，增强机体的抵抗力，促进病情的恢复。

饮食调护：患者应食用清淡易消化的食物，避免辛辣、油腻等刺激性食物，同时增加新鲜蔬菜和水果的摄入，以补充足够的维生素和水分。

情志调护：情志的舒畅对于病情的恢复至关重要，患者应避免情绪波动过大，保持愉悦的心情。

生活起居：患者应注意休息，保证充足的睡眠时间，避免过度劳累和熬夜。同时要保持室内空气流通，避免受凉和吹风。

42. 卫分证辨证施护的注意事项。

准确辨证：由于卫分证的症状可能与其他表证相似，因此需要准确辨证，避免误诊误治。

合理用药：在使用中药治疗时，要根据病情和患者的体质选择合适的药物和剂量，避免因用药不当导致病情加重或产生不良反应。

观察病情变化：在施护过程中要密切观察患者的病情变化，如出现高热、寒战、咳嗽等症状加重或出现新症状时，应及时就医处理。

生活起居调整：患者的生活起居要适应病情的需要进行调整，如保持室内空气流通、避免受凉吹风等。同时，要保持乐观的心态和愉悦的心情，以利于病情的恢复。

43. 气分证的基本概念。

气分证，是中医病证名，指温热病邪内传脏腑，正盛邪实，阳热亢盛所表现的一类实热证候。多见于外感温热病极期阶段，临床表现以身热不恶寒，反恶热，汗出，口渴，舌红苔黄，脉数有力为特征。

44. 气分证的辨证要点。

发热不恶寒，反恶热：这是气分证的主要症状之一，表明热邪已入气分，正邪相争激烈。

汗出：热邪逼迫，导致汗出，但汗出并不能缓解病情。

口渴：热邪耗伤津液，患者常感口渴。

舌红苔黄：舌质红，舌苔黄，均为热邪内盛的表现。

脉数有力：脉搏跳动快而有力，反映了正邪相争激烈的状态。

除上述主要辨证要点外，气分证还可根据邪热侵犯的具体脏腑部位，表现出不同的兼证，如邪热壅肺、热结胃肠等。

45. 气分证的施护原则。

清热泻火：针对气分证的热邪内盛的特点，首要任务是清热泻火，以减轻患者的症状。

养阴生津：由于热邪耗伤津液，患者常感口渴，因此在清热泻火的同时，要注意养阴生津，补充患者的体液。

饮食调护：患者应进食清淡、易消化的饮食，忌辛辣、油腻、煎炸之品，以减轻胃肠负担，促进病情恢复。

情志调护：情志舒畅对于病情的恢复至关重要，因此应注意患者的情志调护，避免情绪波动过大。

密切观察病情变化：由于气分证病情变化迅速，应密切观察患者的体温、脉搏、神志等，以便及时发现并处理可能出现的并发症。

46. 气分证辨证施护的具体措施。

药物治疗：根据辨证结果选择合适的中药方剂进行治疗，如清热泻火的白虎汤、通腑泻热的调胃承气汤等。

物理降温：对于高热患者，可采用物理降温方法，如冷敷、擦浴等，以减轻患者的不适。

饮食调养：患者应进食清淡、易消化的饮食，如粥、面条等，同时增加新鲜蔬菜和水果的摄入，以补充足够的维生素和水分。

情志安抚：注意患者的情志变化，及时进行安抚和疏导，以减轻其心理压力和焦虑情绪。

生活起居护理：保持病室安静、整洁、通风良好，为患者提供舒适的休息环境。同时指导患者进行适当的活动，以增强体质和促进病情恢复。

47.营分证的基本概念。

营分证是中医病证名，指温病邪热内陷，营阴受损，心神被扰所表现的证。营分证是温热病发展过程中较为深重的阶段，此时病邪已经由表入里，影响到了更深层次的脏腑功能。

48.营分证的辨证要点

身热夜甚：患者通常在夜晚时体温较高。

口不甚渴或不渴：虽然发热，但口渴感并不明显。

心烦不寐：患者内心烦躁，难以入睡。

神昏谵语：严重者可能出现神志不清，胡言乱语。

斑疹隐隐：皮肤上可能出现隐约可见的斑点或疹子。

舌质红绛无苔：舌象呈现红色，且没有舌苔。

脉细数：脉象细小而快。

49.营分证的施护原则。

清热养阴：针对邪热内陷，营阴受损的病机，首要任务是清热养阴，以缓解病情。

安神定志：由于心神被扰，患者心烦不寐，需要采取措施安神定志，以保证患者的睡眠质量。

观察病情：密切观察病情变化，包括体温、神志、舌象、脉象等，以便及时发现病情变化并作出相应处理。

50.营分证辨证施护的具体措施。

药物治疗：根据辨证结果选择合适的中药方剂进行治疗，如清营汤等，以清热养阴、安神定志。

物理降温：对于高热患者，可以采用物理降温措施，如冷敷、擦浴等，以减轻患者的不适感。

饮食调养：患者应进食清淡、易消化的饮食，如粥、面条等，避免辛辣、油腻等刺激性食物，同时增加新鲜蔬菜和水果的摄入，以补充足够的维生素和水分。

情志调护：注意患者的情志变化，及时进行安抚和疏导，以减轻其心理压力和焦虑情绪。

生活起居护理：保持病室安静、整洁、通风良好，为患者提供舒适的休息环境。同时，注意患者的保暖和避免吹风受寒，以防止病情进一步恶化。

51.血分证的基本概念。

血分证，是中医病证名，指温热病邪深入血分，耗血、动血，以发热、神昏、斑疹舌绛、脉数等为主要表现的证候。血分证多见于温病后期，是温热病发展过程中较为严重的一个阶段。

52.血分证的辨证要点。

发热：血分证患者常有发热症状，且多为高热。

神昏谵语：热邪深入血分，扰及心神，可导致患者神昏谵语。

斑疹：皮肤上可出现斑疹，颜色鲜红或紫黯，为热邪迫血妄行的表现。

舌绛：舌质深红，甚至呈紫色，为血分热盛之象。

脉数：脉象跳动快速，为血分热盛，正邪相争激烈所致。

53.血分证的施护原则。

清热凉血：针对血分证的热邪内盛，耗血动血的病机，首要任务是清热凉血，以减轻患者的症状。

滋阴养血：热邪耗伤血中津液，导致阴液不足，因此需要滋阴养血，以补充患者体内津液的不足。

安神定志：针对患者神昏谵语的症状，需要采取措施安神定志，以保证患者的神志清醒。

观察病情：密切观察患者的病情变化，包括体温、神志、舌象、脉象等，以便及时发现病情变化并作出相应处理。

54.血分证辨证施护的具体措施。

药物治疗：根据辨证结果选择合适的中药方剂进行治疗，如犀角地黄汤、紫雪丹等，以清热凉血、滋阴养血为主要目的。

物理降温：对于高热患者，可采用物理降温措施，如冷敷、擦浴等，以减轻患者的不适感。

饮食调养：患者应进食清淡、易消化的饮食，如粥、面条等，避免辛辣、油腻等刺激性食物，同时增加新鲜蔬菜和水果的摄入以补充足够的维生素和水分。

情志调护：注意患者的情志变化，及时进行安抚和疏导，以减轻其心理压力和焦虑情绪。

生活起居护理：保持病室安静、整洁、通风良好，为患者提供舒适的休息环境。同时，注意患者的保暖和避免吹风受寒，以防止病情进一步恶化。

第九章　体质

体质是一个多维度的概念，涉及医学、生物学以及人类学等多个学科，通常指个体在生理、心理、遗传和环境等多种因素共同作用下形成的身体特征与健康状况。

第一节　中医体质概述

中医体质学说是中医学理论的一个重要部分，强调个体体质差异对疾病的发生、发展及治疗的影响。根据《中医体质分类与判定》的标准，体质可分为九种基本类型，每种体质均具备独特的生理特征、易感疾病倾向以及相应的调理方法。

一、中医体质的概念

1.体质的定义

在中医学理论中，体质是由先天遗传和后天获得所形成的，是人类个体在形态结构和功能活动方面所固有的、相对稳定的特性，与心理性格具有相关性。

2.体质的特点

体质的特点表现为人体的形态结构、生理功能、心理状态等方面的个体差异。例如，有的人体质健壮，精力充沛，抗病能力强；有的人体质虚弱，容易疲劳，容易患病。此外，不同体质的人在情绪、性格等方面也存在差异。

3.体质的应用

中医体质在临床实践中有着广泛的应用。通过辨识患者的体质类型，医生可以更加准确地判断病情，制订个性化的治疗方案。例如，对于气虚质患者，可以采用补气养血的治疗方法；对于痰湿质患者，可以采用化痰利湿的治疗方法。此外，中医体质理论还可以指导人们进行日常保健和疾病预防。

4.与中医体质相关的理论体系

（1）体质病因学

中医体质病因学认为，体质差异是导致疾病发生的重要因素之一。不同的体质类型对于外邪的易感性、病理变化的倾向性，以及病情的轻重和预后都具有重要影响。例如，阳虚体质者易感受寒邪，而阴虚体质者则易感受热邪。因此，了解和掌握体质差异，对于预防疾病具有重要意义。

（2）体质病机学

体质病机学主要研究体质与疾病病机之间的关系。不同的体质类型在疾病发展过程中会表现出不同的病机特点。例如，气虚体质者在疾病过程中容易出现气虚血瘀的病机，而痰湿体质者则容易出现痰湿内阻的病机。因此，在治疗疾病时，需要针对患者的体质特点，采取相应的治疗措施，以调整机体阴阳、气血的平衡，从而达到治疗疾病的目的。

（3）病理体质诊断学

病理体质诊断学是中医体质病理学的重要组成部分，它通过研究体质在病理状态下的表现，为疾病的诊断和治疗提供依据。中医通过望、闻、问、切四诊合参的方法，综合判断患者的体质类型，进而对疾病进行诊断和治疗。例如，在诊断疾病时，中医会根据患者的体质类型、症状表现，以及舌象、脉象等体征，判断疾病的性质、病因和病机，从而制订相应的治疗方案。

（4）体质分型学说

中医体质分型学说根据人体的阴阳气血状态，将体质分为多种类型，如平和质、气虚质、阳虚质、阴虚质、痰湿质、湿热质、血瘀质、气郁质和特禀质等。每种体质类型都有其独特的生理特征和病理变化倾向。体质分型学说的提出，为中医体质病理学的研究提供了重要的理论基础。

（5）病理体质形成原理

病理体质形成原理探讨了病理状态下体质形成的机制。中医认为，病理体质的形成与先天遗传、后天环境和疾病等多种因素有关。在病理状态下，机体的阴阳气血平衡受到破坏，脏腑功能失调，导致体质发生变化。例如，长期饮食不节、情志不畅、劳逸失度等因素都可能导致体质的偏颇，从而引发各种疾病。

（6）体质治疗学

体质治疗学是中医体质病理学的重要应用领域，它通过研究不同体质类型在疾病治疗中的特点，提出相应的治疗方法。中医认为，治疗疾病需要针对患者的体质特点，采取相应的治疗措施，以调整机体阴阳气血的平衡，达到治疗疾病的目的。例如，在治疗气虚质患者时，需要采用益气健脾的方法，以增强机体的抗病能力。

（7）食疗与体质

食疗是中医体质治疗的重要手段之一。中医认为，食物具有调整机体阴阳气血平衡的作用，通过合理的饮食搭配，可以改善体质，预防和治疗疾病。不同的体质类型需要采用不同的食疗方法，例如，气虚质患者需要多食用具有补气作用的食物，如山药、红枣等；而阴虚质患者则需要多食用具有滋阴作用的食物，如百合、枸杞等。

（8）体质养生学

养生学是中医体质病理学的重要分支，它研究如何通过养生方法来改善体质，预防疾病。中医认为，养生需要因人而异，根据个人的体质特点，采取相应的养生措施。例如，阳虚质患者需要注意保暖，避免寒冷刺激；而痰湿质患者则需要加强锻炼，促进痰湿排出。通过合理的养生方法，可以改善体质，提高机体的抗病能力，预防疾病的发生。

二、中医体质的分类

体质的分类不仅有助于认识人体的个体差异，也为疾病的预防和治疗提供了重要依据。

1.体质分类的基础

中医体质的分类基础是人体的阴阳、气血、脏腑功能等基本生命活动状态。通过四诊合参，医生可以全面了解患者的体质状况，并根据其特点进行分类。

2. 主要体质类型

中医体质学将人的体质分为多种类型，常见的有以下九种。

（1）平和质：表现为人体阴阳气血调和，脏腑功能正常，体态适中，面色红润，精力充沛，不易受邪侵扰。

（2）气虚质：表现为气虚症状，如气短懒言、神疲乏力、自汗等，多见于体质虚弱或久病不愈者。

（3）阳虚质：表现为阳虚症状，如畏寒肢冷、面色苍白、舌淡苔白等，多见于体质阳虚或寒邪内侵者。

（4）阴虚质：表现为阴虚症状，如潮热盗汗、五心烦热、咽干口燥等，多见于体质阴虚或热邪内扰者。

（5）痰湿质：表现为痰湿症状，如体形肥胖、腹部肥满松软、痰多等，多见于痰湿内盛者。

（6）湿热质：表现为湿热症状，如面垢油光、口苦口臭、皮肤油腻等，多见于湿热内蕴者。

（7）血瘀质：表现为血瘀症状，如面色晦暗、肌肤甲错、疼痛如刺等，多见于血瘀内阻者。

（8）气郁质：表现为气郁症状，如神情抑郁、胸胁胀满、善太息等，多见于情志不畅者。

（9）特禀质：表现为过敏体质，如对某些物质过敏、易患哮喘等。

3. 影响体质形成的因素

中医体质的形成受到多种因素的影响，主要包括以下两个方面。

（1）先天因素

①遗传因素：体质的形成在很大程度上受到遗传的影响。父母的体质特征往往能对后代产生一定影响，包括形态特征、生理功能、心理状态等。

②先天禀赋：这是体质形成的基础，涉及父母先天的遗传及婴儿在母体里的发育和营养状况。先天禀赋是人体体质强弱的前提条件。

（2）后天因素

①年龄因素：中医学认为人体有生、长、壮、老、已的变化规律，体质可随着年龄的增长而发生变化。老年人的体质与年轻人不同，更易受疾病影响。

②性别因素：男性和女性在体质上存在着差异。男子以气为重，女子以血为先。女子有经、带、胎、产的特点，其体质与男子有所不同。

③饮食因素：饮食结构对体质有明显的影响。饮食失当会影响脾胃功能，造成阴阳气血的失调，导致体质发生偏颇。例如，偏好生冷素食或营养不良者，易形成气虚或阳虚体质；嗜肥甘厚味或营养过剩者，易形成痰湿体质。

④劳逸所伤：过度劳累会导致身体虚弱，过度安逸易生痰瘀。适度的劳动和休息对维持体质至关重要。

⑤情志因素：七情（喜、怒、忧、思、悲、恐、惊）的变化可以通过影响脏腑精气进而影响人体的体质。例如，怒则气上，易促成气郁质；忧思伤脾，脾虚则水谷运化失

司，可出现营养障碍等症候，促成气虚质。

⑥地理因素：生活在不同地理环境条件下，受水土性质、气候类型、生活条件的影响，不同地区的人，其体质也不相同。例如，热带地区常年高温，耗气伤津，多出现气虚质或阴虚质；寒带地区低温时段长，阳气耗散过多，易促成阳虚质。

⑦疾病及其他因素：疾病及其治疗方法也可能改变体质。有些疾病可能会对人体造成损害，从而影响体质；有些药物则可能对人体产生副作用，从而影响体质。

4.体质特点与影响

不同的体质类型具有不同的特点及对其健康的影响。例如，平和质的人体质健壮，抗病能力强；气虚质的人容易疲劳乏力，抵抗力差；阳虚质的人畏寒怕冷，容易生病；阴虚质的人容易上火、烦躁不安等。了解自己的体质特点，有助于更好地进行保健和预防疾病。同时，医生在诊疗过程中也应充分考虑患者的体质状况，制订个性化的治疗方案，以达到最佳的治疗效果。

三、中医体质的生理特性

中医体质的生理特性主要包括遗传性、稳定性、可变性、多样性、趋同性和可调性等方面。

1.遗传性

遗传性指体质特征在一定程度上受遗传因素的影响。每个人的体质都受到父母遗传基因的影响，这些遗传基因决定了人体体质的基本特征。因此，了解家族遗传史对于认识个人体质具有重要意义。

2.稳定性

稳定性指在一定时期内，人体的体质特征能保持相对稳定的状态。这种稳定性不仅体现在生理特征上，还体现在心理特征和对外界环境的适应能力上。在正常情况下，人体的体质在一段时间内不会发生明显变化，这是因为体质特征受到多种因素的影响，这些因素在一段时间内保持相对稳定。然而，这种稳定性并非绝对，当受到内外环境的影响时，体质特征也可能发生一定的变化。

3.可变性

尽管中医体质具有一定的稳定性，但其并非一成不变。在一定条件下，体质特征可能发生变化。例如，长期不良的生活习惯、环境污染、疾病等因素都可能影响体质特征的改变。此外，年龄的增长也会导致体质特征的变化。因此，在生活和工作中，我们应该注意保持良好的生活习惯，避免不良因素的刺激，以维护体质的健康。

4.多样性

中医体质的多样性指人体体质特征存在多种类型。根据中医理论，人体体质可分为平和质、气虚质、阳虚质、阴虚质、痰湿质、湿热质、血瘀质、气郁质和特禀质等类型。每种体质类型都有其独特的生理特征和病理变化倾向。这种多样性使得中医体质学能够针对不同体质类型进行个性化的调节和养生，从而更好地维护人体健康。

5.趋同性

中医体质的趋同性指在特定条件下，不同体质类型可能表现出相似的生理特征或病理变化。例如，在寒冷环境下，无论是阳虚质还是平和质的人，都可能出现畏寒怕冷的症状。这种趋同性提示我们，在认识和治疗疾病时，除了关注体质类型外，还需要考虑环境、气候等因素对人体体质的影响。

6.可调性

中医体质的可调性指通过一定的方法和手段，能够调节和改善人体的体质特征。根据中医体质理论，不同体质类型，可以采用相应的饮食、运动、心理调节等方法来改善体质。例如，气虚质的人可以多吃具有补气作用的食物，如山药、红枣等；阳虚质的人可以适量食用温性食物，如羊肉、鸡肉等，以增强体内阳气。此外，中医还强调“治未病”的理念，通过调节体质来预防疾病的发生。因此，了解和掌握中医体质的可调性对于维护人体健康具有重要意义。

四、中医体质与发病

体质被认为是决定人体健康状态的重要因素之一，与疾病的发生、发展、转变及预后密切相关。

1.体质决定抗病能力

体质差异决定了人体抗病能力的强弱。一般而言，平和质的人体质健壮，阴阳气血调和，具有较强的抗病能力；体质偏颇的人，如气虚质、阳虚质等，抗病能力较弱，容易受到外邪的侵袭。因此，了解个人体质的强弱，对于预防疾病具有重要意义。

2.体质与病邪易感性

不同体质类型的人对于病邪的易感性存在差异。例如，阳虚体质的人由于体内阳气不足，容易感受寒邪，表现为畏寒怕冷、手足不温；阴虚体质的人容易感受热邪，表现为口燥咽干、手足心热。因此，根据体质类型采取相应的预防措施，可以有效降低病邪侵袭的风险。

3.决定疾病证候类型

体质差异还会影响疾病的证候类型。在中医理论中，证候是疾病发展过程中某一阶段或某一类型的病理概括，包括病因、病位、病性、邪正关系等多方面的信息。由于体质差异的影响，不同体质类型的人在患病时，会表现出不同的证候类型。例如，气虚质的人患病时容易出现气虚证候，如疲乏无力、气短懒言等；痰湿质的人容易出现痰湿证候，如咳嗽痰多、胸闷不适等。因此，在治疗疾病时，要根据患者的体质类型和证候类型，采取相应的治疗措施。

4.体质类型与疾病

体质类型与疾病的发生存在密切的关系。例如，痰湿体质的人由于体内痰湿内蕴，容易引发肥胖症、高脂血症等疾病；湿热体质的人容易患痤疮、湿疹等皮肤病。此外，某些体质类型的人还容易对某些疾病产生特定的易感性，如气虚体质的人容易患上呼吸系统疾病等。因此，在预防和治疗疾病时，需要关注患者的体质类型，采取针对性的措施。

5.情志内伤与体质

情志内伤是情绪波动过大或长期情绪压抑所导致的内伤疾病。情志内伤与体质密切相关，不同的体质类型对情志内伤的易感性存在差异。例如，气郁质的人由于气机郁滞，容易出现情绪不畅、抑郁焦虑等情绪问题，进而使情志内伤；阳虚质的人由于体内阳气不足，容易出现情绪低落、郁郁寡欢等症状。因此，在预防和治疗情志内伤时，需要关注患者的体质类型，采取相应的调节措施。

6.体质分类与特征

中医将人的体质分为多种类型，每种类型都有其独有的特征和表现。常见的体质类型包括平和质、气虚质、阳虚质、阴虚质、痰湿质、湿热质、血瘀质、气郁质和特禀质等。每种体质类型都有其独特的生理特点和病理变化倾向，例如，气虚质的人容易出现疲乏无力、气短懒言等症状；痰湿质的人容易出现咳嗽痰多、胸闷不适等症状。了解不同体质类型的特征和表现，有助于更好地认识自己的体质状况，从而采取具有针对性的调节和养生措施。

第二节　体质的分类及调理

中医将人的体质分为九种，每种体质都有其独特的生理特征和病理变化倾向。了解自身体质，对预防疾病、保持健康具有重要意义。

一、平和质

平和质是中医体质中最理想的体质状态，它表现为体态适中、面色红润、精力充沛、性格开朗、睡眠良好、饮食有节、二便正常等。平和质的人对自然和社会环境的适应能力较强，一般不容易生病。

1.形成原因

（1）先天禀赋良好：平和体质的形成与先天遗传密切相关。父母体质良好，遗传给子女的体质也较为平和。

（2）后天调养得当：后天的生活习惯、饮食习惯、作息规律等都对体质的形成产生影响。拥有平和体质的人往往饮食有节、作息规律、情绪稳定。

（3）环境因素适宜：平和体质的形成还受到环境因素的影响。生活在自然环境优美、气候适宜、社会和谐稳定的环境中，有助于形成平和体质。

2.患病倾向

平和体质的人阴阳气血平衡，脏腑功能协调，因此患病倾向较低。然而，这并不意味着平和体质的人不会生病。当身体受到外界环境的侵袭或内部脏腑功能失调时，也可能导致疾病的发生。相较于其他体质类型，平和体质的人恢复能力较强，疾病预后较好。

3.调理原则

（1）保持阴阳气血平衡：平和体质的调理重点在于保持阴阳气血的平衡。在日常生活中应注意饮食有节，避免过食辛辣、油腻、生冷等食物，以免损伤脾胃，影响气血生化。同时，保持良好的作息习惯，避免熬夜、过度劳累等不良行为，以维护阴阳气血的平衡。

（2）增强体质：适当的体育锻炼有助于增强体质，提高身体免疫力。平和体质的人可选择适合自己的运动方式，如散步、慢跑、打太极拳等，以增强体质，保持健康。

（3）保持情绪稳定：保持情绪稳定对维持平和体质至关重要。平和体质的人应学会调节情绪，避免焦虑、抑郁等不良情绪的影响。可通过冥想、瑜伽等方式来放松心情，保持情绪稳定。

（4）定期体检：虽然平和体质的人患病倾向较低，但仍需定期进行体检，以便及时发现潜在的健康问题。通过体检，可以了解自己的身体状况，及时采取措施进行干预和调整。

二、气虚质

气虚质的人表现为气短懒言、疲乏无力、声音低微、自汗、面色白而无华等。这类人容易感到疲劳，抵抗力较差，容易患呼吸系统疾病。气虚质的人应加强锻炼，提高身体素质，避免过度劳累。

1.形成原因

（1）先天禀赋不足：部分人由于遗传因素，天生体质虚弱，脏腑功能不足，易形成气虚质。

（2）后天失养：长期饮食不节，营养摄入不足或过度劳累，耗伤气血，形成气虚质。

（3）疾病影响：某些慢性疾病长期消耗体内气血，如慢性消耗性疾病、慢性疾病反复发作等，均可能引起气虚。

（4）情绪因素：长期情志不畅，忧愁过度，可影响脏腑功能，尤其是脾胃功能，进而引发气虚。

（5）年龄因素：随着年龄的增长，人体的气血逐渐衰退，中老年人更易出现气虚现象。

2.患病倾向

（1）易感外邪：气虚质人群正气不足，抵抗力低下，易受到外界病邪的侵袭。

（2）脏腑功能失调：气虚可导致脏腑功能低下，易患各种慢性疾病，如肺气虚可导致呼吸系统疾病，脾气虚可导致消化系统疾病等。

（3）疲劳乏力：气虚质人群常感到疲乏无力，精神不振，注意力不集中等。

（4）虚损性疾病：虚劳、营养不良性贫血等，与气虚质的形成密切相关。

3.调理原则

（1）补益气血：通过饮食调养、药物调理等方法，补益气血，增强机体抵抗力。

（2）调整生活方式：合理安排作息时间，避免过度劳累，保证充足的睡眠。适当进行体育锻炼，增强体质。

（3）调节情志：保持心情愉悦，避免过度忧愁、焦虑等负面情绪的影响。

（4）辨证施治：根据气虚质人群的具体病情和体质特点，辨证施治，选用合适的中药方剂进行调理。

（5）综合调理：综合运用中医养生知识，结合食疗、运动、心理调适等方法，综合调理气虚质。

三、阳虚质

阳虚质的人表现为畏寒怕冷、手足不温、喜热饮食、精神不振、大便溏薄等。这类人容易感受寒邪，容易患冻疮、关节炎等疾病。阳虚质的人应注意保暖，多食用温性食物，如羊肉、鸡肉等，以增强体内阳气。

1.形成原因

阳虚体质以阳气不足为核心特征，其形成涉及先天禀赋和后天因素的综合作用。

（1）先天因素：父母为阳虚体质，或孕期时母亲过度食用寒凉食物会导致胎儿先天阳气不足。

（2）饮食不当：长期摄入寒凉生冷食物（如冰激凌、冷饮）或生冷饮水量过大，损伤脾胃阳气，引发脾阳虚或胃阳虚。

（3）居住环境：寒冷潮湿，进一步加剧体内阳气损耗。

（4）生活习惯不良：起居不规律、缺乏运动、过度劳累、熬夜、频繁自慰等行为会耗损肾中阳气，导致肾阳虚。使阳气无法正常升发和温煦机体。

（6）疾病与调养失当：久病不愈（如慢性消化系统疾病）或大病后（如冠心病、慢阻肺）未及时调养，可诱发心阳虚、肺阳虚等证型。

（7）长期气虚未纠正，逐渐发展为阳虚。

2.患病倾向

阳虚体质者因温煦功能减弱，易受寒邪侵袭并引发脏腑功能失调，具体表现为以下疾病倾向。

（1）肾阳虚：腰膝酸冷、夜尿频多、五更泻（黎明腹泻），男性阳痿早泄，女性宫寒不孕。

（2）脾阳虚：消化不良、腹胀便溏、四肢不温，易患慢性腹泻或营养不良。

（3）心阳虚：胸闷心悸、胸痛遇冷加重，严重者可能出现心衰倾向。

（4）肺阳虚：咳喘无力、痰液清稀，易反复感冒或患慢性呼吸道疾病。

（5）寒证易发：畏寒怕冷、小腹凉、四肢不温，易患风寒湿痹证（如关节冷痛）。

（6）代谢低下：基础体温偏低，易水肿或虚胖，女性可能出现月经不调、痛经等妇科问题。

3.调理原则

（1）饮食调理：多吃温热性食物，如羊肉、牛肉、鸡肉、韭菜、香菜等。尽量避免吃寒凉性食物。

（2）运动调理：多做有氧运动，如跑步、打太极拳、练瑜伽等，以促进血液循环，增强体质。

（3）药物治疗：在医生指导下，辨证选用具有温阳作用的药物，如金匮肾气丸、右归丸、附子理中丸等。

（4）非药物疗法：艾灸、拔罐等非药物疗法可通过对经络腧穴的温热刺激，激发体内阳气。

（5）日常护理：注意保暖，避免久居寒湿之地及长时间涉水的工作。

四、阴虚质

阴虚质的人表现为口燥咽干、手足心热、心烦易怒、失眠多梦、大便干结等。这类人容易感受热邪，容易患口干、咽痛、失眠等疾病。阴虚质的人应多食用滋阴润燥的食物，如百合、枸杞等，同时保持良好的作息习惯。

1.形成原因

（1）先天因素：患者先天体质较弱，出生后未能及时补充营养，导致体质虚弱，从而出现阴虚的症状。

（2）情志因素：长期情志不舒畅，特别是长期有悲伤、忧虑、烦恼等负面情绪，可能导致阴虚。情绪波动过大、经常生气可能会损伤阴液，导致阴液不足。

（3）过度劳累：长期过度劳累可导致体内阴液耗损，逐渐形成阴虚。长时间从事重体力劳动，不注意休息，可能会耗伤阴液。

（4）饮食因素：长期食用辣椒、花椒等辛辣刺激的食物，或者长期酗酒，容易导致体内阴液损伤。

（5）疾病或药物因素：患有慢性热性疾病，或长期使用草药中的热性药物，导致阴液耗损。

2.患病倾向

（1）阴虚生内热：阴虚质人群常表现为形体消瘦，口燥咽干，两颧潮红，手足心热，潮热盗汗等症状。

（2）五脏阴虚：五脏阴虚在临床上均可见，阴虚易患虚劳、失精、不寐、便秘、色斑、口腔溃疡等疾病。

情绪急躁：阴虚体质的人性情较急躁，常感心烦易怒。

3.调理原则

针对阴虚质的调理，应遵循以下原则。

（1）饮食调养：饮食宜清淡，避免辛辣等刺激性食物。可多吃芝麻、糯米、蜂蜜、乳品、甘蔗、鱼类等清淡食物，以养阴润燥。

（2）药物调养：可用滋阴清热、滋养肝肾之品，如女贞子、山茱萸、五味子、旱莲草、麦门冬、天门冬、黄精、玉竹、枸杞子等。常用方有六味地黄丸、大补阴丸等，根据脏腑的不同，选用不同的方剂。

（3）精神调养：保持情绪稳定，避免过度紧张和情绪波动。应远离喧嚣，修身养性。

（4）起居调养：居住环境宜安静，保证充足的睡眠，中午应保持一定的午休时间。忌洗桑拿，可选择太极拳、太极剑等中小强度、间断性的身体锻炼。

（5）房事调养：宜节制房事，避免过度伤精耗液。

五、痰湿质

痰湿质的人表现为体形肥胖、腹部肥满松软、面部油脂分泌多、易出汗、痰多等。这类人容易患高血压、高血脂、糖尿病等疾病。痰湿质的人应控制饮食，避免暴饮暴食，多食用清淡易消化的食物，加强体育锻炼。

1.形成原因

（1）饮食不节：长期饮食不规律，暴饮暴食，特别是过多摄入肥甘厚味的食物，如油炸、甜食、肉类等，易导致脾胃功能受损，痰湿内生。偏爱冷饮冷食，损伤脾胃阳气，易影响水液代谢，形成痰湿。

（2）脾胃虚弱：脾胃为后天之本，主运化水谷精微，脾胃虚弱则运化功能减退，水液代谢失调，导致痰湿内停。

（3）先天因素：遗传因素在痰湿体质的形成中占据一定地位，家族中有痰湿体质者，其后代更易形成痰湿体质。

（4）缺乏运动：长期缺乏运动，身体新陈代谢减缓，水液代谢不畅，痰湿易于积聚。

（5）环境因素：长期生活在潮湿、阴冷的环境中，容易损伤脾胃阳气，影响水液代谢，形成痰湿。

（6）其他因素：过度劳累、情志不畅等因素也可损伤脾胃，导致痰湿体质的形成。

2.患病倾向

（1）痰湿蕴肺：易患咳嗽、哮喘、支气管炎等呼吸系统疾病，表现为咳嗽痰多、痰白而黏、胸闷气喘等症状。

（2）痰湿困脾：易患消化不良、腹胀、腹泻等消化系统疾病，表现为食欲不振、恶心呕吐、大便溏泄等症状。

（3）痰湿阻络：痰湿阻滞经络，导致气血不畅，易患肢体麻木、关节疼痛等疾病。

（4）痰湿蒙窍：痰湿上蒙清窍，影响神明，易患头晕、头痛、失眠、健忘等疾病。

（5）痰湿积聚：痰湿长期积聚在体内，易形成肿瘤、囊肿等病变。

3.调理原则

（1）饮食调理：饮食宜清淡，减少肥甘厚味食物的摄入，多吃新鲜蔬菜、水果等富含纤维素的食物。可适量摄入健脾利湿的食物，如山药、薏苡仁、赤小豆、扁豆等。

（2）运动调理：加强体育锻炼，促进身体新陈代谢和水液代谢。适当进行打太极拳、八段锦等运动，有助于调和气血、健脾利湿。

（3）药物调理：根据具体病情和体质特点，选用具有健脾利湿、化痰开窍等作用的中药进行调理，如二陈汤、六君子汤等。

（4）心理调理：保持心情舒畅，避免过度紧张和焦虑，有助于调和脾胃功能和水液代谢。

（5）生活调理：保持良好的作息习惯，避免熬夜和过度劳累。避免长时间处于潮湿、阴冷的环境中，保持居住环境的干燥和通风。

六、湿热质

湿热质的人表现为面垢油光、易生痤疮、口苦口干、身重困倦、大便黏滞不畅或燥结、小便短黄等。这类人容易患痤疮、湿疹等皮肤病，以及消化系统疾病。湿热质的人应避免食用辛辣、油腻的食物，多食用具有清热解毒作用的食物，如绿豆、苦瓜等。

1.形成原因

（1）饮食因素：长期偏好油腻、辛辣、煎炸、甜食等热性食物，会导致脾胃负担加重，湿热内生。饮食不规律，暴饮暴食或过度饮酒，均易损伤脾胃，使湿热邪气在体内积聚。

（2）环境因素：长期生活在湿热环境中，如南方湿热地区，或居住环境潮湿、闷热，易导致湿热邪气侵入体内。夏季高温多湿，人体易感受湿热邪气，形成湿热体质。

（3）情志因素：长期情志不畅，如焦虑、抑郁、烦躁等负面情绪，易导致气机不畅，湿热内生。

（4）脾胃虚弱：脾胃为后天之本，主运化水谷精微，脾胃虚弱则运化功能减退，水湿停滞，久而化热，形成湿热体质。

（5）遗传因素：家族遗传也可能导致湿热体质的形成，有家族病史的人更容易具有湿热体质特征。

2.患病倾向

（1）皮肤问题：湿热质人群易患痤疮、湿疹、皮炎等皮肤疾病，表现为皮肤油腻、瘙痒、红肿等症状。

（2）消化系统问题：湿热质人群易患口腔溃疡、口苦口干、胃热等消化系统疾病，表现为食欲不振、消化不良、便秘等症状。

（3）泌尿系统问题：湿热质人群易患尿路感染、膀胱炎等泌尿系统疾病，表现为尿频、尿急、尿痛等症状。

（4）妇科疾病：女性易患阴道炎、带下过多等妇科疾病，表现为阴道瘙痒、白带增多等症状。

（5）其他症状：可能伴有口臭、体臭、汗多等症状，影响日常生活和社交。

3.调理原则

（1）饮食调理：饮食宜清淡，避免油腻、辛辣、煎炸、甜食等热性食物，多吃新鲜蔬菜、水果等富含维生素和膳食纤维的食物。可适量摄入具有清热利湿作用的食物，如绿豆、冬瓜、苦瓜、黄瓜等。

（2）运动调理：避免长时间久坐不动，保持适当的身体活动。加强体育锻炼，可进行散步、慢跑、游泳等有氧运动，促进身体新陈代谢和排汗，排出体内湿热邪气。

（3）药物调理：根据具体病情和体质特点，选用具有清热利湿、解毒化湿等作用的中药进行调理。如龙胆泻肝汤、三仁汤等方剂。

（4）心理调理：保持心情舒畅，避免过度紧张和焦虑，有助于调和气机，减少湿热内生的可能性。

（5）生活调理：保持良好的作息习惯，避免熬夜和过度劳累。注意保持居住环境的干燥和通风，避免长期生活在湿热环境中。

七、血瘀质

血瘀质的人表现为面色晦暗、口唇色暗、肌肤甲错、舌紫暗或有瘀点等。这类人容易患痛经、闭经等妇科疾病以及心脑血管疾病。血瘀质的人应加强锻炼，促进血液循环，避免食用寒凉食物，多食用具有活血化瘀作用的食物，如山楂、红枣等。

1.形成原因

（1）气血不畅：长期情绪不畅、压力过大或精神过度紧张等，易导致气血运行不畅，气滞血瘀。

（2）体质因素：先天体质较弱或气血虚弱的人，更易于形成血瘀体质。

（3）饮食不节：饮食中过多摄入油腻、甜品等，易导致血液黏稠度增加，血流不畅。长期饮食不规律，如暴饮暴食，也会损伤脾胃，影响气血生成和运行。

（4）缺乏运动：长期缺乏运动或运动不足，使血液循环缓慢，容易导致血瘀。

（5）疾病因素：某些慢性疾病，如心血管疾病、糖尿病等，长期耗损体内正气，影响血液循环，进而形成血瘀体质。

2.患病倾向

（1）心血管疾病：血瘀质人群易患冠心病、心绞痛、心肌梗死等心血管疾病，表现为胸闷、胸痛、心悸等症状。

（2）疼痛性疾病：血瘀质人群易患头痛、关节痛、痛经等疼痛性疾病，疼痛多呈刺痛、钝痛等。

（3）肿瘤性疾病：由于血液循环不畅，易导致体内瘀血积聚，增加患肿瘤性疾病的风险。

（4）皮肤问题：易患皮肤紫癜、色素沉着等皮肤问题，表现为皮肤暗沉、色斑等。

（5）妇科疾病：女性易患月经不调、痛经、闭经等妇科疾病，表现为月经不规律、经量过少或过多等症状。

3.调理原则

（1）饮食调理：饮食宜清淡，多摄入富含纤维素和维生素的食物，如蔬菜、水果等。适量摄入具有活血化瘀作用的食物，如山楂、红糖、玫瑰花等。避免过多摄入油腻、甜品等易导致血液黏稠度增加的食物。

（2）运动调理：加强体育锻炼，促进气血流通和血液循环，减少血瘀的可能性。选择适合自己的运动方式，如散步、慢跑、打太极拳等。

（3）药物调理：根据具体病情和体质特点，选用具有活血化瘀、通络止痛等作用的中药进行调理。如丹参、川芎、红花等中药材。

（4）心理调理：保持心情舒畅，避免过度紧张和焦虑，有助于调和气血，减少血瘀的形成。

（5）生活调理：保持良好的作息习惯，避免熬夜和过度劳累。注意保暖，避免寒冷刺激导致血管收缩，影响血液循环。

八、气郁质

气郁质是指于气机不畅，导致气血运行受阻，情志抑郁而形成的一种体质状态。

气郁质的人表现为神情抑郁、忧虑脆弱、敏感多疑、胸闷不舒、喜叹气等。这类人容易患抑郁症、焦虑症等精神疾病。气郁质的人应保持良好的心态，避免情绪压抑，多参加社交活动，多与朋友交流。

1.形成原因

（1）情志因素：长期情绪不畅、压力过大、焦虑、抑郁等负面情绪会导致气机不畅，从而形成气郁。

（2）生活习惯：不规律的生活习惯，如熬夜、过度劳累等，会耗伤体内的正气，影响气机的正常运行。

（3）体质因素：先天体质较弱或后天脾胃功能失调，导致气血生成不足，气机运行不畅，也容易形成气郁质。

（4）环境因素：长期处于不良的生活或工作环境中，如空气污染、噪声过大等，也会对人的情绪产生负面影响，导致气机不畅。

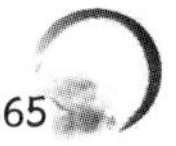

2. 患病倾向

（1）情志疾病：气郁质人群易患抑郁症、焦虑症、神经衰弱等情志类疾病，表现为情绪低落、焦虑不安、失眠多梦等症状。

（2）消化系统疾病：由于气机不畅，会影响脾胃的运化功能，导致食欲不振、腹胀、胃痛等消化系统疾病。

（3）妇科疾病：女性气郁质者易患月经不调、痛经、闭经等妇科疾病，表现为月经不规律、经量过少或过多等症状。

（4）疼痛性疾病：气机阻滞，气血运行不畅，易导致身体各部位出现疼痛，如头痛、胸痛、胁痛等。

（5）其他疾病：包括乳腺增生、甲状腺结节等，这些疾病也与气机不畅、气血瘀滞有关。

3. 调理原则

（1）情志调理：保持心情舒畅，避免过度紧张和焦虑。可以通过听音乐、阅读等方式来放松心情，舒缓压力。

（2）饮食调理：饮食宜清淡，多摄入富含维生素和纤维素的食物，如蔬菜、水果等。避免食用辛辣、油腻等刺激性食物。

（3）运动调理：加强体育锻炼，如散步、慢跑、瑜伽等，有助于促进气血流通，缓解气滞症状。

（4）药物调理：根据具体病情和体质特点，可选用具有疏肝解郁、行气活血等作用的中药进行调理，如柴胡、郁金、香附等。

（5）生活调理：保持良好的作息习惯，避免熬夜和过度劳累。同时，保持室内通风良好，减少空气污染和噪声干扰。

九、特禀质

特禀质，又称为过敏体质，是一种因先天禀赋异常所导致的特殊体质。

1. 形成原因

（1）遗传因素：特禀质具有明显的家族遗传倾向，父母中若有过敏体质者，子女发生过敏的可能性会大大增加。

（2）先天禀赋不足：个体在胚胎发育过程中，受到某些因素的影响，如营养不良、感染等，可能导致先天禀赋不足，从而形成特禀质。

（3）环境因素：环境污染、气候变化等因素也可能对特禀质的形成产生影响。例如，空气中的过敏原增多，会增加过敏性疾病的发病率。

（4）饮食因素：某些食物中的过敏原，如海鲜、花生等，可能引发过敏反应，长期摄入这些食物可能导致形成特禀质。

2. 患病倾向

（1）过敏性疾病：特禀质者易患过敏性鼻炎、哮喘、荨麻疹等过敏性疾病，表现为鼻塞、流涕、咳嗽、皮肤瘙痒等症状。

（2）过敏性休克：在某些严重情况下，特禀质者可能因接触大量过敏原而发生过敏性休克，这是一种危及生命的紧急情况。

（3）其他系统疾病：特禀质者还可能因过敏反应而影响其他系统的功能，如消化系统、心血管系统等。

3.调理原则

（1）避免过敏原：了解和识别过敏原，避免接触已知的过敏物质，是预防和减少过敏反应的首要措施。

（2）饮食调理：注意饮食卫生，避免食用已知的过敏食物。对于未知是否过敏的食物，可以少量尝试，若出现过敏反应，应立即停止食用。

（3）增强体质：加强体育锻炼，提高身体素质，有助于增强机体的抵抗力，减少过敏反应的发生。

（4）药物治疗：对于已经出现过敏反应的患者，可根据病情使用抗过敏药物进行治疗。但需注意，药物治疗应在医生指导下进行，避免滥用药物。

（5）心理调适：保持心情舒畅，避免过度紧张和焦虑。心理调适有助于减轻过敏反应带来的不适和焦虑情绪。

（6）中医调理：中医认为特禀质与体内气血不和、脏腑功能失调有关。因此，可以采用中医方法进行调理，如针灸、推拿、中药等，以调和气血、平衡脏腑功能。

中医体质调理是根据人体不同的体质类型，结合中医的体质辨识理论，通过饮食、运动、生活起居、情志调养等多种方法，调整和改善人体的生理功能和病理状态，达到预防疾病、增强体质、提高生活质量的目的。

综上所述，中医体质调理是一个综合性的过程，需要综合考虑体质类型、饮食、运动、生活起居、情志调养等多个方面。科学合理地制订调理方案并坚持实施，可以有效改善体质、预防疾病、提高生活质量。

第三节　与体质学说理论相关的中医护理

体质理论在护理工作中的应用，是“因人制宜”思想与现代护理实践相结合的重要体现。它强调根据个体的体质差异制订个性化的护理方案，从而提升护理效果、改善患者体验，体现“整体护理”和“以人为本”的理念。

一、体质理论在护理工作中的具体应用

1.健康评估与体质辨识

（1）收集基础信息：在常规的护理评估中，融入体质辨识的内容。护士可以通过观察面色、舌象、体型、精神状态，询问饮食习惯、寒热喜好、睡眠质量、二便情况、既往病史、情绪倾向等方式收集信息。

（2）判断体质类型：利用标准化的体质辨识量表（如《中医体质分类与判定》标准），结合收集的信息，初步判断患者或健康人群属于哪种或哪些偏颇体质。

（3）风险评估：了解不同体质的易患疾病倾向（如痰湿质者易患代谢性疾病，阳虚质者易患寒性疾病），进行早期风险提示和预防性护理指导。

2.制订个性化护理计划

（1）核心原则：基于辨识出的体质类型，调整常规护理措施，使其更符合个体的生理、心理特点。

（2）生活起居指导：阳虚质、气虚质者需注意保暖，避免寒冷环境；阴虚质、湿热质者则需保持环境凉爽通风。

（3）作息规律：气郁质者需保证充足睡眠，避免熬夜伤肝；痰湿质者应适当增加活动量，避免久坐。

（4）运动建议：气虚质、阳虚质者宜选择温和运动（如太极、散步），避免剧烈耗气；湿热质、痰湿质者可适当增加运动强度（如快走、游泳）以助排湿；血瘀质者宜选择促进气血运行的运动（如舞蹈、八段锦）。

3. 饮食调护

饮食调护是体质护理中应用最广泛的领域之一，可针对体质提供饮食建议。

气虚质者宜食健脾益气食物（如山药、莲子、大枣、鸡肉），忌耗气破气之物（如生萝卜）。

阳虚质者宜食温阳散寒食物（如生姜、羊肉、韭菜、桂圆），忌寒凉生冷（如冷饮、西瓜、绿豆）。

阴虚质者宜食滋阴润燥食物（如银耳、百合、鸭肉、梨），忌温燥辛辣（如辣椒、花椒、羊肉）。

痰湿质者宜食健脾化痰利湿食物（如薏米、赤小豆、冬瓜、白萝卜），忌肥甘厚腻、生冷甜食。

湿热质者宜食清热利湿食物（如绿豆、苦瓜、黄瓜、芹菜），忌辛辣燥热、油腻甜食。

血瘀质者宜食活血化瘀食物（如山楂、黑木耳、玫瑰花、醋），忌寒凉收涩。

气郁质者宜食行气解郁食物（如陈皮、佛手、金桔、薄荷），忌过食酸涩收敛之物。

特禀质者需避免接触明确过敏原，饮食宜清淡均衡，忌食易引发过敏的食物（需个体化确定）。

平和质者均衡饮食即可。

4. 情志护理

不同体质对情志刺激的敏感性和反应不同。

气郁质者是情志护理的重点对象，需加强心理疏导，鼓励倾诉，培养兴趣爱好，疏解肝气郁结。气虚质、阳虚质者易情绪低落，需多鼓励、肯定，给予温暖支持。阴虚质、湿热质者易烦躁易怒，需营造安静环境，指导情绪管理方法（如冥想、深呼吸）。血瘀质者易心情抑郁，需鼓励社交活动，保持心情舒畅。

护士应识别体质相关的情志特点，运用沟通技巧、心理支持和中医情志相胜理论进行疏导。

5. 用药观察与指导

了解不同体质对药物的反应差异。例如，阳虚质者使用寒凉药物时更易出现不适，需密切观察；阴虚质者使用温燥药物也需谨慎。医护人员应提醒患者注意相关药物的不良反应和风险，指导患者正确服用中药，如温阳药宜温服，清热药可稍凉服等。

6. 康复与养生指导

在疾病康复期和健康管理时，须根据体质提供个性化的康复锻炼方案和养生建议。

强调顺应四时养生，如阳虚质者冬季注重防寒保暖，湿热质者夏季注意防暑祛湿。

教授患者适合体质的保健方法，如穴位按摩（气虚质者按足三里穴，阳虚质者按关元穴）、艾灸、拔罐（需在专业人员指导下）等。

二、注意事项

（1）专业性与合作：体质辨识应以医师或经过规范培训的医护人员为主导或共同参与。护理方案是整体医疗计划的一部分，护士在应用时需明确自身职责范围，对复杂或不确定的情况应及时请教医师。

（2）动态观察：体质并非一成不变，疾病、环境、年龄、治疗等因素都可能影响体质。护理过程中需持续观察和评估，及时调整护理措施。

（3）个体差异：体质分型是共性概括，具体到个体仍有差异。护理措施需结合患者的具体症状、病情阶段、个人意愿等灵活调整，不可生搬硬套。

（4）综合运用：体质护理应融入整体护理框架，与西医的疾病护理、心理护理、社会支持等有机结合。

（5）文化敏感性：在宣教和指导时，注意语言通俗易懂，尊重患者的信仰和文化背景。

本章核心知识点提要

1. 中医学中体质的基本概念。

在中医学中，体质是人体在先天禀赋和后天获得的基础上所形成的形态结构、生理功能和心理状态方面相对稳定的固有特质。它反映了个体在生长、发育和衰老过程中，与自然环境和社会环境相适应的能力。

2. 中医学中体质的分类。

中医学根据体质的特征和表现形式，将其分为九大类，分别是平和质、气虚质、阳虚质、阴虚质、痰湿质、湿热质、血瘀质、气郁质和特禀质。每种体质都有其独有的特征和临床表现。

3. 中医学中九种体质的主要特征和临床表现。

平和质：体质健康，生理功能平衡，容易适应环境变化，较少患病。

气虚质：体质气虚，常表现为气短、乏力、容易出汗、声音低弱等，易患肺脾两虚相关疾病。

阳虚质：体质阳气不足，常表现为畏寒怕冷、四肢乏力、精神不振等，易患肾阳虚相关疾病。

阴虚质：体质阴液不足，常表现为口干咽燥、潮热盗汗、心烦失眠等，易患肝肾阴虚相关疾病。

痰湿质：体质湿气重，常表现为体重超标、容易水肿、胸闷痰多等，易患消化系统和呼吸系统疾病。

湿热质：体质湿热偏盛，常表现为口苦口干、尿黄便秘、皮肤瘙痒等，易患湿热内蕴的相关疾病。

血瘀质：体质血液循环不畅，常表现为经期不调、疼痛难忍、皮肤黯淡等，易患心脑血管疾病。

气郁质：体质情绪不稳定，常表现为烦躁易怒、胸闷不舒等，易患由情志失调引起的相关疾病。

特禀质：体质对某些特定物质过敏，如花粉、食物等，易患过敏性疾病。

4.影响体质形成的因素。

体质的形成主要受先天禀赋和后天环境两方面因素的影响。先天禀赋是体质形成的基础，包括父母的遗传因素和母亲怀孕时的营养状况等。后天环境因素则包括饮食习惯、运动锻炼、精神情志等，这些因素可以使得体质状态长期存在，甚至可以使非某种体质转换为该种体质。

5.体质与疾病关系。

体质与疾病之间存在密切的关系。不同的体质类型容易罹患不同类型的疾病。了解个体的体质类型，可以更有针对性地进行调养和预防疾病。因此，中医体质理论对于指导人们的养生保健和疾病的预防和治疗具有重要意义。

6.中医气虚质的基本概念。

中医气虚质，又称气虚体质，是人体脏腑气血不足、元气虚弱的一种表现，属于中医常见的虚性体质之一。气虚质的人主要特征为气息低弱、脏腑功能状态低下。

7.气虚质的主要特征和表现。

总体特征：以元气不足，以疲乏、气短、自汗等气虚表现为主要特征。

形体特征：肌肉松软不实。

常见表现：平素语音低弱，气短懒言，容易疲乏，精神不振。易出汗，尤其在运动后或体力劳动后更为明显。舌淡红，舌边有齿痕，脉弱。

心理特征：性格内向，不喜冒险。

发病倾向：易患感冒、内脏下垂等病；病后康复缓慢。

对外界环境适应能力：不耐受风、寒、暑、湿邪。

8.气虚质形成原因。

先天禀赋不足：父母体质虚弱，或母亲孕期的营养不足等，导致先天体质虚弱，脏腑功能低下，气血运化不足，从而出现气虚体质。

劳累过度：劳动强度过大、工作时间过长，导致心理压力过大，使得人体正气耗损，出现气虚。

久病不愈：长期患病，久病不愈，导致机体元气虚弱，各项脏腑功能衰退，影响脏腑正常的气血运行，从而出现气虚表现。

9.气虚质养生和调理。

饮食调理：多食用具有益气健脾作用的食物，如山药、黄芪、黄豆、白扁豆、鸡肉、香菇、大枣、桂圆、蜂蜜等。少食具有耗气作用的食物，如空心菜、生萝卜等。

药膳调理：如山药汁、黄芪童子鸡、山药粥等，都具有益气补虚的作用。

生活调理：起居宜有规律，夏季午间应适当休息，保持充足睡眠。平时注意保暖，避免劳动或激烈运动时出汗受风。不要过于劳作，适当进行运动锻炼，如打太极拳、八段锦等，以增强身体正气。

10.气虚质的治疗方法。

药物治疗：在医生指导下，可以服用补气的中药进行治疗，如补中益气丸、玉屏风颗粒等。

针灸疗法：可以在医生指导下针灸足三里穴、关元穴、气海穴等穴位，以补气养血、调理脏腑功能。

生活调理：除了上述的饮食和生活调理外，还可以根据中医理论，结合个人实际情况，制订个性化的养生和调理方案。

11.中医阳虚质的基本概念。

中医阳虚质，又称阳虚体质，是指人体阳气不足，机体失于温煦所表现出来的虚弱证候。阳虚质的人通常因体内阳气亏损，导致温养、推动、气化等功能减退，表现为一系列虚寒症状。

12.阳虚质的主要特征和表现。

形体特征：形体白胖，肌肉松软不实。

常见症状：平素畏冷，手足不温，喜热饮食，精神不振，睡眠偏多。舌淡胖嫩边有齿痕，苔白滑，脉象沉迟无力。面色㿠白、无华或淡黄，唇色淡，毛发易落。大便溏薄，小便清长。

发病倾向：易患痰饮、肿胀、泄泻等病；感邪易从寒化；耐夏不耐冬；易感风、寒、湿邪。

13.阳虚质的形成因素。

先天不足：包括父母是阳虚体质或母亲妊娠失养，大量食用寒凉食物，损及胎元。

后天失养：如饮食不节，经常暴饮暴食，损伤脾胃，进而引起脾阳虚和胃阳虚；起居失常，过度劳累则损伤肾脏，造成肾阳虚；久病之后失于调养，也可能诱发心阳虚和肺阳虚等。

14.阳虚质的的养生和调理。

饮食调养：适当多吃些温阳、壮阳的食物，如羊肉、猪肚、鸡肉、带鱼、韭菜、葱、姜、蒜、花椒、辣椒等。少食生冷寒凉食物，如黄瓜、藕、梨、西瓜及冰镇冷饮等。

生活调理：注意保暖，尤其是秋冬季节，应穿足够的衣物和袜子，避免长时间暴露在寒冷环境中。夏季避免长时间待在空调房间，保持适度的运动，如慢跑、打太极拳等，但要避免过度出汗。

情志调护：保持积极乐观的心态，避免过度忧思和抑郁，可以通过冥想、深呼吸等方式调节情绪。

其他调理：可以自行按摩气海、足三里、涌泉等穴位，或经常灸足三里、关元等穴位。在饮食方面，推荐药膳，如当归生姜羊肉汤，能够温中补血，祛寒止痛。

15.阳虚质的治疗方法。

药物治疗：在中医师指导下，可以服用中成药，如金匮肾气丸、右归丸等，以温补肾阳。也可以使用中药，如附子、肉桂、干姜、熟地、山茱萸等进行调理。

针灸治疗：通过刺激人体的穴位，调节阴阳及经络，达到温补阳气的目的。需要在正规医院由专业医师操作。

推拿治疗：通过外力疏通经络，促进体内的气血运行，改善阳虚症状。同样需要在专业医师的指导下进行。

生活调理：除了上述的养生和调理方法外，阳虚质患者还应注意休息，避免劳累过度。在饮食方面要注意营养均衡，多吃易消化的食物。平时多喝水，并加强运动锻炼，但要注意动作舒缓，避免过于剧烈。

16. 阴虚质的定义及主要特征。

阴虚质是由于体内精、血、津、液等水分亏少，以阴虚内热和干燥等表现为主要特征的体质状态。其主要特征为心烦热或午后潮热、盗汗、颧红、消瘦、舌红少苔等。

17. 阴虚质的病因病机。

阴虚质由先天禀赋不足、后天损耗过度、饮食和生活习惯等原因导致阴液亏虚、失于濡养，虚热内生、阳亢失调。

18. 阴虚体质的辨识要点。

形体特征：体形偏瘦。

常见表现：手足心热、口燥咽干、鼻微干、喜冷饮、大便干燥、舌红少津、脉细数。

心理特征：性情急躁，外向好动，活泼。

发病倾向：易患虚劳、失精、不寐等病；感邪易从热化。

对外界环境适应能力：耐冬不耐夏，不耐受暑、热、燥邪。

19. 阴虚体质的调养原则及饮食建议。

调养原则：遵循滋阴补肾，改善阴虚体质原则，运用中医理疗、起居饮食及情志干预、运动锻炼等方法改善阴虚。

饮食建议：可适当多食甘淡清润的食物，如糯米、黑米、芝麻、大米、绿豆、山药、豌豆等谷物类；瘦猪肉、鸭肉、乌贼、海参等动物类；菠菜、莲藕、豆腐、荸荠等蔬菜类，以及甜杏仁、甘蔗、桃子等果品类。

慎食食物：辛辣刺激、温热香燥、煎炸炒爆之品，如羊肉、韭菜、茴香、辣椒、葵花籽、酒、咖啡、浓茶等性温燥烈之品。

20. 气郁质的概念。

气郁质是由于长期情志不畅、气机郁滞而形成的以性格内向不稳定、忧郁脆弱、敏感多疑为主要表现的体质状态。

21. 中医气郁质的基本特征及其形成因素。

中医气郁质的基本特征主要表现为气机郁滞，神情抑郁、忧虑脆弱等气郁症状明显。其形成因素多与先天遗传、后天精神刺激、忧郁思虑、所欲不遂等情志所伤有关。这些情志因素会导致人体气机不畅，气血运行受阻，从而产生一系列气郁症状。

22. 气郁质的辨证施护。

情志调摄：气郁质患者性格内向、敏感多虑，因此情志调摄尤为重要。应帮助患者培养乐观、欢乐的情绪，避免过度压抑和忧郁。可以引导患者多参与有益身心的活动，如散步、听音乐、阅读等，以舒缓情绪，缓解压力。

饮食调养：气郁质患者饮食应以行气解郁为主，多食用具有疏肝解郁作用的食物，如大麦、荞麦、高粱、刀豆、蘑菇、豆豉、柑橘、萝卜、洋葱、苦瓜等。同时应避免食用辛辣、油腻、生冷等刺激性食物，以免加重气郁症状。

运动锻炼：适当的运动可以帮助气郁质患者调理气机，舒畅情志。建议选择较大量的户外运动，如跑步、登山、游泳等，以增加身体活动量，促进气血流通。

药物调理：在医生指导下，可以选用具有疏肝解郁作用的中成药或方剂进行调理，如逍遥散、柴胡疏肝散等。但需注意，药物调理应在医生指导下进行，不可盲目自行用药。

生活作息：气郁质患者应保持规律的生活作息，保证充足的睡眠时间，避免熬夜和过度劳累。同时，应适当增加社交活动，扩大交友圈子，以缓解孤独感和压力。

23.血瘀质的基本概念

血瘀质是指当人体脏腑功能失调时，易出现体内血液运行不畅或内出血不能消散而成瘀血内阻的体质。常表现为面色晦黯、皮肤粗糙呈褐色、色素沉着、或有紫斑、口唇黯淡、舌质青紫或有瘀点、脉细涩等症状。

24.血瘀质的形成因素。

七情不畅：情绪长期抑郁或恼怒过度导致肝失疏泄，气机瘀滞，气滞则血瘀。

寒冷侵袭：气候骤冷或久居寒冷地区，寒邪侵袭人体，血液凝滞。

年老体弱：脾胃虚损或肾阳虚衰，气虚鼓动无力，血液运行不畅。

久病未愈：久病入络，血脉瘀阻，血行不畅。

25.血瘀质的临床表现。

面色晦黯；皮肤粗糙呈褐色；色素沉着或有紫斑；口唇黯淡；舌质青紫或有瘀点；脉细涩。

26.血瘀质的辨证施护原则。

精神调养：培养乐观、欢乐的情绪，精神愉快则气血和畅，营卫流通，有益于瘀血质的改善。

饮食建议：多食用具有活血、散结、行气、疏肝解郁作用的食物，如黑豆、黄豆、香菇、茄子、海藻、海带等，少食肥猪肉等滋腻之品。

药膳调补：如丹参炖田鸡、桂枝茯苓丸、桃红四物汤等，可以活血化瘀，清热解毒。

运动处方：采用中小负荷、多次数的锻炼，如太极拳、太极剑、舞蹈、步行等，以促进全身气血运行，振奋阳气。

生活调理：血瘀质者要避免寒冷刺激，注意动静结合，不可贪图安逸，加重气血郁滞。

27.血瘀质的治疗倾向及所用方药。

血瘀质的治疗倾向是活血化瘀，具体方药根据瘀阻部位不同有所区别：

瘀阻于肺：治则活血理气，行瘀通络。主方为桃仁红花煎，常用药包括桃仁、红花、当归等。

瘀阻于心：治则活血理气通脉。主方为血府逐瘀汤，常用药包括桃仁、红花、丹参等。

瘀阻于胃：治则化瘀通络止血、理气和胃。主方为失笑散合丹参饮，常用药包括蒲黄、五灵脂、丹参等。

瘀阻于肝：治则祛瘀通络，疏肝理气。主方为膈下逐瘀汤，常用药包括桃仁、红花、丹参等。

28.痰湿体质的基本概念。

痰湿体质是当人体脏腑功能失调，容易引起气血津液运化失调，水湿停聚，聚湿成痰而成痰湿内蕴表现。常表现为体形肥胖，腹部肥满，胸闷，痰多，容易困倦，身重不爽，喜食肥甘厚味等。

29.痰湿体质的特点。

体形肥胖，腹部肥满；胸闷，痰多，口黏；容易困倦，身重不爽；喜食肥甘厚味，舌体胖大，舌苔白腻。

发病倾向：易患消渴、中风、胸痹等，对梅雨及湿重环境适应力差。

30.痰湿体质的辨证类型。

痰湿中阻：患者脾胃功能失调，导致水湿运化障碍，会形成痰湿。治疗应以燥湿化痰、理气和中为主。

痰湿蕴肺：患者长期饮食不节、脾湿生痰侵扰肺部，会导致肺内出现痰湿蕴结。治疗应以燥湿化痰、温肺降逆为主。

湿热内蕴：湿热内蕴是由感受病邪、饮食不节等因素所致，会导致患者体内出现痰湿。治疗应以清热祛湿为主。

31.痰湿体质的施护方法。

环境起居调设：不宜在潮湿的环境里久留，阴雨季节注意避免湿邪侵袭。保持室内空气流通，穿着宽松透气的衣物，以利于汗液蒸发和湿气的排出。

体育锻炼：长期坚持体育锻炼，如散步、慢跑、球类运动等，以增强体质和代谢能力。活动量应逐渐增强，让疏松的皮肉逐渐结实致密。

精神调适：多参加各种活动，多听轻松音乐，以动养神，以动健脾。避免抑郁恼怒等不良情绪的影响。

饮食调理：饮食宜清淡，少食肥甘厚腻、生冷滋润之品。多食健脾利湿化痰祛湿的清淡食物，如赤小豆、扁豆、蚕豆、花生等。酒类也不宜多饮，且勿过饱。

穴位调理：可采用针灸、拔罐等方法进行穴位调理，以促进气血运行和痰湿的排出。常用穴位包括丰隆穴、中脘穴、阴陵泉穴、足三里穴等。

32.湿热体质的基本概念

湿热体质是根据中医体质分类判定标准，将人体体质划分为的一种类型。该体质主要表现为对高温、潮湿环境较难适应，具体症状包括面垢油光、易生痤疮、口苦口干、身重困倦、易心烦急躁、大便黏滞不畅或燥结、小便短黄、男性易阴囊潮湿、女性易带下增多且异味色黄等。

33.湿热体质的辨证要点。

面色特征：面部常有油腻、污垢感，皮肤易生痤疮。

口感症状：口苦、口干，口中常有异味。

身体感觉：身体沉重、困倦，常常感到心烦急躁。

排泄状况：大便多黏滞不畅或燥结，小便短黄。

生理特征：男性可能伴有阴囊潮湿，女性则可能出现带下增多、异味色黄。

34.湿热体质的施护方法。

饮食调养：主食应多选择薏米、赤小豆、绿豆、大米等具有清热利湿作用的食材。宜多食用空心菜、芹菜、丝瓜、苦瓜、黄瓜、莲藕等具有清热利湿功效的蔬菜水果。少吃或不吃油炸、烧烤及肥甘滋腻助湿生热的食物，以及辛辣燥烈食物，如辣椒、蒜、姜、葱等。

精神调养：加强道德修养和意志锻炼，培养良好的性格。有意识地控制自己，遇到可怒之事，用理性克服情感上的冲动。

体育锻炼：积极参加体育活动，如游泳、跑步、武术、球类等，以适当出汗，帮助湿热邪气外泄。

药物调养：常用黄连、黄芩、茵陈蒿、苦丁茶等，以沸水泡服代茶饮。心烦易怒、口苦目赤者，可服用龙胆泻肝丸等药物。

生活习惯：保持充足的睡眠，避免熬夜。保持室内空气流通，避免潮湿环境。

35.特禀质体质的基本概念

特禀质体质，也称为特禀体质，是中医体质分类中的一种。其主要特征为先天失常，以生理缺陷、过敏反应等为主要表现。

36.特禀质体质的特征。

总体特征：先天失常，以生理缺陷、过敏反应等为主要特征。

形体特征：过敏体质者一般无特殊；先天禀赋异常者，或有畸形，或有生理缺陷。

常见表现：过敏体质者常见哮喘、风团、咽痒、鼻塞、喷嚏等；患遗传性疾病者有垂直遗传、先天性、家族性特征；患胎传性疾病者具有母体影响胎儿个体生长发育及相关疾病特征。

37.特禀质体质的辨证要点。

体质特征：先天失常，易患过敏反应、哮喘、荨麻疹等疾病。

发病倾向：过敏体质者易患哮喘、荨麻疹、花粉症及药物过敏等；遗传性疾病，如血友病、先天愚型等；胎传性疾病如五迟、五软等。

38.特禀质体质的施护方法。

起居护理：保证充足睡眠，室内清洁、空气流通，常晒被褥。季节转换时尽量减少外出，避免接触各种致敏原，及时增减衣被，提高机体对环境的适应能力。

饮食护理：避免食用各种致敏的食物，如鱼、虾、蟹、酒、浓茶、咖啡等辛辣之品、腥膻发物及含致敏物质的食物。饮食宜清淡，粗细粮搭配，营养均衡。

情志调摄：培养乐观向上的生活态度，广泛的兴趣和爱好，积极参与有益的社会活动。

运动指导：循序渐进，持之以恒，选择有氧运动，避免在野外进行长时间的锻炼，防止接触过敏原引发疾病。

药物养生：根据中医建议，可参考服用玉屏风散、麻杏石甘汤、消风散、过敏煎等药物进行调补。

生活调理：保持室内清洁，被褥、床单要经常洗晒。春季减少室外活动时间，防止对花粉过敏。不宜养宠物，起居应有规律，积极参加各种体育锻炼，避免情绪紧张。

第十章　经络腧穴

经络是运行气血、联络脏腑肢节的通路，腧穴为经气输注之所。通过刺激穴位可调节阴阳、疏通气血，实现防治疾病的目的，体现中医“通则不痛”的治疗思想。

第一节　经络概述

人体的经络系统，作为气血运行和脏腑肢体连接的通道，涵盖了十二经脉和奇经八脉等部分，形成了一个调控身体功能的网络。当经络畅通无阻时，阴阳得以保持平衡；一旦出现阻塞，疾病便可能随之而来。因此，经络是针灸、推拿等治疗手段的理论基础。

一、经络的概念及生理功能

1.定义

经络，即“经”与“络”的总称，是人体内气血运行的通道，联系着人体的五脏六腑、四肢百骸、皮毛筋骨等组织器官。经络系统主要由经脉和络脉组成，其中经脉是主干，络脉是分支，两者纵横交错，遍布全身。

2.生理功能

经络的生理功能主要体现在以下几个方面。

（1）运行气血：经络是气血运行的通道，也是能量信息传递的网络，能保证人体各组织器官的正常功能活动。

（2）联系脏腑：经络系统通过经脉和络脉的相互联系，将人体的五脏六腑紧密地联系在一起，形成一个有机整体。

（3）感应传导：经络系统能够感应和传导各种信息，如外界的刺激、情绪的变化等，对人体产生相应的反应和调节。

二、经络系统的组成

经络系统主要包括十二经脉、奇经八脉、十五络脉以及孙络、浮络等。其中，十二经脉是经络系统的主体，分为阴经和阳经两类，分别与五脏六腑相联系。奇经八脉则起到联络和调节十二经脉的作用。十五络脉是经脉的分支，连接经脉与脏腑、表里两经及肌表。

1.经脉

经脉是经络系统的主干，存在于身体内部，具有一定的循行部位，是气血运行的主要通道。经脉主要包括十二经脉、奇经八脉和十二经别。

十二经脉也被称为正经，是经络系统的主要部分，由连接内脏、贯穿骨骼、联络肢节、布散气血、濡养全身的十二条通道构成。它们顺序连接，形成一个覆盖全身的大循环，包括手三阴经（手太阴肺经、手少阴心经、手厥阴心包经）、手三阳经（手阳明大肠经、手太阳小肠经、手少阳三焦经）、足三阴经（足太阴脾经、足少阴肾经、足厥阴肝经）和足三阳经（足阳明胃经、足太阳膀胱经、足少阳胆经）。

奇经八脉是不直接连属脏腑的经脉，无表里相配，故称奇经。它们可以加强经脉之间的联系，以调节十二经的气血。奇经八脉包括督脉、任脉、冲脉、带脉、阴跷脉、阳跷脉、阴维脉、阳维脉。

十二经别是正经旁出的支脉，可以加强表里经脉深部的联系，以补充正经在体内外循环的不足之处。

2.络脉

络脉是经脉的细小分支，存在于体表，网络周身，是将气血输送到身体各个部分的通道。络脉主要包括以下几种。

十五络脉是本经别走邻经而分出的支络，可以加强表里阴阳两经的联系与调节。十五络脉包括十四经脉的络脉，再加上脾之大络，共十五条。

浮络是位于皮下浅表的络脉，主要作用是输布气血。

孙络是络脉最细小的分支，网络全身，遍布于皮肤、肌肉等身体表面。

3.连属部分

连属部分包括经筋和皮部，它们与经脉和络脉有着紧密的联系，共同维持人体的正常生理功能。

十二经筋是十二经脉所属的筋肉体系，可以联结肢体骨肉，维络周身，主司关节运动。经筋是气聚集在筋肉和关节之间的体系，主要负责关节的运动，同时还具有保护作用。

十二皮部是十二经脉所属的皮肤组织，可以联结皮内，加强十二经脉与体表的联系。它是十二经脉在体表一定皮肤部位的反应区，是功能活动反映于体表的部位。

三、经络的临床应用

经络的临床应用主要体现在以下几个方面。

1.说明病理变化

经络学说有助于说明某些疾病的病理变化。通过望诊和寻经的触诊，医生可以推断疾病的病理状况，为诊断提供重要依据。

2.指导辨证归经

医生根据辨证归经确定病证及治疗方法。这有助于医生更准确地判断疾病的性质、部位和病势，为治疗提供方向。

3.针灸治疗的应用

针灸治疗的选择和方法的运用主要依赖于经络学说的指导。

4.经络诊断

经络学说是中医诊断的重要方法之一。通过脉象、舌诊、腹部诊等手段观察综合评估经络的状态，从而判断患者的病情和辨证施治。

5.经络疗法

经络疗法包括针灸、拔罐、刮痧、推拿等多种手段，旨在用刺、按、热等刺激手段来调节经络的气血流动和代谢，以达到治疗疾病的效果。这些疗法在中医临床应用中广泛应用，并取得了一定的疗效。

6.经络穴位按摩

通过按摩经络上的特定穴位，可以刺激经络系统以及相关器官组织，以调节身体机能、缓解疼痛和恢复健康。

7.艾灸疗法

通过热敷草药制成的艾绒或艾条刺激经络气血流动和热力作用，起到调节身体机能、缓解疼痛、促进身体健康的作用。

总之，经络学说在中医临床应用中具有广泛的应用价值，为诊断和治疗疾病提供了重要的理论支持和实践指导。

第二节　腧穴概述

经络之气在体表特定的点上汇聚，这些点被称为腧穴。它们不仅是疾病表现的区域，也是进行针灸、推拿等治疗的关键位置。通过刺激这些腧穴，可以调整经络中的气血流动，使阴阳达到平衡，从而预防和治疗各种疾病。

一、腧穴的概念

腧穴，又称穴位或孔穴，指人体脏腑经络之气输注于体表的部位，是中医学中特有的概念。腧穴是针灸、推拿等中医外治法的主要刺激点，同时也是气血流注出入的处所。通过刺激腧穴，可以达到调整经络气血、防治疾病的目的。

腧穴与经络在中医学中具有非常密切的关系。它们相互依存、相互作用、密不可分，共同构成了人体气血流通和脏腑功能调节的重要系统。腧穴和经络是相互依存的。没有经络作为基础，腧穴就无法发挥其作用；没有腧穴作为刺激点，经络也无法发挥其调节功能。通过对腧穴的刺激，可以调节经络的气血流通；而经络的气血流通状况又会影响腧穴的功能和疗效。腧穴和经络在中医学中形成了一个密不可分的整体。它们共同构成了人体气血流通和脏腑功能调节的重要系统，为中医外治法提供了重要的理论基础和实践指导。

二、腧穴的分类

腧穴按照不同的分类标准可以分为多种。

（1）按经络归属分类：包括十四经穴（归属于十二正经及任脉、督脉的穴位）、奇穴（未归属于特定经络的穴位）和阿是穴（按压时有酸、麻、胀、痛等感觉的特定部位）。

（2）按位置特点分类：如头面部穴、胸腹部穴、背部穴、四肢部穴等。

（3）按功效主治分类：如解表穴、清热穴、活血穴、安神穴等。

三、腧穴的功能与作用

1.腧穴的功能

腧穴具有多种功能，主要包括以下几点。

（1）感应功能：对刺激具有敏感的反应性。

（2）传导功能：能将感应到的刺激传导至相应脏腑经络，发挥治疗作用。

（3）调整功能：通过刺激腧穴，可以调节经络气血的平衡，达到治疗疾病的目的。

2.腧穴的作用

（1）诊断作用：通过观察腧穴的反应（如色泽、形态、压痛等），可以辅助诊断疾病。

（2）治疗作用：通过针灸、推拿等手法刺激腧穴，可以调整经络气血，达到治疗疾病的目的。

（3）预防作用：刺激某些具有保健作用的腧穴，可以增强人体正气，提高机体抵抗力，预防疾病发生。

腧穴在中医学中的重要性不言而喻，它们是中医学理论体系的重要组成部分，也是中医外治法的重要物质基础。通过对腧穴的研究和应用，可以进一步推动中医学的发展和创新。

四、特定穴

1.特定穴的定义

特定穴是中医学中的独特概念，特指那些除了具有经穴的共同主治特点外，还具备特殊性能和治疗作用的穴位。它们分布在人体各处，包括四肢肘、膝以下，胸腹、背腰部，以及四肢躯干等位置。

2.特定穴的分类

特定穴根据不同的分布特点、含义和治疗作用，可以分成多种类型，主要包括以下几种。

（1）五腧穴：即井、荥、输、经、合五个特定穴，是十二经脉在肘、膝关节以下的五个重要经穴。这些穴位按照经气由小到大、由浅入深的顺序进行排列，分别具有不同的治疗作用。例如，井穴多位于手足之端，可用于治疗神志昏迷；荥穴多位于掌指或跖趾关节之前，可用于治疗热病等。

五腧穴在中医学中具有多种作用，主要包括以下几个方面。

①调节气血：五腧穴位于经络气血流通的关键部位，通过刺激这些穴位，可以调节气血的盛衰和流注，从而改善气血流通不畅或气血瘀滞等问题。

②治疗疾病：五腧穴具有特定的治疗作用，能够针对不同类型的病证进行治疗。例如，井穴可治疗高热、中暑等病证；荥穴可治疗热性病证；输穴可治疗疼痛和不适；经穴可治疗经脉病变；合穴可治疗脏腑病变。

③养生保健：五腧穴还可以用于养生保健。通过定期刺激这些穴位，可以增强体质、提高免疫力、预防疾病的发生。

在中医学中，五输穴与五行学说有着密切的联系。根据五行相生相克的原理，五腧穴也与五行进行了配属。

井穴属木，象征着气血的初生和发散，与春季和肝气相应。荥穴属火，代表气血的温热和流动，与夏季和心气相应。输穴属土，标志气血的滋养和生化，与长夏和脾气相应。经穴属金，象征气血的收敛和沉降，与秋季和肺气相应。合穴属水，代表气血的潜藏和储藏，与冬季和肾气相应。

（2）原穴：脏腑原气经过和留止的部位，位于腕、踝关节附近。原穴能够反映脏腑的病变，并可通过针刺来调节脏腑功能。

（3）络穴：络脉在本经别出部位的腧穴，具有联络表里两经的作用。络穴主治其络脉虚实的病证，在急性炎症时，刺络穴出血会有良好的治疗效果。

（4）郄穴：多分布于四肢肘膝以下，临床多用于治疗急性病证。当身体脏腑出现病变时，可以按压郄穴检查虚实的征象。

（5）下合穴：六腑在下肢部的合穴，主要用于治疗六腑的疾患，如胃痛、腹痛、便秘、腹泻等。

（6）背俞穴：位于胸腹、背腰部，是脏腑之气输注于背腰部的腧穴。背俞穴可用于治疗相应脏腑的病变。

（7）募穴：是脏腑之气汇聚于胸腹部的腧穴，与背俞穴相对应，共同调节脏腑功能。

（8）八会穴：是脏、腑、气、血、筋、脉、骨、髓的精气所会聚的八个腧穴，分别主治相应脏腑、组织、器官的病变。

（9）八脉交会穴：是与奇经八脉相通的八个腧穴，通过针刺这些穴位，可以沟通奇经八脉与十二正经之间的联系，调节全身的气血运行。

（10）交会穴：是指两经或数经相交会的腧穴，这些穴位具有沟通经络、调节气血的作用。

3.特定穴的功能与治疗作用

特定穴具有多种功能和治疗作用，包括但不限于以下几点。

（1）调整经络气血：通过刺激特定穴，可以调整经络气血的平衡，改善气血流通，缓解气血瘀滞等问题。

（2）防治疾病：特定穴对多种疾病具有预防和治疗作用，如头痛、牙痛、胃痛、关节痛等。它们可以单独使用，也可以与其他穴位配合使用，以达到最佳治疗效果。

（3）调节脏腑功能：特定穴还可以调节脏腑的功能，如通过刺激关元穴可以培肾壮阳、调节内分泌系统等。

4.特定穴的位置特点

特定穴的位置特点主要体现在其分布规律和与脏腑经络的关联上。它们往往位于人体的重要经络上，与脏腑经络紧密相连，具有明确的定位和对应关系。这使得在诊断和治疗疾病时，可以根据特定穴的位置和特点，选择合适的穴位进行刺激和治疗。

5.特定穴的临床应用

在针灸临床中，医生会根据患者的具体病情和体质情况，选择合适的特定穴进行针刺治疗。例如，对于感冒发热的患者，可以选择针刺大椎穴、曲池穴、合谷穴等穴位来清热解表；对于胃痛的患者，可以选择针刺足三里穴、中脘穴等穴位来调和胃气、缓解疼痛。

特定穴是针灸学中的重要组成部分，它们具有特殊的分布特点、含义和治疗作用。通过掌握特定穴的相关知识，医生可以更加准确地选择穴位进行针刺治疗，从而提高针灸临床的疗效。

五、腧穴的定位方法

腧穴的位置特点主要体现在其在身体上的分布规律，即“离脏腑近则深，离体表近则浅”。一般来说，头面部和四肢部的穴位较浅，而胸背部和腹部的穴位较深。此外，腧穴的分布还与经络的循行路线密切相关。

腧穴，即经络穴位，是人体经络上特定的点，通过刺激这些点可以达到预防和治疗疾病的目的。以下介绍四种主要的腧穴定位方法。

1. 简便定位法

简便定位法是一种简单、快速且实用的腧穴定位方法。这种方法主要依赖于一些易于识别和记忆的身体标志或动作。例如，当定位太阳穴时，可以让患者做咬牙的动作，然后在太阳穴的位置感受到肌肉的紧张点，即为该穴。类似地，对于其他如合谷穴、内关穴等常用穴位，也可以通过类似的简便方法快速定位。

2. 骨度分寸定位法

骨度分寸定位法是一种基于人体骨骼长度和比例关系的腧穴定位方法。其中最常用的是“12寸”法，即将人体某些特定部位的长度视为一个固定的单位，如腕横纹到肘横纹的距离为“12寸”。然后，通过测量和计算，可以准确地定位其他穴位。例如，从腕横纹向上量取“3寸”的位置即为内关穴。这种方法适用于身体各个部位的穴位定位，具有较高的准确性和可重复性。

3. 体表解剖标志法

体表解剖标志法是一种利用人体表面的自然标志来定位腧穴的方法。这些自然标志包括骨骼突起、肌肉凹陷、皮肤皱纹、毛孔、毛发等。例如，当定位眉梢时，可以观察到眉毛的末端有一个明显的毛发分界线，即为眉梢；当定位肩井穴时，可以触摸到肩胛骨与锁骨之间的凹陷处。这种方法直观、易于操作，但需要操作者对人体解剖结构有一定的了解。

4. 手指同身寸定位

手指同身寸定位法是一种基于患者自身手指长度和比例关系的腧穴定位方法。这种方法主要适用于无法准确测量或观察体表标志的穴位。具体操作时，患者需保持自然舒适的姿势，然后操作者用自己的手指（通常是拇指或食指）去测量和定位穴位。例如，当定位合谷穴时，可以用拇指的指横纹与患者的虎口处对齐，然后指尖所在的位置即为合谷穴。这种方法简便易行，适用于各种年龄段和体形的患者。

需要注意的是，以上四种腧穴定位方法各有优缺点，实际应用时应根据具体情况选择合适的方法。同时，在定位过程中还应注意患者的个体差异和解剖变异等因素对定位准确性的影响。

第三节　与经络理论相关的中医护理

经络、腧穴是中医外治法的核心载体。护理中运用艾灸、刮痧等技术刺激穴位，可疏通经络、调节气血，有效缓解病痛，体现“内病外治”的护理特色。

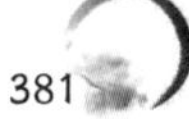

一、拍打经络的概念与原理

拍打经络指通过有节奏地拍打身体经络及穴位，刺激气血运行，调节脏腑功能，以强身健体、防病治病。其原理在于，拍打能刺激经络和穴位，促进气血循环，调节脏腑功能，增强免疫力，促进排毒，并有助于放松心情和改善睡眠质量。

二、拍打经络的益处

（1）舒筋活络：拍打能刺激经络和穴位，促进气血运行，舒缓肌肉紧张，缓解疲劳和僵硬感。

（2）调和脏腑：拍打有助于调和脏腑功能，改善消化功能，增强脾胃吸收能力，有助于营养吸收和代谢。

（3）增强免疫：拍打能刺激免疫系统，提高身体抵御疾病的能力，降低疾病发生概率。

（4）促进排毒：拍打能促进淋巴液流动，加速体内废物排出，起到排毒养颜的作用。

（5）改善睡眠：拍打有助于缓解身体的紧张和疲劳，调节生理功能，从而改善睡眠质量。

三、拍打经络的方法

（1）选择合适的穴位：根据个人的健康状况和需求，选择合适的穴位进行拍打。例如，拍打头顶正中心的百会穴有助于缓解乏力、头晕等症状；拍打胸、腹部两侧有助于调理肠胃、增强五脏功能。

（2）掌握正确的拍打技巧：拍打时力度要适中，以局部酸胀为度，不能有拖、抽的动作。建议每次拍打5～10分钟，每日1～2次。拍打时可以使用空掌、空拳或特制拍打工具，但要避免用力过猛以免造成瘀血或疼痛。

（3）注意拍打时机：一般建议选在上午进行经络拍打。饱餐后、过度饥饿，以及特别疲劳时，应尽量避免拍打，以免损伤经络或造成不良后果。

四、拍打经络的注意事项

（1）注意拍打时间：经络拍打时间不宜过长，一般以5～10分钟为宜，或者对经络局部拍打100～200下即可。拍打时间过长可能损伤局部软组织，造成瘀血、肿胀、疼痛等症状。

（2）注意拍打力度：拍打经络时不宜用力过猛，以免造成瘀血或疼痛。可以用空掌、空拳拍打，并控制好力度。

（3）特殊人群慎用：骨质疏松或对疼痛比较敏感的人群以及孕妇等特殊人群，应谨慎进行经络拍打。孕妇还应避免拍打腹部等部位，以免出现腹部疼痛、阴道异常出血等情况。

五、经络基本拍打操

1.拍打上肢

方法：用手掌拍打上肢内外侧，遵循手三阴经和手三阳经的走行上下拍打20～30次，然后再左右交换。在拍打合谷、内关、外关、曲池等主要穴位时，可以加力多拍打几次。

功效：使气血通达、阴阳调和。

2.拍打肩髃穴和肩关节周围

方法：用手掌拍打肩关节周围的穴位，左右交替，各进行20～30次。

功效：有助于防治肩周炎。

3.拍打肩井、秉风穴

方法：用手掌拍打肩井、秉风穴，左右交替，各拍打20～30次。

功效：防治肩背和肩颈疼痛。

4.拍打肺俞、大椎穴

方法：用手掌对肺俞和大椎穴进行拍打，左右交替进行，各拍打20～30次。

功效：使气机通畅，增强上呼吸道抵御疾病的能力。

5.拍打天宗穴

操作方法：用手掌拍打天宗穴，左右交替，各拍打20～30次。

功效：治肩背痛。

6.拍打气海、命门穴

方法：持续拍打气海、命门穴30～40次。

功效：调节消化、泌尿、生殖、内分泌系统的功能。

7.拍打脊柱与脊柱两侧

方法：使用手背左右交替拍打脊柱与脊柱两侧部位，从骶部开始逐渐向上拍打至不能再继续拍击为止，然后逐渐向下拍打回到骶部，反复拍打10～20次。

功效：疏通全身阳气，全面调节各脏腑功能，防治肩周炎、腰肌劳损、腰腿疼痛及颈椎病等。

8.拍打臀部和大、小腿外侧

方法：用拳的掌侧面对臀部和大、小腿外侧进行拍打，从环跳穴开始拍打，自上而下再自下而上依次从小腿外侧面的前、中、后位置进行循环拍打1遍。

功效：缓解腰腿痛。

9.拍打大、小腿内侧

方法：用拳的小鱼际部进行拍打，以拍打箕门穴开始，自上而下再自下而上依次从小腿内侧面的前、中、后位置进行循环拍打。

功效：防治腰腿痛，健脾、补肝肾。

10.拍打前胸

方法：拍打左侧前胸用右掌，拍打右侧前胸用左掌，交替进行。拍打前先深吸气，然后自上而下用稍快的节奏进行拍打，同时还要发出“啊”的声音并深呼气。

功效：全身放松。

11.拍打百会

方法：五指自然并拢，掌心微空，用手腕带动手掌轻拍穴位。

功效：针对头疼、头晕、脑胀、偏头疼、毛囊发炎、脱发、调理脑血栓、偏瘫、脑溢血，预防脑痴呆、失眠、高血压。

12.拍打双肩

方法：双手半握拳或掌心微空（呈“空心掌”），交替或同时轻拍两侧肩部及周围

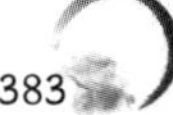

区域（包括肩井穴、肩髃穴等）。力度由轻到重，以局部微热、舒适为度；节奏均匀，频率适中（约每秒1～2次），避免暴力拍打。

功效：针对晨僵、肩硬、麻木、酸痛、抬举受限等，能缓解肩部肌肉紧张、促进血液循环。

13.拍打腋下

方法：将一侧手臂向上伸直，用另一侧手掌轻轻拍打对侧腋下，每次拍打3～5分钟，频率适中，以腋下皮肤微微发红、身体有温热感为宜。不过，皮肤有破损、炎症等情况时不宜拍打。

功效：刺激该穴位可起到宽胸理气、宁心安神的作用，有助于促进心经气血运行，调节心脏功能，改善心悸、胸闷等不适症状；还能促进局部血液循环，缓解上肢麻木等问题；并且在一定程度上可调节情志，缓解焦虑、紧张等不良情绪。

14.拍打中府

方法：用空心掌（五指并拢，掌心微凹）轻轻拍打穴位，左右两侧交替进行。

以皮肤微微发红、发热为宜，避免用力过猛导致疼痛或淤青。

功效：可起到宣肺理气、止咳平喘、清泻肺热等功效，有助于改善肺部功能，缓解咳嗽、气喘、胸满痛等呼吸系统不适症状。

15.拍打中焦

方法：手掌微微弯曲，呈“空心掌”（掌心略内凹），避免用蛮力直接拍打内脏。力度以轻柔、有节奏的拍击为主，应由轻到重逐渐适应，以局部轻微发热、无疼痛感为宜。

功效：促进胃肠蠕动、改善消化功能、调节脾胃气机等作用，有助于缓解消化不良、腹胀、食欲不振等症状。

16.拍打带脉

方法：拍打带脉就是用手有节奏地拍打身体两侧、位于带脉循行路线上的部位。

功效：刺激穴位，促进气血运行，增强新陈代谢，有助于调节脏腑功能；还能帮助疏通经络，对于改善便秘、减少腹部脂肪堆积、缓解腰腹疼痛等可能有一定作用。拍打时一般力度适中，以自身能承受为宜，频率可根据个人情况调整。

17.拍打腹股沟

方法：拍打腹股沟就是用手掌有节奏地拍打这个区域。

功效：从中医角度看，该部位有肝经、脾经等经络循行，适度拍打可能有助于促进气血运行、疏通经络、调节脏腑功能。从现代医学角度来说，拍打能刺激局部血液循环，加快新陈代谢，帮助身体排出废物和毒素，还可能对改善生殖系统、泌尿系统的功能有一定帮助。同时，拍打腹股沟也有助于放松肌肉，缓解身体的紧张和疲劳。

18.拍打环跳

方法：五指并拢微屈，掌心凹陷形成“空心”，有节奏地拍打穴位，力度由轻渐重，以局部酸胀或发热为度，避免暴力拍打。

功效：缓解坐骨神经痛、针对腿部酸麻抽筋。

19.拍打膀胱经

方法：从臀部拍到脚后跟。

功效：通畅膀胱经，缓解腿部疾病。

20.拍打胆经

方法：从髋关节拍到大小腿外侧至脚外踝。

功效：疏通下肢胃经、调理膝关节压力。

21.拍打心包经

方法：沿着手臂内侧中线，从腋窝至手掌。

功效：辅助缓解情绪、促进血液循环、缓解胸闷气短、改善睡眠质量等。

22.拍打极泉穴

方法：将一侧手臂向上伸直，用对侧手掌的掌根或手指轻轻拍打极泉穴所在部位，每次拍打3～5分钟，频率适中，以局部有轻微酸胀感为宜。

功效：刺激心脏传导功能，具有保健和急救功效。针对心脏供血不足、心率失常、心绞痛等症状有一定的疗效。此外，还能驱散肝气郁滞、肝火滞留，改善胸闷、胁肋部疼痛等症状。

23.拍打关元穴

方法：用手掌有节奏地轻轻拍打该穴位所在的部位。

功效：促进局部气血运行、调节脏腑功能、增强身体免疫力等，对改善一些因阳虚、气虚等引起的症状，缓解畏寒怕冷、腹痛腹泻、月经不调等症状。同时，按摩或拍打该穴位还能刺激脾胃经络，促进消化液分泌，缓解消化不良、腹胀等问题。

24.拍打合谷穴

方法：用一定的力度、频率，有节奏地拍打该穴位。

功效：缓解头痛、牙痛、目赤肿痛、咽喉肿痛等不适症状，也有助于增强机体抵抗力。

25.拍打风市穴

方法：一般可站立位，双手自然下垂，用手掌或握拳轻轻拍打风市穴，每次拍打100～200下，以穴位局部有微微的酸胀感为宜，频率适中，力度以自身能承受为准。

功效：有助于祛风湿、调气血、通经络，从而缓解下肢麻木、痿痹（肢体乏力疼痛，肌肉萎缩）、脚气以及遍身瘙痒等症状。对于腰腿酸痛、半身不遂、下肢无力等问题，拍打风市穴都能带来一定的缓解。

六、经络组合拍打操

1.益气养血拍打操

益气养血拍打操是一种通过拍打身体特定部位和经络，以刺激穴位、促进气血循环、达到益气养血目的的健身方法。以下是对益气养血拍打操的详细介绍：

（1）主要功效

①疏通经络：通过拍打，可以疏通全身经络，使气血运行更加顺畅。

②益气养血：刺激相关穴位，有助于补充气血，增强体质。

③调理脏腑：促进脏腑功能协调，改善身体机能。

（2）操作方法与功效

①拍打头部

方法：双手轻拍头部，从头顶开始，逐渐向后、向下拍打至颈部。

功效：促进头部血液循环，缓解头痛、头晕等症状。

②拍打肩颈

方法：双手交叉拍打肩颈部位，包括肩井穴等穴位。

功效：缓解肩颈疼痛、僵硬，改善脑部供血。

③拍打胸部

方法：双手手掌拍打胸部，重点拍打中府、云门等穴位。

功效：调理呼吸系统，缓解咳嗽、气喘等症状，同时有助于改善心脏功能。

④拍打腰腹

方法：双手手掌拍打腰部和腹部，力度适中。

功效：促进消化，缓解腹胀、便秘等症状，同时有助于调理肾脏功能。

⑤拍打四肢

方法：双手拍打四肢，包括手臂、大腿、小腿等部位，重点拍打肘窝、腋窝、腹股沟等穴位集中的区域。

功效：促进四肢血液循环，缓解疲劳、酸痛等症状，同时有助于排毒养颜。

⑥拍打手掌和手背

方法：分别拍打手掌和手背，注意力度和节奏。

功效：手掌拍打有助于调理消化系统，手背拍打则有助于改善脊柱健康。

（3）注意事项

①力度适中：拍打时力度要适中，避免用力过猛导致皮肤损伤或身体不适。

②节奏均匀：保持拍打节奏均匀，不要过快或过慢，以免影响效果。

③避风保暖：拍打过程中要注意避风保暖，避免受寒感冒。

④持之以恒：益气养血拍打操需要长期坚持才能取得显著效果，因此要保持耐心和毅力。

⑤禁忌人群：孕妇、严重心脏病患者、高血压患者等人群应在医生指导下进行拍打操练习，以免产生不良后果。

2.疏肝理气拍打操

疏肝理气拍打操是一种通过拍打身体特定部位，以刺激经络、促进气血循环、达到疏肝理气效果的健身方法。以下是对疏肝理气拍打操的详细介绍：

（1）主要功效

①疏肝理气：通过拍打肝经和相关穴位，可以调理肝脏功能，缓解肝气郁结的症状，如胸闷、胁痛、易怒等。

②促进血液循环：拍打操能够加速血液循环，提高身体的新陈代谢水平，有助于排毒养颜、增强免疫力。

③缓解压力：通过拍打放松身体，调整呼吸，可以缓解精神压力，改善睡眠质量，增强心理韧性。

（2）操作方法与功效

①拍打腋窝

操作方法：站立或坐立，双手自然下垂。用对侧手掌拍打同侧腋窝，每次拍打约20下，然后换另一侧进行。

功效：腋窝是肝经、心包经、胆经等多条经络的交会点，拍打腋窝可以刺激这些经络，促进气血流通，缓解肝气郁结。

②拍打肝经

操作方法：肝经位于大腿内侧，从腹股沟开始，沿大腿内侧向下延伸至足背。站立或坐立，双手握拳，用拳背或指节沿肝经路线从大腿根部向下拍打至足背，每次拍打约50下。

功效：直接拍打肝经可以刺激肝脏功能，促进气血循环，有助于缓解肝气郁结、胁痛等症状。

③拍打肘窝

方法：肘窝是心肺经的交汇点，拍打肘窝可以刺激心肺功能。站立或坐立，用对侧手掌拍打同侧肘窝，每次拍打约20下，然后换另一侧进行。

功效：拍打肘窝有助于调理心肺功能，缓解胸闷、气短等症状，同时也有助于促进气血循环。

④拍打腹股沟

方法：腹股沟是脾经的交汇点，拍打腹股沟可以刺激脾胃功能。站立或坐立，双手手掌拍打腹股沟区域，每次拍打约30下。

功效：拍打腹股沟有助于调理脾胃功能，改善消化不良、腹胀等症状，同时也有助于促进气血循环和排毒。

⑤拍打三焦经

方法：三焦经位于手臂外侧，从手背向上延伸至肩部。站立或坐立，用对侧手掌拍打同侧手臂外侧的三焦经路线，从手背向上拍打至肩部，每次拍打约50下，然后换另一侧进行。

功效：拍打三焦经可以刺激三焦功能，促进气血循环和排毒，有助于缓解焦虑、易怒等情绪问题。

（3）注意事项

①力度适中：拍打时力度要适中，避免用力过猛导致皮肤损伤或身体不适。

②节奏均匀：保持拍打节奏均匀，不要过快或过慢，以免影响效果。

③避风保暖：拍打过程中要注意避风保暖，避免受寒感冒。

④持之以恒：疏肝理气拍打操需要长期坚持才能取得显著效果，因此要保持耐心和毅力。

⑤禁忌人群：孕妇、严重心脏病患者、高血压患者等人群应在医生指导下进行拍打操练习，避免产生不良后果。

3.健脾和胃拍打操

健脾和胃拍打操是一种旨在通过拍打身体特定部位，以刺激经络、促进气血循环，从而达到健脾和胃效果的健身方法。以下是对健脾和胃拍打操的详细介绍：

（1）主要功效

①健脾和胃：通过拍打胃经、脾经等经络，可以调理脾胃功能，增强消化吸收能力，缓解脾胃不和的症状，如腹胀、食欲不振、消化不良等。

②促进气血循环：拍打操能够加速身体的气血循环，提高新陈代谢水平，有助于排

毒养颜、增强体质。

③缓解压力：通过拍打身体的放松和呼吸的调整，可以缓解精神压力，改善睡眠质量，增强心理韧性。

（2）操作方法与功效

①拍打三阴交

方法：站立或坐立，用对侧手掌或拳头轻轻拍打该穴位，每次拍打约20下，然后换另一侧进行。

功效：拍打三阴交可以疏通经络，调理脾胃，增强消化功能。

②拍打足三里

方法：用对侧手掌或拳头轻轻拍打该穴位，每次拍打约30下，然后换另一侧进行。

功效：拍打足三里可以理气降逆、健脾和胃，促进消化吸收。

③拍打胃经

方法：站立或坐立，用双手手掌或拳头沿胃经路线从大腿根部向下拍打至足背，每次拍打约50下。

功效：拍打胃经可以促进胃部血液循环，增强胃蠕动，改善消化功能。

④拍打脾经

方法：用双手手掌或拳头沿脾经路线从大腿根部向下拍打至足内踝，每次拍打约50下。

功效：拍打脾经可以调理脾脏功能，促进气血生成和运化。

⑤拍打腹部

方法：站立或坐立，双手手掌重叠放在腹部，以肚脐为中心，顺时针方向轻轻拍打腹部约50下。

功效：拍打腹部可以促进肠道蠕动，缓解腹胀、便秘等症状，同时也有助于调理脾胃功能。

（3）注意事项

①力度适中：拍打时力度要适中，避免用力过猛导致皮肤损伤或身体不适。

②节奏均匀：保持拍打节奏均匀，不要过快或过慢，以免影响效果。

③避风保暖：拍打过程中要注意避风保暖，避免受寒感冒。拍打前后可饮用适量温水，补充水分并促进新陈代谢。

④持之以恒：健脾和胃拍打操需要长期坚持才能取得显著效果，因此要保持耐心和毅力。

⑤禁忌人群：孕妇、严重心脏病患者、高血压患者等人群应在医生指导下进行拍打操练习，避免产生不良后果。

4.固肾健腰拍打操

固肾健腰拍打操是一种通过拍打腰部及相关经络穴位，以刺激肾脏功能、增强腰部力量的健身方法。以下是对固肾健腰拍打操的详细介绍：

（1）主要功效

①固肾：通过拍打肾经、肾俞等穴位，可以调理肾脏功能，增强肾脏的藏精、主水、主纳气等功能，有助于缓解肾虚、腰膝酸软等症状。

②健腰：拍打腰部可以刺激腰部肌肉和经络，增强腰部力量，缓解腰部疲劳和疼痛，有助于改善腰椎问题。

③促进气血循环：拍打操能够加速身体的气血循环，提高新陈代谢水平，有助于排毒养颜、增强体质。

（2）操作方法与功效

①拍打肾俞穴

方法：站立或坐立，双手手掌或拳头轻轻拍打肾俞穴，每次拍打约30下，然后换另一侧进行。力度适中，以感到舒适为宜。

功效：拍打肾俞穴可以调理肾脏功能，增强肾脏的藏精功能，有助于缓解肾虚症状。

②拍打命门穴

方法：双手手掌或拳头轻轻拍打命门穴，每次拍打约30下。力度适中，以感到舒适为宜。

功效：拍打命门穴可以固本培元、温阳补肾，有助于改善腰膝酸软、夜尿频繁等症状。

③拍打腰部肌肉

方法：站立或坐立，用双手手掌或拳头沿腰部肌肉线条从上到下轻轻拍打，每次拍打约50下。力度适中，以感到舒适为宜。

功效：拍打腰部肌肉可以放松腰部肌肉，缓解腰部疲劳和疼痛，有助于改善腰椎问题。

④拍打带脉

方法：双手手掌或拳头轻轻拍打带脉区域，每次拍打约50下。力度适中，以感到舒适为宜。

功效：拍打带脉可以调理气血循环，促进腰部脂肪代谢，有助于减肥塑形。

（3）注意事项

①力度适中：拍打时力度要适中，避免用力过猛导致皮肤损伤或身体不适。

②节奏均匀：保持拍打节奏均匀，不要过快或过慢，以免影响效果。

③避风保暖：拍打过程中要注意避风保暖，避免受寒感冒。拍打前后可饮用适量温水，补充水分并促进新陈代谢。

④持之以恒：健肾固腰拍打操需要长期坚持才能取得显著效果，因此要保持耐心和毅力。

⑤禁忌人群：孕妇、严重心脏病患者、高血压患者等人群应在医生指导下进行拍打操练习，以免产生不良后果。

本章核心知识点提要

1.经络的概念和主要功能。

经络是中医理论中的一个重要概念，它是存在于人体内的一种特殊的生理通道，连

接脏腑、经络、组织器官、皮肤等部位。其主要功能包括输布气血、调节气机、防御外邪、联系脏腑、运行气血、协调阴阳等。

2.经络的分类。

经络可以按照不同的标准进行分类，主要包括四种分类方法。

按照经络的纵横分类：主经与络脉、奇经八脉、十二经脉、十五络脉、经外奇穴等。

按照经络的表里分类：表里经络、脏腑经络。

按照经络的原始分类：原始经络、经络。

按照经络的气血分类：气血经络、经络。

3.腧穴的概念及其主要功能。

腧穴是中医理论中的一个重要概念，它是人体表面的一些特殊穴位，能够反映脏腑经络病变和治疗疾病。腧穴具有调节气血、通络活血、调理脏腑、治疗疾病等多种功能，是中医临床治疗的主要手段之一。

4.腧穴的分类。

腧穴可以根据不同的标准进行分类，主要类型包括经穴、奇穴、阿是穴等。总共有361个，其分布在人体的头、面、颈、胸、背、腹、四肢、指、趾等部位。

5.经络与腧穴之间的关系。

经络与腧穴之间密切相关，相互补充、相辅相成。经络是气血、精气的流动途径，而腧穴则是这些气血、精气流动过程中的重要节点。经络系统通过其联络、沟通作用，将人体的各个部分有机地联系在一起，而腧穴则是这种联系的重要表现形式之一。同时，腧穴作为治疗疾病的特殊部位，通过刺激或按摩等手段可以调节经络的功能，从而达到治疗疾病的目的。

6.十二经筋的主要功能作用。

十二经筋的主要功能作用包括以下几点。

约束骨骼：其结聚于关节、骨骼部的特点，起到约束骨骼的作用。

屈伸关节：参与关节的屈伸运动，维持人体的正常运动功能。

保护关节：通过其循行分布，对关节起到一定的保护作用。

7.十二经筋与十二经脉的关系。

十二经筋与十二经脉之间存在着密切的联系。经筋是十二经脉的外周连属部分，十二经脉的气血濡养着经筋，使得经筋能够维持其正常的功能活动。同时，经筋的病变也会影响到十二经脉的功能，导致相应的经脉出现气血不畅或痹阻等症状。因此，在中医临床上，经常将十二经筋与十二经脉作为一个整体来考虑，通过调节经脉的气血流通，来治疗经筋的病变。

第十一章　方药基础知识

方药是中医治疗疾病的主要方式，以整体观和辨证论治思想为基础，通过结合中药的性味归经与方剂配伍，实现治疗疾病的目的。

第一节　中药基础概览

中药指以中国传统医药理论指导采集、炮制、制剂，说明作用机理，指导临床应用的药物。其主要源自自然界的药材及其加工品，涵盖植物药、动物药、矿物药，以及部分化学与生物制品类药物。鉴于植物药在中药中占主导地位，故有“草药为基”的传统观念。相较于西药，中药独具四气五味、升降浮沉、归经理论及配伍原则等特性，这些特质对中药的临床使用具有指导意义。

一、中药的起源与发展

1.中药的起源

中药的起源可以追溯到远古时代，大约在距今约100万年前的“原始群”时代，中国古代先民在与自然斗争的过程中，逐渐发现了一些植物、动物和矿物具有治疗疾病的作用。这些发现主要来自先民们在采集食物、狩猎捕鱼以及耕作过程中的观察和尝试。古代传说中的“神农尝百草”“一日而遇七十毒”以及“药食同源”等表述，均是对中医药起源时期实践的总结，为中药学的发展奠定了重要的实践基础。

2.中药的发展

（1）春秋战国时期

春秋战国时期（约公元前770—年公元前221年）中医理论体系已趋完善，伴随着解剖学与医学分科的诞生，治疗方法多样化，包括砭石疗法、针刺疗法、草药煎服、艾灸疗法、导引术、布气法及祝由术等。同期，诸如《黄帝内经》等医学经典著作，对中药的性味特征、归经理论及功效作用进行了全面而系统的归纳与论述。

（2）秦汉时期

秦汉时期（公元前221年—公元220年）见证了中药学的显著进步。这一时期诞生的《神农本草经》，作为现存最早的本草专著，收录了365种药物，并根据药物的毒性、养生与治病功能，将其划分为上、中、下三品，即“三品分类法”，为后世中药的临床应用提供了宝贵的分类参考。

（3）魏晋南北朝及隋唐时期

魏晋南北朝及隋唐时期（公元220年—公元907年），中药学持续演进。南北朝时，梁朝陶弘景依据《神农本草经》进行了整理与扩充，编纂了《本草经集注》，新增了自汉魏以来名医所用的365种药物，这部分内容被称为《名医别录》。进入隋唐，在政府的主导下，苏敬等二十多位专家合力编纂，于公元659年完成了《新修本草》（亦称《唐本草》），这是中国首部官方颁布的药典，同时也是全球最早的国家药典。

（4）宋元明清时期

宋元明清时期（公元960年—1911年），中药学在继承前人成果的同时，持续创新与进步。宋代涌现了诸如《证类本草》等重要本草典籍。明代医药学家李时珍在《证类本草》的基础上，广泛参考八百余种文献，对古代本草进行了全面系统的整理与归纳，编纂出鸿篇巨制《本草纲目》。清代研究本草的风气更为兴盛，涌现出众多本草著作，如赵学敏所著的《本草纲目拾遗》等。

（5）近现代时期

随着西方科学技术的传入和中医药研究的深入，中药学在继承传统的基础上不断吸收现代科技成果，形成了中西医结合的新局面。同时，中药的种植、加工、提取、制剂等方面也得到了快速发展，为中药的现代化和国际化提供了有力支持。

二、中药的产地与采集

1.中药的产地

中药的产地广泛且多样，这与我国辽阔的疆域和复杂的自然地理环境密切相关。我国大部分地区位于北温带，地貌复杂多样，地形以高原、山地为主。这些自然条件为药用动植物的生长及矿物的孕育创造了优越环境，赋予了中药材在品种、产量及质量上的地域特色。

此外，中药的产地具有流动性，并非一成不变。随着环境条件的变化和人们种植技术的提高，一些药材的产地也在逐渐发生变化。例如，人参原本主要产于东北地区，但现在在其他地区也有种植；三七原本主要产于广西和云南交界地区，但现在云南文山已经成为其主要产地之一。这些变化都反映了中药材产地分布的灵活性和多样性。

以下是我国中药的主要产地及其代表药材。

川药源自四川、重庆等地，包括石柱黄连、灌县川芎、江油附子、绵阳麦冬、遂宁白芷、天全川牛膝等。

广药（南药）产自广东、广西南部、海南及台湾，如阳春砂仁、高要巴戟天、新会陈皮、槟榔等。

贵药以贵州为主，包括赫章天麻、遵义杜仲、铜仁吴茱萸、万山朱砂等。

怀药，产自河南，尤以“四大怀药”——怀地黄、怀山药、怀牛膝、怀菊花著称。

浙药来自浙江及其沿海区域，包括临安白术、东阳白芍、鄞州浙贝母、桐乡杭白菊等道地药材。

关药源自东北地区，如抚松人参、双阳鹿茸、集安北五味子等。

北药源自河北、山东、山西及内蒙古中部和东部等地，包括雁北黄芪、东阿阿胶、邢台酸枣仁等。

江南药产自湘、鄂、苏、皖、闽、赣等淮河以南地区，如亳州亳菊花、滁州滁菊花、铜陵牡丹皮、霍山石斛等。

西药来自西安以西的广阔地域，如甘肃岷县当归、青海秦皮、宁夏中宁枸杞子等。

藏药指青藏高原地区所出产的道地药材，如冬虫夏草、雪莲花、红景天等。

此外，还有一些其他地区的中药材也具有一定的特色和优势，如云南的三七、广西的石斛、福建的泽泻等。这些药材的产地分布广泛且各具特色，共同构成了我国丰富的中药资源。

三、中药的采集

中药的采集是一个复杂而精细的过程，它涉及多个方面，包括采集时间、采集方法、采集工具以及药材的保存等。

1.采收时机

中药材的采收时间，对其质量与药效具有决定性影响，采收时间通常与药材相关。

①全草、茎枝及叶类药材：夏秋季节，当植株成熟、茎叶繁茂或开花时采收最佳，因此时药用成分丰富。但需注意，如桑叶等部分药材，秋冬采收更为合适。

②根和根茎类药材：通常于秋季植物地上部枯萎或早春新芽萌发时采集，此时根部养分充足，品质与产量均优。不过，孩儿参、半夏、延胡索等少数药材适合夏季采收。

③花类药材：采集宜在花蕾期或初开时，以免香气散失或花瓣脱落。鉴于花期短暂，常需分次及时采收，且最好在晴天早晨进行，便于药材快速干燥。

④种子类药物的最佳采集时机是完全成熟后，针对易散落的种子，需在果实成熟未裂时提前采集。

多数情况下，果实应在成熟时采集，以达到最高药用成分含量，但也有采用未成熟果实的情况存在。此外，部分药材的采集时间有其独特性，例如金银花的最佳采摘时间为早晨9点；曼陀罗的生物碱含量在早晨时叶子中较高，而在晚上时，根部含量较高。

2.采收方式

中药材的采收方式依据种类及药用部位的不同而各有特色。

①采摘切割法：适用于全草、茎枝及叶类药物的采集。

②挖掘法：适用于根和根茎类药物的采集。

③采摘法：适用于花、果实及种子的采集。

3.采集工具

中药采集所需的工具多种多样，主要包括药铲、药镰、剪刀、篮子等。这些工具在采集过程中发挥着重要作用，能够帮助采集者高效、准确地采集到所需的药材。

中药的采集是一个需要专业知识和技能的过程。只有掌握了正确的采集时间、方法和工具，并妥善保存药材，才能确保中药的质量和疗效。

四、中药的干燥与储存

1.中药的干燥

中药的干燥是中药材加工过程中的重要环节，旨在通过去除药材中的多余水分，使其保持干燥状态，从而延长保存时间并保持其药用特性。

（1）干燥方法

中药的干燥方法多种多样，主要包括以下几种。

①传统方法包括晒干和阴干两种。

晒干指将药材直接暴露在阳光下进行晾晒，是过去常用的干燥方法。但这种方法受

天气影响大，且可能存在卫生问题。

阴干指在阴凉通风处晾干药材，适用于某些对阳光敏感的药材。

②现代方法有加热干燥、真空干燥与冷冻干燥三种。

加热干燥指利用热源（如热风、微波等）对药材进行加热，使水分蒸发。这种方法干燥速度快，但需注意控制温度，以免破坏药材成分。

真空干燥指在真空环境下对药材进行干燥，能有效去除水分且对药材成分影响较小。干燥时间因药材种类、含水率、颗粒大小等因素而异，一般需要数十小时到数百小时不等。

冷冻干燥指将药材先冷冻至冰点以下，然后在真空环境中使冰直接升华成水蒸气，以此实现干燥效果。这种方法能有效维护药材的色泽、香气并保持有效成分的完整性。

（2）干燥过程中的注意事项

①控制温度：不同药材对温度的要求不同，需根据其特性选择合适的干燥温度。温度过高可能导致药材有效成分被破坏或挥发，温度过低则干燥速度过慢。

②控制湿度：在干燥过程中，需保持环境的干燥度，以加速药材水分的蒸发。

③控制时间：干燥时间应根据药材种类、含水率等因素来确定，以确保药材干燥透彻且不损坏其有效成分。

④卫生条件：干燥过程中需注意卫生条件，避免药材受到污染。

中药的干燥是一个复杂而精细的过程，需要根据药材的特性和要求选择合适的干燥方法和条件。同时，在干燥过程中还需注意温度、湿度、时间和卫生等因素的控制，以确保药材的质量和药效。

（3）干燥后的处理

干燥后的药材需进行进一步的处理，如去杂、筛选、分级等，以提高其质量和市场价值。同时，还需注意药材的储存条件，以防止其受潮、发霉或变质。

2.中药的储存

中药的储存是确保中药质量和疗效的重要环节，其方法因药材种类、性质和贮藏环境的不同而异。以下是一些常见的中药储存方法。

（1）控制温度

①常温储存：许多中药可以在常温下储存，室温一般控制在20 ℃以下，最好保持环境阴凉、通风、干燥，避免阳光直射和高温。

②冷藏储存：对于一些易变质或需要保持清新度的中药，如部分花叶类药物、虫草类药材等，可以放入冰箱冷藏室保存。但需要注意的是，冷藏时间不宜过长，且再次服用前需加热。

③冷冻储存：虽然中药可以冷冻保存，但一般不建议采用此方法，因为冷冻可能会影响部分药材的药效。如果需要冷冻，需确保药材在密封包装中，并尽快使用。

（2）控制湿度

中药应远离高湿度的环境，湿度过高会导致中药变质。可以通过放置干燥剂或使用湿度调节设备等方式保持环境相对干燥，湿度最好控制在60%以下。

（3）避光保存

紫外线可能对一些中药的成分产生影响，导致药效降低。因此，储存中药时应选择避光的容器或将其放置在避光的地方，如陶瓷容器、深色玻璃瓶等。

（4）密封储存

使用密封良好的容器储存中药，可以防止空气、水分和灰尘等进入，能有效避免中药被污染或受潮变质。对于易遭受虫害和霉变的药材，如当归、天麻等，需特别存放在密封且干燥的容器中，并置于通风良好的干燥地点。

（5）按类归置

中药材应当按种类分类储存，避免相互影响。特别是一些有特殊气味的中药，要单独保存，防止其影响其他药材。同时，不同种类的中药对贮藏条件的要求也不同，应根据其性质、功效等分类贮藏。

（6）定期检查

储存中药时，应定期检查其质量和有效性，确保药材未变质或受潮。对于长期不使用的中药，更应定期检查并更换储存环境。

（7）其他注意事项

中药易吸收异味，因此应远离具有强烈气味的物品。中药也有保质期，过期的中药应不再使用，因为其药效可能会下降或产生不良反应。储存中药时，应注意防止虫害和鼠害。可以使用一些天然的防虫剂，如樟脑丸、苏打粉等，但需注意用量和安全性。

正确的中药储存方法能够确保中药的质量和疗效。在选择储存方法时，应根据药材的具体情况和特性进行判定，并遵循相关的储存原则和注意事项。

五、中药的炮制

中药的炮制是中医用药过程中极为重要的一环。它是基于中医药理论，针对辨证施治需求、药物特性及调剂制剂要求，对中药材实施系列加工处理的技术。

1.炮制的核心目标

（1）减毒安全：通过炮制技术，能有效减少或去除中药材中的有毒成分，确保用药安全。如川乌、草乌等毒性药材，在加热煮制后能大幅降低其毒性。

（2）增效治疗：炮制能提升药材的药效，使其在疾病治疗中发挥更好的效果。例如，炒制能增强药材的温补作用，酒制能加强药物的活血化瘀功能。

（3）调整性能：炮制还可以调整中药的性能或功效，使之更加符合临床需求。例如，蒸制可以使某些药材由寒性变为温性，从而改变其治疗疾病的范围。

（4）改变药物的某些性状：炮制还可以改变中药的某些物理性状，如形态、颜色、气味等，便于存储与制剂加工。

（5）提纯药材：炮制过程中，能有效清除中药材的杂质及非药用成分，提升药材纯净度，确保药材品质上乘及用量精确。

（6）矫臭、矫味：某些中药具有特殊的气味或味道，通过炮制可以矫正其不良气味或味道，使患者更易于接受和服用。

2.炮制的方法

（1）修制

修制是对中药材进行初步加工处理的方法，主要分为纯净药材、粉碎药材及切制药材三类。

纯净药材指通过手工或机械方式，如挑、筛、簸、刷、刮等，清除泥土与非药用部分，确保药材的清洁与纯净的加工方法。

粉碎药材指运用捣、碾、研、磨、锉等手段，改变药材形态，以满足调剂、制剂及其他炮制需求的加工方法。

切制药材指采用手工或机械切割技术，将药材制成片、段、丝、块等形状，以促进药物有效成分的释放及方便调剂使用的加工方法。

（2）水制

水制是利用水或其他液体辅料对药材进行处理，旨在清洁、软化药材及调整其药性，分为漂洗、浸泡、闷润、水飞等。

漂洗指将药材置于宽水或流动水中，多次换水，去除腥味、盐分及毒性物质。

浸泡指将药材置于水中短暂浸湿或长时间浸泡于清水或辅料药液中，使药材软化并去除毒性。

闷润指根据药材硬度，采用淋浸、洗润、浸润等方法，使药材软化，便于切片。

水飞指利用药材在水中的沉降特性，分离出极细粉末，常用于矿物类、贝甲类药物的制粉。

（3）火制

火制是一种通过不同温度、时间和方式的火加热处理技术，细分为炒法、炙法、煅法和煨法等。

炒法指在锅中不断翻动药物至特定程度，如炒黄、炒焦、炒炭，旨在便于粉碎并缓和药性。

炙法通过液体辅料（如蜜、酒、醋、姜汁、盐水等）拌炒药物，使辅料渗入药材，以调整药性、增强效果或减轻副作用。

煅法采用猛火直接或间接煅烧药物，使其质地酥脆，便于粉碎，确保药效充分发挥。

煨法用湿面粉或湿纸包裹药物，在热火灰中加热至包裹物焦黑，以减轻药物的强烈性质和副作用。

（4）水火共制

水火共制结合了水和火的运用，包括煮法、蒸法、炖法和燀法等。

煮法通过清水或液体辅料与药物共同加热，旨在增强疗效并降低副作用。

蒸法利用水蒸气或隔水加热，同样旨在增强疗效并缓和药性。

炖法将药材与辅料混合后密闭隔水炖煮，使辅料充分渗入药材内部。

燀法的目的在于去除非药用部分，破坏酶类，保证药效。

（5）其他炮制技术

除上述方法外，还有制霜、发酵、精制和药拌等多种炮制技术，可根据药材特性和治疗需求灵活选择。

3.炮制对药效的影响

炮制对中药的药效具有显著影响。通过炮制可以改变药材的性质和成分含量，从而增强其药效或降低其毒性。例如，炒制可以增强某些药材的温中作用；煅制可以使矿物药质脆易碎；蒸制可以改变药材的寒热属性等。此外，炮制还可以延长药材的保存期限。

六、中药的性能

中药的性能，亦称药物属性，是中药基本作用特性与本质的高度凝练，也是中医药理论指导下的药物认知、运用及药效机制阐释的基石。

中药的性能核心涵盖四气五味、升降浮沉特性、归经属性及毒性评估等维度。

1.四气五味

四气五味是中医理论对药物特性和功效的精辟总结，对中药的临床实践具有关键指导意义。

（1）四气

四气，亦名四性，指药物具备的寒、热、温、凉四种基本属性。这些属性源于药物对人体产生不同效应的观察总结。

寒性：寒性药物能清热泻火、凉血解毒，是治疗热性疾病（如高热、烦躁、口渴、便秘等）的首选药物。常见的寒性药物有黄连、黄芩、黄柏等。

凉性：凉性药物的药性较寒性药物稍轻，同样具有清热作用，但相对温和。适用于热性病证较轻或需要较长时间调理的情况。常见的凉性药物有薄荷、菊花、金银花等。

温性：温性药物通常具有温暖中焦、驱散寒气、扶助阳气等功效，主要适用于寒性病证，诸如畏寒怕冷、四肢冰凉、腹部疼痛等症状。常见的温性药物有附子、干姜、肉桂等。

热性：热性药物的药性较温性药物更强，具有峻补元阳、散寒止痛等作用，适用于寒性病证较重或需要迅速起效的情况。常见的热性药物有鹿茸、淫羊藿等。

（2）五味

五味是药物酸、苦、甘、辛、咸五种不同的味道，药物的味道与其功效紧密相连。

酸味药物往往具备收敛固涩的功能，能有效治疗自汗、盗汗、遗精、尿频等病状，常见的酸味药物有五味子、乌梅等。

苦味药物常具有清热燥湿、泻火解毒、降气通便等功效，适用于热证、湿热证等，常见的苦味药物有黄连、黄芩、黄柏、大黄等。

甘味药物多用来补益身体、调和药性、缓解疼痛，适合身体虚弱、拘急挛痛等情况，常见的甘味药物有人参、黄芪、甘草等。

辛味药物则多用于发散解表、行气活血、温肾壮阳，能有效应对外感风寒、气滞血瘀、肾阳亏虚等病状。常见的辛味药物有生姜、葱白、桂枝等。

咸味药材常具备软化硬结、促进排便、平息肝阳亢进等作用，适用于便秘、瘰疬、痰核、瘿瘤等病状，如海藻、昆布、牡蛎等均为常见的咸味药材。常见的咸味药物有海藻、昆布、牡蛎等。

2.升降浮沉特性

（1）升降浮沉的定义

升降浮沉是药物对人体产生作用的不同方向性特征，涵盖上升、下降、外散、内收四种趋向。这一特性深受药物性质、气味、质地，以及炮制方法和配伍使用等多种要素的影响。

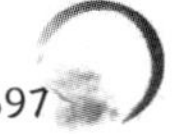

升指药物具有上升、提举的作用，趋向于上。这类药物多具有升阳、发表、散寒等功效，适用于病势下陷或阳气不足等病证。例如，黄芪、升麻等药物能够升举阳气，治疗气虚下陷的病证。

降指药物具有下达、降逆的作用，趋向于下。这类药物多具有清热泻火、泻下通便、重镇安神等功效，适用于病势上逆或热结便秘等病证。例如，大黄、芒硝等药物能够泻下通便，治疗便秘等病证。

浮指药物具有向外发散的作用，趋向于外。这类药物多具有疏散解表、宣肺止咳等功效，适用于外感表证等病证。例如，麻黄、桂枝等药物能够发散风寒，治疗风寒感冒等病证。

沉指药物具有向内收敛的作用。此类药物多表现出向内收敛的趋势，具有止血固涩、止泻固脱等作用，常用于治疗自汗盗汗、久泻脱肛等症状。例如，五味子、乌梅等药物能够收敛固涩，治疗虚汗、泄泻等病证。

（2）决定升降浮沉的要素

①四气五味的影响：药物的升降浮沉特性与其四气五味紧密相连。通常，性偏温热、味道辛甘的药物倾向于升浮；性偏寒凉、味道酸苦咸的药物倾向于沉降。

②药物质地的考量：药物的质地轻重同样对其升降浮沉有影响。一般而言，质地轻盈的药物多具有升浮特性；质地较重的药物则多具有沉降特性。但也存在特例，例如旋覆花虽为花类却具有沉降功能，苍耳子虽是果实却表现出升浮作用。

③炮制技术的调整：炮制过程可以改变药物的升降浮沉属性。例如，原本沉降的大黄在酒炒后，能清上焦火热，转变为升浮性质。

④配伍使用的变化：在药物配伍中，升降浮沉特性也可能发生变化。例如，升浮的升麻与沉降的当归、肉苁蓉等配伍，可制成具有润下效果的药剂；沉降的牛膝与升浮的桃仁、红花等搭配，则可能产生不同的药效。

（3）临床应用

中药的升降浮沉理论在临床应用中具有重要意义。医生可以根据患者的具体病情和体质特点，挑选合适的药物进行配伍。比如，在处理气虚下陷的病证时，可选用黄芪、升麻等升浮药物；在治疗热结肠燥大便秘结的病证时，可选用大黄、芒硝等沉降药物。

3. 中药的归经

中药的归经是中医理论中的一个重要概念，它指某一药物对于人体某脏腑或经络有特殊亲和作用，并能使其气血充盛，从而发挥出治疗效果。归经理论深深根植于中医的脏腑与经络理论之中，它将药物效能与人体脏腑经络紧密相连，揭示了药物对机体特定区域的针对性作用。

（1）归经概念解析

“归”在归经中意味着归属或指向，表明药物作用的特定方向与目标；“经”则指人体的脏腑与经络系统。因此，归经可以被视作药物在人体内发挥作用的特定区域，即药物对人体各脏腑经络具有选择性效应。

①阐述药物机制

中医认为人体通过经络联系脏腑与体表，药物通过经络传导到达病位，不同药物因其归经差异，所针对的疾病范畴也各不相同。譬如，作用于心经的药物常用于调理心悸、失眠等心脏相关疾病；而作用于肺经的药物则多用于缓解咳嗽、气喘等肺部问题。

②指导临床用药：归经理论为临床辨证施治提供了重要依据。医生可以根据患者的具体病情和脏腑经络的病变情况，选择归经相应的药物进行治疗。

（2）归经的三大特性

①特定性：药物对特定脏腑或经络有显著作用，而对其他部分影响较小或无影响，这种特性称为归经的特定性。

②多重性：归经具有多重性，一种药物可能同时作用于多个脏腑经络，表明其对多个病变区域均有疗效。例如，山药能补肾、健脾、养肺，因此归肾、脾、肺经。

③灵活性：归经并非一成不变，可能受药物剂量、配伍等因素影响而有所变化。药物在不同配伍下可能作用于不同的脏腑经络。

（4）归经的研究途径

现代研究归经的方法主要包括文献分析和实验研究。文献研究侧重于通过梳理和分析古代文献来探究药物的归经；实验研究则运用现代科学技术手段（如中药有效成分分布与归经、中药药效与归经等）来揭示药物的归经机制。然而，由于中药成分的复杂性和中医药学理论的独特性，目前尚无一种方法能完全解释中药归经理论的深奥内涵。

4.中药的毒性

中药的毒性是其对机体可能产生的不良效应及伤害，是一个既复杂又至关重要的属性。

（1）毒性的表现

中药的毒性表现多样，可能包括对脏腑组织的损害，如肝肾功能损伤；影响生理功能，导致呕吐、腹泻、心律失常等；严重时甚至危及生命。部分中药本身就含有毒性成分，如乌头类含有乌头碱，过量使用可导致严重的心脏毒性。

（2）影响毒性的因素

①剂量：毒性的产生与剂量密切相关。在一定剂量范围内，中药可能发挥治疗作用而无明显毒性反应；但超过安全剂量，则可能引发毒性反应。

②炮制与配伍：合理的炮制、配伍等手段可以降低或消除中药的毒性。例如，通过炮制可改变药物的理化性质，减少毒性成分的含量。

③个体差异：不同个体对中药的耐受性不同，有些人可能对某些中药较为敏感，更容易出现毒性反应。

④使用不当：如用药不对证、长期大量使用等，也会导致毒性的产生。

（3）有毒性的中药示例

以下是一些常见的具有毒性的中药及其主要毒性成分和表现。

①朱砂：朱砂，其主要化学成分是硫化汞，若摄入不当会引发汞中毒，进而对中枢神经、肾脏及消化道构成威胁。

②雄黄：雄黄的核心成分为硫化砷，可能导致砷中毒，对神经、血管造成损伤，并诱发肝、肾、脾及心肌等脏器的脂肪变性及坏死，甚至具有致癌风险。

③蜈蚣：蜈蚣内含组胺类物质及溶血蛋白，过量使用会引发溶血反应，导致过敏性休克。适量时可能兴奋心肌，但过量则会使心肌麻痹，同时抑制呼吸中枢。

④水蛭：水蛭中的水蛭素能阻断凝血酶作用，可能引发内脏广泛出血，并具有肾毒

性，损害肾脏功能。

⑤何首乌:何首乌若使用不当，可能导致中毒性肝炎。

⑥巴豆:巴豆含有巴豆油及巴豆毒素，具有强烈的腐蚀性和致癌物质。巴豆毒素能够破坏红细胞，导致局部组织变性、坏死，引发便血、尿血等症状，严重时甚至致命。同时，巴豆也具有肾毒性，损害肾脏。

⑦洋金花:洋金花（又称白花曼陀罗），属茄科曼陀罗属植物，含有莨菪碱，对中枢神经系统产生先兴奋后抑制的作用，具有毒蕈碱样症状，严重时可能导致死亡。此外，洋金花也具有肾毒性，损害肾脏。

（4）预防中药毒性的措施

①强化中药材监管：确立中药材的产地标准、生长周期、药用部位、炮制流程、运输与储存规范，严格审核，严禁不合格药品流通。

②确保药物品质：中药注射剂需满足安全、有效、质量稳定的要求，严格监管其生产流程，制订并执行严格的质量控制标准。

③科学配伍与用药：处方应具有明确的治疗目标，药物间应相互协调，避免配伍禁忌，同时注重治标与治本。对新配方、新品种、新剂型实施严格审查，防止中药或中西药间的不当配伍。

④精确控制剂量与疗程：根据症证用药，实施个性化治疗，严格管理药物的使用剂量与方式。

⑤提升公众认知：加强中草药不良反应的公众教育，建立及时准确的监测报告机制，提高民众对中药毒性的认识与预防能力。

5.中药用药配伍

中药的用药配伍是中医理论中的重要组成部分，它根据中药的性质、功效、药性相宜等因素，合理地选择和搭配中药，以达到更好的药效和减少不良反应的目的。

（1）药物配伍的基本原则

①主导与辅助法则（君、臣、佐、使原则）：君药是针对疾病核心病因或病理机制，起主要治疗作用的药物。臣药是增强君药疗效的辅助药物。佐药是既助君臣药之力，又负责减轻或调和它们可能带来的副作用。使药是引导药物到达病变部位的药物，或具有调和诸药作用的药物。

②相须原则：某些药物在性能上相辅相成，共同使用时能够增强药效或起到互补作用。例如，人参与黄芪配伍可以补气健脾。

③相畏、相杀原则：部分药物间存在相畏相杀的关系，即一种药物可降低或消除另一种的毒性及副作用，如生姜能有效缓解半夏的毒性。

④相恶与相反原则解析：相恶指两药并用时，一药能削弱另一药的效用。相反指两药同用，可能引发毒性反应或加剧副作用，例如甘草与海藻、大戟、甘遂、芫花等存在相反关系。

（2）药物配伍技巧

①同类协同：将性质与功效相近的药物组合使用，旨在加强治疗效果。例如，麻黄与桂枝相伍，两者共同促进发汗解表作用。相配则发汗解表作用更强。

②异类相配：性质、功效不同的药物配伍使用，以产生协同作用或治疗复杂病证，

例如黄连与吴茱萸相配，黄连以苦寒之性清热泻火，吴茱萸则以辛热之质散寒和胃，两者结合，实现寒热平衡，适用于肝胃失调、呕吐反酸的治疗。

③经典药对组合：在中药配伍中，存在着诸多经典的药对，如党参和黄芪合用，能够健脾益气；附子与肉桂相伍，可温肾助阳；山药配扁豆能补脾止泻等。这些药对经过长期临床实践验证，具有显著的疗效。

（3）注意事项

①辨证施治：中药配伍应根据患者的具体病情和体质特点进行辨证施治，避免盲目用药。

②剂量控制：中药配伍时应注意药物的剂量控制，避免过量使用导致不良反应。

③煎煮方法：不同的中药配伍可能需要不同的煎煮方法以充分发挥药效。因此，在配伍时应考虑煎煮方法的影响。

6.用药禁忌

中药用药禁忌是确保中药疗效、避免不良反应的重要环节，主要涵盖药物配伍禁忌、针对证候的用药限制、妊娠期用药注意事项，以及饮食禁忌等多个方面。

（1）药物配伍的禁忌

在中药的配伍过程中，部分药物因其性味特性、功能效果等因素，不能同时使用，否则会产生相反、相恶的关系，导致药效降低或引起毒副反应。这种禁忌在中药学中被称为“配伍禁忌”。其中，最为人所熟知的是“十八反”和“十九畏”，这是中药配伍中必须严格遵循的原则。

①十八反：即部分药物组合会导致强烈的毒性反应或副作用，例如甘草与甘遂、大戟、海藻、芫花不相容；乌头与贝母、瓜蒌、半夏、白蔹、白及相冲突；藜芦与人参、沙参、丹参、玄参、细辛、芍药等不宜同用。

②十九畏：某些药物在配伍时会产生不利的相互作用，从而影响药效，如硫黄与朴硝不兼容；水银与砒霜相畏；狼毒与密陀僧不宜同服；巴豆与牵牛相冲；丁香与郁金相克；川乌与草乌畏犀角；牙硝与三棱不宜并用；官桂与石脂相畏；人参则畏五灵脂等。

（2）针对证候的用药限制

证候禁忌强调的是药物对某些特定病证可能产生的不良影响，故需避免使用。鉴于药物特性各异，其功效与应用范围也有所不同。因此，在临床治疗中，必须依据患者的具体病证来选择药物，规避对病证有害的药物。例如，对于表虚自汗、阴虚盗汗及肺肾虚喘的患者，应避免使用麻黄。

（3）妊娠期用药的注意事项

妊娠禁忌关注的是妇女在妊娠期间应避免使用的药物。部分药物可能对胎儿造成伤害，甚至导致流产，因此被归为妊娠禁忌。根据药物对胎儿危害程度的不同，可分为绝对禁用与谨慎使用两类。

①禁用药：多为毒性较强或药性峻猛的药物，一般不得使用，如巴豆、商陆、千金子等。

②慎用药：多为具有通经活血、行气破滞、滑利渗泄、辛热燥烈、重镇降逆或涌吐作用的药物，应尽量避免使用，必要时需酌情考量，如当归尾、桃仁、红花等。

（4）饮食禁忌

饮食禁忌或忌口原则。一般而言，应避免摄入生冷、油腻、腥膻及刺激性强的食物。具体需忌口的食物种类还需结合病情状况和药物特性来决定。

具体而言，在服用旨在清除体内热邪的中药期间，不宜食用如葱、蒜、胡椒、辣椒、花椒、生葱、芥末等辛辣及温热性质的食物，以防加剧病情表现。对于治疗“寒证”的中药，则应忌口生冷食物，诸如冰镇西瓜、冰淇淋、雪梨、生鱼片等寒凉之品。以免影响药物效果。酒中含有大量的酒精，会刺激大脑与神经，同时可能伤肝，与服用中药产生冲突作用。浓茶当中含有比较多的鞣酸，如果在服用中药期间同时喝浓茶，可能会影响药物的吸收效果。此外，还有一些特定药物对应的忌口食物，例如，人参不宜与萝卜同食（因白萝卜具降气功效，会削弱人参的补气效果），鳖甲应避免与苋菜搭配，甘草不宜与鲢鱼共食，常山不宜与葱同食，茯苓不宜与醋一起服用。

7.中药的剂量与用法

中药的剂量与用法对治疗效果及患者安全具有直接影响。

（1）关于中药的用量

中药的用量指在实际应用中每味药材针对成人的单日剂量（尤其在制备汤剂时）。值得注意的是，中药的用量并非一成不变，而是受多种因素的综合影响，如中药类型、患者病情、药材性质、药物毒性以及患者的耐受程度等。

①中药类型：不同类型的中药其剂量范围有所不同。例如，滋补类中药如当归、熟地黄、甘草等，通常用量较大，可能在10～30克之间；清热解毒类中药如金银花、连翘等，用量适中，大约在10～20克；解表类中药如麻黄、桂枝等，用量通常较轻，一般在3～10克。

②患者病情：患者的病情也是决定中药剂量的重要因素。慢性病患者，通常需要长期服用中药进行调理，为避免药物副作用，药材的用量通常较轻；急性病患者，通常病情发展迅速，需要迅速控制病情，医生可能会增加药材的用量，以达到快速疗效。

③药材性质：药材的质地和性质也会影响其用量。如龙骨、牡蛎等质地坚硬的药材，密度较大，有效成分难以提取，因此用量可能较大；而薄荷、蝉蜕等质地轻浮的药材，有效成分容易挥发，因此用量通常较轻。

④药物毒性：对于有毒性的药材，如附子、半夏等，使用时必须严格控制用量，以免中毒。例如，附子的用量一般在3～15克，半夏的用量在3～9克。

⑤患者耐受程度：患者的耐受程度也是医生在决定中药剂量时需要考虑的因素。如果患者对中药的耐受程度较高，没有出现明显的不适症状，医生可能会适当增加药材的用量；如果患者对中药的耐受程度较低或出现了明显的不适症状，医生则会减少药材的用量。

（2）中药用法

中药的用法主要包括入汤剂、入散剂、入丸剂等多种形式，具体选择哪种形式取决于患者的具体病情和医生的建议。

①入汤剂：中草药或其他种类的中药煎煮是中药最常见的用法。一般每日两次，在饭后或饭前口服。

②入散剂：将中药研磨成粉，每日口服。主要是用水送服，也能起到较好的治疗

效果。

③入丸剂：将中药研磨成粉后，用蜂蜜或其他黏性物质将中药黏合成丸剂，然后每日服用。这种方法也能达到非常好的疗效。

（3）注意事项

在服用中药时，除了要注意剂量和用法外，还需要注意以下几点。

①温服：一般中药都适合温服，即将药物放温之后服用。丸类、散类中成药也适合用温开水送服。

②热服与冷服：部分药物需要热服或冷服。热服通常用于治疗寒症的药物；冷服适用于清热解毒的药物。

（4）饮食注意事项

服用中药期间，需忌口生冷、油腻、腥膻及刺激性强的食物及浓茶等，以防干扰药效及确保患者安全。若有疑虑或不适，应及时向医生咨询。

第二节　常用中药及分类

中药种类繁多，依据其功效与用途，可大致划分为解表、清热、泻下、理气、活血、补益、化痰止咳平喘等多种类型。这些类别涵盖了治疗外感病、内伤病、脏腑功能失调等多种症状的药物。

一、解表药

解表药是中医药学中的一类重要药物。它们的主要作用是驱散体表邪气，常用于治疗外感疾病。

1.概念

解表药，亦称发表药，指以驱散体表邪气为主要作用，用于治疗表证的药物。这类药物多带有辛味，具有发散特性，且多为质地轻盈的花、叶类药材，易于上扬宣散。其主要归经为肺、膀胱或肝，偏向于作用于体表。

2.主要功效

发汗驱邪：解表药多具有辛散轻扬的特性，能促使患者发汗或微汗，使体表邪气随汗液排出，从而控制病情发展，治愈疾病。

祛风散寒：部分解表药味辛性温，归入肺与膀胱经，能辛散风邪，温散寒邪，适用于治疗风寒表证，如麻黄、桂枝等。

清热散风：另一些解表药味辛性凉，归入肺与肝经，能辛散风邪，凉散热邪，适用于治疗风热表证或温病初期，如桑叶、菊花等。

解肌发表：部分药物还具有治疗外感表证初期伴有汗液排出的功效，如桂枝、葛根等。

3.适用病证

解表药主要用于缓解由外界六淫邪气侵袭体表所引发的症状，常见症状包括恶寒、发热、头痛、身体疼痛、无汗或汗出不畅、脉浮等，其中恶寒尤为关键。表证依据性质又可细分为表寒（即风寒表证）、表热（即风热表证）、表虚（涵盖气虚、阳虚、阴虚、

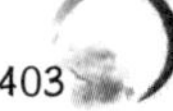

血虚等多种表虚证型）及表实（如风寒夹湿、风寒表实证）等类型。

4.分类概述

基于解表药的药理特性和治疗重点的不同，可将其划分为发散风寒药与发散风热药两大类。

发散风寒类：诸如麻黄、桂枝、紫苏、生姜等药物，多为辛温性质，擅长驱散风寒，适用于风寒型感冒。

发散风热类：包括薄荷、牛蒡子、蝉蜕、桑叶等药材，它们多具辛凉特性。

煎药技巧：解表类药物因富含辛散成分，煎制时不宜过长，以防有效成分散失，减弱治疗效果，能疏散风热，治疗风热感冒。

5.注意事项

（1）辨证施治

在使用解表药时，应根据患者的具体病情和体质进行辨证施治，选择合适的药物和剂量。

（2）配伍禁忌

不同解表药之间可能存在相互作用和配伍禁忌，因此在使用时需要注意药物之间的配伍关系。

（3）剂量与用法

解表药的剂量和用法需要根据具体病情和个人体质进行调整，过量或不当使用可能导致不良反应。

6.临床应用

解表药在临床实践中应用广泛，不仅针对外感表证，还适用于水肿、咳喘、麻疹、风疹、风湿痹痛及疮疡初期等伴随表证的情况。通过调整人体气机及促进排汗，解表药能有效缓解患者症状，促进疾病的康复。

二、清热药物

1.概念

清热药属于寒凉性质的药物，其主要功能是清除体内热邪，减轻因热邪导致的不适，缓解由热邪引起的各种症状

2.主要功效

清热泻火：针对高热、烦躁、口渴等症状，清热药能有效降低体温，缓解热邪炽盛的状态。

凉血解毒：对于血热妄行、热毒壅盛等症状，清热药能凉血止血，解毒排脓，促进病情好转。

退虚热：对于阴虚内热、骨蒸潮热等症状，清热药能滋阴降火，退虚热，改善症状。

抗菌抗病毒：一些清热药物还展现出广泛的抗菌、抗病毒活性，能有效对抗并消灭多种致病微生物。

抗炎抗过敏：清热药中的某些成分还具有抗炎、抗过敏作用，可减轻炎症及过敏反应症状。

3.适用病证

清热药物主要用于治疗各种“热证”，即由外感或内生的火热邪气引起的症状，但需辩证使用，如实热证用清热泻火药，虚热证用清虚热药，脾胃虚寒者应慎用，孕妇也需慎用部分清热药，过量或久服易伤阳气，导致腹泻、畏寒等不良反应。

4.分类概述

根据清热药的特性和临床应用差异，一般将其划分为五大类。

清热泻火药：例如竹叶、淡竹叶、栀子、石膏、知母等，用于清除体内过盛的热火。

清热燥湿药：包括苦参、白鲜皮、龙胆、秦皮、黄芩、黄连、黄柏等，适用于缓解湿热症状。

清热解毒药：如半边莲、白花蛇舌草、金银花、连翘、穿心莲等，用于解除热毒引起的疾病。

清热凉血药：如赤芍、水牛角、生地黄、玄参等，主要用于调节体内热血，使之恢复正常。

清虚热药：例如地骨皮、银柴胡、胡黄连、青蒿等，适用于治疗因阴虚而导致的虚热症状。

5.注意事项

依医嘱使用：清热药有不同种类和剂量，应根据医生的指导，按照合适的剂量和频率进行使用。

关注药性特点：清热药普遍性质偏寒，可能对脾胃产生不良影响，因此脾胃虚弱人群需谨慎选用。同时，鉴于热病常损耗体内津液，清热燥湿类药物又易引发干燥并损害阴液，故阴虚患者应小心使用。

防范药物间不良影响：清热药有可能与其他药物产生相互作用，这可能会影响治疗效果或加剧不良反应。因此，在使用时，应告知医生已使用的其他药物。

注意服药时间与饮食：清热药通常应在饭前或饭后服用，具体应根据医嘱来定。同时，一些清热药对胃产生刺激作用，建议饭后服用以减少对胃的刺激。

特殊人群慎用：孕妇及儿童在使用清热药时应慎重，最好在医生指导下使用。

6.临床应用

清热药在临床上有广泛的应用，主要用于治疗各种由热邪引起的病证。例如，在治疗感冒发热、咽喉肿痛、口舌生疮、痈肿疮疡等疾病时，医生会根据患者的具体病情和体质，选择合适的清热药进行治疗。此外，清热药还常与其他药物配伍使用，以增强疗效或减轻不良反应。

三、泻下药

1.概念

泻下药是具有攻积、逐水功效，能引发腹泻或润肠通便的药物。它们的作用机制包括促进肠道蠕动、增大肠腔内容物体积或润滑肠道，从而实现通大便、清除宿食积滞或干燥粪便、清热泻火、消除水肿等效果。

2. 主要功效

促进排便：泻下药通过促进肠道蠕动，帮助顺畅排出大便，有效缓解便秘。

利水消肿：峻下逐水药能引发强烈的腹泻反应，促使体内蓄积的水分通过排便途径排出，从而实现消肿的效果。

清热泻火：部分泻下药还具有清热泻火的作用，能够清除体内的热邪，缓解因热邪引起的各种症状。

3. 适用病证

便秘症状：各种原因引起的大便秘结，如热结便秘、冷积便秘等。

胃肠积滞：食物或药物在胃肠道内停留过久，导致腹胀、腹痛等症状。

实热内结：因热邪内结引起的发热、口渴、烦躁等症状。

水肿停饮：因水液代谢障碍引起的水肿、胸腹腔积液等症状。

4. 分类概述

根据泻下药的作用特性及适用范围，可将其细分为以下三种。

攻下药：这类药物不仅具有强烈的通便效果，还能清热泻火。典型代表有大黄、芒硝、番泻叶和芦荟等。

润下药：主要由富含油脂的植物种子或种仁构成，能够润滑大肠，使大便变软，便于排出。常见药物，如火麻仁、郁李仁等。

峻下逐水药：其作用强烈，能引发剧烈腹泻，帮助排出体内滞留的水分。代表药物包括甘遂、京大戟、芫花、商陆、巴豆霜及牵牛子等，这些药物多含有毒性成分，需谨慎使用。使用时需严格控制剂量和用法。

5. 注意事项

在使用泻下药时，需要注意以下事项。

辨证施治：根据患者的具体病情和体质，选择合适的泻下药和剂量。

避免过量：泻下药易伤正气和脾胃，过量使用可能导致腹泻过度、脱水等不良反应。

特殊人群慎用：年老体虚、脾胃虚弱者以及孕妇、产妇、月经期女性等应谨慎使用或禁用泻下药。

配伍禁忌：注意药物之间的配伍禁忌，避免药物相互作用产生不良反应。

中病即止：泻下药应在有效后立即停止使用，避免长期依赖和滥用。

6. 临床应用

泻下药在临床上广泛应用于各种里实证的治疗。例如，在治疗便秘时，医生会根据患者的便秘类型（如热结便秘、冷积便秘等）选择合适的泻下药进行治疗。在治疗水肿、胸腹腔积液等症状时，峻下逐水药能够迅速排出体内潴留的水液，缓解病情。此外，泻下药还常与其他药物配伍使用，以增强疗效或减轻不良反应。

四、理气药

1. 概念

理气药，亦称行气药，是专门用于调节气机、消除气滞、平复气逆的中药类别。这类药物多具有辛、苦之味，性温，且气味芳香。它们的主要功能包括调理气机以健脾、疏肝解郁、行气止痛，以及破气散结等。理气药被广泛用于治疗因气机不畅、气滞所造成的疾病，例如胸腹疼痛、胁肋胀痛、嗳气吞酸等。

2.主要功效

气机调理：通过调节体内气机的运行，使气行通顺，缓解气滞症状。

消除气滞：能显著消除因气滞所致的胸腹疼痛、胁肋胀痛等症状。

平降气逆：对于气逆上冲的症状，如呕吐、嗳气等，具有平降作用。

理气健脾：改善脾胃功能，促进消化，缓解因脾胃气滞所致的脘腹胀痛、不思饮食等症状。

疏肝解郁：调节肝气，缓解因肝气郁滞所致的抑郁不乐、乳房胀痛等症状。

行气止痛：通过行气来缓解疼痛，如痛经、胁肋痛等。

3.适用病证

理气药适用于多种因气机不畅、气滞所引起的病证，包括但不限于以下症状。

脾胃功能失调可能引发的脘腹胀满、嗳气反酸、恶心呕吐及食欲不振等症状；肝气郁结可能导致的胁肋疼痛、情绪低落、疝痛、乳房不适及月经不规律等症状；以及肺气不畅可能引起的胸闷胸痛、咳喘等症状。

4.分类概念

根据理气药的特性及其治疗的疾病范畴，可将其细分为以下几种。

疏肝解郁类：如香附、青皮等，主要用于治疗肝气郁结相关疾病。

健脾和胃类：如橘皮、枳实、木香等，主要用于治疗脾胃功能失调。

肝胃调和类：如佛手、香橼等，适用于肝胃不和的情况。

宣肺理气类：如橘皮、化橘红等，针对肺气不畅的病证。

此外，依据理气药作用强度的不同，还可以进一步将其分为行气药（涵盖调气、匀气、疏气、顺气等不同作用的药）、降气药及破气药。

5.注意事项

在使用理气药时，需要注意以下事项。

辨证施治：根据患者的具体病情和体质选择合适的理气药物和剂量。

注意剂量和用法：理气药物一般具有较强的刺激性和毒性，因此需要按照医生的处方和建议来控制剂量和用法。不得自行增加或减少药量，不得随意更改用药方法和服药时间。

注意药物配伍：理气药物与其他药物配伍时需要注意，有些药物之间的配伍会产生不良反应或降低疗效。应在医生的指导下使用药物，避免药物之间产生相互作用。

饮食调节：使用理气药物时应注意饮食调节，避免摄入辛辣、油腻的食物。同时应保持规律的饮食习惯、有助于改善病情，促进身体恢复。

特殊人群慎用：气虚阴亏者以及孕妇等特殊人群应慎用理气药，以免加重病情或对胎儿造成不良影响。

6.临床应用

理气药在临床上广泛应用于各种因气机不畅、气滞所引起的病证的治疗。医生会根据患者的具体病情和体质，选择合适的理气药物进行配伍使用，以达到最佳的治疗效果。例如，在治疗脾胃气滞所致的脘腹胀痛时，可以选用调脾和胃药如橘皮、枳实等进行配伍治疗；在治疗肝气郁滞所致的胁肋胀痛时，可以选用疏肝解郁药如香附、青皮等配伍治疗。此外，理气药还常与其他药物，如消食导滞药、健脾益胃药等配伍使用，以增强疗效和缓解病情。

五、理血药

1.概念

理血药是能够调整血分状况，针对血分病进行治疗的药物。理气药主要功能涵盖补血、活血、凉血及止血，适用于血虚、血热、血瘀及出血等血分相关疾病的治疗。

2.主要功效

补血：通过补充血液来滋养身体，改善血虚证，面色苍白、头晕目眩等症状。

活血：促进血液循环，消除瘀血，适用于血瘀证，如跌打损伤、月经不畅等。

凉血：通过清热凉血来降低血液热度，缓解血热证出血、烦躁等症状。

止血：能有效控制体内或体表的出血情况，适用于咯血、便血、尿血等多种出血症状。

3.适用病证

理血药主要分为活血化瘀和止血药两大类。活血化瘀药主要适用于血行不畅、瘀血阻滞引起的各类症状，表现为疼痛、肿块、出血色暗、舌质紫暗、脉涩等。止血药主要用于各种出血证，如吐血、便血、崩漏等，可根据出血原因选择相应药物。

4.分类概述

依据药物的核心功效及其适用的病证。理血药可以分为以下几类。

补血药：如当归、熟地黄等，主要用于治疗血虚证。

活血药：如川芎、丹参、红花等，主要用于治疗血瘀证。

凉血药：赤芍、牡丹皮等，主要用于治疗血热证。

止血药：如白及、仙鹤草、三七等，主要用于各种出血证。

5.注意事项

在使用理血药时，需要注意以下事项。

辨证施治：根据患者的具体病情和体质选择合适的理血药。

注意剂量和用法：理血药一般需要在医生的指导下使用，不得自行增减剂量或改变用药方法。

药物配伍：理血药与其他药物配伍时，需要注意药物间的相互作用，以免产生不良反应。

特殊人群慎用：孕妇、月经过多者及有出血倾向者应慎用或禁用活血药和某些止血药。

6.临床应用

理血药在临床上广泛应用于各种血分疾病的治疗。例如，对于血虚证患者，可以使用当归、熟地黄等补血药进行调养。对于血瘀证患者，可以使用川芎、丹参等活血药来促进血液循环、消除瘀血。对于血热证患者，可以使用赤芍、牡丹皮等凉血药来清热凉血、缓解症状。对于出血患者，因根据出血原因和症状，选择合适的止血药进行治疗。

六、祛风湿药

1.概念

祛风湿药是一类能够驱散风、湿、寒等外邪，减轻疼痛和肿胀，提升关节活动能力的中药。这类药物的核心功能是祛风湿、解痹痛，被广泛应用于风湿性疾病的治疗。

2.主要功效

这类药物能够有效消除体内的风湿邪气，减轻因风湿引起的疼痛和不适。

止痛：缓解关节疼痛、神经痛、头痛等不适症状。

舒筋活络：改善关节和筋脉的灵活性，促进气血流通，有助于恢复关节的正常功能。

利水消肿：部分祛风湿药还具有利水消肿的作用，可以减轻因风湿引起的肿胀和水肿。

3.适用病证

风湿痹痛：诸如风湿性关节炎、类风湿性关节炎等引发的关节不适。

筋脉拘挛：风湿邪气侵袭，导致筋脉拘挛、屈伸不利的症状。

麻木不仁：风湿邪气侵袭肢体，导致肢体麻木、感觉不灵敏的症状。

腰膝酸痛：因风湿引起的腰膝酸痛、酸软无力等症状。

下肢痿弱：风湿侵袭下肢，导致下肢肌肉无力、行动不便的症状。

4.分类概述

祛风湿药可以根据其功效和药性进行分类，可大致分为以下几种。

祛风胜湿药：如独活、羌活等，主要用于治疗风湿痹痛，尤其是上半身的风湿痹痛。

通经活络药：如威灵仙、蕲蛇等，具备疏通经络、缓解筋肉紧张及止痛的功效，适用于风湿性疼痛伴随筋脉痉挛的情况。

利水渗湿药：如防己、茯苓等，除了祛风湿外，还具有利水消肿的作用，适用于风湿引起的水肿症状。

5.注意事项

在使用祛风湿药时，需要注意以下事项。

辨证施治：根据患者的具体病情和体质选择合适的祛风湿药物，避免盲目用药。

药物配伍：祛风湿药常与其他药物配伍使用，以增强疗效，但需注意药物间的相互作用，避免产生不良反应。

剂量和用法：严格按照医嘱使用药物，不得自行增减剂量或改变用药方法。

特殊人群慎用：孕妇、哺乳期妇女、儿童及体弱者等特殊人群应慎用，或在医生指导下使用祛风湿药。

6.临床应用

祛风湿药在临床上广泛应用于风湿性疾病的治疗。例如：对于风湿性关节炎患者，可以使用独活、羌活等祛风胜湿药进行治疗，以缓解疼痛和肿胀。对于类风湿性关节炎患者，可以使用威灵仙、蕲蛇等通经活络药进行治疗，以改善关节的灵活性和功能。对于伴有水肿的风湿病患者，可以使用防己、茯苓等利水渗湿药进行治疗，在祛风湿药物治疗过程中，应时刻关注患者病情变化，适时调整治疗计划。

以缓解水肿现象。

七、温里药

1. 概念

温里药，又称祛寒药，是能够温暖体内、驱散寒气，用于治疗里寒证的药物。这类药物性质偏温热，具有温暖中焦、驱散寒气、增强阳气及扶持阳气的功效，适用于《内经》所述的“寒者温之”原则指导下的里寒症状。

2. 主要功效

温中散寒：改善因寒邪侵袭、阳气受阻或脾阳虚弱、内生寒气导致的胃脘及腹部冷痛、呕吐腹泻等症状。

补阳助火：提升体内阳气，改善肾阳虚衰、命门火衰，缓解四肢畏寒、手足冰冷等症状。

回阳固脱：对于心肾阳虚引发的重症，如心悸、畏寒、小便不畅、肢体水肿等，有显著恢复阳气、逆转病情的作用。

温肺化痰：缓解脾胃虚寒导致的呕吐、腹痛，同时治疗寒痰阻肺、咳嗽痰稀等症状。

温经止痛：对闭经、痛经等症状具有预防和治疗效果。

3. 适用病证

温里药可针对多种里寒证候，具体涵盖因脾胃受寒或虚寒引起的腹部冷痛、呕吐及腹泻。肺寒痰饮导致的咳喘、痰液清稀、舌淡苔白滑等症状。肝经受寒诱发的下腹部冷痛、疝痛或特定类型的头痛。肾阳亏虚所致的阳痿、宫冷、腰膝冷痛、夜尿频繁、遗精遗尿等。心肾阳虚引发的心悸、畏寒、小便不畅、肢体水肿等问题。以及亡阳厥逆表现的极度畏寒、蜷缩卧床、出汗、精神萎靡、四肢逆冷、脉象微弱等危急症状。

4. 分类概述

依据其功效差异，温里药可细分为以下几类。

温中祛寒类：包含干姜、高良姜、红豆蔻、花椒、胡椒及丁香等，适用于治疗寒邪侵袭、阳气受阻或脾阳虚弱导致的内脏寒证。

温肾助阳类：如附子、川乌、草乌及肉桂等，针对阴寒内聚、元阳虚弱或肾阳虚亏等症状。主要用于治疗阴寒内盛、元阳衰微或肾阳不足等症状。

暖肝解寒类：包括吴茱萸、小茴香等，用于治疗寒邪侵袭肝经引起的胁痛、头痛及疝痛等症状。

温肺化痰类：如干姜、细辛等，适用于寒痰阻肺、咳喘痰稀等肺部寒证。

5. 注意事项

在运用温里药的过程中，需留意以下几点。

个体化治疗：鉴于温里药适应多种疾病且各具特色，务必依据辨证结果选用合适的药物。

剂量与用法：对于部分温里药，例如附子、肉桂，需特别注意其用量、使用方法及潜在风险，防止因不当使用而引发中毒。

禁忌患者：鉴于温里药多具辛热燥烈之性，可能加剧实热、阴虚火旺及津血亏损状况，故高血压、甲亢人群应避免使用；同时，孕妇及在高温环境下的人群应谨慎使用。

合理配伍：在运用温里药时，需根据具体病情，巧妙搭配其他药物，以提升治疗效果并减少不良反应。

6. 临床应用

温里药在临床上广泛应用于多种里寒证的治疗。例如，附子可用于治疗肾阳不足、命门火衰等症状。干姜可用于治疗脾胃虚寒、寒饮咳喘等疾病。肉桂则常用于治疗下元虚冷、虚阳上浮等症状。这些药物在中医临床中常与其他药物配伍使用，以达到更好的治疗效果。

八、化痰止咳平喘药

1. 概念

化痰止咳平喘药是一类以祛痰、止咳、平喘为主要作用的药物，它们通过不同的作用机制来缓解和治疗与痰、咳嗽、气喘相关的各种症状。这类药物在中医药学和现代医学中都有广泛的应用，包括中药和西药两大类。

2. 主要功效

化痰：通过稀释痰液、促进痰液排出的方式，减少痰液在呼吸道内的积聚，从而缓解因痰液过多而引起的咳嗽和呼吸困难。

止咳：抑制咳嗽中枢或减轻咳嗽反射，从而缓解咳嗽症状。

平喘：通过扩张支气管、减轻支气管痉挛等方式，缓解气喘症状，改善呼吸功能。

3. 适用病证

化痰止咳平喘药主要用于治疗以下病证。

急、慢性支气管炎：这些疾病常伴有咳嗽、咳痰、气喘等症状，化痰止咳平喘药能够有效缓解这些症状。

肺气肿：肺气肿患者常出现呼吸困难、气喘等症状，使用化痰止咳平喘药可以改善呼吸功能，提高生活品质。

支气管哮喘：这是一种慢性的气道炎症疾病，表现为喘息、气急和胸闷等症状，平喘药在治疗中扮演着关键角色。

慢性阻塞性肺疾病（COPD）：COPD 患者常伴随咳嗽、咳痰和气短等症状，化痰止咳平喘药能够减轻这些症状，提高患者的生活质量。

4. 分类概述

化痰药：包括氨溴索、乙酰半胱氨酸等，这些药物主要通过稀释痰液、促进痰液排出的方式发挥作用。

止咳药：包括中药止咳药（如枇杷止咳膏、苏黄止咳胶囊等）和西药止咳药（如阿斯美、磷酸可待因片等），这些药物主要通过抑制咳嗽中枢或减轻咳嗽反射来止咳。

平喘药：包括茶碱类、β2受体激动剂、激素类药物等，这些药物主要通过扩张支气管、减轻支气管痉挛等方式来平喘。

5. 注意事项

辨证施治：使用化痰止咳平喘药时，应根据患者的具体病情和体质进行辨证施治，避免盲目用药。

合理用药：在使用化痰止咳平喘药时，应注意药物的剂量、用法和疗程，避免过量使用或长期使用导致不良反应。

配伍禁忌：在使用化痰止咳平喘药时，应注意药物间的配伍禁忌，避免药物之间相互作用产生不良反应。

特殊人群慎用：孕妇、哺乳期妇女、儿童、老年人等特殊人群在使用化痰止咳平喘药时应特别注意，需应在医生指导下使用。

观察病情变化：在化痰止咳平喘药的治疗过程中，需持续留意患者病情变化，并及时调整治疗策略。

6.临床应用

化痰止咳平喘药在临床上具有广泛的应用价值。可以使用化痰药和止咳药联合使用，以缓解咳嗽和咳痰症状。在治疗支气管哮喘时，可以使用平喘药和激素类药物联合使用，以控制哮喘症状并预防复发。

九、补益药

1.概念

补益药，又称补虚药或补养药。它们既可单独应用，也可与其他药物配合使用，以增强疗效。如在急性支气管炎的治疗中，这是一类主要用于弥补人体气血阴阳不足的药物，通过调整生理机能，助力恢复健康，强化体质，并提升身体抵抗力。

2.主要功效

补气：强化人体基本生理机能，改善气虚症状，如气短、乏力、头晕等。

补血：促进血液生成，改善因血虚引起的面色苍白、心悸、失眠等症状。

补阴：滋养阴液，缓解阴虚证候，如咽干口渴、潮热盗汗等。

补阳：温补阳气，治疗阳虚证，如畏寒肢冷、腰膝酸软等。

3.适用病证

补益药主要用于治疗多种虚损状态，涵盖气虚、血虚、阴虚及阳虚等不同类型。

补血药：如阿胶、当归、龙眼肉等，能够滋养血液、润燥滋阴并止血，常用于治疗血虚导致的面色萎黄、心悸及失眠等问题。

补阴药：如沙参、麦冬、玉竹等，有助于滋养阴液、润燥生津，适用于肺胃阴液受损、燥热引发的咳嗽等症状。

补阳药：如鹿茸、肉苁蓉、巴戟天等，用于增强阳气。

5.注意事项

辨证施治：在使用补益药时，必须根据患者的具体病情和体质进行辨证施治，避免盲目用药。

适量服用：补益药虽然能补益身体，但过量服用也会导致不良反应。因此，必须按照医生或药品说明书上的剂量来服用。

注意禁忌：某些特殊人群，如孕妇、儿童、老年人等，在使用补益药时需要特别注意禁忌和用量。

避免相互作用：补益药与某些食物或药物可能存在相互作用，影响药效。因此，在使用补益药时，应注意避免与这些食物或药物同时使用。

6.临床应用

补益药在临床应用中具有广泛的用途。它们不仅可以单独使用以治疗各种虚证，还可以与其他药物配伍使用以增强疗效。例如，在治疗气血两虚的疾病时，可以采用气血双补的方法，将补气药和补血药同用。在治疗阴阳两虚的疾病时，可以采用阴阳并补的方法，将补阴药和补阳药同用。此外，补益药还可以用于保健养生和预防疾病等方面。

十、安神药

1.概念

安神药是一类以宁心安神为主要功效，用于治疗心神不安病证的方药。这类药物通过调节人体的神经系统，帮助缓解焦虑、烦躁、失眠等症状，从而达到安神定志的效果。

2.主要功效

宁心除烦：缓解因心神不宁引起的烦躁、焦虑等情绪。

镇静安神：帮助改善睡眠质量，减少失眠、多梦等症状。

益智宁神：对记忆力减退、注意力不集中等症状有一定的改善作用。

3.适用病证

安神药适用于多种因心神不安引起的病证，包括但不限于失眠多梦、心悸怔忡、健忘、神经衰弱、焦虑、烦躁等病证。

4.分类概述

安神药物依据其来源及应用特性，被划分为两大类。

重镇安神类：主要由质地较重的矿石类物质构成，如朱砂、琥珀及磁石等。这类药物主要用于缓解阳气浮越、心神不宁的实证症状，如心悸不眠、惊厥狂躁及情绪波动等。需要留意的是，这些药物通常含有一定毒性，使用时必须严格控制剂量和疗程。

养心安神类：主要由植物药材构成，如酸枣仁、柏子仁、远志、合欢皮及夜交藤等。这些药物能滋养心肝，适用于心肝血虚导致的虚证，如心悸不安、失眠多梦等神志不宁的情况。它们性质温和，适宜长期应用，但同样需根据个体状况调整剂量。

5.注意事项

在使用安神药时，需要注意以下几点。

辨证施治：安神药的使用应根据患者的具体病情和体质进行辨证施治，避免盲目用药。

剂量控制：重镇安神药具有一定的毒性，使用时需严格控制剂量和疗程，避免因过量使用而导致中毒。

不宜久服：安神药一般不宜长期连续服用，以免产生依赖性和副作用。

脾胃功能不佳者需谨慎：矿石与介壳类安神药材因其质地重坠，可能伤及胃气，故脾胃虚弱人群应慎用或适当减少用量。

留意药物间相互作用：在使用安神药时，应注意避免与其他药物产生相互作用，特别是与镇静催眠药、抗抑郁药等药物合用时，需咨询医生意见。

6.临床应用

安神药在临床上有着广泛的应用，如治疗失眠多梦、心悸怔忡、健忘等神志不宁的病证，常用朱砂安神丸、天王补心丹、安神补脑液等。

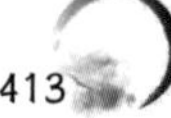

十一、开窍药

1.概念

开窍药指具有开泄神志、开通闭塞作用的药物。这类药物通常具有辛香走窜之性，能够直达病所，开窍醒神，是中医急救治疗神志昏迷的重 要药物。开窍药主要用于治疗由气血凝滞、痰浊蒙蔽等引起的神志昏蒙、卒然昏厥、中风、癫痫等急症。

2.主要效用

启窍提神：凭借辛香流通的特性，直接对心脑产生作用，达到启窍提神的效果。

疏通经络：开窍药能够疏通经络，活血化瘀，缓解因气血不畅引起的疼痛、麻木等症状。

清热解毒：一些开窍药物同时具备清除体内热毒的功效，有助于缓解由热毒引发的各种症状。

3.适用病证

开窍药物在治疗多种神志障碍方面展现出效用，包括：热病神昏：如中暑、高热等引起的神志不清。中风昏厥：因脑血管意外导致的突然昏厥。癫痫痉厥：癫痫发作时出现的神志不清、四肢抽搐等症状。七情郁结：因情志不畅、气血逆乱引起的神志异常。

4.分类概述

依据药性与治疗病证的差异，开窍药物可归为两大类。

温性开窍剂：其性多辛温且带有芳香，能辛散温通、辟秽开窍、提神醒脑。典型药物包括麝香、苏合香、安息香及石菖蒲等，适用于治疗由寒邪导致的神志昏迷，如中风痰阻、气机郁闭等。

凉性开窍剂：味多辛、苦，性寒，具备辛散苦泄、芳香透窍、清心泻火、醒脑开窍的特性。常用药物如冰片，常配伍牛黄、麝香等使用。这类药物主要应对热邪所致的神志不清，如热病昏迷、痰热心包蒙蔽等。

5.注意事项

确保药物与病证相符：开窍药一般用于急救治疗神志昏迷，需根据患者的具体病情和体质进行辨证施治。

遵医嘱合理配伍用药：开窍药需根据热闭、寒闭的不同选择相应的药物，并合理配伍其他药物以增强疗效。如热闭需凉开，寒闭需温开。

避免久服：开窍药多为急救应用，不宜久服，以免损耗正气。一般只宜暂用，待神志恢复后应立即停药。

留意用药限制：鉴于开窍药物多具辛香走窜特性，孕妇及经期女性应谨慎使用，以防流产或月经过多。此外，阴虚阳亢体质者同样需小心。

关注药物形态：多数开窍药富含挥发油，通常适宜制成丸散剂而非汤剂，以免药效散失。

6.临床应用

开窍药在临床上有着广泛的应用，主要用于治疗各种神志不清的急症。如麝香、冰片、苏合香等开窍药常用于治疗中风、癫痫、高热神昏等病症。此外，开窍药还可与其他药物配伍使用，如与清热泻火药配伍治疗热病神昏；与化痰药配伍治疗痰浊蒙蔽心窍等。

十二、芳香化湿药

1.概念

芳香化湿药材是主要通过芳香特性来排除浊气、化解湿气并唤醒脾胃功能的中药。这类药材普遍带有芳香气息，性质偏于温燥，能作用于脾经、胃经等，展现出利水祛湿、促进排尿、消除黄疸等多种效用。它们主要用于缓解因湿邪阻滞中焦脾胃、引发的运化功能异常造成的各类健康问题。

2.主要功效

化湿醒脾：通过芳香之气，能够唤醒被湿邪困阻的脾胃，恢复其正常的运化功能。

利水渗湿：有助于排除体内多余的水分，减轻水肿等症状

利水利尿：针对湿邪下渗导致的淋病症状，诸如排尿不畅、尿频尿急等，具有治疗效果。

温燥化湿：利用药物的温燥之性，能够燥湿健脾，改善因湿邪内停引起的各种症状。

3.适用病证

芳香化湿药适用于多种因湿邪困阻中焦脾胃所引起的病证，包括但不限于以下情况。

中焦湿阻症状：如腹部胀满不适、口中感觉淡而无味且多唾液、反酸呕吐，以及大便稀薄等。

脾胃功能衰退：湿邪阻碍导致脾胃功能下降，表现为食欲不振、身体疲倦、口中感觉黏腻并有甜味、舌苔白腻等。

湿痰积聚：湿邪与痰邪相互交织，导致咳嗽痰多、胸闷气短等症状。

湿温、暑温、霍乱、痧胀：这些病证多伴有湿邪内盛的表现，可适当选用芳香化湿药进行治疗。

4.分类概述

芳香化湿药可以根据其性味归经、功效及应用范围进行分类。常见的芳香化湿药包括苍术、藿香、佩兰、砂仁、白豆蔻等。这些药物在性味上多偏辛温，归经上多入脾、胃经，具有各自独特的功效。

5.注意事项

在使用芳香化湿药时，需要注意以下几点。

辨证施治：需根据患者的具体病情和体质进行辨证施治，选择合适的药物。

合理搭配：鉴于湿症常伴随其他症状，运用芳香化湿药物时，应合理搭配其他药材以强化治疗效果。

不宜长期使用：芳香化湿药材多属辛温香燥，易损伤阴液和消耗正气，因此不建议长期服用。

关注煎制与服用方式：由于芳香化湿药多含挥发油类成分，入煎剂宜后下，以免耗损芳香有效成分，降低疗效。

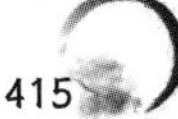

6.临床应用

芳香化湿药在临床上有着广泛的应用，主要用于治疗各种因湿邪困阻中焦脾胃所引起的疾病。例如，苍术、厚朴等药物常用于治疗湿阻中焦证；藿香、佩兰等药物则多用于治疗暑湿、湿温等病证。此外，部分芳香化湿药还具有散寒解表、祛暑除湿、和胃止呕等多种功效，可用于治疗风寒感冒、暑湿表证、妊娠呕吐等多种病证。在使用时，需根据患者的具体病情和体质进行辨证施治，并遵循医嘱合理用药。

十三、利水渗湿药

1.概念

利水渗湿药指具有渗透水湿、促进小便排出的中药。这类药物在中药学中扮演着重要的角色，主要用于治疗体内水湿停留所引起的各种病证。它们不仅具有利尿作用，还能通过促进体内水湿的排出，达到治疗水肿、痰饮、湿热证等多种疾病的目的。

2.主要功效

利尿消肿：通过促进肾脏排出多余的水分和废物，减轻身体水肿和浮肿。

清热解毒：部分药物还能清热解毒，帮助治疗与湿邪相关的感染和炎症。

利湿退黄：对于湿热黄疸等病证，利水渗湿药能够利湿退黄，改善病情。

健脾止泻：部分药物兼有健脾止泻的作用，能够改善脾虚泄泻等症状。

行滞通乳：一些利水渗湿药还具有行滞通乳的功效，有助于治疗乳汁不下等问题。

3.适用病证

利水渗湿药适用于多种病证，主要包括以下几种。水肿，特别是下肢显著的水肿，适宜采用利水渗湿药物来减轻症状。痰饮状况，涵盖慢性支气管炎引发的痰液积聚、胃炎等导致的胃内水分或分泌物滞留，以及体腔内如胸水、腹水等异常液体，这些均可视为痰饮范畴，可适当结合利水渗湿药物进行治疗。湿热相关的病证，如淋浊（涉及泌尿系感染或结石）、湿热引起的发黄、疮疡等。

4.分类概述

根据药性和功效的差异，利水渗湿药物可分为以下几类。

利水消肿类：味道多甘淡平或微寒，主要用于消除水肿和治疗水湿停滞导致的小便不畅等症状。常用药物如茯苓、猪苓、薏苡仁等。

利尿通淋类：味道多苦寒或甘淡寒，主要用于治疗下焦湿热引起的淋证。常用药物如冬葵子、扁蓄、瞿麦等。

清热利湿类：味道多苦寒，具有清热利湿、利胆退黄的功效，主要用于治疗湿热黄疸等病状。常用药物如泽泻、车前子、滑石等。

5.注意事项

个性化治疗：在运用利水渗湿药物时，需依据患者的具体病情与体质，采取辨证施治的策略，选择合适的药物。

搭配适宜：为提升治疗效果，需根据病情合理搭配其他药物。例如，水肿伴随表证的患者，可搭配宣肺利水的药物；水肿持续时间较长且脾肾阳虚的患者，可搭配温补脾肾的药物。

剂量把控：利水渗湿药物的效力与质地各异，因此使用剂量需恰当掌握。部分药物过量使用可能会损伤正气，使用时需格外小心。

特定人群慎用：阴虚津亏、肾虚遗精遗尿及孕妇等人群，应谨慎或避免使用利水渗湿。

6.临床应用

利水渗湿药在临床上有着广泛的应用，主要用于治疗各种与湿邪有关的疾病。具体应用时，需根据患者的具体病情和体质进行选择和配伍。例如，茯苓、猪苓等药物常用于治疗水肿、小便不利等病证。泽泻、车前子等药物常用于治疗湿热黄疸等病证。此外，一些利水渗湿药还可用于防治高血压、糖尿病等疾病。

十四、消食药

1.概念

消食药亦称消导药材或助消化药材，是那些以消解食物积滞、增强食欲为主要作用的药物。这类药材多味道甘甜且性质平和或略偏温，主要作用于脾、胃经络，具有消解食积、强健脾胃的功效，能有效清除食物积滞，恢复脾胃功能。

2.主要功效

消解食滞：通过促进食物的消化和吸收，消除因食积停滞引起的各种症状。

增进食欲：改善因食积引起的食欲不振，促进食欲的恢复。

健脾和胃：部分消食药还具有健脾和胃的作用。

3.适用病证

消食药主要适用于以下病证。

食物滞留不消：如腹部胀满、打嗝带有酸腐味、恶心呕吐及食欲不振等表现。

排便异常：如腹泻或便秘，这些与食物积滞有关的大便不规律现象。

脾胃功能衰退：如消化能力减弱、食欲不佳等症状。

4.分类概述

消食药根据其成分和功效的不同，可以分为以下几类。

中成药：如健胃消食片、大山楂丸、保和丸等，这些中成药多由山楂、神曲、麦芽等中药材制成，具有消食化积、健脾和胃的作用。

消化酶类药：如乳酶生片、多酶片、复方消化酶胶囊等，这些药物含有各种消化酶，可以帮助人体分解食物中的碳水化合物、蛋白质、脂肪等成分，促进食物的消化吸收。

促胃肠道动力药：如莫沙必利片等，这些药物能够增强胃肠道的蠕动功能，促进食物的消化和排空。

5.注意事项

在使用消食药时，需要注意以下几点。

辨证施治：根据患者的具体病情和体质进行辨证施治，避免盲目用药。

合理配伍：消食药常需联合其他药物使用以提升效果。例如，对于伴有寒象的食积，需搭配温胃散寒的药物；对于伴有湿浊阻滞的食积，需结合芳香化湿药。

用药注意事项：哺乳期妇女应避免使用麦芽、神曲等消食药；服用人参期间不宜使用莱菔子。同时，对药物成分过敏者需禁用相关消食药物。

剂量与用法：务必遵循医生指导或说明书上的建议，确保剂量准确，避免过量或剂量不足。

饮食调整：在服用消食药期间，应注重饮食，避免摄入生冷、辛辣、油腻等可能加重病情或干扰药效的食物。

6. 临床应用

消食药在临床上有着广泛的应用，主要用于治疗各种因食积停滞引起的病证。例如，对于长期饮食不当或暴饮暴食导致的消化不良、积食等病证，消食药能够起到促进胃肠蠕动、增加胃液分泌、帮助消化食物的作用，从而缓解相关症状。此外，消食药还可用于脾胃虚弱引起的消化不良、食欲不振等症状的治疗。

十五、活血化瘀药

1. 概念

活血化瘀药指能够疏通血管、消散瘀血并促进血液流动功能的中药。这类药物通过改善血管内血液流动，增加血液供应，有助于缓解因血瘀引起的各种症状。在中医理论中，活血化瘀药被广泛应用于治疗因血瘀引起的各种病证。

2. 主要功效

促进血液循环：通过改善血管内血液流动，增加血液供应，有助于缓解因血瘀引起的局部缺血和缺氧症状。

缓解疼痛：血瘀常常伴随着疼痛，活血化瘀药物能够减轻因血瘀导致的疼痛感。

改善局部肿胀：血瘀可能导致局部组织肿胀，使用活血化瘀药物可以减轻肿胀，促进组织修复。

3. 适用病证

活血化瘀药主要用于治疗因血瘀引起的各种病证，包括但不限于由外伤导致血脉瘀滞的肿痛；由血瘀导致的痛经、月经不调；心血痹阻的胸痹证；气虚血瘀的脑中风；肝硬化、甲状腺结节、乳腺增生、肺结节、子宫肌瘤等病证。其中，具有活血止痛效果的药物包括川芎、延胡索、郁金、乳香以及没药等常用来治疗血瘀气滞导致的胸胁疼痛、疮疡痈肿等症状。

4. 分类概述

活血化瘀药物大致可以分为以下几类。

活血调经药：例如丹参、桃仁、红花、益母草及鸡血藤等药材，常用于治疗由血瘀引起的痛经、闭经以及产后瘀阻所致的腹部疼痛等症状。

活血疗伤药：如马钱子、骨碎补、血竭等，常用于治疗骨折筋伤、血肿疼痛等症状。

破血消症药：如三棱、土鳖虫、莪术、水蛭等，常用于治疗跌打损伤、血瘀肿痛、血瘀经闭等症状。

5. 注意事项

在使用活血化瘀药时，需要注意以下几点。

孕妇和哺乳期女性慎用：药材中的成分容易穿透胎盘和通过乳汁传递到胎儿或婴儿体内，对胎儿和婴儿的健康有影响。

急性出血性患者慎用：如消化道出血、脑出血、肝静脉曲张出血等患者不应使用含有活血化瘀成分的药物。

凝血功能不良或有出血倾向的患者慎用：含有活血化瘀成分的药物容易加重患者的出血情况。

注意药品剂量：患者在使用活血化瘀药时需遵医嘱用药，按时按量服用药品，不可随意增减剂量。

注意药品质量：患者在购买活血化瘀药品时应选择正规渠道购买，以保证药品的质量和效果。

注意药品过敏：有些人对药物中的某些成分过敏，患者在使用之前应注意个人过敏史，出现过敏症状应立即停止使用药品，并请医生进行诊断和治疗。

6.临床应用

活血化瘀药在临床上有广泛的应用，主要用于治疗各种因血瘀引起的病证。医生会根据患者的具体病情和体质，选择合适的活血化瘀药物进行治疗。例如，对于外伤导致的血脉瘀滞肿痛，可以使用活血止痛药如川芎、延胡索等进行治疗。对于血瘀痛经、经闭等症状，可以使用活血调经药，如丹参、桃仁等进行治疗。此外，活血化瘀药还可以与其他药物配伍使用，以增强疗效。例如，在治疗冠心病时，可以配伍使用丹参、川芎等活血化瘀药与理气药，如香附、陈皮等，以达到更好的治疗效果。

十六、平肝定风药

1.定义及特点

平肝息风药亦称平肝熄风药，指具有平息肝阳亢进、安定肝风扰动作用的药物。它们主要用于中医理论中的肝阳上逆及肝风妄动等病证的调治。肝阳上逆常表现为头目晕眩、头痛、耳鸣、心烦意乱等症状；肝风妄动多表现为抽搐、震颤、头目昏眩等带有“动摇”性质的症状。

2.主要功效

平肝潜阳：通过调节肝脏的阴阳平衡，抑制肝阳过亢，从而缓解因肝阳上亢引起的各种症状。

平息肝风：具有镇静、抗惊厥、抗癫痫等中枢抑制作用，能够平息因肝风内动引起的抽搐、震颤等症状。

降压作用：部分平肝息风药如钩藤、天麻等具有降压作用，能够缓解高血压等症状。

清热解毒：部分药物还兼有清热解毒的功效，能够治疗因肝火旺盛引起的各种症状。

镇静安神：对于因肝风内动引起的烦躁不安、失眠多梦等症状，平肝息风药同样具有显著的缓解功效。

3.适用病证

平肝息风药材适用于以下疾病情况。

由肝阳上亢引起的头目眩晕、头痛、耳鸣、心烦等症状；由肝风内动引起的抽搐、震颤、头晕眼花等症状，如癫痫、破伤风、中风后遗症等；由高血压病、美尼尔氏综合征、脑动脉硬化等引起的眩晕，以及由流行性脑脊髓膜炎、乙型脑炎等导致的高热、意识模糊、惊厥等症状。

4.分类概述

平肝息风药依其主要功能分为两类。

平肝潜阳类：适用于肝阴亏虚，导致肝阳上亢所引起的头晕、头痛、耳鸣、耳聋、烦躁以及惊悸癫狂等症状。常用药物包括石决明、珍珠母、牡蛎、代赭石、山羊角、紫贝齿、刺蒺藜、罗布麻、决明子等。

熄风止痉类：主要用于治疗温热病伴随的高热昏迷、惊厥抽搐、热极动风；或因肝血不足、筋脉失养引起的虚风内动；或因风阳夹痰、风痰扰动导致突然昏厥、失去知觉、口吐白沫、四肢抽搐的癫痫及狂躁；或因口眼歪斜的面瘫、中风；或因风毒侵袭、外风触发内风的破伤风症状，如角弓反张、抽搐痉挛，以及中风后的半身不遂等。常用药物包括羚羊角、钩藤、天麻、珍珠、玳瑁、全蝎、蜈蚣、白僵蚕、地龙、马宝、蛇蜕、壁虎等。

5.注意事项

在运用平肝息风药材时，需注意以下方面。

个性化治疗：根据患者的体质，辨证施治与具体病情，不得随意用药。

合理搭配：鉴于肝阳上亢与肝风内动的病因多样，使用平肝息风药材时需进行合理配伍，以增强治疗效果。例如，对于肝阳上亢并伴有肝阴不足的患者，宜搭配滋养肝阴的药物；而对于因高热引发的肝风内动，则应搭配清热泻火的药物。

剂量管理：部分平肝息风药材，如全蝎、蜈蚣等，含有毒性成分，使用时需严格控制剂量，防止中毒。此外，矿石类、介贝类药物由于质地坚硬，有效成分难以析出，煎药前应将其打碎并先行煎煮。

特定人群慎用：阴亏血虚者慎用平肝息风药，孕妇也应忌用或慎用。

6.临床应用

平肝息风药在临床上有着广泛的应用，主要用于治疗肝阳上亢和肝风内动引起的各种病证。例如，天麻钩藤饮、镇肝熄风汤等方剂就是以平肝息风药为主要成分，用于治疗高血压病、中风后遗症、癫痫等疾病。此外，平肝息风药还可与其他药物配伍使用，以增强疗效。例如，在治疗中风后遗症时，可以配伍使用活血化瘀药和补益气血药，以促进肢体功能的恢复。

十七、收涩药

1.概念

收涩药亦称固涩药，指具有收敛固脱作用，能够固摄耗散、制止滑泄的药物。这类药材被广泛用于治疗多种滑脱症状，例如自汗、盗汗、长期腹泻、痢疾、遗精、滑精、遗尿、尿频、崩漏不止等。收涩药的味道多为酸涩，性质多为温或平，主要归属于肺、脾、肾、大肠经（根据分类可能有所不同）。

2.主要功效

固表敛汗：主要用于治疗自汗、盗汗等症状。

敛肺止咳：用于治疗久咳不止等肺部疾病。

涩肠止泻：用于治疗慢性腹泻、痢疾等肠道疾病。

固精缩尿：用于治疗遗精、遗尿等泌尿系统疾病。

收敛止血：用于治疗崩漏、月经过多等出血性疾病。

收涩止带：用于治疗带下病等妇科疾病。

3.适用病证

收涩药主要用于缓解因久病导致身体虚弱、正气不固、脏腑机能下降而引发的各种滑脱失控症状，包括但不限于自汗、盗汗、长期咳嗽伴虚喘、慢性腹泻、痢疾、遗精、滑精、遗尿、尿频，以及崩漏、带下不止等。

4.分类概述

依据药性和临床用途的不同，收涩药可以划分为以下几类。

固表敛汗类：例如麻黄根、浮小麦、糯稻根等，这些药物味道多甘甜平和，性质收敛，能够作用于肌肤表面，调节卫气，保护腠理，从而达到固表止汗的效果。

敛肺涩肠类：如五味子、乌梅、诃子、肉豆蔻、赤石脂等，这些药物味道酸涩，主要作用于肺经和大肠经，具有收敛肺气以止咳平喘、涩肠止泻痢的功效。

固精缩尿止带类：包括金樱子、桑螵蛸、覆盆子、山茱萸、莲子、芡实等，这些药物同样味道酸涩，主要作用于肾和膀胱经，具有固摄精液、收缩尿液、止带下的作用。

5.注意事项

个性化治疗：鉴于滑脱不禁的病因及发病部位各异，其临床表现多样，因此在选用药物时，需根据各类药物的功效特性进行针对性选择。

慎用原则：收涩药因其具有涩敛之性，故在外邪未除、湿热引起的泻痢、带下、血热出血以及郁热未消的情况下不宜使用，以免产生“闭门留寇”的不良后果。

综合治理：治疗滑脱病的根本在于正气亏虚，因此，使用收涩药材仅为治标之法。在临床应用中，需与相应的补益药材配合使用，以达到标本兼治的目的。

炮制提升效果：本类药材以收涩为主，常通过炒制或煨制的方法来增强其收敛效果。

特定情况禁用：对于滑脱严重、元气极度亏损且濒临虚脱的病证，收涩药材难以奏效，此时应紧急使用大剂量补气固脱的药物进行救治。

6.临床应用

收涩药在临床实践中应用广泛，其选择与应用需紧密结合患者的具体病情及中医的辨证诊断结果。举例来说，针对因气虚导致肌表不固、津液外泄引起自汗的患者，可考虑使用固表止汗药，如麻黄根、浮小麦等。对于肺虚引起的长期咳嗽不愈的患者，可选用敛肺涩肠药，如五味子、乌梅等。对于肾虚导致的遗精、滑精、遗尿、尿频等症状，可选用固精缩尿止带药，如金樱子、桑螵蛸等。此外，根据患者的具体病情需求，将不同类型的收涩药进行配伍使用，以达到更好的治 疗效果。

十八、涌吐药

1.概念

涌吐药又称为催吐药，其主要功能是诱发呕吐，用于治疗因毒物、未消化的食物、痰涎等病理物质积聚在胃脘或胸膈以上所引起的疾病。。

2.主要功效

涌吐药的主要功效是诱发呕吐。这类药物通常具有强烈的涌吐作用，能够迅速而有

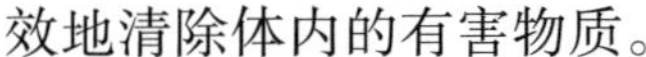

效地清除体内的有害物质。

3.适用病证

促使体内蓄积的毒物、未消化食物及痰涎等有害物质排出，以实现治疗疾病的效果。摄入毒物后，其在胃内停留且未被完全吸收。食物在胃中滞留不消化，尚未进入肠道，引发胃脘部胀痛。咽喉或胸膈有痰涎积聚，导致呼吸受阻或产生癫痫、狂躁等症状。

4.分类概述

涌吐药主要源自矿石或草木，其性味多苦寒，且均具毒性。根据不同的药物特性和功效，涌吐药可以分为多种类型，但具体的分类方式可能 因不同的中药典籍或教材而有所差异。常见的涌吐药包括常山、瓜蒂等。

5.注意事项

毒性及安全警示：涌吐药均含有毒性成分，强烈的呕吐反应可能严重损害胃部并消耗体内津液和气力。因此，在使用时必须严格遵照医生及药师的指示，并针对不同人群明确使用禁忌。虚弱体质者、老年人、儿童、孕妇、产后妇女，以及高血压、心脏病、肺结核、胃溃疡出血等患者应避免或谨慎使用。

剂量管理：涌吐药的用量需谨慎控制，以刚好引发呕吐为宜。过量使用可能导致过度呕吐，进一步损伤正气。若常规剂量下未能诱发呕吐，可适量饮用热水或采用其他辅助手段促进呕吐。

饮食注意事项：服用涌吐药后，若呕吐不止，应立即停止用药，并采取相应措施缓解。呕吐后应适当休息，避免立即进食，待肠胃功能逐渐恢复后再少量摄入流质或半流质食物，以保护胃气。同时，在使用涌吐药期间，应避免食用生冷和油腻食物。

药物配伍：涌吐药药性强劲，需根据病情进行辨证使用。为提高疗效并降低毒性，常与其他药物联合应用。这些配伍药物可以增强涌吐效果或作为稀释剂，降低涌吐药的浓度和刺激性。

6.临床应用

涌吐药在临床上的应用相对较少，因其作用峻猛且易伤正气。但在某些特定情况下，如误食毒物或宿食停滞等急需排出体内实邪的病证中，涌吐药仍具有不可替代的作用。

十九、驱虫药

1.概念

驱虫药是一种用于预防和治疗寄生虫感染的药物。它们通过干扰寄生虫的生长、繁殖或影响其生理功能来达到驱虫的目的。这类药物在医药领域具有重要的作用，特别是在预防和治疗由寄生虫引起的疾病方面。

2.主要功效

抗寄生虫作用：直接作用于寄生虫，干扰其生命周期，从而减少或消除体内寄生虫的数量。

调节肠道菌群：部分驱虫药还有助于恢复肠道内的正常菌群平衡，这对于维持肠道健康至关重要。

缓解肠道不适：驱虫药还可以缓解因寄生虫感染引起的腹痛、腹泻等症状，改善患者的生活质量。

3.适用病证

驱虫药物主要用于治疗由寄生虫引起的疾病，具体可分为以下几种。

抗蠕虫药：主要用于治疗肠道蠕虫病，如由蛔虫、钩虫、鞭虫等引起的疾病。

抗原虫药：主要用于治疗疟疾、阿米巴病等原虫感染。

抗寄生虫药：用于治疗虱子、螨虫等寄生虫感染。

肠道寄生虫感染，例如蛔虫病、蛲虫病、绦虫病、钩虫病、姜片虫病等。

驱虫药对其他身体部位的寄生虫感染，如血吸虫、阴道滴虫等，同样具有驱杀效果。

4.分类概述

根据作用原理和适用范围的不同，驱虫药可分为多种类型，其中常见的包括：

此外，还有一些特定的驱虫药物可供选择，例如阿苯达唑、甲苯达唑以及盐酸左旋咪唑等，它们各自拥有独特的适应证及服用指南。

5.的注意事项

在采用驱虫药物进行治疗时，以下几点需特别注意。

准确识别寄生虫种类：首先需要明确寄生虫的种类，以便有针对性地选择药物。

掌握用药剂量：严格按照医生或说明书上的剂量使用药物，避免过量或剂量不足。

服用时间：驱虫药一般应在空腹时服用，以提高药物在胃肠道的浓度及使用效果。

注意饮食：服用驱虫药后，应避免食用油腻食物，以免影响药效。

慎用人群：年老、体弱者及孕妇等人群应慎用驱虫药，或在医生指导下使用。

观察反应：服用驱虫药后，注意观察患者的反应情况，如有异常，应及时就医。

6.临床应用

驱虫药在临床上的应用非常广泛，特别是在预防和治疗寄生虫感染方面。以下为实际临床应用案例。

阿苯达唑以其高效广谱的特性，在驱虫治疗中表现突出，驱除诸如线虫、血吸虫、绦虫等多种寄生虫均有较好的效果。槟榔、南瓜子联合煎剂可用于治疗绦虫病，通过使绦虫肌肉麻痹或杀死除虫将其排出体外。

这些药物的应用不仅提高了寄生虫病的治愈率，还减轻了患者的痛苦和负担。同时，随着医学研究的不断深入和新型驱虫药物的研发，驱虫药的临床应用前景将更加广阔。

二十、外用药

1.概念

中药外用药是将中药应用于皮肤表面。使药物通过皮肤渗透发挥疗效。这类药物主要以局部涂抹、贴敷、熏洗、点眼、喉喷、鼻滴等方式应用，有使用便捷、副作用轻微、效果显著等优势。

2.主要功效

中药外用药的主要功效包括解毒消肿、促进腐肉排出与新肉生长、收敛疮口、杀虫止痒以及止血止痛等。它们能直接针对病灶区域，优化局部血液循环，舒缓肌肉紧张与痉挛，并有效减轻疼痛、肿胀等症状，同时促进伤口愈合和病情恢复。

3.适用病证

中药外用药的适应证非常广泛，包括但不限于以下几种。

皮肤病：如湿疹、皮炎、痤疮、癣症等。

外科疾病：如跌打损伤、骨折、关节炎、疮疡等。

妇科疾病：如阴道炎、宫颈炎等。

五官科疾患：如咽喉肿痛、结膜炎、中耳炎等。

其他：如蚊虫叮咬、水火烫伤、过敏性皮肤疾病等。

4.分类概述

中药外用药种类繁多，剂型各异，常见的剂型包括以下几种。

膏剂：如软膏、药膏等，具有滋润、保护、收敛等作用。

散剂：如药粉、药散等，可直接撒布于创面或患处，起到消炎、止血、止痛等作用。

贴剂：如膏药贴、药贴等，具有固定的药物成分和剂量，可长时间作用于患处。

其他：如油剂、洗剂、熏剂等，根据具体病情和需要选择使用。

5.注意事项

在使用中药外用药时，需要注意以下事项。

辨证施治：根据病情和病因选择合适的药物和剂型，避免盲目使用。

用药前准备：清洁患处皮肤，确保药物能够充分接触和吸收。

用药方法：按照说明书或医嘱正确使用药物，注意用药剂量和频次。

注意观察：用药期间注意观察病情变化，如有不适应及时停药并就医。

避免交叉感染：对于开放性伤口或感染性病灶，需防范交叉感染与再次感染的风险。

特定人群需谨慎：孕妇、哺乳期女性及儿童等应在医师指导下使用。

6.临床应用

中药外用药在临床应用中具有广泛的应用价值。它们可以直接作用于病变部位，快速缓解疼痛和肿胀等症状，同时促进伤口愈合和病情恢复。在皮肤科、外科、妇科等多个领域都有应用。例如，对于皮肤病患者，中药外用药可以通过改善局部血液循环和减轻炎症反应来达到治疗效果。对于外科疾病患者，中药外用药可以通过促进组织修复和减轻疼痛来促进康复。此外，中药外用药还可以与其他治疗方法联合使用，以提高治疗效果和患者的生活质量。

第三节 方剂基础知识

方剂为中医药学的重要组成部分，是古代医家经过长期医疗实践，将多种药物按照一定原则配伍组合，经过煎煮等工艺制成的治疗疾病的汤液或制剂。

一、概念

方剂指中药方剂，即中药药方与调剂，其源于古代医者长期实践，将多种药物科学配伍，煎煮成汤液。方剂由君、臣、佐、使四药构成，其构成原则彰显了中医的整体观与辨证施治的理念。

二、构成法则

方剂通常由君药、臣药、佐药、使药四大元素构成，这一构成法则深刻体现了中医的整体观与辨证施治的原则。

君药：方剂的核心，针对主要症状发挥治疗作用，不可或缺。

臣药：辅助君药，增强主要疗效或针对次要症状进行治疗。

佐药：或加强君臣药效，或针对次要症状，或调和君臣药的峻烈，或减轻其副作用。

使药：引领药物直达病灶或调和方剂中各药的关系。

三、特色与长处

方剂以其综合性强、治疗范围广、能调和药物毒性、减少不良反应等特点著称。其优势具体体现在以下几点。

全面调理：通过多药协同，改善机体内环境，提升免疫力。

个体化治疗：依据患者体质与病情，量身定制治疗方案。

肝肾负担小：中药外治多经皮肤、黏膜吸收，药物成分经初步过滤，有害成分减少，对肝肾损害极小。

四、方剂与治法之间的联系

方剂与治法之间存在着紧密且不可分割的联系，以下是对这两者关系的深入解析。

1.治法的概念

治法是针对病证辨证求因、审因论治所制订的基本治疗原则。它是中医临床治疗的总纲，为临床运用方剂和创造新方提供了理论支撑。

2.方剂与治法的相互作用

治法指导方剂配伍，方剂在中医理论体系中占据重要地位，与辨证、治法紧密相连。临床治疗的流程通常遵循理、法、方、药的顺序。首先通过四诊合参收集症状，分析病因病机，确定病证，然后制订治疗方法，并选择相应的方药。因此，方剂的运用必须建立在辨证立法的基础之上。

方剂源于治法，治法依据证候而定。方剂是治法在实践中的具体展现。一旦治法明确，它就成为临床中方剂运用与新方创制的指导原则。以风热表证为例，治法确定为辛凉解表，此时便会选用如银翘散等具有辛凉解表功效的方剂进行治疗。

方剂与治法之间存在着一种辨证统一、理论与实践相结合的关系。在学习方剂学时，我们不仅要熟悉一定数量的方剂，还需深入理解其背后的治法，以便更好地指导临床实践，提升治疗效果。方剂是治法在实践中的具体应用，而治法则是方剂构成的理论基石。两者相辅相成，共同构建了中医临床治疗的完整框架。

3.常见治法及其方剂实例

中医临床中，常用的治法涵盖汗法、吐法、下法、和法、温法、清法、消法、补法等，每种治法都有其应用场景和代表性方剂。

汗法：通过调节腠理、营卫和肺气，使体表邪气随汗液排出，适用于外感表证等。代表方剂包括麻黄汤和桂枝汤。

吐法：利用涌吐作用，将停留在咽喉、胸膈等部位的痰涎等排出，多用于实邪壅塞的急症，但需注意保护胃气。代表方剂虽未具体提及，但此方法常用于处理痰壅等证。

下法：通过荡涤肠胃，排出体内积滞，适用于燥屎内结等病证。大承气汤是此类治法的代表方剂。

和法：通过和解方法，调和表里、脏腑、阴阳等失衡状态，适用于半表半里之邪等证。小柴胡汤是和法的代表方剂。

温法：利用温热药物驱散体内寒邪，适用于里寒证。理中丸是温法的代表方剂。

清法：通过清热、泻火等方法，解除体内热邪，适用于热证等。白虎汤是清法的代表方剂。

消法：通过消食、行气、化痰等方法，消散有形之邪，适用于饮食停滞等证。保和丸等方剂体现了消法的应用。

补法：通过滋养补益，增强人体气血阴阳，适用于脏腑虚弱等证。四君子汤和四物汤是补法的代表方剂。

第四节　中药使用注意事项

中药使用注意事项涉及多个方面，包括中药的煎服方法、储存方式、给药时间以及用药后观察等。

一、中药的煎服方法

1.煎药前的准备

（1）核对药物：逐一核对药物是否与处方一致，要特别注意有毒或药性峻猛的药物要特别注意。

（2）选择器具：煎药器具以砂锅、瓷罐为佳，避免使用铁锅、铝锅等金属器具，以免因发生化学反应而影响药效。

（3）浸泡药物：煎药前应用清水将药物浸泡30～40分钟，使药物充分吸水膨胀，便于有效成分煎出。

2.煎药流程详解

（1）水量调控

加水量需依据药材分量和煎煮时长灵活调整，通常保持水位略高于药材表面约1寸，二次煎煮时加水量约为首次的1/3至1/2。

（2）掌握火候与时间

煎药时的火候与时间需依据药材性质来决定。普通药材大约煎煮20分钟，解表或攻下药宜用猛火快煎，滋补类药物更适合用文火慢炖。

(3）煎药次序安排

质地坚硬的药材应先下锅，芳香易挥发的药材宜在药汤即将沸腾时加入。对于含有毒性的药材，应单独包装并先行煎煮，以确保用药安全。

在中药煎煮过程中，为了最大化药效并降低潜在毒性，部分药材需遵循特定的煎煮次序，这包括先煎、后下、包煎、烊化、另煎等多种方法。

①先煎

目的：提升药材溶解度，降低毒性，确保药效充分发挥。这尤其适用于矿物、贝壳类药物（例如珍珠母、石决明等），因其有效成分较难析出，需打碎后先行煎煮；同时，对于乌头类等有毒药材，先煎也是降低其毒性的关键步骤。

操作步骤：将需先煎的药物放入煎药容器，加足量水，待大火煮沸后转为小火，后加入其余药物。具体时间可能根据药物种类和医生要求有所不同。

目的：防止药物漂浮、粘锅或刺激咽喉。

适用药材类型为以下几种。

轻盈易浮型，诸如蒲黄、海金沙等，因其质地轻盈，煎煮时会浮于药液表面。

粘锅高危型，包括车前子、葶苈子等，它们富含淀粉或黏液质，煎煮时易黏附锅底。

刺激咽喉型，如辛夷、旋覆花等，因其表面带有绒毛，可能对咽喉产生刺激。

处理建议：对上述药材，可采用小布袋包裹后与其他药材共同煎煮的方法。

操作方法：将先煎中药用武火煮沸后用文火煮30分钟左右，再倒入第一煎，与其他药物合煎。具体时间可能根据药物种类和医生要求有所不同。

②后下

目的：减少有效成分的损耗，避免药物因久煎而失去功效。

适用药物：含挥发油多的药物（如薄荷、藿香、木香等）和质地疏松的植物药（如钩藤、大黄等）。这些药物气味芳香，有效成分很容易挥发，或者久煎容易破坏有效成分。

操作方法：一般在第一煎其他药物煎好前5～10分钟将后下中药加入合煎，也可以把一剂后下的中药分成两份，在第一煎、第二煎时分别后下。

③ 包煎

目的：防止药物漂浮、粘锅或刺激咽喉

④ 烊化

目的：避免药材（特别是阿胶、龟胶、鹿胶等胶类药物）黏附药渣或锅底，导致药材浪费或烧焦。

适用对象：主要是各类胶类药物，它们易于黏附。

实施步骤：将这些药材打碎后单独置于锅中，加入适量水或黄酒，通过加热使其溶化或采用隔水炖化的方式，最后将其混合到其他药液中一同服用。

⑤另煎

目的：保持药物精华，防止被其他药渣吸附导致损失，是处理特定药物的关键。

适用药材：高价值药材，如人参、西洋参及鹿茸等。

操作步骤：需单独煎煮这类药材，将其置于锅中，加水浸泡约半小时，随后煮沸并

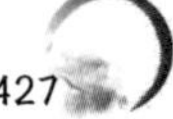

转小火继续煎煮30分钟，确保药材充分煎透后取汁服用，药渣可与其他药材一同煎煮。

3.服药指导

（1）煎煮服用法

① 基本流程：将中药材置于水中，加热至沸腾，取汁饮用。这种方法适用于大部分中药材，可以充分提取药材中的有效成分。

②注意事项：煎煮前需浸泡中药材，一般浸泡时间为30分钟左右。煎煮时需掌握火候和时间，避免影响药效。通常先用武火煮沸，再用文火慢煎。煎煮器具以砂锅、瓷罐为佳，避免使用铁锅、铝锅等金属器具。煎煮后的药液需过滤，去除药渣后饮用。

（2）泡服法

①过程：将中药材放入开水中浸泡一段时间后，取出药材后饮用。这种方法适用于一些质地较硬的中药材，可以使药材中的有效成分更容易被人体吸收。

②注意事项：浸泡时间不宜过长或过短，一般根据药材种类和质地而定。泡服法通常适用于一些简单的中药方剂或单方，不适用于复杂的复方。

（3）研粉服法

①过程：将中药材研磨成粉末后，加入温水或蜂蜜等调味品，搅拌均匀后饮用。这种方法适用于一些口感较差的中药材，可以掩盖其苦味和异味。

②注意事项：研磨时需确保中药材的干燥和清洁，避免杂质混入。研粉后的中药材需密封保存，避免受潮和变质。服用时需搅拌均匀，确保药物充分溶解。

（4）膏剂服法

①过程：将中药材制成膏状后，涂抹于患处或口服。这种方法适用于一些外用或内服皆可的中药材。

②注意事项：膏剂的制备需严格按照中药制剂规范进行。服用或涂抹前需确保膏剂的清洁和卫生。外用膏剂需注意避免接触眼睛、口腔等敏感部位。

（5）服用时间和用量

服用时间：多数情况下，药物分早、晚两次服用，即分饭前、饭后、空腹等。具体服用时间需根据病情、药性和医嘱确定。如空腹和饭前服用可以避免药物与食物的混合，使药物迅速进入肠道并保持较高浓度；饭后服用则可以减少药物对胃肠道黏膜的刺激。

用量：中药一般建议1天2～3次，1次100～150毫升。儿童用量需适当减少，一般每天2～3次，每次30～50毫升。具体用量需根据病情、年龄和医嘱确定。

（6）注意事项

服用中药期间需注意作息规律，避免熬夜和过度劳累，饮食应偏向清淡，远离辛辣、刺激性食物以及生冷、油腻等可能影响药效的食品。忌烟酒等不良嗜好，保持身体健康。服用中药期间需遵医嘱按时服药，避免自行增减药量或停药。

二、中药的储存方式

1.分类存放

不同种类的中药应分类存放，避免相互影响。特别是具有特殊气味的中药，要防止其串味影响其他药材的质量。

2.环境需求

中药需放置于阴凉通风且干燥之处，远离阳光直射及高温环境。此外，还需确保存放环境具有一定的干燥度，避免潮湿。

3.密封保存

使用密封良好的容器储存中药，可以防止空气、水分和灰尘等进入，避免中药被污染或受潮变质。

4.定期检查

储存中药时，应定期检查其质量和有效性，确保药材未变质或受潮。对于长期不使用的中药，更应定期检查并更换储存环境。

三、优化给药时间安排

1.依据病灶位置调整

治疗上焦疾病适宜餐后服药，下焦疾病则适合餐前服药，而针对骨髓与四肢的病证，建议在晚餐饱食后及清晨空腹时给药。

2.结合病情灵活安排

为了最大化药物疗效并减少副作用，需根据病情选择给药时机。例如，解表药宜在阳气旺盛的中午前服用，平喘药则需在哮喘发作前给药。

四、强化用药后的监测与评估

1.监测药物效应与体征

（1）正常药效追踪

服药后，患者应出现预期的药理反应，如服解表药后的出汗现象，或服利尿药后排尿频次与量的增加，这些均显示药物作用正常。

（2）综合反应分析

全面审视服药后的各类反应，如服用泻下药时，不仅要关注排便次数，还需细致观察粪便的性状、色泽、形态、气味及是否伴随腹痛等，以全面评估药效及患者状态。

（3）毒副反应警觉

尽管中药多温和，但不当使用或炮制不当也可能导致中毒。因此，需密切注意患者是否出现恶心、呕吐、腹泻等不良反应，一旦发现异常，应立即停药并通知医生。

不当的药物组合可能引发相互作用，削弱治疗效果或导致不良后果。比如，强酸性中药与磺胺类药物并用会加剧结晶尿与血尿风险，因为磺胺能与酸性代谢物反应。

（2）防范不良反应累积

在配伍时，还需警惕不良反应的叠加与毒性增强。例如，中药杏仁、桃仁与西药麻醉药、镇静剂合用，可能抑制呼吸中枢并对肝脏造成损害。

3.关注饮食对药效的调节作用

（1）药食同源理念

中医强调“药食同源”，药性与食性共享“四气五味”的理论框架，故食物选择对药效有所影响。

（2）食性药性的协同与冲突

食性顺应药性时，可增强药效；反之，食性与药性相悖，则减弱药效。例如，热病患者服寒药时，应选择寒凉食物；寒病患者服热药时，则应搭配温热食物。

（3）特定疾病的饮食禁忌

部分疾病在治疗期间需遵循特定饮食原则。如胃肠积滞患者应避免油腻及高蛋白、高脂肪食品；过敏性哮喘、皮炎及疮疖患者需远离鸡、猪头肉、海鲜等易致敏食物。

4.其他注意事项

（1）静养与监测

患者服药后需适当静养，促进药物吸收及作用发挥。同时，护理人员需密切关注患者反应及病情变化，做好记录并及时向医生反馈。

（2）特殊药物护理

对于服用特殊药物的患者，如发汗药、利尿剂、攻下药等，需采取特殊的护理措施。如服用发汗药后应避风并适当补充水分；使用利尿剂的患者应特别注意尿量的变化。

中药护理知识涉及多个方面，需要护理人员具备扎实的专业知识和丰富的实践经验。通过正确的煎服方法、合理的储存方式、科学的给药时间以及细致的用药后观察与护理，可以确保中药的疗效和安全性。

第五节　与方药知识相关的中医护理

一、方药知识在中医护理中的应用原则

1.辨证施治原则

辨证施治是中医认识疾病和治疗疾病的基本原则，也是指导中药应用的前提。在中医护理中，护理人员首先要对患者的病情进行全面分析，明确其证候类型，后根据证候类型选择相应的方药。辨证施治要求护理人员在给药前，必须详细了解患者的症状、体征、舌象、脉象等，以准确判断其证候，确保用药的准确性。

2.整体观念原则

中医认为人体是一个有机的整体，各部分之间相互联系、相互影响。在中医护理中，不仅要关注患者的局部病变，还要从整体出发，考虑患者的全身状况。方药的应用也应遵循整体观念，不仅要针对局部症状进行治疗，还要通过调整全身的气血阴阳平衡，达到治疗疾病的目的。

3.个体化原则

中医认为每个人的体质、病情、证候等都有所不同。因此，中医护理时，应根据患者的具体情况，制订个性化的用药方案。方药的选择、剂量、用法等都应根据患者的体质、病情、证候等因素进行调整，以确保用药的安全性和有效性。

4.三因制宜原则

三因制宜包括因人制宜、因地制宜和因时制宜。在中医护理中，应根据患者的年龄、性别、体质，以及所处的地理环境、季节气候等因素，灵活调整方药的应用。例如，在寒冷的季节，应适当使用温性的药物；在炎热的季节，应使用凉性的药物。

5.药物相互作用原则

在中医护理中，应注意药物之间的相互作用，避免药物之间的不良反应或降低药

效。护理人员应了解常用药物的配伍禁忌和相互作用，确保用药的安全性和有效性。

6. 观察与调整原则

在用药过程中，护理人员应密切观察患者的病情变化，了解药物的效果和不良反应。如发现药物效果不佳或出现不良反应，应及时调整用药方案，确保患者的安全。

二、方药知识在中医护理中的具体应用

中药方剂知识是中医护理实践的核心支撑，它不仅是安全、准确执行医嘱的基础，更是实现辨证施护、提供个性化、整体化护理的关键。方药知识在中医护理中的具体应用涉及药物选择与配伍、用药剂量与用法、病情观察与护理、饮食与生活调护等多个方面。通过综合运用这些知识，可以为患者提供全面、个性化的中医护理服务，促进其病情康复并提高生活质量。

1. 药物选择与配伍

（1）根据病情选择药物

中医护理中，药物的选择需根据患者的具体病情和体质状况进行。例如，对于风寒感冒的患者，可选择具有解表散寒作用的中药；对于脾胃虚弱的患者，则宜选用健脾和胃的中药。

（2）注意药物配伍

在中药配伍时，需遵循中医的配伍原则，避免药物之间的相互作用导致药效降低或产生不良反应。

2. 用药剂量与用法

（1）确定用药剂量

用药剂量的确定需考虑患者的年龄、体重、病情等因素。一般来说，成人和儿童的用药剂量存在差异，且不同病情下的用药剂量也有所不同。在使用中药时，务必遵循医嘱，不可自行增减剂量或更换药物，以免产生不良反应。

（2）选择用药方法

中药的用药方法多样，包括内服、外用等。内服药物可根据病情选择汤剂、丸剂、散剂等不同剂型；外用药物则可通过敷贴、熏洗等方式使用。准确掌握方剂中药物所需的特殊煎煮方法（如先煎后下、包煎、烊化、另煎、冲服等）和服药时间（饭前、饭后、睡前）次数、温度(温服、热服、冷服)及服药禁忌（如忌口），并向患者详细交代，确保药效充分发挥。如解表剂应遵循“多浸少煎”为基本原则，挥发性强的药物需后下，（如薄荷）避免降低疗效，服药多是温服，服后加衣被，热粥等帮助发汗。

（3）注意用药时间

用药时间的安排也需根据病情和药物特性进行。例如，解表药宜在中午前时间服用，以顺应阳气升浮，助药力祛邪外出；而滋补药则宜在饭前或睡前服用，以利于药物的吸收和发挥作用。

3. 病情观察与护理

（1）密切观察病情变化

在用药过程中，护理人员需密切观察患者的病情变化，包括症状改善情况（如发热是否消退、疼痛是否减轻、咳嗽是否减少，二便是否通畅）以及有可能出现的不良反应

或副作用（如过敏、头疼，胃肠道不适等）。如发现患者用药后效果不明显或出现不良反应，应及时调整用药方案，保障患者的疗效和安全性。

（2）提供个性化护理

根据患者的具体病情和体质状况，提供个性化的护理服务。服用解表发汗方（如麻黄汤、桂枝汤）后，应指导患者避风寒、适度保暖、适当休息以助汗出。服用清热方（如白虎汤、黄连解毒汤）的患者，饮食宜清淡，忌辛辣温燥。服用温里祛寒方（如理中丸、四逆汤）的患者，需注意保暖，忌食生冷。服用滋补方（如六味地黄丸、十全大补汤）的患者，饮食宜富有营养且易消化，避免过度劳累。服用安神方（如酸枣仁汤、天王补心丹）的患者，应创造安静舒适的睡眠环境，睡前避免情绪激动，同时 在服药的时可提供安静舒适的睡眠环境，并指导其进行放松训练；对于疼痛患者，则可采取针灸、按摩等中医特色疗法进行缓解。某些方剂本身调畅情志的作用（如逍遥散疏肝解郁）在临床中可结合方剂功效，运用语言疏导、移情易性等方法进行情志护理，增强药物疗效。

4. 饮食与生活调护

（1）饮食调养

中医认为药食同源，饮食调养在中医护理中占据重要地位。护理人员应根据患者的体质和病情，制订合理的饮食计划。例如，对于脾胃虚弱的患者，应给予清淡易消化的食物，避免生冷油腻之品。对于热性病忌食辛辣，油腻，煎炸类食物；寒性病忌食生冷食物；疮疡及皮肤病患者忌食腥膻发物及辛辣刺激性食物等。

（2）生活起居调理

指导患者保持良好的生活习惯和起居环境。例如，保持室内空气流通、温湿度适宜；避免过度劳累和情绪波动；定期进行体育锻炼等。

5. 案例分享

某男性患者，29岁，淋雨后出现畏寒发冷，全身发抖，体温37.5℃，无汗，头痛，全身骨关节酸痛，鼻塞流清涕，咳嗽，咳白痰，舌苔薄白，脉浮紧。辨证为风寒束表证，开具处方：麻黄汤加减。

（1）解读处方，明确护理目标

麻黄汤是辛温发汗剂，主治风寒表实证，护理核心目标是助药力发汗解表，同时防止过汗伤阳。

（2）煎煮指导

嘱家属现煎麻黄15～20分钟，去浮沫后（因麻黄碱易引起心慌，去沫可减轻其副作用）再加入其他药物，煎药器材以砂锅为宜，加水没过药材2～3 cm，先大火煮沸后文火煎煮。煎煮时间不宜过久，一般约20～30分钟，避免药效发散。

（3）服药方法

煎煮好的药物应趁温热服用，以帮助发汗，服药后可嘱患者喝一碗热稀粥，既可护胃，又能助药力发汗。服药后嘱患者盖被休息，密切观察患者出汗情况，畏寒症状有无减轻，有无麻黄副作用，如心慌心悸、口干咽痛等。

4.效果评价

患者服药约1小时后，全身微微出汗，恶寒明显减轻，头痛缓解，体温降至37.2 ℃，初步目标已达成。若患者大汗不止，心慌气短，立即报告医生并口服盐糖水，盖被保暖。

方药知识并非纸上谈兵，而是中医护士在临床上保障患者医疗安全、提升护理质量、发挥中医特色的重要武器。扎实的方药知识能将被动执行医嘱转化为主动、精准、安全的护理实践。

本章核心知识点提要

1.中药的“四气五味”。

中药的“四气”即寒、热、温、凉四种药性，是根据药物对机体产生的效应划分的，与疾病的寒热性质相对应。而五味则包括辛、甘、酸、苦、咸，各自具有独特的治疗功效。辛味药物能发散、行气、行血；甘味药物能补益、和中、调和药性并缓解疼痛；酸味药物能收敛、固涩；苦味药物能清热泻火、降逆通便、燥湿并巩固阴气；咸味药物则能软化硬结、促进排泄。

2.中药的“君臣佐使”配伍原则。

中药的“君臣佐使”配伍原则描述了方剂中各药物间的相互作用。君药为核心，针对主病或主证发挥主要疗效，是方剂的关键成分。臣药则辅助君药，增强其疗效或针对次要症状进行治疗。佐药有多种作用，包括增强君、臣药的疗效，治疗次要症状，或调和君、臣药的烈性，减轻其不利影响。使药则负责引导药物直达病灶或调和整个方剂的作用。这种配伍原则体现了中医的整体观念和辨证论治的思想，旨在通过药物的协同作用达到最佳的治疗效果。

3.中药的煎煮方法及注意事项。

中药的煎煮方法一般包括以下几个步骤

首先，将药物置于煎药容器中，加水浸泡一段时间（通常为半小时至一小时），使药物充分吸水膨胀。

其次用武火（大火）将药液煮沸，再转为文火（小火）慢煎一段时间（根据药物种类和病情需要而定），使药物的有效成分充分溶出。

最后，将煎好的药液倒出，滤去药渣。

在煎煮过程中，需要注意以下几点。一是煎药容器以砂锅、瓦罐等陶瓷器皿为佳，避免使用铁、铜等金属容器。二是煎药前需将药物浸泡，以便药物充分吸水膨胀。三是煎药时火候要适中，先武火后文火。四是煎药时间要根据药物种类和病情需要而定，一般药物煎煮两次，合并两次煎液后分次服用。同时，需注意特殊药物的煎煮要求，包括先煎、后下、包煎、单独煎煮及冲服等不同方法。

4.中药的毒性及使用有毒中药的注意事项。

中药的毒性是药物对机体的损害性，是药物偏性的一种极端表现。在使用有毒中药时，需要特别注意以下几点。

一是严格掌握药物的用量和用法，要避免药物过量使用或错误使用；二是注意药物

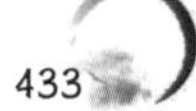

间的配伍禁忌，防止相互作用导致毒性产生。三是根据患者的体质和病情选择合适的药物和剂量，避免药物对机体的过度损害；四是密切观察患者的反应情况，一旦产生不良反应，需即刻停药并采取适当措施。五是对于已知具有毒性的药物，应严格按照规定的炮制方法进行炮制处理，以降低其毒性。同时，医生在使用有毒中药时也应具备丰富的临床经验和专业知识，以确保用药的安全有效。

5. 中药“归经”及其在临床上的重要性。

中药的“归经”揭示了药物对机体特定部位的选择性作用，意味着某些药物对特定脏腑经络有特殊亲和力，能针对这些区域的病变发挥主要或独特疗效。作为中药药性理论的关键部分，归经理论明确了药物的治疗范围，为临床用药提供了重要指导。医生可依据归经理论，针对病患的脏腑经络选择药物，从而提升治疗的精准度和效果。

6. “十八反”和“十九畏”的含义。

“十八反”和“十九畏”是中药配伍禁忌中的重要内容。“十八反”是某些药物组合在一起使用会产生剧烈的毒副作用。乌头与贝母、瓜蒌、半夏、白及、白蔹相反；甘草与甘遂、大戟、海藻、芫花不宜同用；藜芦与人参、沙参、丹参、玄参、细辛、芍药等存在配伍禁忌。“十九畏”硫磺与朴硝、水银与砒霜、狼毒与密陀僧、巴豆与牵牛子、丁香与郁金、川乌与草乌和犀角、牙硝与三棱、官桂与石脂、人参与五灵脂等药物组合会相互拮抗，导致药效降低或失效。这些配伍禁忌是基于中药学长期临床实践的总结，对于确保用药安全至关重要。

7. 中药炮制的目的及其常用手段。

中药炮制旨在多方面优化药物特性，包括减轻或去除毒性及副作用，调整药物性质，提升药效，便于调配、制作和保存，以及改善药物气味等。常用炮制手段涵盖修治（例如提纯、研磨、切割等）、水处理（如漂净、浸泡、浸润等）、火处理（包括炒制、炙烤、煅烧、煨制、烘干等）、水火结合处理（如蒸煮、淬火等），以及其他特殊方法（如制霜法、发酵法、发芽法等）。这些炮制手段旨在使中药更符合临床需求，增强治疗效果。

8. “道地药材”的定义及其对中药品质的影响。

“道地药材”特指在特定自然与生态环境条件下生长的药材，这类药材因地域集中、栽培及加工技术独特，通常品质上乘、疗效显著，得到医学界的广泛认可。长期医疗实践中形成了“产地决定药效”的共识。例如，甘肃产当归、宁夏产枸杞、四川产黄连、山东产阿胶，这些药材因其道地性而享有盛名，品质与疗效均优于其他地区所产。道地药材的产地环境、生长周期、采收加工等因素都对其质量产生重要影响，因此道地药材通常被认为是中药质量的保证。

9. 中药的储存与保管原则。

中药的储存与保管原则主要包括以下几个方面。一是保持干燥，避免潮湿，以防霉变。二是避光保存，以防药物变色或分解。三是分类存放，避免混淆或交叉污染。四是定期检查，及时发现并处理变质或虫蛀的药物。五是遵循先进先出原则，确保药物在有效期内。六是对于特殊药物（如易燃、易爆、有毒等）应单独存放，并采取特殊的安全措施。通过科学的储存与保管方法，可以确保中药的质量和疗效。

10. 中药依据其功能的分类。

中药按功能可分为多种类别，包括：解表药（用于发散表邪）、清热药（用于清除热邪）、泻下药（促进排便）、祛风湿药（治疗风湿痹痛）、化湿药（消除湿邪）、利水渗湿药（促进水湿排出）、温里药（温中散寒）、理气药（调理气机）、消食药（促进消化）、驱虫药（驱除体内寄生虫）、止血药（制止出血）、活血化瘀药（促进血液循环，消散瘀血）、化痰止咳平喘药（治疗痰饮、咳嗽、喘息）、安神药（镇静安神）、平肝息风药（平息肝风，治疗眩晕等）、开窍药（醒神开窍）、补虚药（补充正气，增强体质）、收涩药（收敛固涩）、涌吐药（促使呕吐，排出毒物）、杀虫药（杀灭寄生虫，缓解瘙痒）、外用（排除毒邪，促进伤口愈合）等。

11. “解表药”与“清热药”的区别。

“解表药”与“清热药”的核心差异在于其治疗功效。解表药主要用于驱散体表邪气、缓解表证，适用于外感疾病初期，症状如恶寒发热、头痛身疼、汗出不畅及脉浮等。典型药物包括麻黄、桂枝、紫苏、生姜等，其中麻黄以其发汗解表、宣肺平喘的特性，常用于风寒感冒及咳嗽气喘的治疗。

清热药主要功效在于清除体内热邪、泻火解毒及凉血。它们适用于里热证，症状包括高热口渴、口腔溃疡、咽喉肿痛及皮肤脓肿等。常见的清热药材包括黄连、黄芩、黄柏、金银花等。以黄连为例，它擅长清热燥湿、解毒泻火，常用于治疗湿热引起的腹泻、黄疸、高热神昏等症状。

12. 在中药用药过程中，指导患者煎药的要点。

在指导患者煎药时，应详细告知以下几点。

选择合适的煎药器具：建议使用砂锅、瓦罐等陶瓷器皿，避免使用铁、铜等金属容器，以防药物与金属发生化学反应。

药物浸泡：煎药前，需以冷水浸泡药物约30分钟至1小时，确保药物充分吸水膨胀，促进有效成分的释放。

火候与时间控制：煎药时，初始使用大火快速煮沸药液，随后转小火慢炖，持续一定时间，再转为文火（小火）慢煎一定时间。具体煎煮时间根据药物种类和病情需要而定，一般药物煎煮两次，将两次煎液合并后分次服用。

注意特殊煎法：对于采用先煎、后下、包煎、另煎、冲服等特殊煎制方法的药物，务必遵循医生指示操作，以保证药物的治疗效果。

13. 中药用药过程中，观察患者的反应并及时处理不良反应的方法。

在中药用药过程中，护士应密切观察患者的反应，包括症状改善情况、有无新的症状出现，以及是否有不良反应等。一旦发现不良反应，需即刻停药并及时告知医生，遵医嘱采取适当应对措施。

常见的中药不良反应包括过敏反应、消化道反应、肝肾损害等，处理时应根据具体情况进行抗过敏、保肝护肾等对症治疗。

14. 对患者进行中药用药知识的宣教内容。

对患者进行中药用药知识的教育和宣教是中药用药护理的重要内容之一，护士需详尽地向患者阐释药物的名称、效用、使用剂量与方法、注意事项及潜在的不良反应，确保患者全面理解药物的作用与风险。同时，指导患者正确煎服与储存药物，以保障药效。使患者充分了解药物的作用和潜在风险。同时，还应指导患者如何正确煎药、服药以及储存药物等，确保药物疗效的发挥。此外，关注患者心理状态，及时回应其疑问与担忧，以增强患者的治疗信心。

15. 中药用药护理中，确保药物的正确性和安全性的步骤。

在中药用药护理中，确保药物的正确性和安全性是至关重要的。首先，护士应认真核对医嘱和药物标签，确保所用药物与医嘱相符。其次，在药物配制和给药过程中，应严格遵守操作规程和无菌原则，防止药物污染和交叉感染。同时，护士还应关注药物的配伍禁忌和相互作用，避免药物之间的不良反应。最后，对于特殊患者（如老年人、儿童、孕妇等）和特殊药物（如剧毒药物、麻醉药物等），应给予特别关注和照顾，确保用药安全。

第十二章　中医食疗与药膳

食治则身治，在中医的智慧谱系中，食物不仅是充饥之物，更是疗愈之方。中医食疗与药膳，作为“药食同源”理念的实践结晶，以五味调和阴阳，以四气平衡寒热，在寻常饮食中蕴藏治未病、愈已疾的深邃哲思。

第一节　中医食疗

中医食疗，是中华文明“寓医于食”的智慧结晶。从日常三餐的性味平衡，到节气更迭的调补法则，中医食疗以“食治”替代“药疗”，构建了一套“以膳为媒，以养代医”的独特健康体系。

一、中医食疗学概述

1.食疗的概念

食疗是中医药学的一个重要组成部分，它强调食物在预防、治疗和康复过程中的作用。这一概念源于“药食同源”的思想，即食物和药物在来源、性质和作用上有着密切的联系。中医食疗通过合理的食物选择和膳食搭配，利用食物的性味归经来调节人体的生理病理状态，从而达到治病养生的目的。

2.食疗的历史

远古时期，人们在寻找食物的过程中，就发现了一些食物能减轻或消除病痛，这是中医食疗的萌芽。

先秦时期，食疗理论开始初步形成。《周礼·天官冢宰第一》中就有“食医”的记载，食医是掌管调配王室饮食的专职人员，这表明当时人们已经意识到饮食与健康的紧密联系。

唐宋时期，中医食疗有了较大发展。孙思邈所著的《备急千金要方》就有“食治”专篇，强调“夫为医者，当须先洞晓病源，知其所犯，以食治之，食疗不愈，然后命药”，这一时期食疗药膳的制作方法也日益丰富。

明清时期，中医食疗在理论和实践上都趋于成熟。众多医家对食疗进行总结完善，李时珍的《本草纲目》除了记载药物，也包含大量食疗内容，详细记录了食物的药用价值和食疗配方等诸多信息。

二、食疗的基本原则

中医食疗强调根据患者的具体情况进行个性化的饮食调养。遵循食疗的基本原则可以达到强身健体、防治疾病的目的，以下为食疗基本原则的具体内容。

1.阴阳理论

在中医食疗中，阴阳是重要的概念。人体的生理功能和病理变化都可以用阴阳来概

括。温热、干燥、向阳生长的食物多属阳，如生姜、羊肉，它们可以振奋阳气，适合阳虚体质的人。寒凉、滋润、生于阴湿环境的食物多属阴，如百合、鸭肉等，能滋养阴液，适合阴虚体质者。

2.五行理论

五行包括木、火、土、金、水，分别对应人体的肝、心、脾、肺、肾五脏。木生火、火生土、土生金、金生水、水生木，形成相生循环；木克土、火克金、土克水、金克木、水克火，构成相克关系。如果肝脏（属木）功能失调，可以利用五行相生的原理，通过食用补肾（水生木）的食物来调养，如食用枸杞（黑色属水）。若肺（属金）有热，利用五行相克原理，可通过食用苦味（属火，火克金）食物如苦瓜来清热泻肺。

3.藏象理论

藏象理论是中医理论的核心部分，在中医食疗中有重要应用。五脏（心、肝、脾、肺、肾）在藏象学说中有不同的功能。心主血脉、主神明，可以食用桂圆、莲子等食物来补养心气、安心神。例如桂圆能补益心脾、养血安神，对心血不足导致的失眠、健忘有一定的改善作用。肝主疏泄和藏血，菠菜、猪肝等食物对肝脏有滋养作用。菠菜能养肝血，猪肝可以补肝明目，有助于疏泄肝郁、补充肝血。脾主运化和统血，山药、薏米等食物是健脾的佳品。山药能补脾养胃，薏米则可以利水渗湿、健脾止泻，对脾胃虚弱、运化失常导致的食欲不振、腹胀泄泻等情况有很好的调理作用。肺主气司呼吸、主宣发肃降，雪梨、百合等食物常用于润肺。雪梨能润肺止咳、生津润燥，百合可润肺止咳、清心安神，对肺燥咳嗽等症状有缓解功效。肾主藏精、主水和主纳气，黑豆、黑芝麻等黑色食物对肾脏有好处。黑豆能补肾益精，黑芝麻可以补肝肾、润五脏，有助于改善肾精不足的状况。六腑（胆、胃、大肠、小肠、三焦、膀胱）与五脏相互配合。比如胃主受纳腐熟，可通过食用山楂来促进胃的消化功能，因为山楂能消食健胃，促进食物的消化。大肠主传导糟粕，适当食用富含膳食纤维的食物如芹菜，有助于大肠传导，防止便秘。这些脏腑之间紧密相连，在食疗过程中要综合考虑它们之间的关系，以达到更好的效果。食物与五行五脏关联：在食疗中，食物的颜色等特性与五行五脏相关。比如绿色食物属木，对应肝脏，如菠菜能养肝血、清肝热；红色食物属火，对心脏有益，如红枣可补心气；黄色食物属土，可健脾，如小米能补脾养胃；白色食物属金，滋养肺脏，如雪梨可润肺止咳；黑色食物属水，益肾，如黑豆能补肾益精。

4.气血津液

气血津液是中医基础理论的重要组成部分，食疗与之密切相关。气是不断运动着的具有活力的精微物质，有推动、温煦、防御等作用。血是循行于脉中的富有营养的红色液态物质，是构成人体和维持人体生命活动的基本物质之一，有濡养和化神作用。津液是机体一切正常水液的总称，包括各脏腑组织器官的内在体液及正常的分泌物，有滋润濡养和充养血脉等功能。有许多食物可以帮助补气血、滋津液。如，红枣是补气血经典食物，其性温、味甘，归脾、胃、心经，能补中益气、养血安神，对于气血不足导致的面色萎黄、倦怠乏力等有改善作用，可直接食用，也能用来炖汤。桂圆也有良好的补气血功效，它能补益心脾、养血安神，适用于气血不足、心悸怔忡等情况。山药可以补肺气、滋肾阴、益脾气，对于津液不足导致的口干舌燥等情况有一定缓解作用，能煮粥或者清炒。百合能润肺止咳、清心安神，对肺阴虚、津液不足引起的咳嗽等有帮助，可做成百合粥。气血津液之间相互关联影响，在食疗过程中通常需要综合考虑个体的体质、症状等来搭配食物，以达到较好的调养效果。

5.经络

经络是人体运行气血、联络脏腑肢节、沟通上下内外的通道。在中医食疗中，也要考虑食物对经络的影响。首先，不同的食物归经不同。归经是食物对机体某部分的选择性作用，即主要对某经（脏腑及其经络）或某几经发生明显的作用。如百合归肺经和心经，所以对肺系和心系疾病有食疗作用。百合可润肺止咳，对与肺经相关的咳嗽、少痰等症状起缓解作用，还能清心安神，调理心经病变引起的心烦失眠。其次，经络有阴阳表里之分，食疗也讲究平衡与协调。例如，在调理脾胃经络时，脾胃虚寒者可以食用一些生姜。生姜归脾、胃、肺经，其温性可以振奋脾胃阳气，促进脾胃经络的气血运行，改善因寒邪凝滞脾胃经络导致的胃脘冷痛、呕吐等症状。再者，食疗与经络的时辰养生也有关。中医理论中有子午流注，认为气血在不同时辰流经不同经络。例如，在早上7～9点是胃经当令的时候，这个时候吃一些养胃的食物，如小米粥，更有助于胃经气血的滋养，能更好地被人体吸收利用，起到调节胃经气血的效果。

6.辨证施膳

辨证施膳强调依据个人体质来选择食物。如阳虚体质的人怕冷，适合吃温阳食物；阴虚体质的人怕热、口干，适合吃滋阴食物。根据疾病的证候来调配饮食。如风寒感冒证，可用生姜、葱白等具有发散风寒作用的食物来辅助治疗。

7.平衡膳食

食物搭配要合理，保证五味（酸、苦、甘、辛、咸）和营养均衡。比如主食和副食搭配，荤素均衡。要注意食物的寒、热、温、凉属性的平衡。体质偏热的人，不能过多食用热性食物，要适当搭配寒性食物，如吃辣椒时搭配苦瓜。

8.饮食有节

食量要适当，避免过饥或过饱。过度进食会损伤脾胃，摄入不足会导致气血生化无源。进食规律也很重要，定时定量用餐，有助于脾胃功能的正常运行。

三、中医食疗的主要方法

1.药膳调理

药膳是将中药与食物相结合，利用食物的营养和药物的功效来达到养生保健、防治疾病的目的。

2.粥疗养生

粥疗是中医食疗中一种简便且有效的方法。粥本身就容易消化吸收，对脾胃的负担小。将各种食材与米同煮成粥，能更好地发挥养生功效。在制作养生粥时，可以根据个人体质和需求添加一些中药材，如在粥中加入少量的枸杞，能够滋补肝肾，增强人体的免疫力，对于肝肾阴虚的人是不错的选择。不过，添加中药材时要适量，并且了解其功效和禁忌，避免产生不良反应。

3.茶疗保健

茶疗是利用茶的药用价值和保健功能来促进健康的方法。茶本身就含有多种对人体有益的成分，如茶多酚具有抗氧化、抗炎等作用；咖啡因能够提神醒脑。

4.酒疗辅助

酒疗是中医食疗中比较特殊的一种方式。酒本身有通血脉、行药势的作用。适度饮酒可以促进血液循环。在传统医学中，通过将药物浸泡在酒中，借助酒的这一特性使药物更好地发挥药效，这种酒被称为药酒。制作药酒时，不同的药材组合可以产生不同的功效。不过，酒疗要谨慎使用。首先，饮酒过量会对肝脏等器官造成损害，所以药酒也要适量饮用。其次，某些疾病患者是不能饮酒的，比如肝病、胃溃疡患者。最后，孕妇、儿童等特殊人群，一般不建议使用酒疗的方式，以免对身体造成不良影响。

5.其他食疗方法

除了上述几种常见的中医食疗方法外，还有一些其他的食疗方法，如汤疗、羹疗、膏疗等。这些方法都是根据中医理论，结合食物的特性，通过不同的烹饪方式制成具有特定功效的膳食或饮品，以达到调理身体、预防疾病的目的。

四、中医食疗的作用

1.养生保健

合理运用食疗可以使身体各脏腑功能正常、气血充足。例如，经常食用山药、薏米等健脾食物，可以提高脾胃的运化能力，保证身体对营养物质的吸收，进而增强身体素质，预防疾病。根据季节和个人体质调整饮食，能够抵御外邪入侵。在流感高发季节，食用富含维生素C的食物（如橙子、柠檬等）可以增强机体免疫力，预防感冒。

2.辅助治疗疾病

对于一些慢性疾病，食疗能起到很好的辅助治疗作用。如高血压患者，食用芹菜等具有降压作用的食物，可以在一定程度上帮助控制血压，有助于疾病的康复。在疾病初愈阶段，通过食疗来调养身体，可以促进身体恢复。例如，大病初愈的人身体虚弱，食用易消化且营养丰富的食物，如鱼汤、鸡汤等，可以补充营养，帮助身体尽快恢复元气。

3.改善身体机能

调整人体的阴阳平衡。中医认为人体健康的关键在于阴阳平衡，食疗可以通过食物的阴阳属性来调节。例如，对于阴虚火旺的人，食用滋阴降火的食物如鸭肉、百合等，可以改善身体燥热、口干等症状，使身体恢复平衡。

4.调节人体的气血运行

气血是维持生命活动的基本物质，一些食物能够促进气血运行。如山楂可以活血化瘀，对于气滞血瘀导致的痛经，可以适当食用山楂制品缓解。

五、辨体施食

中医中的“辨体施食”理念，是深深植根于“因人制宜”的核心思想之上的。它通过细致地辨识个体之间的体质差异，进而制订出具有针对性的饮食方案，旨在调和人体内的阴阳平衡，预防疾病的发生。这一理念在古代医学经典《黄帝内经》中得到了充分的体现，其中提出了“五谷为养，五果为助，五畜为益，五菜为充”的饮食原则，强调了饮食与个人体质相匹配的重要性。在现代临床实践中，护士作为健康管理的重要执行者，如果能够熟练掌握并运用辨体施食的原则，将能够有效地辅助治疗过程，改善患者的亚健康状态，以及更好地管理慢性疾病。

1.辨体施食的理论基础

（1）体质分类学说

根据中医理论，人的体质可以细分为九种不同的基本类型，这些类型包括平和质、气虚质、阳虚质、阴虚质、痰湿质、湿热质、气郁质、血瘀质以及特禀质。每种体质的差异主要是由于个体的先天禀赋与后天环境之间的相互作用所导致的。这种体质上的差异会体现在人体的脏腑功能以及气血的盛衰状态上，从而导致某些方面的偏颇。

（2）食物性味归经理论

四性（寒、热、温、凉）：这是中医理论中用来描述药物或食物性质的术语，它们能够调节人体阴阳的偏性。例如，对于那些体质偏阳虚的人，适宜食用性质温热的食物来进行温补，以帮助恢复阴阳平衡；而对于阴虚体质的人，则需要食用性质凉润的食物，以滋润体内阴液，同样达到阴阳平衡的状态。

五味（酸、苦、甘、辛、咸）：这五种基本味道在中医理论中与人体的五脏相对应。每种味道都有其特定的归经，即它们对特定脏腑有特别的亲和力。例如，辛味的食物通常具有入肺的作用，可以帮助肺部功能的发挥；而甘味的食物则对脾脏有益，可以增强脾的运化功能。然而，如果过量食用某一种味道的食物，可能会对相应的脏腑造成伤害。

归经：这是指食物或药物对特定经络的亲和力和作用路径。不同的食物和药物能够通过不同的经络系统，对身体的特定部位产生影响。例如，莲子归心经，具有安神的作用，可以帮助缓解心神不宁、失眠等症状。

（3）整体观与动态平衡

在我们的日常饮食中，需要综合考虑多个因素，以确保营养均衡且符合身体需求。首先，饮食应顺应四季变化。春季万物生长，饮食应注重升发之性，帮助身体顺应自然界的生长之气；夏季则应选择清凉去热的食物，以对抗炎热的气候；秋季宜润燥，帮助身体适应干燥的环境；冬季则应适当温补，以抵御寒冷。其次，地域差异也是饮食选择的重要考量。北方气候干燥，饮食应偏向滋润，以缓解干燥带来的不适；而南方气候湿润，饮食则应注重化湿，帮助身体适应潮湿的环境。最后，在疾病的不同阶段，饮食也应有所调整。急性期应避免过于滋腻的食物，以免加重身体负担；而在恢复期，则应重视补益，通过合理的饮食来帮助身体恢复健康。

2.常见体质特征与饮食原则

（1）气虚体质

特征：乏力懒言、易出汗、舌淡胖有齿痕。

饮食原则：补气健脾，忌耗气生冷。

（2）阳虚体质

特征：畏寒肢冷、小便清长、舌淡苔白。

饮食原则：温补元阳，佐以甘润防燥。

（3）阴虚体质

特征：五心烦热、口干咽燥、舌红少苔。

饮食原则：滋阴清热，忌辛香温燥。

（4）痰湿体质

特征：体胖痰多、口黏苔腻、大便黏滞。

饮食原则：健脾化痰，忌肥甘厚味。

（5）湿热体质

特征：面油口苦、痤疮湿疹、舌红苔黄腻。

饮食原则：清热利湿，忌辛辣滋腻。

（6）气郁体质

特征：情绪抑郁、胸胁胀痛、善太息。

饮食原则：疏肝解郁，佐以理气活血。

（7）血瘀体质

特征：面色晦暗、痛经有血块、舌质紫暗。

饮食原则：活血化瘀，忌寒凉收涩。

（8）特禀体质

特征：过敏史（荨麻疹、哮喘）、先天禀赋异常。

饮食原则：固表调免疫，忌发物。

3.辨体施食的注意事项

（1）动态调整：体质可能随着年龄的增长、疾病的发生以及环境的变化而改变，因此需要定期进行评估和调整。例如，在更年期之后，原本属于阴虚的体质可能会转变为阳虚，这就需要我们根据实际情况进行相应的调整和保养。

（2）个体化差异：在中医理论中，每个人的身体状况和体质都是独特的，因此在进行健康调理时，需要考虑到个体之间的差异。对于那些体质复杂，例如同时存在气虚和痰湿症状的人群，应当采取综合性的调理方法，而不是仅仅依赖于单一的治疗方案。这种综合调理的方法能够更全面地照顾到个体的特殊需求，从而达到更好的健康效果。

（3）烹饪方式影响性味：食物的性味会随着烹饪方式的不同而发生变化。以萝卜为例，生吃萝卜时，其性质偏凉，具有清热解毒的功效；而当萝卜经过烹饪，如煮熟或炒熟后，其性质则变得温和，能够起到健脾和胃的作用。因此，选择何种烹饪方式，需要根据个人的体质和健康状况来决定，以确保食物的性味与个人体质相适应，从而达到养生保健的目的。

（4）结合现代营养学：随着现代营养学的发展，人们越来越重视食物对健康的影响。对于患有特定疾病的人群，如糖尿病患者，他们的体质往往表现为阴虚燥热，因此在饮食选择上需要特别注意。推荐糖尿病患者食用苦瓜、燕麦等低血糖指数的食物，这些食物不仅能够帮助控制血糖水平，还能够提供必要的营养，有助于改善和预防相关健康问题。

辨体施食是中医“治未病”思想的重要实践，护士通过体质辨识指导患者饮食，可显著提升慢性病管理效果。临床中需注重患者教育，避免盲目进补，鼓励患者记录饮食日记以观察反馈。未来可结合人工智能体质辨识工具，进一步推动个性化营养护理的精准化发展。

六、中医食疗评估与诊断

中医食疗的诊法主要借鉴中医传统诊法，为食疗提供依据。

1.望诊

望面色：面色苍白，可能是气血不足，食疗可侧重于补气血，可适当多吃红枣、桂圆等。面色潮红可能有热象，若是阴虚内热，可食用一些滋阴清热的食物，如百合、银耳等。

望舌象：观察舌头的颜色、形态和舌苔。舌红苔黄可能是体内有热，食疗可选择清热泻火的食物，如苦瓜。舌淡苔白可能是阳虚或气血虚，适合吃一些温阳或补气血的食物，如羊肉、阿胶。

2.闻诊

听声音：声音低微可能是气虚，食疗可选择黄芪等补气食材来炖汤。若咳嗽声音重浊，可能是外感风寒咳嗽，可食用一些散寒止咳的食物，如紫苏叶煮水用。

嗅气味：口气臭秽可能是胃热，可食用一些清胃热的食物，如绿豆。身体有汗臭可能和湿热有关，可食用薏仁等祛湿清热的食物。

3.问诊

问饮食：了解患者的食欲、口味偏好等。食欲减退可能是脾胃虚弱所致，可以采用山药、芡实等健脾益胃的食物。口酸可能是肝胃不和，可食用一些疏肝和胃的食物，如陈皮。

问二便：大便干结可能是肠道津亏，可食用黑芝麻、蜂蜜等润肠通便。小便频数且清长，可能是肾阳虚，可食用核桃、韭菜等食物补肾助阳。

4.切诊

如脉细可能是血虚或阴虚，食疗可根据情况选择补气血或滋阴的食物。如果脉滑数，可能是体内有痰热，可食用一些化痰清热的食物，如川贝母炖梨。

5.八纲辨法

（1）阴阳辨证

阳证表现为发热、面红、烦躁等，需选择清热泻火、滋阴降火的食物，如鸭肉（滋阴）、绿豆（清热）。阴证表现为畏寒、肢冷、面色苍白等，适合温阳、益气补血食物，像干姜（温阳）、红枣（补血）。

（2）表里辨证

表证多为外感病初起，如恶寒、发热、头痛等。若是表寒证，可食用生姜、葱白等解表散寒的食物。里证主要包括脏腑、气血、骨髓等的病变。若是里热证，可食用苦瓜、马齿苋等清热食物。

（3）寒热辨证

寒证有怕冷、口淡不渴等特点，食疗可选择温热性质食物，如羊肉、花椒。热证有发热、口渴、舌红苔黄等，适合吃寒凉性质食物，如黄瓜、西瓜。

（4）虚实辨证

虚证是正气不足，如气虚、血虚、阴虚、阳虚等。气虚可食用黄芪粥补气，血虚可用阿胶糕补血。实证为邪气盛，如痰饮、瘀血等。有痰热可食用川贝母化痰，有瘀血可食用山楂活血化瘀。

6、脏腑辨证

心阴虚可食用百合、莲子养心阴。心阳虚可食用薤白、桂枝温心阳。肝血虚可食用猪肝、枸杞补肝血。肝郁气滞可食用青皮、香橼疏肝理气。脾气虚可食用山药、薏米健脾益气。脾阳虚可食用干姜、肉豆蔻温脾阳。肺阴虚可食用沙参、玉竹滋养肺阴。肺气

虚可食用黄芪、党参补肺气。肾阴虚可食用熟地、女贞子滋补肾阴。肾阳虚可食用淫羊藿、菟丝子补肾阳。

七、中医食疗原料

1.解表类

生姜：最常见的解表食物之一。性温，味辛，归肺、脾、胃经。它有解表散寒、温中止呕、化痰止咳的作用。在感冒初期，出现怕冷、轻微发热、头痛等症状时，喝生姜红糖水可以帮助发散风寒，减轻症状。

葱白：其味辛，性温，归肺、胃经，能发汗解表、散寒通阳。如果是外感风寒引起的轻症感冒，单用葱白煮水饮用，就可以通过发汗来解除表邪，葱白水尤其适用于感冒刚开始，症状主要在肌表的时候。

紫苏：其叶味辛，性温，归肺、脾经。可以解表散寒、行气和胃。当感染风寒之邪，出现咳嗽、咳痰，并且伴有恶心、呕吐等肠胃不适症状时，用紫苏叶泡茶或者做紫苏粥，能够在解表的同时，缓解肠胃不适。

香菜：香菜味辛，性温，归肺、脾经，有发表透疹、消食下气的功效。风寒感冒初期，有轻微发热、鼻塞等症状，以及疹出不畅时，可在菜肴中适量添加。

薄荷：其味辛，性凉，归肺、肝经，有疏散风热的作用。主要用于风热感冒，出现发热、头痛、咽喉肿痛等症状时，可通过喝薄荷茶来疏散风热，缓解症状。薄荷在发散风热的同时，还能清利头目，对改善风热感冒引起的头目不清爽也有帮助。

2.泻下类

香蕉：味甘、性寒，归肺、大肠经。它富含膳食纤维，能促进肠道蠕动，起到润肠通便的作用。对于肠燥便秘，特别是习惯性便秘的人来说，是一种理想的食疗食物。

蜂蜜：味甘、性平，归肺、脾、大肠经。它可以润滑肠道，调节肠道功能。对于阴虚肠燥引起的便秘，如老年人或产后妇女便秘等情况很适用，通常用温水冲服即可发挥其润下的功效。

决明子：味甘、苦、咸，性微寒，归肝、大肠经。不仅能清肝明目，还能润肠通便。对于内热肠燥导致大便干结，并且伴有目赤肿痛等肝热症状的人比较合适。一般将决明子泡茶饮用，但孕妇和脾胃虚寒者慎用。

番泻叶：味甘、苦，性寒，归大肠经。有较强的泻下作用，能够刺激肠道蠕动，使大便通畅。将少量番泻叶泡水饮用，主要用于热结便秘，但不能长期大量使用，否则可能会导致肠道功能紊乱。

桃仁：味苦、甘，性平，归心、肝、大肠经。有活血祛瘀、润肠通便的作用。对于瘀血阻滞兼肠燥便秘者比较合适，不过孕妇要慎用，因为它有活血作用，可能会导致流产。

3.清热类

苦瓜：味苦性寒，具有清热解毒、消暑降火、明目等功效，可凉拌、炒制或榨汁食用。它对于痢疾、暑热烦渴、疮痈肿毒等病证有一定的食疗作用，但脾胃虚弱者不宜食用。

黄瓜：含有丰富的水分和维生素C，具有清热解毒、利尿消肿的作用，可凉拌或炒食。

冬瓜：性凉，有清热解毒、利尿消肿的功效，可熬汤或炒制食用，冬瓜汤是常见的清热解暑汤品。

芹菜：具有清热、通便、清胃热、防口臭等作用，适合体内有热、大便不畅、胃热口臭的人群。

绿豆芽：性凉味甘，有清热解毒、利尿除湿的作用，可清炒或与其他食材搭配炒制。

西红柿：也叫番茄，性微寒，具有清热生津、养阴凉血的功效，可直接食用或做成番茄汤。

生菜：性凉，有清热提神、镇痛催眠、降低胆固醇、辅助治疗神经衰弱等功效。

菠菜：能滋阴润燥、通利肠胃、清热解毒，对因肝阴不足引起的高血压、头痛目眩、糖尿病和贫血等有较好的辅助治疗作用。

马齿苋：性寒味酸，具有清热解毒、凉血止血的作用，可凉拌、煮粥食用，但脾胃虚寒的人不宜食用。

西瓜：含有大量的水分和维生素C，有清热解暑、利尿消肿、生津止渴的作用，是夏季常见的清热水果。

梨：味甘微酸、性凉，能清热降火、润肺生津、止咳化痰，对于肺燥咳嗽、热病津伤等情况有很好的缓解作用。

柚子：果肉性寒，味甘、酸，有清热化痰、健脾消食、解酒除烦的功效，适合体内有热、咳嗽痰多、消化不良的人群。

香蕉：性寒，具有清热解毒、润肠通便的作用，有助于改善便秘等肠道热证，但虚寒体质者不宜多吃。

草莓：性凉，有清热解暑、润肺生津的作用，适合夏季食用，可直接食用或制成果酱、果汁等。

绿豆汤：绿豆性寒味甘，具有清热解毒、消暑利尿的功效，绿豆汤是夏季常见的消暑饮品。

绿茶：含有丰富的茶多酚和咖啡因等成分，具有清热解毒、消暑提神的作用。脾胃虚寒者不宜多饮。

菊花茶：菊花具有清热解毒、清肝明目的功效，可单独泡水饮用，也可与其他食材搭配，如菊花枸杞茶等。

金银花茶：金银花性寒味甘，有清热解毒、疏散风热的功效，可用于治疗风热感冒、咽喉肿痛等。

薄荷茶：薄荷性凉，有疏散风热、清利头目、利咽透疹、疏肝行气的功效，薄荷茶可缓解风热感冒、头痛目赤、咽喉肿痛等症状。

鸭肉：性凉，具有滋阴养胃、利水消肿、清热解毒的功效，适合体内有热、阴虚火旺的人群食用，如做成老鸭汤。

兔肉：性凉，具有健脾补中、凉血解毒的作用，适合体质燥热的人群食用，脾胃虚寒者不宜食用。

4.温里散寒类

干姜：味辛，性热，归脾、胃、肾、心、肺经。它是温里散寒的典型食物，能温中散寒、回阳通脉、温肺化饮。对于脾胃虚寒导致的胃脘冷痛、呕吐泄泻等症状，可以用干姜来改善。例如，在冬季煮姜枣茶（干姜和红枣）饮用，能起到暖身驱寒的作用。

肉桂：味辛、甘，性大热，归肾、脾、心、肝经。肉桂有补火助阳、引火归元、散寒止痛、温通经脉的功效。对于肾阳不足引起的腰膝冷痛、宫寒痛经等情况，可适当食用含有肉桂的食物。

花椒：味辛，性温，归脾、胃、肾经。花椒能温中止痛、杀虫止痒。在寒冷天气里，用花椒煮水泡脚可以帮助驱散体内寒气，对于脾胃虚寒引起的食欲不振、脘腹冷痛也有缓解作用。在烹饪中，花椒也是常用的调味料。用花椒炖肉，不仅能增添风味，还能起到一定的温里作用。

丁香：味辛，性温，归脾、胃、肺、肾经，有温中降逆、散寒止痛、温肾助阳的功效。对于胃寒呕吐、呃逆等症状有较好的缓解作用。丁香还可用于制作香囊，佩戴在身上也能起到一定的驱寒作用。

小茴香：味辛，性温，归肝、肾、脾、胃经，能散寒止痛、理气和胃。对于寒疝腹痛、睾丸偏坠胀痛、痛经等寒证，以及胃寒呕吐、食少等情况，食用小茴香或用其制作的食物有改善作用。比如小茴香饺子，就有一定的温里散寒作用。

5.理湿类

薏米：有利水渗湿的作用，它可以用于煮粥、炖汤等，薏米红豆粥是常见的祛湿食疗方。

芡实：能益肾固精、补脾止泻、祛湿止带。可以和莲子等一起煮成粥，能帮助改善脾虚湿盛的情况。

赤小豆：有健脾利湿、解毒排脓的功效，常用它和其他食材搭配煮汤，赤小豆和鲫鱼一起熬汤，对湿气重引起的水肿等情况有一定缓解作用。

白扁豆：能健脾化湿，可用于制作菜肴，也可煮成扁豆粥，对脾胃虚弱、湿气内停有改善作用。

6.消食醒酒类

香蕉：含有丰富的果糖，能够提升血糖浓度，促进酒精代谢。并且它能起到保护胃黏膜的作用，减轻酒精对胃的刺激。

梨：有清热生津、润燥化痰等作用。梨中的成分能促进酒精从尿液排出，还能缓解饮酒后口干舌燥的感觉。

西红柿：西红柿富含特殊果糖，这种成分能够加速酒精的分解和吸收，减轻酒后头晕感。可以将西红柿打成汁饮用，效果更好。

芹菜：芹菜含有丰富的B族维生素，能分解酒精，还能起到缓解酒后肠胃不适、颜面发红的作用。

蜂蜜水：蜂蜜中含有一种特殊的果糖，可以促进酒精的分解和吸收，减轻头痛症状，并且能缓解饮酒后的口渴。

酸奶：酸奶能保护胃黏膜，延缓人体对酒精的吸收。同时，酸奶中的钙含量丰富，对缓解酒后烦躁尤其有效。

绿豆汤：绿豆有清热解毒的作用，绿豆汤可以促进体内酒精毒素的排出，减轻酒精中毒的症状。

7.固涩类

莲子：能益肾涩精、补脾止泻、止带、养心安神。对于脾虚泄泻、遗精滑精等情况有改善作用。可以做成莲子粥、莲子猪肚汤等，味道鲜美，又能起到食疗效果。

山茱萸：有补益肝肾、涩精固脱的作用。一般多用于药膳，比如和山药等搭配，能缓解肝肾不足导致的头晕目眩、腰膝酸软、遗精滑精等状况。

乌梅：有敛肺、涩肠、生津、安蛔的功效。可以制作成乌梅汤，对于肺虚久咳、久泻久痢等情况有一定的调理作用，并且乌梅的酸味还能刺激唾液分泌，起到生津止渴的作用。

石榴：有涩肠止泻、止血、止咳的作用。石榴皮含有的成分能有效止泻，而石榴汁对于咽干口燥等也有缓解作用。

8.安神类

小米：含有丰富的色氨酸，能促使大脑神经细胞分泌出使人困倦的血清素，可起到镇静安神的作用，日常可煮小米粥食用。

百合：能润肺止咳、清心安神。对于阴虚有热导致的失眠、心悸等症状有一定的缓解效果。如百合莲子粥，就很适合有安神需求的患者食用。

酸枣仁：它是常见的安神中药材，也可作为食物。酸枣仁含有酸枣仁皂苷等成分，可养心补肝、宁心安神，能用于治疗虚烦不眠、惊悸多梦症状，可磨粉冲水饮用。

桂圆：能补益心脾、养血安神。对于气血不足引起的失眠、健忘等情况比较适用。它可以直接吃，也可以用来煲汤。

9.行气解郁类

玫瑰花：味甘、微苦，性温，有行气解郁、活血、止痛的功效。可以用玫瑰花泡茶，能够舒缓情绪，对于肝郁气滞导致的胸胁胀痛、月经不调等有一定的缓解作用。

佛手：味辛、苦、酸，性温，归肝、脾、胃、肺经，有疏肝理气、和胃止痛、燥湿化痰的作用。可以将佛手切丝清炒，或者用来煲汤，能够改善肝郁气滞引起的胃脘胀满等情况。

柑橘类水果（如橙子、橘子）：这类水果具有浓郁的果香，能够愉悦心情。从中医角度讲，它们可以行脾胃之气，有助于缓解消化不良、胸腹胀闷等症状。例如，橙子能够理气化痰、消食和胃。

洋葱：含有前列腺素A等成分，有舒张血管、降低血液黏度的作用，可以改善血液循环。它还可以在一定程度上调节胃肠道的蠕动，起到行气的作用，对于情绪郁闷时伴有的食欲不振等情况有改善作用。

第二节　中医药膳

中医药膳，是中医“治未病”思想在饮食文化中的璀璨实践，以“药借食力，食助药威”为精髓，将草本精华与人间烟火交融，缔造出“寓疗于膳、食养合一”的东方智慧。从宫廷御膳的精致配伍，到民间验方的朴素智慧，药膳始终是连接医理与生活的桥梁。

一、中医药膳概述

1.药膳的概念

中医药膳是在中医理论指导下，将中药与食物相配合，通过烹饪加工制成的具有保健、治疗、康复等作用的特殊膳食。它以中医的阴阳五行、脏腑经络、辨证论治等理论为基础，遵循中药的四气五味、升降浮沉等特性，根据不同的病证、体质、季节等因素，选用相应的中药和食物进行合理搭配。比如，对于体质虚寒者，可选用温性的羊肉搭配当归、生姜等中药制成药膳以温中散寒。

中医药膳强调药食同源，许多食物本身就具有药用价值，如山药、枸杞等。其制作方法多样，包括炖、煮、蒸、熬、泡等，将中药的药效与食物的营养充分融合，使人们在享受美食的同时，达到调理身体、预防疾病、促进康复的目的，具有独特的养生保健和治疗功效。

2.历史发展

中医药膳的发展历史源远流长，具体有如下几个阶段。

起源阶段：药膳起源于人类原始时代，当时人们无法区分食物与药物，发现某些动植物既可充饥又有药用价值，此乃药膳的源头与雏形。

早期发展阶段：《周礼》中记载了食医，负责调配周天子的饮食，还记载了疾医、疡医等的食疗原则，表明当时已有丰富的药膳知识。

先秦：《黄帝内经》探讨了食物与人体健康的关系，提出“五谷为养，五果为助，五畜为益，五菜为充”等膳食配制原则，且书中13首方剂中有8首是药食并用之方。

秦汉时期：药膳进一步发展。东汉末年的《神农本草经》载有众多可作为药膳原料的药物。汉代张仲景的《伤寒杂病论》《金匮要略方论》采用饮食调养方法配合治疗，开创了药物与食物结合治疗重病、急症的先例，还记载了食疗禁忌和饮食卫生知识，为药膳食疗学理论奠定了基础。

晋唐时期：药膳理论长足发展并完善，成为专门学科。晋代葛洪的《肘后备急方》、北魏崔浩的《食经》等著述承前启后。唐代孙思邈在《备急千金要方》中设“食治”专篇，其弟子孟诜编著了《食疗本草》，是我国第一部食疗学专著。

宋元时期：为食疗药膳学的全面发展时期。宋代官方修订的《太平圣惠方》专设“食治门”，记载多种药膳方剂。元朝忽思慧编著的《饮膳正要》是我国最早的营养学专著，强调饮食营养的摄取可预防疾病，还记载了饮食卫生、服用药食的禁忌及食物中毒的表现等。

明清时期：中医食疗药膳学更加完善。明代《本草纲目》为中医食疗提供了丰富资料，书中专列饮食禁忌等内容。朱橚的《救荒本草》、徐春甫的《古今医统》等著作也各有贡献。清代养生家曹慈山的《老老恒言》中，有百余种粥谱，集药粥之大成。

近现代：药膳疗法在古代基础上不断发展。国内多次召开食疗养生康复等会议，1989年、1993年分别召开了国际性、亚洲首届药膳大会。如今，药膳不仅在国内受重视，在世界多地也获青睐。

3.作用

中医药膳的主要作用在于调节身体机能，预防和治疗疾病。药膳通过调整人体的阴阳平衡，可以增强体质，提高免疫力，促进健康。同时，药膳还可以作为疾病的辅助治疗手段，帮助患者康复。

4.应用原则

在应用中医药膳时，需要遵循以下原则。

辨证施膳：根据患者的体质、病情和季节等因素，选择合适的药膳方案。

药物与食物的配伍禁忌：注意药物与食物之间的相互作用，避免产生不良反应。

适量食用：药膳虽好，但也要适量食用，避免过量导致身体不适。

因人而异：每个人的体质和病情都不同，因此在使用药膳时要因人而异，个性化定制。

5.注意事项

在使用中医药膳时，还需要注意以下几点。

了解药膳的性味归经：不同的药膳有不同的性味归经，需要了解其功效和适用范围。

注意药膳的烹饪方法：药膳的烹饪方法对其疗效有一定影响，需要按照正确的烹饪方法制作。

避免与药性冲突：在使用药膳的同时，如果正在服用其他药物，需要咨询医生或药师，避免产生药性冲突。

关注个体差异：不同人的体质和病情存在差异，对药膳的反应也不同，因此需要关注个体差异并适时调整药膳方案。

综上所述，中医药膳是一种具有丰富历史文化和独特疗效的饮食文化。在了解其基础知识的基础上，我们可以更好地应用药膳来调理身体、预防疾病和促进健康。

二、药膳原料

1.食物类药膳原料

药膳原料中的食物种类非常广泛，几乎涵盖了日常饮食中的各类食材。这些食材在药膳中不仅起到了提供营养的作用，还通过与药物的配伍，增强了药膳的疗效。

（1）五谷杂粮

五谷杂粮是药膳中常用的食物类原料之一，包括稻米、小米、玉米、燕麦、荞麦等。这些食材富含膳食纤维、维生素和矿物质，有助于调节肠胃功能，增强身体免疫力。在药膳中，五谷杂粮常与各种中草药配伍，制成具有特定功效的药膳粥或药膳饭。

（2）豆类及其制品

豆类及其制品也是药膳中常见的食物类原料，如黄豆、绿豆、黑豆、豆腐、豆浆等。豆类食材富含蛋白质、膳食纤维和多种矿物质，具有健脾益气、清热解毒、利水消肿的功效。在药膳中，豆类食材常与中草药配伍，制成具有滋补强身、清热解毒等作用的药膳。

（3）蔬菜类

蔬菜类食材在药膳中占有重要地位，包括各种叶菜类、根茎类、瓜果类等。这些食

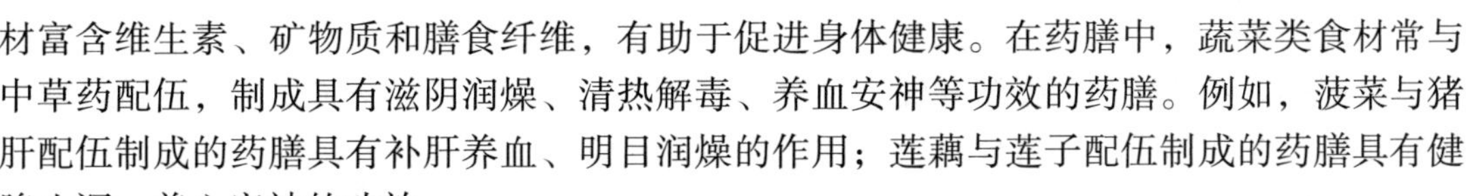

材富含维生素、矿物质和膳食纤维，有助于促进身体健康。在药膳中，蔬菜类食材常与中草药配伍，制成具有滋阴润燥、清热解毒、养血安神等功效的药膳。例如，菠菜与猪肝配伍制成的药膳具有补肝养血、明目润燥的作用；莲藕与莲子配伍制成的药膳具有健脾止泻、养心安神的功效。

（4）水果类

水果类食材也是药膳中不可或缺的一部分，如苹果、梨、香蕉、葡萄、枸杞等。食材中含有多种维生素、膳食纤维及矿物质，具有润燥止咳、益胃生津、清热败毒的功效。在药膳中，水果类食材常与中草药配伍，制成具有滋阴润燥、美容养颜、延缓衰老等作用的药膳。例如，枸杞与红枣配伍制成的药膳具有滋补肝肾、养血安神的作用；葡萄与蜂蜜配伍制成的药膳具有润肺止咳、清热解毒的功效。

（5）肉类及其制品

肉类及其制品也是药膳中常用的食物原料之一，如猪肉、牛肉、羊肉、鸡肉、鸭肉等。这些食材富含蛋白质、脂肪和多种矿物质，具有补中益气、滋阴养血、强筋健骨等功效。在药膳中，肉类食材常与中草药配伍，制成具有滋补强身、温中散寒等作用的药膳。例如，当归生姜羊肉汤具有温中补虚、散寒止痛的作用；枸杞炖鸡具有滋补肝肾、养血安神的功效。

（6）水产品类

水产品类食材，如鱼类、虾类、贝类等也是药膳中常用的原料。这些食材富含蛋白质、不饱和脂肪酸和多种矿物质，具有补肾壮阳、滋阴养血、清热解毒的功效。在药膳中，水产品类食材常与中草药配伍，制成具有滋补强身、美容养颜等作用的药膳。例如，虫草花炖鱼胶具有补气养血、美容养颜的作用；海参炖瘦肉则具有滋阴润燥、补肾益精的功效。

综上所述，药膳原料中的食物种类非常丰富多样，几乎涵盖了日常饮食中的各类食材。这些食材在药膳中不仅提供了丰富的营养，还通过与中草药的配伍，增强了药膳的疗效和保健作用。因此，在选择药膳原料时，应根据个人的体质和病情进行合理的搭配和选择。

2.药物类药膳原料

药物类药膳原料广泛多样，它们不仅具有药用价值，还能在烹饪中增添独特的风味和营养。

（1）补益类

①补气药

人参：补气养阴、生津止渴、复脉固脱、补益脾肺、益智安神、调经活血。

党参：补脾益肺、生津养血。

黄芪：补气升阳、固表止汗、利尿消肿、生津养血、行滞通痹、排脓敛疮、托毒生肌。

白术：健脾益气，燥湿利水，止汗安胎。

②补血药

当归：补血调经、活血化瘀、润肠通便。

阿胶：补血止血、滋阴润燥。

③滋阴药

枸杞子：滋补肝肾、强筋健骨、润肺明目。

麦冬：润肺养阴、益胃生津、清心除烦。

④补阳药

杜仲：滋补肝肾，强筋壮骨，镇静安眠、安胎。

冬虫夏草：益肺补肾、补益虚损、宁心除烦、止血化痰。

(2) 温里类

干姜：温中散寒、回阳救逆、温肺止咳、燥湿消痰。

肉桂：温中补阳、祛寒止痛、温经活络、引火归元。

(3) 理气类

木香：疏理肝气、健脾和胃、行气止血。

陈皮：健脾消食、祛湿化痰、调气止呃。

(4) 止血类

三七：活血化瘀、止血补气。

槐花：清热止血、润肠通便、平肝泻火。

(5) 活血类

丹参：活血化瘀、清心除烦、凉血消痈、祛脂消积。

川芎：行气开郁、除风燥湿、活血止痛。

(6) 利水渗湿类

茯苓：利尿消肿、健脾渗湿、宁心安神。

薏苡仁：利湿健脾、舒筋除痹、清热排脓。

(7) 清热类

蒲公英：利湿通淋、清热解毒、消肿散结、清肝明目。

金银花：滋阴润燥、清热解毒、疏散风热。

(8) 化痰止咳平喘类

桔梗：清热解毒、安神定志、祛痰止咳、利水消肿、解表宣肺。

川贝：润肺化痰、散结消痈、降脂降压、预防溃疡。

(9) 解表类

紫苏叶：发表散寒、理气和营、和胃止呕、行气安胎。

生姜：温中散寒、活血散瘀、祛风除湿、健脾益胃。

(10) 收涩类

山茱萸：滋补肝肾、固精止遗、收敛止血。

五味子：滋补肝肾、润肺止咳、醒脑益智、解毒祛湿。

(11) 其他

酸枣仁：养血补肝、养心安神、敛汗生津、补中益气。

天麻：平抑肝阳、祛风除湿、舒筋通络、活血止痛。

这些药物类药膳原料在烹饪中可以根据具体需要进行搭配，以达到食疗养生的目的。在使用时，应注意适量，避免过量使用导致不良反应。同时，对于特殊人群如孕妇、儿童、老年人等，应在专业医师或营养师的指导下使用。

三、药膳配方

药膳配方是中医养生文化的重要组成部分，通过将中药材与食材相结合，制作成既美味又具有特定保健功效的汤品或菜肴。以下是对一些经典的药膳配方及其功效的介绍。

1.健脾益胃类

（1）山药红枣粥

材料：山药、红枣、粳米。

功效：山药补脾养胃、生津益肺，红枣补中益气、养血安神，粳米健脾和胃。三者搭配，可增强脾胃功能，改善脾胃虚弱引起的食欲不振、消化不良等症状。

（2）党参白术乌鸡煲

材料：党参、白术、乌鸡。

功效：党参补中益气、健脾益肺，白术补脾益气、燥湿利水。乌鸡性平，滋阴不燥，与白术、党参同炖，可中和药性，适合长期调理脾胃虚寒或消化不良。

（3）薏米芡实粥

材料：薏米、芡实、大米。

功效：薏米利水渗湿、健脾止泻，芡实益肾固精、补脾止泻，大米健脾和胃。该粥可健脾祛湿、止泻固精，对于脾胃虚弱、湿气较重、大便溏泄等症状有良好的调理作用。

（4）山楂麦芽茶

材料：山楂、麦芽。

功效：山楂消食化积，麦芽行气消食、健脾开胃。二者搭配，可促进消化，增强脾胃运化功能，缓解食积不化、食欲不振等问题。

（5）南瓜小米粥

材料：南瓜、小米。

功效：南瓜能补中益气、清热解毒，小米能健脾和胃、补益虚损。常食此粥可健脾胃、补中气，适合脾胃虚弱、营养不良等人群。

（6）猪肚四神汤

材料：猪肚、莲子、薏苡仁、芡实、山药。

功效：健脾益胃，止泻。适用于消化不良、食欲不佳、脘腹胀满、大便溏泄、体倦乏力等症状。

（7）山药黄豆百合粥

材料：山药、黄豆、糯米、大米、百合、冰糖。

功效：健脾益胃、养阴润燥。适合脾胃虚弱、食欲不振的人群。

（8）红枣桂圆枸杞汤

材料：红枣、桂圆、枸杞适量。

功效：补气养血。适合脾胃虚弱、气血不足的人群。

2.补气血类

（1）清蒸人参鸡

材料：母鸡、香菇、玉兰片、人参、生姜。

功效：安神、固脱、生津、补元气，适用于肺脾气虚、懒言少语、食少倦怠、津液不足等症状。

（2）猪蹄黄芪当归汤

组成：猪蹄、党参、当归、黄芪、生姜、蒜。

功效：补气养血、强壮筋骨。适用于血虚者、年老体弱、腰肢软弱无力、痈疽疮毒久溃不敛等症状。

（3）当归生姜羊肉汤

组成：当归、生姜、羊肉。

功效：温中补虚、益气养血。适用于手脚冰凉、体寒怕冷、乏力气短、面色苍白、气血两虚等症状。

（4）枸杞生姜大枣汤

组成：红枣、枸杞、老姜。

功效：解表散寒，补气安神、健脾除湿、调和气血。适用于外感风寒、中气不足、脾胃虚弱等症状。

（5）虫草花鱼胶汤

材料：虫草花、鱼胶、党参、红枣、枸杞。

功效：补气养血，适合女性及气血不足的人群。

（6）西洋参乌鸡汤

材料：玉竹、西洋参、黄芪、桂圆、枸杞、红枣。

功效：补气血、抗疲劳，适合体虚乏力、需要滋补的人群。

（7）当归黄芪乌鸡汤

材料：当归、黄芪、乌鸡、红枣、枸杞。

功效：补气养血，增强体质。适合产后恢复、贫血等人群。

3.安神助眠类

（1）双仁粥

材料：酸枣仁、柏子仁、红枣、粳米、红糖。

功效：健脾养心、补血安神。适用于心脾两虚。

（2）百合莲子粥

材料：百合、莲子、大米、冰糖。

功效：清热养阴、润肺安神，适合失眠多梦伴心火旺盛、焦虑烦躁等症状。

（3）酸枣仁粥

材料：酸枣仁、大米、莲子、桂圆。

功效：养心安神、宁心止汗。适合于失眠、多梦、心悸、心烦、体虚多汗等症状。

（4）安神汤

材料：桑葚、酸枣仁、百合、去芯莲子、桂圆肉、芡实、红枣、枸杞、冰糖。

功效：将生百合蒸熟，加入蛋黄、水、冰糖煮沸，于睡前一小时饮用，有清心、安神、镇静的作用。适用于入睡困难、体虚多汗、失眠多梦等症状。

（5）栗子红枣炖乌鸡

材料：乌鸡、板栗、红枣、枸杞、陈皮、姜片。

功效：健脾益胃、补肾填精。适用于脾胃虚弱、气血不足所致的失眠多梦等症状。

4.清热解毒类

（1）绿豆汤

材料：绿豆。

功效：清热解毒、去火。适用于缓解夏季暑热烦渴、尿赤等症状。

（2）鱼腥草瘦肉汤

材料：鱼腥草、玉米、马蹄、胡萝卜、红枣、瘦肉。

功效：清膀胱湿热、解毒去火、抗炎抗菌。适用于缓解热淋、热痢等症状。

（3）菊花豆根汤

材料：山豆根、野菊花、蒲公英各适量。

功效：清热明目，解毒利咽。适用于咽喉肿痛、目赤肿痛等症状。

（4）绿豆海带汤

材料：绿豆、海带、冰糖。

功效：清热解毒，消暑除烦。适合夏季饮用、缓解中暑症状。

5.其他常见药膳

（1）绿豆薏仁汤

材料：绿豆、薏仁。

功效：绿豆清热解毒、消暑利水，薏仁利水渗湿、健脾止泻、解毒散结。二者搭配，对于湿热蕴结导致的皮肤湿疹、痤疮等有一定的缓解作用，可帮助清热利湿，改善皮肤症状。

（2）百合玉竹粥

材料：百合、玉竹、粳米。

功效：百合润肺止咳、清心安神，玉竹滋阴润燥、养胃生津。该粥可滋阴润燥，适用于阴虚血燥引起的皮肤干燥、瘙痒等症状，有助于滋养肌肤，缓解不适。

（3）土茯苓炖龟

材料：土茯苓、乌龟。

功效：土茯苓解毒除湿、通利关节，乌龟滋阴补血。此药膳对于湿热毒邪所致的梅毒、湿疹等皮肤病有一定的食疗作用，可帮助清除体内湿热毒邪。

（4）当归生姜羊肉汤

材料：当归、生姜、羊肉。

功效：当归养血活血，生姜温中散寒，羊肉补虚劳、助元阳。该汤可温阳散寒、养血活血，适用于血虚风燥引起的皮肤瘙痒、冻疮等皮肤病，能够改善局部血液循环，缓解症状。

（5）桑葚芝麻糕

材料：桑葚、芝麻、糯米粉等。

功效：桑葚滋阴补血、生津润燥，芝麻补肝肾、益精血。此糕可滋补肝肾、养血润燥，对于肝肾阴虚导致的皮肤粗糙、毛发干枯等有一定的改善作用，有助于滋养肌肤和毛发。

四、四季药膳

1.四季气候不同，人体生理状况和需求各异，因此四季药膳各有特点，以下是一些常见的四季药膳。

（1）春季药膳

春季阳气升发，宜选用升补之品，以助阳气生发，同时应疏肝理气。推荐药膳韭菜炒虾仁，韭菜性温，能温肾助阳、益脾健胃、行气理血，虾仁富含蛋白质等营养物质，二者搭配可补肾壮阳、健胃理气。又如猪肝菠菜汤，猪肝补肝明目，菠菜滋阴平肝、助消化，二者同食可养血明目、滋阴润燥，适合春季食用以调养肝脏。

（2）夏季药膳

夏季气候炎热，人体多汗，易伤津耗气，宜选用清补之品，以清热解暑、益气生津。推荐药膳如绿豆汤，绿豆能清热解毒、消暑利水，是夏季消暑的佳品。又如荷叶粥，荷叶清热解暑、升发清阳，大米健脾和胃，二者煮成粥，具有清热解暑、健脾利湿的功效，可缓解夏季暑热所致的食欲不振等症状。

（3）秋季药膳

秋季气候干燥，宜选用平补之品，以滋阴润燥、养肺生津。推荐药膳如雪梨银耳汤，雪梨润肺清燥、止咳化痰，银耳滋阴润肺、养胃生津，二者搭配可有效缓解秋季干燥引起的咳嗽、咽干等症状。又如山药百合粥，山药补脾养胃、生津益肺，百合润肺止咳、清心安神，此粥可润肺止咳、健脾益胃，适合秋季食用。

（4）冬季药膳

冬季寒冷，人体阳气内藏，宜选用温补之品，以温阳补肾、填精补髓。推荐药膳如当归生姜羊肉汤，当归养血活血，生姜温中散寒，羊肉补虚劳、助元阳，三者合用可温中补血、调经散寒，尤其适合冬季虚寒体质者食用，能有效改善手脚冰凉等症状。又如核桃粥，核桃补肾固精、温肺定喘、润肠通便，大米健脾和胃，常食此粥可补肾健脑、温肺润肠。

五、五脏药膳

以下是一些针对五脏调养的常见药膳。

（1）养心药膳

小麦红枣粥：由小麦、红枣、粳米制成。小麦养心安神，红枣补中益气、养血安神，粳米健脾和胃。该粥能养心阴、益心气、安心神，对妇女脏躁、精神不安、悲伤欲哭等有较好的食疗作用。

（2）养肝药膳

菊花决明子茶：菊花能清肝明目、清热解毒，决明子能清肝明目、润肠通便。常饮此茶可清肝泻火、明目通便，对于肝火上炎引起的目赤肿痛、羞明多泪等有缓解作用。

（3）健脾药膳

山药薏米芡实粥：山药补脾养胃、生津益肺，薏米利水渗湿、健脾止泻，芡实益肾固精、补脾止泻。三者熬粥，可健脾益胃、祛湿止泻，对脾胃虚弱、食欲不振、大便溏泄等有良好的调理效果。

（4）补肺药膳

百合杏仁粥：百合润肺止咳、清心安神，杏仁止咳平喘、润肠通便，大米健脾和胃。该粥可润肺止咳、降气平喘，适用于肺燥咳嗽、气喘等症。

（5）补肾药膳

黑芝麻核桃粥：黑芝麻补肝肾、益精血，核桃补肾固精、温肺定喘，大米健脾和胃。常食此粥可补肾益精、健脑益智，对肝肾不足所致的头晕耳鸣、腰膝酸软等有一定改善作用。

六、药膳与治疗

药膳与治疗之间有着密切的联系。药膳作为中医饮食文化的一部分，通过合理的食材选择和搭配，可以在一定程度上辅助治疗疾病，起到调理身体、增强体质的作用。

1.药膳的治疗作用

（1）调理气血

在中医理论体系中，气血是维系人体生命活动、脏腑功能运行的核心物质基础。中医强调“药食同源”，日常饮食中许多食材兼具补益气血的功效，例如，当归，性味甘、辛，温，归肝经、心经、脾经，既能补血又能活血；黄芪，性味甘，微温，归脾经、肺经，其补气作用显著，尤擅补益脾肺之气。这些中药材常被用于制作补气血的药膳，有助于改善贫血、气虚等症状。

（2）补益脏腑

在中医理论体系中，脏腑是人体生理功能的主要执行者，日常饮食中许多食材能补益脏腑，滋养经络。例如，山药性味甘、平，归脾经、肺经、肾经，既能健脾胃、益肺气，又可固肾精；枸杞性味甘、平，归肝经和肾经，具有滋补肝肾的功效。这些食材常被用于制作药膳，适用于脾肾虚弱的人群。

（3）预防疾病

药膳中的一些具有药用价值的食材，如陈皮、枸杞子、黄芪等，可以增强人体免疫力，预防各种疾病的发生。长期适量食用此类药膳，可以提高身体的抵抗力，减少疾病的发生。

（4）辅助治疗疾病

药膳在一定程度上可以辅助治疗疾病，如感冒、咳嗽、消化不良等常见病证。通过合理的药膳配方，可以缓解症状，加速病情的好转。但需要注意的是，药膳不能完全替代正规的医疗手段，病情严重的患者需及时就医。

2.药膳治疗的注意事项

（1）辨证施膳

药膳治疗应遵循中医辨证施治的原则，根据患者的体质、病情和季节等因素进行个性化配方设计。不同体质和病情的人群需要选择不同的药膳配方，以达到最佳的治疗效果。

（2）食材选择

食材的选择应新鲜、无污染、无农药残留。同时，应根据药膳的功效需求，选择具有相应药用价值的食材进行搭配。

（3）烹饪方式

恰当的烹饪方式能够保留食材的营养成分和药效。一般来说，选择清蒸、炖煮等烹饪方式，可以最大程度地保留食材的营养和口感。

（4）食用频率

适量且规律地食用药膳才能发挥较好的效果。过量或偶尔食用可能无法达到预期的治疗效果，甚至可能对身体造成负担。

（5）个体差异

每个人对药膳的反应不同，因此在选择药膳时应结合个人体质和医生的建议进行。对于特殊人群，如孕妇、哺乳期妇女、儿童和特殊疾病患者，更应在医生或营养师的指导下进行药膳治疗。

3.药膳与正规医疗手段的关系

药膳作为一种辅助治疗方法，可以在一定程度上缓解疾病症状、增强体质，但不能完全替代正规的医疗手段。对于严重疾病或需要专业治疗的病证，患者应及时就医并遵循医生的治疗建议。同时，药膳治疗应与正规医疗手段相结合，形成综合治疗方案，以达到最佳的治疗效果。

药膳与治疗之间存在着密切的联系和互补作用。通过合理的药膳配方和食用方法，可以在一定程度上辅助治疗疾病、改善体质、预防疾病的发生。但需要注意的是，药膳不能完全替代正规的医疗手段，对于严重疾病需要及时就医并遵医嘱进行治疗。

七、注意事项

1.药材选择

选择中药材时，应考虑多个因素以确保药材的质量和疗效。最重要的是选择道地药材，并关注药材的外观、气味、质地等特性。

道地药材是在特定自然环境、地域内所产的药材，其品质通常优于其他地区所产的药材。优质中药材具有明亮的色泽、完整的形状和饱满的质地。检查药材表面是否有虫蛀、霉变等现象。中药材具有独特的气味，如薄荷、紫苏等。如果药材气味不自然或有异味，可能已变质或经过不当处理，不可使用。新鲜的中药材应摸起来干燥，无湿黏感。对于油性大或糖分含量多的药材，需特别注意是否发生“泛油"现象，这会影响药材的疗效。

2.食材搭配

根据个人体质和需求，合理搭配食材和药材。

3.烹饪方法

一般采用炖、煮等慢火烹饪方式，以充分释放药材和食材的营养成分。

4.食用禁忌

孕妇、哺乳期妇女及有特殊疾病者应在医生指导下食用药膳。

5.以上药膳配方仅供参考，具体食用时请根据个人体质和医生建议进行调整。药膳虽好，适量食用才能发挥其最佳功效。

第三节　四季食疗

春养肝、夏护心、秋润肺、冬补肾。顺应四时阴阳变化，选用当季食材配伍，调和脏腑气血，实现“春夏养阳，秋冬养阴”的养生之道，体现中医天人相应的整体观。

一、四季养生特点

四季养生特点各异，主要基于中医理论中人体与自然环境相互关联的理念。以下是针对四季养生的详细阐述。

1.春季养生特点

春季是万物复苏、阳气生发的季节，此时人体的肝气也处于升发状态。因此，春季养生的重点在于疏肝养肝、调养脾胃以及补充水分。

（1）疏肝养肝：春季与肝气相应，肝不好的人宜借助春气养肝，可以多吃有助于疏肝解郁的食物，如橙子、菠菜等。同时，保持良好的情绪，避免烦躁易怒。

（2）调养脾胃：春季随着气温升高，湿气也逐渐增多。此时也应注重调养脾胃。

（3）清淡可口：饮食宜清淡可口，忌酸涩和油腻生冷之物，以顺应春季阳气生发的特点。

2.夏季养生特点

夏季阳气旺盛，天气炎热，人体新陈代谢旺盛，腠理开疏，汗液易泄。因此，夏季养生的重点在于避暑、避湿和避寒。

（1）避暑：夏季人体毛孔疏松，阳气趋于表，容易感受暑热。注意避暑降温，及时补充水分和电解质，避免大汗和暴晒。

（2）避湿：夏季天气炎热，地气挟湿气上蒸。饮食以利湿为主，可多吃赤小豆、薏仁米、白扁豆等。

（3）避寒：虽然夏季炎热，但也要注意避免过食寒凉食物和冷饮，以免损伤脾胃阳气。同时，空调温度不宜过低，以免受寒感冒。

3.秋季养生特点

秋季阳气渐收，阴气渐长，气候偏于干燥。因此，秋季养生的重点在于养阴防燥、调理脾胃以及保暖防寒。

（1）养阴防燥：秋季干燥的气候特点极易损伤肺阴，口干咽燥、干咳少痰等症状均是秋燥所致。因此，要多吃滋阴润燥的食物，如梨、藕、百合等，以滋阴养肺。

（2）保暖防寒：秋季昼夜温差较大，早晚凉，要注意保暖防寒，避免受寒感冒。尤其是老年人和体质较弱者，更应注意防寒保暖。

4.冬季养生特点

冬季寒冷干燥，人体阳气内藏、阴精固守。因此，冬季养生的重点在于温阳补肾、滋阴潜阳以及增强体质。

（1）温阳补肾：冬季以收藏为本，适宜进补，温阳养肾。可以多吃羊肉、狗肉等温阳补肾的食物。同时，也可以适当服用一些温阳补肾的中药方剂或膏方来调理身体。

（2）滋阴潜阳：冬季食疗遵循“秋冬养阴”的原则。在温阳补肾的同时，还要适当滋阴潜阳，以达到阴阳平衡。可以多吃滋阴润燥的食物，如黑木耳、鳖、龟等。

（3）增强体质：冬季天气寒冷，人体新陈代谢减慢。但也要适当进行体育锻炼，增强体质、提高免疫力。同时，保持充足的睡眠和良好的情绪也有助于身体健康。

二、四季食疗方法

四季食疗方法是根据中医养生理论和季节变化的特点，通过调整饮食来调养身体、预防疾病的一种方法。

1.春季食疗

（1）养肝疏肝：春季属木，与肝相应，因此养肝疏肝是春季食疗的重点。可以食用芹菜、荠菜、韭菜等蔬菜，它们具有滋补肝肾、降血压、明目等功效。此外，玫瑰花、素馨花泡的茶也有助于疏肝理气。

（2）健脾祛湿：春季岭南地区湿气较重，易伤脾胃。建议食用莲子、芡实、炒扁豆、薏苡仁等食材煲粥或煲汤，以健脾祛湿。

（3）扶阳御风：适当食用扶阳御风、疏肝升阳类的药食，如香苏茶（香附、紫苏、薄荷沸水冲泡）等，以助宣发阳气，缓解“春困”。

2.夏季食疗

（1）清热润肺：夏季炎热，易伤肺津。推荐食用雪梨银耳汤，以滋阴清肺、消痰降火。

（2）养胃生津：夏季人们往往食欲不振，应食用清淡易消化的食物，如鲫鱼汤，温和养胃，清心润肺。

（3）补水润燥：夏季出汗多，应及时补充水分。除了白开水，还可以饮用淡盐水或蜂蜜水，以维持体内水分平衡，防止便秘。

3.秋季食疗

（1）清补平补：秋季宜清补、平补，不宜过于滋腻。可以食用鸭肉、芡实、核桃、大枣等食材，以补充人体阴气不足，增强体质。

（2）润肺止咳：秋季干燥，易伤肺阴。推荐食用雪梨、蜂蜜、芝麻、杏仁等食材，以润肺止咳、滋阴润燥。

（3）多喝水：秋季干燥，应多喝水以缓解干燥气候对人体的伤害。可以在白开水中加入少许食盐或蜂蜜，以增强补水效果。

4.冬季食疗

（1）温补养阳：冬季寒冷，应食用温热性的食物以温补养阳。如羊肉、牛肉、鸡肉等肉类，以及核桃、大枣、板栗等坚果类食物。

（2）健脾开胃：冬季人们往往食欲增加，应食用健脾开胃的食物以促进消化吸收。如山楂、萝卜、白菜等蔬菜，以及砂仁、陈皮等香料。

（3）滋阴润燥：虽然冬季寒冷，但室内空气干燥，也应适当食用滋阴润燥的食物，如银耳、百合、雪梨等。

三、四季食疗推荐方

1.春季食疗方

（1）豌豆苗豆腐汤

材料：豌豆苗50克、豆腐250克。

做法：将豆腐切成小碎块备用，与豌豆苗一同入锅，适当加入调料调味即可。

（2）芝麻红糖粥

材料：芝麻50克、粳米100克、红糖适量。

做法：芝麻炒熟，研末。粳米煮粥，待粥煮熟出锅前拌入芝麻、红糖即可。

2.夏季食疗方

（1）酸梅汤

材料：乌梅50克、山楂干15克、陈皮15克、甘草3克、桂花1克、冰糖100克。

做法：冲洗除桂花、冰糖之外的材料，加入3000毫升水，大火煮沸后转小火煮30分钟，关火加入冰糖，晾凉后加入桂花即可。

（2）鲫鱼牛奶汤

材料：鲫鱼1条、牛奶20毫升、豆腐适量。

做法：将鲫鱼清洗干净，放置温油中煎至两面微黄去腥。加入适量水和豆腐，调料适量，用小火炖煮。起锅时加入牛奶，使汤变得浓稠。

3.秋季食疗方

（1）雪梨银耳贝母汤

材料：雪梨1个、银耳30克、贝母5克、白糖适量。

做法：将银耳撕成小片泡发；雪梨去皮切成小块。将银耳、雪梨、贝母、白糖放入炖皿内，上笼蒸30～40分钟，即可。

（2）白菜粥

材料：大白菜、粳米等。

做法：将大白菜洗净切丝，姜洗净切丝。粳米淘洗后用冷水浸泡半小时。冷水煮粳米，用少许油煸炒白菜和姜丝，待粥煮熟，出锅前加入炒好的白菜，搅拌拌匀即可。

4.冬季食疗方

（1）黑米南瓜粥

材料：黑米100克、黑豆30克、黑芝麻20克、南瓜100克。

做法：黑豆与黑米提前浸泡，南瓜去皮切块，黑芝麻炒香，锅中加水，放入所有材料，大火煮沸后小火炖30分钟。

（2）羊肉白萝卜汤

材料：羊肉750克、白萝卜500克、调料适量。

做法：羊肉切块，白萝卜去皮切滚刀块。羊肉焯水，将姜片煸炒出香味后加水，放入羊肉煮熟，再加入白萝卜转小火煮至萝卜断生。

第四节 体质食疗

中医食疗以“辨证施膳”为核心，结合体质、时令与病证特性，选用药食同源之品调和阴阳。食疗寓治于食，既补虚祛邪，又兼顾脾胃，体现“治未病”的智慧，是养生疗疾的自然之道。

一、平和质

1.体质征象

平和质是一种理想的体质状态，具备这种体质的人通常身体健康。平和质的人体重在标准范围内，既不过于肥胖，也不过于消瘦，身体匀称。这类人通常精力充沛，能够长时间保持注意力集中，不容易感到疲劳。平和质的人内脏器官功能强健，消化、吸收、排泄等生理功能正常，身体抵抗力较强。睡眠质量高，入睡快，睡眠时间长，醒来后精神饱满。心态平和，情绪稳定，不容易受到外界环境的影响而产生剧烈的情绪波动。对环境变化的适应能力较强，无论是气候变化还是环境变化，都能较快地适应。由于体质强健，平和质的人不容易生病，即使生病也能迅速恢复。

2.食疗原则

平和体质的食疗原则在于保持饮食的均衡和多样性，确保身体获得全面的营养。通过遵循这些原则，可以有效地维护平和体质的健康状态，提升整体免疫力和生活质量。每天应摄入足量的新鲜蔬菜和水果。主食以谷类为主，如大米、面粉等，每天摄入250～400克为宜。同时，适量增加全谷物的摄入，如糙米、燕麦等。每天应摄入50～75克蛋白质，如鱼、瘦肉、鸡蛋、豆类制品等。每周摄入2～3次鱼类，适量摄入瘦肉和豆制品，有利于维持体质的稳定。适量摄入坚果类食品，如每日一小把（约20～30克）的核桃、杏仁、葵花籽等，这些食物富含不饱和脂肪酸、维生素E和矿物质。烹调油应控制在25～30克以内，尽量选择植物油，如橄榄油、菜籽油等，减少动物脂肪的摄入，避免摄入高胆固醇、高饱和脂肪的食物。每天饮水1500～2000毫升，保持充足的水分摄入，有助于代谢和排毒。建议选择白开水或淡茶水，避免含糖饮料和酒精。减少食盐和糖的摄入，每日盐的摄入量不超过6克，避免饮用含糖饮料和过甜的零食，以预防肥胖、高血压等疾病。

3.推荐食材

平和体质的推荐食材多样且营养丰富，旨在维持身体的平衡与健康。全谷物食品富含膳食纤维，有助于促进消化和保持血糖稳定。蛋白类食物富含优质蛋白质，有助于肌肉修复和免疫功能维护。深绿色叶菜（如菠菜、油菜）、胡萝卜、西红柿、菜花、香菇、黑木耳、银耳、蘑菇等，富含维生素和矿物质，有助于增强体质和预防疾病。苹果、香蕉、橙子、草莓、李子、菠萝、葡萄、柠檬等，富含维生素C和膳食纤维，有助于增强免疫力和促进消化系统健康。

4.推荐食疗方

（1）淮山药薏米粥

材料：淮山药、薏米各30克，粳米100克，食盐适量。

制作：先将粳米洗净，再放入薏米和适量水，开始煎煮。随后加入淮山药，用文火煮熟后，加入适量食盐调味。

（2）银耳百合粥

材料：银耳10克，百合10克，粳米25克，食盐少许。

制作：先将银耳用水泡发。将百合、粳米洗净后同放入锅中，加适量水煮成粥。加少许盐调味即可。

二、阳虚质

1.体质征象

阳虚体质的人很容易感到寒冷，即使在温暖的环境中，手脚依然会感到冰冷。这是因为阳气不足，身体的表面不能很好地保持温暖，导致血液不能很好地流动，从而形成局部的寒冷状况。由于阳气虚弱，无法充分滋养面部皮肤，则面色苍白无华。呼吸声低弱，表现出体内阳气不足的状态。阳虚体质的人常感到身体乏力，容易疲惫，精神不振，喜欢躺着休息。阳气不足会导致体内水液代谢障碍，可能出现全身无力或肢体浮肿等症状。阳气不足会导致人体无法很好地消化食物，可能出现食欲不振、恶心、呕吐、腹泻等症状。由于体内阳气不足，人体无法得到充分的能量供应，从而影响睡眠质量，出现失眠、多梦、易醒等情况。阳虚体质的人出汗量往往较少，尤其是手心和足底汗液分泌不畅。阳虚质人群情绪低落，缺乏活力，对事物缺乏兴趣，易患上痰饮、肿胀、泄泻等病，且耐夏不耐冬，易感风、寒、湿邪。这是因为阳气虚弱，身体抵抗力降低，容易受到外界病邪的侵袭。

2.食疗原则

（1）多吃温热性食物：阳虚体质的人应多吃温热性食物，这些食物具有温中散寒、补肾壮阳的作用，可以有效地改善阳虚症状。

（2）适量食用辛辣食物：辛辣食物具有发散、行气、活血的作用，可以促进血液循环，增加身体的阳气。但请注意，辛辣食物不宜过量食用，以免损伤脾胃，引起上火等症状。

（3）多吃补肾食物：阳虚体质的人应多吃补肾食物，以增强肾阳的功能。

（4）避免食用寒凉食物：阳虚体质的人应避免食用寒凉食物，以免损伤阳气。

（5）适量摄入高蛋白食物，可以为阳虚患者提供更多能量，从而缓解四肢乏力、怕冷等不适症状。

（6）饮食规律：保持规律的饮食习惯，避免暴饮暴食或过度节食，以免损伤脾胃功能。

3.推荐食材

（1）温热性食物

肉类：羊肉、牛肉、鸡肉、狗肉等，这些食物富含蛋白质和脂肪，能够提供足够的热量，帮助身体抵御寒冷。

干果类：核桃、栗子、桂圆、红枣等，这些食物富含糖分和多种矿物质，能够迅速补充能量，增强体质。

其他：如豆油、酒、粳米、玉米、黄豆、黑豆、赤小豆等也适合阳虚体质的人食用。

（2）辛辣食物

辣椒：含有丰富的辣椒素，能够刺激身体产生热量，促进血液循环。

生姜：具有温中散寒、解表发汗的功效，适合阳虚体质的人食用。

大蒜：具有杀菌、抗炎、增强免疫力的作用，同时也有助于提升身体的阳气。

（3）补肾食物

黑豆、黑芝麻、黑米、黑木耳等食物具有补肾益精、滋阴壮阳的作用。

4.推荐食疗方

（1）干姜红枣茶

材料：干姜适量，红枣适量。

制作：把干姜和红枣放入茶杯中，加入沸水冲泡即可饮用。

（2）当归生姜羊肉汤

材料：当归、生姜、羊肉、黄酒、食盐各适量。

制作：当归洗净泡软切片，生姜洗净切片，羊肉切好后焯一下去除血水。把当归、生姜、羊肉放入砂锅中，加入适量的清水、黄酒，大火烧开后去掉浮沫，再改小火炖至熟烂后加盐调味即可。

三、阴虚质

1.体质征象

阴虚体质的人往往形体消瘦，这是因为体内阴液不足，无法充分滋养身体。同时，皮肤可能表现为干燥、缺乏光泽，甚至容易出现皱纹。阴虚体质的人在精神上可能表现为自制力差，情绪容易波动。他们通常性格外向、好动、反应敏捷，但脾气急躁，容易发怒。此外，由于阴虚内热，患者还可能常感到烦躁不安，易激惹。阴虚体质的人对热环境较为敏感，常感到怕热。手心和脚心常有发热感，夏季尤为明显。在夜间睡眠时，常出现潮热和盗汗现象，即身体发热和出汗。由于阴液不足，口腔和咽喉常感干燥。阴液不足也会影响肠道和泌尿系统，导致大便干燥和小便黄少。阴虚体质的人还可能出现头晕耳鸣、失眠多梦、健忘、腰膝酸软等症状。部分女性还可能出现月经不调，如月经量少、闭经等。

2.食疗原则

多吃滋阴清热的食物，滋养身体，补充阴液，缓解阴虚症状。选择清淡易消化的食物，阴虚体质的人应避免食用辛辣刺激、油腻煎炸的食物，如辣椒、芥末、炸鸡等，以免助火伤阴，加重阴虚症状。阴虚质人群应选择清淡、易消化的食物，以减轻胃肠负担，促进消化吸收。阴虚体质的人可以适量增加蛋白质的摄入，以养阴补血，可选择鱼、豆腐、蛋类、瘦肉等富含优质蛋白质的食物。阴虚体质的人容易感到口渴咽干，因此应多饮清凉饮品以滋阴润燥。注意补充维生素和矿物质，阴虚体质的人还应注意补充维生素和矿物质，特别是维生素E，它可以消除自由基，保护细胞。避免不良饮食习惯，阴虚体质的人应避免过食寒凉、生冷食物，如冷饮、冰淇淋等，以免损伤脾胃阳气。同时，也应避免过量饮酒、浓茶和咖啡等刺激性饮品，以免加重阴虚症状。

3.推荐食材

（1）滋阴清热的食物：如菊花、黄连、玉竹、山药、绿豆、芦荟、百合、莲子肉、枸杞、桑葚、薏仁、红豆、黑豆、黑米、黑木耳、西瓜、哈密瓜等。

（2）滋阴润燥的食物：如蜂蜜、百合、银耳、雪梨、莲子肉、薏仁等。

4.推荐食疗方

（1）雪梨银耳汤

食材：雪梨、银耳、冰糖适量。

制作方法：将以上食材共煮成汤，可滋阴润肺。

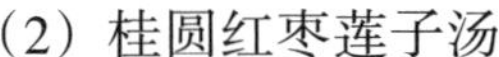

（2）桂圆红枣莲子汤

食材：桂圆、红枣、莲子适量。

制作方法：以上食材共煮成汤，可养心安神。

四、气虚质

1.体质征象

气虚体质的人体力与精神状态不佳，常常感到疲倦乏力，缺乏精力，容易感到劳累和倦怠，即使是轻微的活动也会感到非常吃力，需要更多的休息时间来恢复体力。气虚体质的人常感到气短，呼吸困难，容易浅呼吸，上楼梯或轻微运动就会气喘吁吁，有时还会出现胸闷的症状。声音低弱无力，容易嗓子疼痛，甚至声音嘶哑。面色苍白，肌肉松弛，缺乏紧致感。免疫力较弱，容易感染疾病，尤其是在季节交替或气候变化时更容易感冒，且病程较长，康复较慢。脾胃功能较弱，常常出现食欲不振、胃脘胀痛、腹泻或便秘等消化不良症状。容易出汗，尤其是在运动或紧张时更为明显。体内阳气不足，容易怕冷、手脚冰凉。容易出现头晕、头痛、眼花等症状，特别是在劳累或长时间保持一个姿势时。男性气虚体质者还可能出现性功能下降，包括性欲减退、阳痿、早泄等问题。部分气虚体质者还容易感到焦虑不安，易激动和紧张，心情容易波动。

2.食疗原则

增加补气血的食物：气虚体质的人需要增加蛋白质、维生素和矿物质的摄入。适当食用一些具有益气补血作用的食物，如当归、枸杞、红枣、山药、黄芪等。这些食物可以单独食用，也可以与其他食材一起煮粥或炖汤。

增加健脾胃的食物，如小米、山药等具有健脾益气的功效，有助于调理消化系统。

避免刺激性食物：气虚体质的人应避免食用过于油腻、辛辣等刺激性食物，以免刺激脾胃，影响消化吸收功能。

保持规律的饮食时间，避免过度饥饿或暴饮暴食。每餐进食要细嚼慢咽，不要过快进食，以免给胃部带来过大的负担。保持适量的水分摄入，有助于新陈代谢和毒素排出。气虚体质的人应尽量避免烟酒的摄入，以免对身体造成进一步损害。

3.推荐食材

（1）补充气血的食物：适当食用一些具有益气补血作用的食物，如当归、枸杞、红枣、山药、黄芪等。

（2）健脾养胃的食物：小米、糯米、粳米等谷物，以及黄豆、黑豆、红豆等豆类，具有健脾益气的功效，有助于调理消化系统。

4.推荐食疗方

（1）茯苓粥

材料：粳米100克，茯苓粉30克。

制作方法：粳米洗净与茯苓粉一同倒入锅中，大火煮沸后转小火，煮30～40分钟，至米粒开花、粥体浓稠即可。

（2）山药粥

材料：山药30克，大米180克。

制作方法：大米洗净后冷水下锅，大火煮沸后转小火煮15分钟。将山药切丁加入锅中，转小火煮20分钟后，关火焖5分钟即可。

五、血虚质

1.体征征象

血虚体质者体内血液亏虚，无法充分滋养面部皮肤，导致面色无华，缺乏血色，显得苍白或萎黄，皮肤干燥粗糙。血虚体质者的皮肤往往缺乏水分和营养，变得干燥、粗糙，甚至失去光泽。黄褐斑或皱纹增多，随着血虚的加重，皮肤可能出现黄褐斑或皱纹增多的现象，进一步影响皮肤的美观。血虚导致脑部得不到足够的氧气和养分，血虚体质者经常出现头晕目眩的症状。血虚体质者还可能出现眼花、视物模糊等症状，这是由于血液供应不足，眼部得不到充分的滋养。血虚体质者常常感到疲倦、乏力，这是由于血虚影响了身体的能量供应。血虚体质者还可能出现失眠多梦的症状，这是由于血液亏虚，心神失养，从而影响睡眠质量。女性月经异常，月经量少，血虚体质的女性由于体内血容量不足，可能出现月经量少的症状。色淡或延期，血虚还可能导致月经颜色偏淡或月经周期不规律，如延期等。在严重的情况下，血虚体质的女性还可能出现闭经的症状。血虚体质者的唇色和指甲颜色往往偏淡，这是由于体内血液亏虚，无法充分滋养这些部位。血虚体质者还可能出现手足发麻的症状，这是血虚导致筋脉失养所致。血虚体质者还可能出现健忘、神疲等症状，这是血液亏虚导致心神失养，从而影响记忆力和精神状态。

2.食疗原则

补血养血：铁是合成血红蛋白的重要元素，对于血虚体质者来说，补充铁质至关重要。可以多吃红肉（如牛肉、猪肉）、动物肝脏（如猪肝、鸡肝）、动物血（如猪血、鸭血）等富含铁元素的食物。同时，也可以适量食用一些植物性食物，如红枣、黑豆、菠菜等。蛋白质是构成血液的重要成分之一，对于血虚体质者来说，适量增加蛋白质的摄入也有助于补血。可以选择瘦肉、鱼类、蛋类、豆类等高蛋白食物。在中医理论中，一些药食同源的食物具有补血养血的功效，如桂圆、红枣、当归、阿胶等。这些食物可以煎汤服用或泡茶饮用，也可以与其他食材搭配制作成药膳粥或汤品。

调理气血：血虚体质者应注重饮食的均衡性，避免偏食或暴饮暴食。应适量摄入各类营养素，包括碳水化合物、脂肪、蛋白质、维生素、矿物质等，以维持身体的正常代谢和生理功能。避免寒凉食物，寒凉食物容易损伤脾胃，影响气血的生成和运化。因此，血虚体质者应尽量避免食用生冷、寒凉的食物，如冷饮、冰淇淋、西瓜等。

3.推荐食材

红枣、黑豆、瘦肉、动物肝脏、菠菜、桂圆、枸杞、山药、香菇、鸡肉等。

4.推荐食疗方

（1）红枣桂圆汤

材料：红枣10枚，桂圆肉15克。

制作方法：将红枣和桂圆肉洗净，放入锅中，加入适量的水，煮沸后转小火煮约20分钟即可。

（2）猪肝菠菜汤

材料：猪肝100克，菠菜150克，生姜适量。

制作方法：将猪肝洗净切片，菠菜洗净切段，生姜切片。将猪肝和生姜放入锅中，加入适量的水，煮沸后撇去浮沫，再加入菠菜煮至断生即可。

六、痰湿质

1.体质征象

痰湿体质的人往往体形肥胖，尤其是腹部肥满松软，这是痰湿聚集在体内的典型表现。由于痰湿的存在，身体常感沉重不爽，四肢困重，容易疲倦乏力。痰湿体质的人皮肤容易出油，面部容易长痘、长湿疹，或出现脂溢性皮炎等问题。

痰湿体质的人，头发也容易油腻，头皮屑增多，部分人还可能出现脂溢性脱发；大便常呈黏腻状，容易粘在马桶上，不易冲洗干净；常感口中黏腻，有口臭，喜欢食用肥甘厚味的食物。痰湿影响脾胃功能，导致消化能力下降，容易出现腹胀、恶心、呕吐等症状。痰湿体质的人容易出现咳嗽症状，且痰液较多，痰液黏腻，不易咳出。在阴雨天或潮湿环境中，痰湿体质的人可能会感到呼吸不畅。痰湿体质的人常感胸闷，痰液较多。身体常感沉重不爽，容易困倦乏力。痰湿体质的人还可能出现情绪压抑、抑郁等情绪问题。

2.食疗原则

清淡饮食：痰湿体质者饮食应以清淡为主，避免油腻、甜食和过咸的食物，以免加重痰湿症状。蔬菜和水果富含纤维、维生素和矿物质，有助于改善痰湿体质，促进身体健康。多喝水有助于新陈代谢和毒素排出，但应避免过量饮水，以免加重体内湿气。

健脾利湿：痰湿体质多由脾虚引起，因此应多吃健脾食物，如山药、莲子、扁豆、薏苡仁等。这些食物可补充人体所需的营养物质，同时还能调节脾胃功能，有助于消化。利湿食物有助于排出体内湿气，如冬瓜、苦瓜、黄瓜、绿豆芽等。这些食物具有利尿消肿、清热解毒的作用，可辅助改善痰湿体质。

化痰清热：痰湿体质者常表现出痰多、黏稠的现象，因此应吃一些化痰食物，如枇杷、雪梨、白萝卜等。这些食物可滋阴清热，促进痰液排出。适当食用清热食物，如绿豆、西瓜（性寒，不宜多食）、荷叶等，有助于消除体内湿热，改善痰湿体质。

避免寒性食物：痰湿体质的人常同时存在气虚、阳虚体质，因此应避免食用寒性食物，如西瓜（需注意适量）、黄瓜、绿豆（作为清热食物可适量食用，但不宜作为主食或大量食用）等。这些食物易伤阳留湿，加重痰湿症状。

限制食盐摄入：痰湿体质者应限制食盐的摄入，以免加重体内湿气。戒烟限酒，烟酒易加重痰湿症状，痰湿体质者应戒烟限酒。

3.推荐食材

（1）健脾利湿的食物：薏米、芡实、冬瓜、山药、陈皮、红豆、荷叶、白萝卜、生姜、荠菜、紫菜等。

（2）清热化痰的食物：冬瓜、丝瓜、白萝卜、莲藕、雪梨等。

4.推荐食疗方

（1）山药冬瓜排骨汤

食材：山药200克、冬瓜200克、排骨500克。

制作方法：先将排骨焯水去除血水，然后与切好的山药、冬瓜一同放入锅中，加入适量水和调料（姜片、葱段、料酒、盐等），大火烧开后转小火慢炖，直至食材软烂，汤汁浓郁。

（2）荷叶粥

食材：干荷叶20克、粳米100克。

制作方法：干荷叶清洗后剪成小块，用温水浸泡10分钟。将荷叶放入锅中，加1.5升清水，大火煮沸后转小火煎15分钟，滤出荷叶汤。粳米洗净后放入锅中，加入荷叶汤，大火煮开后转小火煮30分钟，粥煮好后可盖一片鲜荷叶焖5分钟，使粥更清香。

七、湿热质

1.体质征象

湿热体质的人面部容易出油，尤其是T区，常给人一种油光满面的感觉。

由于湿热内蕴，皮肤容易出现痤疮、湿疹、瘙痒等问题。皮肤颜色可能偏黄，缺乏光泽。湿热体质常伴有口苦、口臭、口干等症状，这些都会影响食欲，导致食欲不振或厌食。湿热困阻脾胃，可能导致消化不良、腹胀、恶心、呕吐等症状。湿热体质的人还可能出现大便黏滞不爽、便秘或腹泻交替出现的情况，大便常呈黏腻状，容易粘在马桶上，不易冲洗干净。湿热体质的人常常感到身体沉重，精神不振，容易困倦、乏力，即使睡眠时间充足也难以缓解。

湿热体质还容易导致情绪烦躁。

2.食疗原则

清热利湿：多食用清热利湿的食物，如莲子、芡实、山药、扁豆等，可将其制作成药膳粥或汤品，这些食物都具有清热利湿的功效，有助于改善湿热体质。

清淡易消化：湿热体质的人应多食用清淡易消化的食物，如米粥、面条、豆腐等，避免油腻、辛辣、煎炸等刺激性食物，以免加重湿热症状。

适量摄入蛋白质：如鱼、虾、鸡肉等，但要注意控制摄入量，避免因过多摄入蛋白质而导致湿热加重。同时，可以选择一些具有清热利湿作用的鱼类，如鲫鱼等。

增加高纤维食物：如蔬菜、水果、粗粮等，这些食物有利于肠胃蠕动，防止便秘，有助于清除体内湿气。

避免辛辣刺激食物：如生姜、蒜、辣椒等，这些食物会加重湿热的症状。

少吃油炸、甜食类食物：这些食物容易诱发湿热，不利于湿热体质的改善。限制食盐摄入，过多的食盐摄入会加重体内湿气，因此湿热体质的人应限制食盐的摄入。

3.推荐食材

清热利湿的食物：如苦瓜、冬瓜、黄瓜、芹菜、绿豆、赤小豆、薏米等。

4.推荐食疗方

（1）冬瓜薏米粥

材料：冬瓜、薏米、粳米。

制作方法：将冬瓜洗净切块，与薏米、粳米一同煮粥。

（2）苦瓜汤

材料：苦瓜、橙皮（或薄荷叶）。

制作方法：将苦瓜切片或切丝，加入水中煮沸后再煮几分钟，可适量加入橙皮或薄荷叶提味。

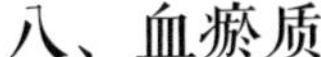

八、血瘀质

1.体质征象

血瘀体质者面色常偏晦暗，缺乏光泽，可能伴有色素沉着或黄褐色斑块。皮肤常显得干燥、粗糙，有时会在不知不觉中出现紫瘀斑或瘀青，且皮肤疼痛感较为常见。眼眶周围常发黑或发青，眼睛容易有红血丝或充血现象。血瘀体质者常感到身体某些部位疼痛，如腰疼、头痛、胸痛等，疼痛多为刺痛，位置较固定，按压时疼痛可能加重。疼痛往往固定在某一部位，不易转移，这也是血瘀体质的一个显著特点。血瘀体质者性情往往较为急躁，容易烦躁、健忘。血瘀体质者对外界环境的适应能力相对较弱，不耐受风邪、寒邪等。

血瘀体质的女性在月经期间，经血中常含有血块，经色可能偏紫黑。出现痛经或闭经。血瘀体质的女性还可能出现痛经、闭经等月经异常症状。

2.食疗原则

血瘀体质的食疗原则应注重活血化瘀、温经散寒、促进气血运行等。山楂、红枣、黑木耳、生姜、洋葱等食物有活血化瘀的作用，可以适量食用。当归、川芎、红花等药食两用的中药材具有活血化瘀的功效，可以与食材搭配制作成药膳或茶饮。羊肉、牛肉等肉类属于温性食物，能够温经散寒，促进气血运行。韭菜、胡萝卜等蔬菜同样具有温补作用，可以炒食或炖煮食用。适量饮用红葡萄酒，红葡萄酒具有活血化瘀的作用。

血瘀体质者应尽量避免食用生冷、寒凉的食物，如冷饮、冰淇淋等。多喝水，在日常饮食中保证足够的水分摄入，有助于稀释血液、改善血液流动性。

3.推荐食材

山楂、红枣、黑木耳、生姜、洋葱、玫瑰花、桃仁等有助于活血化瘀、调理气血，从而改善血瘀体质带来的不适症状。

4.推荐食疗方

（1）莲藕木耳汤

材料：鲜藕片250克，黑木耳10克。

制作方法：鲜藕洗净连节切片，稍微炒一下；用温水将黑木耳泡软，放入少许调料，略微翻炒即可。

（2）山楂玫瑰茶

材料：山楂10克，玫瑰花5克。

制作做法：将山楂和玫瑰花放入茶杯中，加入适量的沸水，冲泡5~10分钟后即可饮用。

九、气郁质

1.体质征象

气郁体质者常感到胸胁部位胀痛不适，这种胀痛感可能会随着情绪的变化而加重或减轻。女性气郁体质者在月经前或月经期间，常会出现乳房胀痛的症状。气郁体质者可能伴有食欲减退、嗳气、呃逆、大便偏干或不畅等消化系统症状。这些症状与肝气郁结、气机不畅有关，可能影响到脾胃的运化功能。气郁体质者还可能出现眼干眼涩、头晕胀痛、心悸失眠、痰多、咽部异物感（如梅核气）等症状。此外，气郁还可能引起月经不调、痛经等妇科疾病。气郁体质者性格多孤僻内向，不善言辞，对环境的适应能力较差。气郁体质者情绪不稳定，容易忧郁、脆弱、敏感多疑。他们可能对周围的事物过于敏感，容易受到外界刺激的影响。气郁体质者情绪波动较大，容易急躁易怒或忧郁寡欢。这种情绪的不稳定可能进一步影响到他们的身体健康和生活质量。气郁体质者对压力较为敏感，当遇到压力或困扰时，容易出现情绪波动和身体不适。由于性格内向和情绪不稳定，气郁体质者可能对外界环境的适应能力较差，容易受到环境因素的影响。

2.食疗原则

理气解郁、行气的食物：气郁体质者应多食用具有行气功效的食物，如佛手、橙子等，有助于舒畅气机，缓解气郁带来的不适。对于有痰郁症状的气郁体质者，常吃萝卜有助于顺气化痰，改善体质。

调理脾胃的食物：在饮食调理上，气郁体质者应注重营养的均衡摄入，多食用营养丰富的鱼、瘦肉、乳类、豆制品等，以增强体质。选用一些健脾除湿的食物，如荞麦等，有助于改善脾胃功能，促进气机的顺畅运行。

避免刺激性食物：气郁体质者应忌食辛辣、咖啡、浓茶等刺激性食物，以及肥甘厚味和收敛酸涩之物，如乌梅、泡菜、石榴、青梅、杨梅、草莓、杨桃、酸枣、李子、柠檬等。这些食物可能阻滞气机，加重病情。气郁体质者可以少量饮酒，以活动血脉，提高情绪。但需注意适量，过量饮酒可能对身体造成损害。在食疗的同时，气郁体质者还应注重安神养心，保持良好的心态和情绪。

3.推荐食材

萝卜、冬瓜、番茄、丝瓜、莲藕等蔬菜具有一定的疏肝理气的功效，适合气郁体质者食用。山楂、柑橘、柚子、橙子、金橘等，这些水果有助于理气解郁，调理脾胃。生姜、菊花、玫瑰花、茉莉花等食材不仅可以作为日常饮食的调味品或饮品，还具有疏肝行气、解郁安神的作用。

4.推荐食疗方

（1）玫瑰花茶

材料：玫瑰花10克。

制作方法：将玫瑰花阴干后，冲汤代茶饮。

（2）橘皮粥

材料：橘皮50克，粳米100克。

制作方法：将橘皮研成细末备用。粳米淘洗干净，放入锅内，加清水，煮至粥将成时，加入橘皮，再煮10分钟即成。

十、特禀质

1.体质征象

特禀质的形体特征并无特殊之处，但部分人群可能存在畸形或先天生理缺陷。这些缺陷可能源于遗传、先天禀赋不足或母体影响等因素。特禀质的心理特征因个体差异而异，但总体来说，这类人群可能因体质特殊而表现出对某些事物或环境的特殊反应，如过敏等，从而影响到其心理状态。特禀质人群最显著的表现是易发生过敏反应。过敏原各不相同，过敏反应轻者可能出现皮肤红疹、瘙痒等症状，严重者可能出现喉头水肿、呼吸困难等危及生命的症状。部分特禀质人群可能患有遗传性疾病，如血友病、先天愚型等。这些疾病具有垂直遗传、先天性、家族性特征，对个体的生长发育和健康状况产生深远影响。还有部分特禀质人群可能患有胎传性疾病，如胎寒、胎热、胎惊等。这些疾病与母体影响胎儿个体生长发育及相关疾病特征密切相关。特禀质人群对外界环境的适应能力相对较差。例如，过敏体质者在过敏季节往往容易引发宿疾，如过敏性鼻炎、哮喘等。此外，特禀质人群还可能对气候变化、环境污染等外界因素表现出较高的敏感性。

2.食疗原则

特禀质人群通常胃肠道较为敏感，因此建议选择温和、易消化的食物，如米粥、小米粥、清淡的汤类等。这些食物可以减少对胃肠道的刺激，有助于保持消化系统的健康。特禀质人群存在过敏或炎症反应的可能性较高，因此可以适当增加抗炎食物的摄入。特禀质人群应多吃一些富含维生素的食物，如苹果、香蕉、猕猴桃等。这些食物能够补充身体所需要的营养，增强免疫力，有助于减少过敏反应的发生。特禀质人群可以多吃一些富含蛋白质的食物，如牛奶、鸡蛋、瘦肉等。优质蛋白质有助于修复受损的组织细胞，增强体质，提高身体抵抗力。摄入富含微量元素的食物，动物肝脏、海带、芝麻酱等富含微量元素的食物，也比较适合特禀质人群食用。这些微量元素对于维持身体正常代谢和免疫功能具有重要作用。特禀质人群应避免食用辛辣刺激性食物，如辣椒、大蒜、花椒等，这些食物可能加重过敏反应。同时，对于已知的过敏原食物，如芒果、菠萝、桃子、牛奶、豆制品、坚果、花生等，也应避免食用。此外，还需要注意避免摄入大量酒精、咖啡、浓茶等刺激性饮品，以免刺激脾胃，导致脾胃受损。

3.推荐食材

温和易消化的食物：如米粥、小米粥、清淡的汤类等。这些食物温和且易于消化，有助于减少对胃肠道的刺激。

抗炎食物：如鱼类、蓝莓、红薯等，这些食物具有抗炎作用，有助于减轻特禀质人群的炎症反应。

富含维生素的食物：如苹果、香蕉、猕猴桃等水果，以及新鲜的绿叶蔬菜。这些食物富含维生素，有助于增强免疫力，减少过敏反应。

富含微量元素的食物：如动物肝脏、海带、芝麻酱等，这些食物富含微量元素，有助于维持身体正常代谢和免疫功能。

4.推荐食疗方

（1）紫苏防风粥

材料：紫苏叶10克，防风10克，粳米50克。

制作方法：将紫苏叶、防风洗净后，加水煮沸，去渣取汁。再将粳米淘洗干净，加入药汁中，煮成粥即可。

（2）黄芪红枣粥

材料：黄芪15克，红枣10枚，粳米50克。

制作方法：将黄芪洗净，加水煮沸，去渣取汁。再将红枣去核，与粳米一起加入药汁中，煮成粥。

第五节 辨证食疗

辨证食疗，即在中医学辨证论治思想的指导下，根据疾病发生发展的全过程是动态变化的，可随病因、体质、年龄、气候、地域或发展阶段等因素的影响，而表现为不同的证的特点，选用不同的食物进行调养。这种方法能够调节机体的脏腑功能，促使气血阴阳趋向平衡、稳定。

一、辨证施食的原则

1.整体观念

辨证食疗不仅关注疾病本身，还注重患者的整体状况，包括体质、年龄、性别等因素。在制订食疗方案时，需要综合考虑患者的全身状况，以达到最佳的食疗效果。

2.辨证施食

根据不同的病证来选用食物，如阳虚体寒者宜食壮阳温补的食物，阴虚火旺者宜食滋阴的食物。同为虚证，气虚者宜食用补气食物，血虚者宜食用补血食物。

3.调运脾胃

脾胃功能正常对人体健康至关重要，因此食疗养生必须通过脾胃的运化功能方能起到防病治病的作用。在选择食物时，应注重健脾胃的食物，如山药、薏米等。

4.食药结合

食疗与药物治疗相结合，可以相辅相成，提高治疗效果。在某些情况下，食疗可以作为药物治疗的辅助手段，减轻药物副作用，促进患者康复。

二、注意事项

1.个体差异

每个人的体质和病情都不同，因此在制订食疗方案时需要考虑个体差异，因人而异。

2.食物相克

注意食物之间的相克关系，避免同时食用相克的食物，以免对身体造成不良影响。

3.适量原则

食疗并非越多越好，而是要根据病情和身体状况适量食用，避免过量或不足。

4.辅助治疗

食疗不能替代药物治疗，只能作为辅助手段。在病情严重时，应及时就医并遵循医生的建议进行治疗。

三、辨证食疗实例

1.感冒辨证食疗

（1）风寒感冒的食疗

风寒感冒是感受风寒之邪所引起的感冒，症状包括恶寒重、发热轻、无汗、头痛身痛、鼻塞流清涕、咳嗽吐稀白痰、口不渴或渴喜热饮、苔薄白等。

①生姜红糖水

材料：生姜、红糖。

做法：将生姜切片，与红糖一起放入锅中，加水煮沸后饮用。

功效：生姜具有温散作用，红糖能补血，两者结合有助于驱寒暖身，缓解风寒感冒症状。

②葱白粥

材料：葱白、大米。

做法：将葱白切段，与大米一起煮粥食用。

功效：葱白具有发散风寒的作用，与大米煮粥食用，有助于温中散寒，缓解风寒感冒。

③其他食物

如雪梨、西瓜（适量）、柚子等水果，以及白菜、油麦菜、西红柿等蔬菜，也有助于补充维生素及水分，促进病情恢复。但制作过程中应避免添加辛辣的食材，以免加重病情。

（2）风热感冒的食疗

风热感冒是感受风热之邪所引起的感冒，症状包括发热重、微恶风、头胀痛、有汗、咽喉红肿疼痛、咳嗽、痰黏或黄、鼻塞黄涕、口渴喜饮、舌尖红、苔薄白微黄等。

①薄荷粥

材料：薄荷、大米。

做法：将薄荷洗净，与大米一起煮粥食用。

功效：薄荷具有疏散风热、清利头目、利咽的作用，有助于缓解风热感冒症状。

②三根汤

材料：白茅根、芦根、葛根。

做法：将上述材料一起煮水饮用。

功效：有助于补充营养，同时具有一定辅助生津除烦、清热利尿的功效，可用于改善内热亢盛证，帮助缓解不适，促进身体恢复。

③川贝母冰糖雪梨汤

材料：雪梨、川贝母、冰糖。

做法：将雪梨切块，与川贝母、冰糖一起炖煮后食用。

功效：川贝母具有清热润肺、化痰止咳的作用，与雪梨、冰糖一起炖煮，有助于缓解风热感冒引起的咳嗽、咽痛等症状。

（3）暑湿感冒的食疗

暑湿感冒是夏季感受暑湿之邪所引起的感冒，症状包括发热、微恶风、汗出不畅、头身困重、胸闷脘痞、鼻塞流浊涕、心烦口渴、小便短赤、舌苔黄腻等。

①西瓜翠衣汤

材料：西瓜翠衣（西瓜皮）。

做法：将西瓜翠衣洗净后煮汤饮用。

功效：西瓜翠衣具有清热解暑、利尿的作用，有助于缓解暑湿感冒症状。

②藿香正气粥

材料：鲜藿香叶或干藿香、粳米、生姜。

做法：粳米和生姜加水煮沸后加入鲜藿香叶（切碎）或干藿香，焖5分钟后捞出姜片与藿香渣。

功效：有助于祛暑、祛湿、解表。

（4）感冒期间的通用注意事项

多喝水：感冒期间应多喝水，有助于促进新陈代谢和排毒。

多休息：保证充足的睡眠时间，有助于身体恢复。

清淡饮食：感冒期间应避免食用辛辣、油腻等刺激性食物，以免加重病情。

适量运动：感冒期间可以适当进行散步等轻度运动，但应避免剧烈运动。

2.腰痛辨证食疗

腰疼的辨证食疗是根据腰疼的不同原因和症状，选择具有相应功效的食物进行调养，以达到缓解腰疼、促进腰部健康的目的。以下是对腰痛辨证食疗的详细介绍。

（1）腰痛的主要原因及辨证分型

①肾虚腰痛

症状：腰部隐隐作痛，酸软无力，可能伴有面色苍白、畏寒肢冷、夜尿频繁等。

辨证分型：肾阳虚、肾阴虚。

②寒湿腰痛

症状：腰部冷痛，转侧不利，阴雨天加重，可能伴有腰部沉重感、活动受限等。

辨证分型：寒湿痹阻。

③湿热腰痛

症状：腰部疼痛伴有热感，口干口苦，小便黄赤，可能伴有便秘、舌红苔黄腻等。

辨证分型：湿热蕴结。

④瘀血腰痛

症状：腰部刺痛，痛有定处，夜间加重，可能伴有舌质紫暗、舌下静脉曲张等。

辨证分型：气滞血瘀。

（2）腰痛的辨证食疗方

①肾虚腰痛

a.肾阳虚

食疗原则：温补肾阳。

推荐食物：黑豆、黑芝麻、核桃、羊肉、狗肉、猪腰等。

食疗方：当归生姜羊肉汤（当归、生姜、羊肉炖煮）、杜仲猪尾汤（杜仲与猪尾共煮）。

b.肾阴虚

食疗原则：滋补肾阴。

推荐食物：枸杞子、山药、甲鱼、鸭肉、桑葚等。

食疗方：枸杞子甲鱼汤（枸杞子与甲鱼炖煮）、桑葚粥（桑葚与粳米煮粥）。

②寒湿腰痛

食疗原则：祛风散寒、温通经络。

推荐食物：花椒、胡椒、狗肉、羊肉、姜、葱、蒜等。

食疗方：川乌粥（川乌、蜂蜜、生姜、粳米煮粥）、姜葱羊肉汤（羊肉与姜、葱炖煮）。

③湿热腰痛

食疗原则：清热利湿。

推荐食物：冬瓜、薏苡仁、红豆、绿豆、西瓜等。

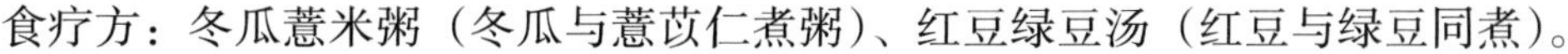

食疗方：冬瓜薏米粥（冬瓜与薏苡仁煮粥）、红豆绿豆汤（红豆与绿豆同煮）。

④瘀血腰痛

食疗原则：活血祛瘀。

推荐食物：山楂、红糖、玫瑰花、桃仁、黑木耳等。

食疗方：山楂红糖饮（山楂与红糖煮水饮用）、桃仁黑木耳粥（桃仁与黑木耳同煮粥）。

（3）腰痛食疗的注意事项

食疗需对症：腰疼的原因多种多样，应根据具体病因选择相应的食疗方，避免盲目跟风或随意尝试。

饮食宜清淡：腰疼患者应避免过于油腻、辛辣、生冷等刺激性食物。

适量补充营养素：腰疼患者可能伴随营养不良，应适量补充蛋白质、维生素、矿物质等营养素，有助于促进腰部健康。

保持饮食规律：按时吃饭，避免暴饮暴食，有助于维护腰部健康。

3.失眠辨证食疗

失眠的辨证食疗是根据失眠的不同证型（如心脾两虚、阴虚火旺、痰热内扰、肝郁化火等）来选择相应的食物进行调养，以达到改善睡眠质量的目的。以下是对失眠辨证食疗的详细介绍。

（1）心脾两虚型失眠

症状：睡眠困难，多梦易醒，伴有心慌、疲乏、倦怠等。

食疗原则：选择具有补益心脾、养血安神作用的食物。

推荐食物：桂圆、大枣、山药、粳米（或糯米）。

食疗方：桂圆大枣山药粥（桂圆、大枣、山药与粳米煮粥）。

（2）阴虚火旺型失眠

症状：熟睡不困难，但易醒，醒后难以入睡，伴有五心烦热、出汗或口燥咽干等。

食疗原则：选择具有滋阴降火、养心安神作用的食物。

推荐食物：百合、莲子、小米。

食疗方：百合莲子小米粥（将百合、莲子与小米一同煮粥）。

（3）痰热内扰型失眠

症状：身体感觉困倦，似睡非睡，时睡时醒，伴有痰多、胸闷、头昏沉等。

食疗原则：选择具有清热化痰、和胃安神作用的食物。

推荐食物：山楂、麦芽、小米。

食疗方：山楂麦芽小米粥（山楂、麦芽与小米一同煮粥）。

（4）肝郁化火型失眠

症状：烦躁易怒，难以入睡，多梦，胸胁胀满，容易叹气等。

食疗原则：选择具有疏肝解郁、安神养心作用的食物。

推荐食物：苦瓜、时令瓜果蔬菜。

食疗方：疏肝解郁茶（玫瑰花、茉莉花等泡的茶）。

（5）注意事项

食疗效果因人而异，若失眠症状持续不减或加重，应及时就医并遵循医生的建议进行治疗。

在选择食疗方时，应根据个人体质和失眠类型进行选择，避免盲目跟风或随意尝试。

失眠患者在日常生活中还应注意保持良好的生活习惯和心态，如适量运动、放松心情、避免过度劳累等。

4.呕吐辨证食疗

呕吐的辨证食疗是根据呕吐的不同原因和症状，选择相应的食物进行调养，以达到缓解呕吐、促进身体恢复的目的。以下是对呕吐辨证食疗的详细介绍：

（1）胃热呕吐

症状：呕吐物酸臭，伴有口渴、喜欢冷饮、小便黄少、大便秘结、舌红苔黄等症状。

食疗原则：选择具有清热和胃、降逆止呕作用的食物。

食疗方推荐如下。

芦根粟米粥：鲜芦根洗净切碎，煎30分钟后取汁，与粟米（小米）同煮成粥，加入适量的生姜汁和蜂蜜调匀服食。

绿豆粥：绿豆与白米同煮成粥，分次温服。绿豆具有清热解毒的作用，适用于胃热呕吐。

（2）胃寒呕吐

症状：呕吐物清稀，伴有胃脘冷痛、喜温喜按、口淡不渴、舌淡苔白等症状。

食疗原则：选择具有温胃散寒、和胃止呕作用的食物。

食疗方推荐如下。

干姜粥：干姜研末，与粳米同煮成粥，每日早晨空腹食之。具有温胃散寒、和胃止呕的功效。

生姜红糖水：生姜切片，与红糖一起煮水饮用。生姜具有温中散寒的作用，红糖能补血，两者结合有助于缓解胃寒呕吐。

（3）食积呕吐

症状：呕吐物酸腐，伴有脘腹胀满、嗳气厌食、大便秘结或泻下不爽、苔厚腻等症状。

食疗原则：选择具有消食化积、和胃止呕作用的食物。

食疗方推荐如下。

焦山楂煎水：焦山楂水煎少量频服，有助于消食化积，适用于油腻所伤及奶品所伤引起的呕吐。

萝卜汁：生萝卜捣汁或萝卜微炒后水煎服，少量多次服，治由面食及豆类所伤引起的呕吐。

（4）痰饮呕吐

症状：呕吐物多为清水痰涎，伴有胸脘满闷、不思饮食、头眩心悸、苔白腻等症状。

食疗原则：选择具有化痰饮、和胃止呕作用的食物。

食疗方推荐如下。

陈皮姜茶：陈皮切丝，生姜切片，共同放入茶杯内，冲沸水当茶饮。陈皮具有燥湿

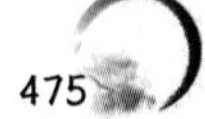

化痰的作用，生姜能温中和胃，两者结合有助于缓解痰饮呕吐。

（5）肝气犯胃呕吐

症状：呕吐吞酸，伴有胁肋胀痛、嗳气频繁、精神抑郁或易怒、舌红苔薄腻等症状。

食疗原则：选择具有疏肝和胃、降逆止呕作用的食物。

食疗方推荐如下。

合欢花粥：合欢花与粳米同煮成粥，加入红糖适量调服。合欢花具有疏肝解郁的作用，适用于肝气犯胃引起的呕吐。

（6）呕吐期间的饮食注意事项

饮食清淡：呕吐期间应选择清淡、易消化的食物，如米粥、米汤等半流质或流质食物。

多喝水：呕吐会消耗体内水分，应适量补充水分，避免脱水。

避免刺激性食物：忌生、冷、辛辣等刺激性食物，如白酒、麻椒、麻辣火锅等，以免加重呕吐症状。

少食多餐：呕吐后胃功能较弱，应少食多餐，避免暴饮暴食。

第六节　与食疗、药膳理论相关的中医护理

一、中医护理原则（四因制宜）

1. 因证用膳

中医强调辨证施膳，需根据患者证型选择食材。血虚证可用红枣、花生、当归、枸杞粥等；阴虚证可用百合、麦冬、银耳羹等；湿热证可用赤小豆薏苡仁粥、茯苓冬瓜汤等。

2. 因时制宜

春夏宜清凉解暑（如绿豆粥、荷叶粥）；秋冬宜温补驱寒（如羊肉姜粥、桂圆红枣汤）。

3. 因人制宜

小儿忌大寒大热，宜小米粥、鸡内金粥消食；老年人忌温燥，可选燕窝粥滋阴、四神汤健脾；孕妇禁用活血滑利之品（如山楂、薏苡仁），宜黑芝麻粥安胎。

4. 因地制宜

潮湿地区（如四川）宜温燥辛辣食材（花椒、生姜）；燥热地区（如广东）宜甘淡清凉（冬瓜、百合）。

二、中医护理方法

（一）护理评估

1.体质与证候辨识

运用中医四诊收集患者信息。具体而言，望面色、舌象（舌质、舌苔）、体型和精神状态。嗅口气、体味，听声音（气息强弱）。问主诉、饮食偏好（喜冷喜热、口味）、食欲、食量、二便（次数、性状、颜色）、睡眠、有无口干口苦、畏寒怕热、汗出情况

和既往病史及用药（特别注意与食物相克药物）等。诊脉象需中医师或经培训护士操作。

明确患者体质和当前主要证候（如脾虚湿困、肝胃不和、肝肾阴虚等），为制订个体化食疗方案提供依据。

2. 饮食史与营养状况评估

详细询问日常饮食习惯（种类、频率、烹饪方式）、有无食物过敏史或禁忌和近期食欲及消化吸收情况（有无腹胀、嗳气、反酸、便秘、腹泻等）。

评估当前饮食结构是否合理，是否存在偏嗜（如过食肥甘厚味、生冷寒凉），判断营养状况（消瘦、肥胖、水肿等），发现潜在与证候相关的饮食因素。

3. 疾病状态与治疗阶段评估

了解患者所患疾病（如糖尿病、高血压、肿瘤、消化系统疾病、术后恢复期等）、当前治疗手段（如化疗、放疗、手术、服用中药/西药）和主要症状（如疼痛、恶心呕吐、乏力、失眠、水肿等）。

明确疾病不同阶段（急性期、缓解期、康复期）及治疗带来的副作用对饮食的特殊要求，选择针对性强的食疗药膳以辅助治疗、减轻症状、促进康复。

（二）护理计划

1. 确立食疗护理目标

根据评估结果，与患者、家属、医生或营养师（必要时）沟通，共同制订清晰、可衡量、可达成的短期和长期目标。

食疗目标需具体到希望食疗药膳解决的主要问题（缓解特定症状、改善体质、辅助指标恢复等）。

2. 制订个体化食疗药膳方案

在中医理论指导下，必要时协同营养师或医生。选材配伍应根据四因制宜原则，选择适宜的食材、药材及其搭配。选择合适的烹饪方式，安排合理的餐次（如少食多餐）及每餐份量。明确告知患者宜多吃的食物和需避免或限制的食物（忌），特别是与证候、疾病、药物相冲突的食物。考虑患者的经济条件、饮食习惯、口味偏好、咀嚼吞咽能力（尤其老年或术后患者），提供可替代的方案。

可将食疗与情志护理、生活起居指导、中医特色疗法等有机结合。

（三）护理实施

1. 指导与宣教

解释为患者制订食疗方案的原理（为什么吃这个）、具体内容（吃什么、怎么做、吃多少、何时吃）、预期效果及注意事项。对复杂或重要的药膳，可进行现场制作示范或提供详细步骤说明、食谱卡片。教会患者及家属识别食品成分标签，规避禁忌成分（如糖尿病患者注意隐形糖、盐，肾病患者注意钾、磷、蛋白质）。尊重患者的宗教信仰、民族风俗对饮食的限制。要确保患者及家属真正理解并掌握执行方案的能力。

2. 协助与监督

协助行动不便或住院患者获取、准备适宜的餐食。巡视病房时观察患者食欲、进食量、对药膳的接受度，以及有无不良反应（如腹胀、腹泻、过敏）。指导中药、西药与

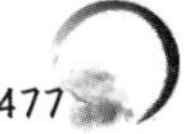

餐食的合理间隔时间（如某些药需饭前后服，避免与某些食物同服）。严格管理糖尿病饮食、低盐饮食、低脂饮食、流质或半流质饮食等。确保食疗方案得到准确执行，及时发现并处理执行中的问题。

3.情志调护与饮食

关注患者情绪对食欲和消化功能的影响（如忧思伤脾、肝郁克脾）。用疏导、移情易性等方法，为患者营造轻松愉快的进餐环境，使其心情舒畅。情志问题可适当选用具有疏肝解郁、养心安神作用的食材（如玫瑰花、佛手、百合、小麦、莲子心）。

4.结合中医护理技术

中医外治法与食疗内调相辅相成，增强整体效果。对食欲不振者，可指导或协助其按揉中脘穴、足三里穴等穴位，以健脾开胃。对易腹胀、消化不良者，可指导其顺时针按摩腹部，或艾灸中脘穴、神阙穴。

（四）护理评价

1.效果评价

定期评估患者症状（如腹胀、乏力、便秘、血糖、血压等）是否减轻或消除。观察患者舌象、脉象（有条件时）、面色、精神、体力等整体状态的变化。监测相关实验室指标（如血红蛋白、白蛋白、血糖、血脂等）的变化。询问患者执行方案的感受、难易程度和满意度，以判断食疗方案是否有效达成预期目标。

2.方案调整

护士应根据评价结果调整方案。若效果显著，则继续执行并巩固；若效果不佳或出现新问题（如证候变化、病情进展、出现不良反应），应及时分析原因（是否辨证不准、执行有误、食材不当、份量不适），与医生、营养师沟通，动态调整食疗方案及护理措施。患者出院时，为其制订详细的家庭食疗护理计划并说明随访要点。

三、注意事项

1.配伍禁忌

（1）药物-食物相克：人参忌萝卜、鳖肉忌薄荷、黄连忌猪肉。

（2）疾病相关禁忌：疮疡/过敏忌发物（鱼虾、羊肉）；胃酸过多忌稀烂白粥（刺激胃酸分泌）。

2.注意特殊人群安全

白细胞低下禁生食（如凉拌折耳根）；靶向治疗期慎用抗氧化剂（如高剂量灵芝孢子粉）；术后或晚期患者：忌滋腻大补（阿胶、鹿茸），宜流质饮食（藕粉米糊）。

3.烹制与执行要点

烹制加工药膳时，应先煎药汁再入膳（如黄芪、当归）；忌金属器具熬煮（避免化学反应）。可在药膳中添加乳清蛋白粉、坚果粉，以加强营养，弥补纯药膳热量不足。

4.专业协作必要性

药膳为“营养辅助兵”，不可替代药物治疗，须由医师与营养师共统制订方案。

四、总结

中医食疗与药膳是护理中“治未病”和慢病管理的核心手段，须严格遵循辨证原则、动态评估体质和规避禁忌，通过结合患者证型、治疗阶段和地域习惯，灵活制订药膳方案，以提升综合护理疗效。

本章核心知识点提要

1. 中医药膳的含义。

中医药膳依据中医药学理论，巧妙结合药物与食材，运用传统及现代科技手段加工，形成独特风味与形态，兼具保健、预防与治疗功效的特殊食品。它集药物疗效与食物滋养于一体，旨在通过日常饮食促进健康、预防疾病及增强体质。

2. 中医药膳合理配伍的关键。

辩证施膳：基于辩证原则，合理搭配药膳成分，以协同增效、平衡药性，提升整体效果。

强化协同：优选能产生正面协同效果的材料组合，规避相互抵消或产生不良反应的搭配，严格遵守配伍禁忌。

药食同源：将药物效用融入日常饮食，既满足基本营养需求，又兼具调理身体、预防疾病及增强体质的功效。

3. 中医药膳依据功效的分类。

中医药膳的功效多样，主要可分为两大类。

保健类药膳：涵盖减肥、美容、益智、增力、明目、聪耳、延年益寿及预防衰老等多种保健功效。

治疗与辅助类药膳：如用于解表、祛痰止咳平喘、健脾消食、清热生津、温阳散寒、通便泻下、理气止痛及安神助眠等特定治疗或辅助治疗目的。

4. 中医药膳遵循的应用准则。

平衡阴阳：实施“损有余，补不足”的原则，以维持体内阴阳平衡。

脏腑调和：依据中医辨证施治，药膳用于调整脏腑功能，恢复其正常运作。

强化正气：利用药膳的滋补特性，增强体质，以有效抵御病邪。

三因制宜：指应因人、因时、因地制宜，根据不同人群、不同季节、不同地域的特点来选择合适的药膳。

勿犯禁忌：注意药物与食物的配伍禁忌，避免产生不良反应。

5. 中医药膳及其功效（以一种为例）。

以黄芪蒸鸡为例，其组成包括嫩母鸡一只（约1千克）、黄芪30克等食材。制法为将母鸡宰杀后去毛及内脏，洗净后与黄芪一同蒸制。黄芪蒸鸡具有益气升阳、养血补虚的功效，适用于气血两虚、面色萎黄、乏力自汗等症状的人群。

6. 中医药膳原料。

中医药膳原料主要包括中药材、食材和辅料三大类。中药材是药膳中起主要药理作用的部分，如黄芪、当归、枸杞等；食材则是药膳的基础，提供营养和口感，如鸡肉、鱼肉、蔬菜等；辅料则用于调味、增色或改善口感，如盐、糖、姜、葱等。

7. 中药材在药膳中的重要性。

中药材在药膳中扮演至关重要的角色，它们根据中医理论进行配伍，旨在达到特定的保健或治疗目的。中药材不仅具有营养价值，更重要的是其独特的药理作用，能够调节人体机能，增强免疫力，预防和治疗疾病。

8. 食材选择对药膳功效的影响。

食材的选择直接影响药膳的口感、营养价值和药理作用。不同食材具有不同的性味归经和营养成分，因此需要根据药膳的功效需求和人群特点进行合理搭配。例如，对于需要补气养血的人群，可以选择红枣、枸杞、鸡肉等食材；而对于需要清热解毒的人群，则可以选择绿豆、苦瓜等食材。

9. 辅料在药膳中的作用。

辅料在药膳中主要起调味、增色和改善口感的作用。虽然辅料不是药膳的主要成分，但它们的加入可以使药膳更加美味可口，提高人们的食欲和接受度。同时，一些辅料还具有一定的药理作用，如姜能温中散寒、葱能通阳解表等，因此也需要根据药膳的功效需求进行合理选择。

10. 保证药膳原料质量和安全性的步骤。

确保药膳原料的质量和安全性是制作药膳的重要前提。首先，应选择正规渠道购买中药材和食材，避免购买假冒伪劣产品；其次，应对原料实施严格的品质检查与筛选流程，保证无霉变、虫害及污染情况；在制作阶段，需重视卫生管理和消毒措施，预防交叉污染和细菌滋生。同时，针对特定人群（例如孕妇、哺乳期女性、孩童等）及有特殊疾病的患者。还应在医生或营养师的指导下选择和使用药膳原料。

11. 药膳配方设计的基本原则。

辨证施膳：根据中医理论，针对不同体质、病情、季节等因素进行个性化配方设计。

药物与食物相宜：选择相互协同、增强药效且无不良反应的中药材与食材进行配伍。

注重平衡：在配方中注意阴阳平衡、五味调和，避免偏性过强。

剂量合理：根据中药材的性味归经、功效及毒性大小，合理确定其用量。

12. 药膳配方中常用的中药材及其功效。

药膳配方中常用的中药材种类繁多，以下是部分常见中药材及其效用简述。

黄芪：强化气血屏障，促进排尿解毒，辅助排脓并促进伤口愈合。

当归：促进血液循环，缓解经期疼痛，改善肠道通畅性。

枸杞：滋养肝肾，提高视力。

红枣：增强脾胃功能，补血并安抚心神。

莲子：强化脾脏功能止泻，调理妇科问题，益肾并安定心神。

13. 制订药膳配方时，需调和药材的性味来达到平衡的步骤。

寒热并用：对于既有热证又有寒证的患者，可同时使用寒性药材和热性药材，以达到平衡。

补泻结合：在补虚的同时，适当加入泻实药材，以防补而留邪。

升降相因：根据病情需要，选择具有升提或沉降作用的药材，以调整气机升降。

五行生克制化：运用中医五行学说，通过相生相克的关系来平衡药材的性味。

14. 药膳配方中食材选择的注意事项。

新鲜无污染：确保食材新鲜、无农药残留、无污染。

性味相宜：根据药膳的功效需求，选择与中药材性味相宜的食材进行搭配。

营养丰富：优先选择富含蛋白质、维生素、矿物质等营养成分的食材。

避免禁忌：注意食材之间的配伍禁忌，避免产生不良反应。

15. 不同体质设计药膳配方的方法。

平和质：注重饮食均衡，维持身体的阴阳平衡。选择平性的食物进行药膳搭配，以保养脾胃为主。

气虚质：以补气为主，选择具有补气功效的食材和中药材。避免食用耗气的食物，如槟榔、空心菜等。

阳虚质：宜温阳补阳，多选用温热性的食物。减少生冷食物的摄入，如冷饮、生鱼片等。

阴虚质：以滋阴润燥为主，选择甘凉滋润的食物。避免食用辛辣、温热、燥烈的食物，如辣椒、花椒、羊肉等。

痰湿质：以健脾利湿、化痰祛痰为主，选择健脾祛湿的食物。减少甜食、油腻食物的摄入，如蛋糕、油炸食品等。

湿热质：以清热利湿为主，选择清热祛湿的食物。避免食用辛辣、油腻、甜食等助湿生热的食物。

血瘀质：以活血化瘀为主，选择具有活血化瘀功效的食物。避免食用收涩、寒凉、冰冻的食物。

气郁质：以疏肝理气为主，选择具有理气解郁作用的食物。避免食用收敛酸涩的食物，如乌梅、石榴等。

特禀质：根据过敏的不同情况进行调理，避免食用可能引起过敏的食物。过敏体质者，可适当选择具有抗过敏作用的食物。

参考文献

[1] 高思华,王键,张光霁等.中医基础理论[M].北京:人民卫生出版社,2012.

[2] 张雅丽.中医护理[M].上海:复旦大学出版社,2015.

[3] 王仙园.现代内科护理学[M].北京:人民军医出版社,2004.

[4] 韩丽莎.中医护理学[M].北京:北京大学医学出版社,2009.

[5] 周宜轩.中老年中医养生保健[M].合肥:安徽人民出版社,2008.

[6] 林青,陶然.中医养生[M].北京:人民军医出版社,2007.

[7] 施晶晶,向万敏.强化中医三因制宜理念提高疾病管理质量[J].中医药管理杂志,2020,28(20):129-130.

[8] 何清湖.实用辨证手册[M].太原:山西科学技术出版社,2015.